①略語とその読み方
〈略語の並び順について〉
・略語は「記号」→「数字」→
　の順に並べてある。
・同じ略語で大文字・小文字
・同じ略語で大文字・小文字
　ット順とした。
・同じ略語で〈/〉〈･〉〈，〉などの記号の有無は、ア
　ルファベット順とした。

〈略語の読み方について〉
・数字の読みは省略してある（一部除く）。
・略語の読み方は一例であり、医療現場によって異なる場合がある。

②診療科目
　以下23の診療科目に振り分けた。複数科目に該当する場合は、代表的な科目を記した。
脳・神経／循環器／呼吸器／消化器／腎・泌尿器／産・婦人／眼／耳鼻／皮膚／歯・口腔／血液／内分泌・代謝／栄養／小児／病理／整形／外／放射線／アレルギー・膠原病※／精神／救急／薬理／一般
※アレルギー・膠原病は、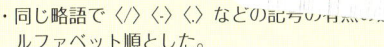と記した。

③略語のフルスペルとその読み方
・フルスペルの色文字は、略語にあたる箇所を示している。
・フルスペルの読み方は、アメリカ英語の発音に近い読み方をカタカナで示した。
・英語以外の原語（ラテン語、ドイツ語など）については、原則としてその原語に近い読み方を示した。ただし、英語化した単語は、英語読みになっているものもある。

④原語
　ラテン語、ドイツ語、フランス語に付記。該当する原語がフルスペルの一部であっても、＊マークはフルスペルの一番右下に付してある。

⑤略語の和名とその読み方
　漢字のみにふってある。

⑥略語の解説
　同意語については、解説はどれか1つに入れてある。
　⇒同マークのある略語を参照。

⑦同意語／関連語／参照図版
　同…同意語　関…関連のある略語　図…参照できる図　表…参照できる表
・それぞれ、参照ページを記した。

⑧図／表
　複数の略語に関係がある場合は、どれか1つに掲載してある。

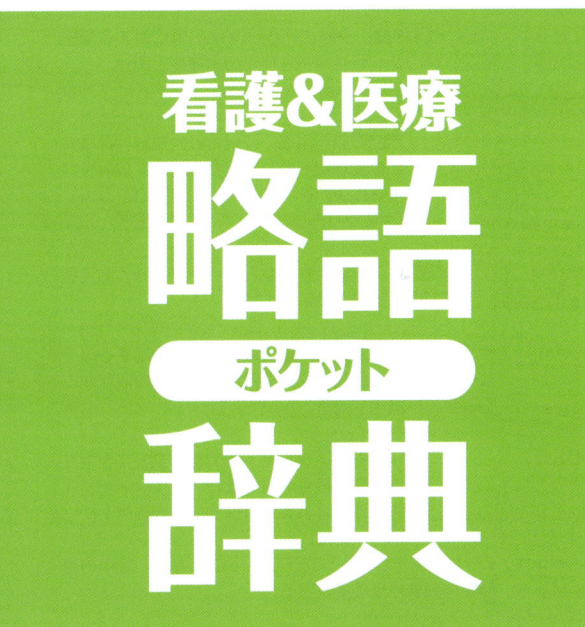

看護&医療 略語ポケット辞典

看護・医療の略語 ──── 2

資料
- 人体図 ──── 388
- 薬の略語 ──── 396
- 和文項目名索引 ──── 405

成美堂出版

002	記号・数字
003	A
038	B
054	C
087	D
104	E
125	F
139	G
150	H
171	I
191	J
192	K
194	L
211	M
233	N
247	O
253	P
296	Q
298	R
315	S
340	T
362	U
370	V
381	W
384	X
385	Y
386	Z
387	ギリシア

記号・数字

%FEV₁.₀【エフイーブイ】
forced expiratory volume in one second
呼吸器
%1秒量　予測されるFEV1.0の量に対する測定値の比。慢性閉塞性疾患の重症度と関連。

%RCU【アールシーユー】
red cell iron utilization rate
血液
赤血球鉄利用率　注射された放射性標識鉄が赤血球中で使われた割合を示す放射性同位体検査。鉄が足りないときは高値になる。
同 RCU［赤血球鉄利用率］ ➡ P. 303

%VC【ブイシー】
percent vital capacity
呼吸器
%肺活量　年齢や性別などから予測される肺活量に対する実際の肺活量の比率。

1 sum【サム】
unum sumatur *
一般
頓服　食前食後など時間を決めて複数回服用するのではなく、頭痛、便秘、発熱など、それぞれの症状が出たときだけ服用する薬。

131 I-MIBG【アイエムアイビージー】
131I metaiodobenzylguanidine
薬理
131I標識メタヨードベンジルグアニジン　癌の画像検査や治療など、アイソトープ医療に使用される放射性ヨード標識体。

17-KS【ケーエス】
17-ketosteroid
薬理
17-ケトステロイド　ステロイドのひとつ。尿中の濃度から副腎皮質機能を見る。

17-OHCS【オーエイチシーエス】
17-hydroxycorticosteroid
薬理
17-ヒドロキシコルチコステロイド　ステロイドのひとつで、尿中の濃度から副腎皮質機能を見る。

2, 3-DPG【ディーピージー】
2, 3-diphosphoglycerate
薬理
2, 3-ジリン酸グリセリン酸塩　血液内にあって、酸素の輸送に深く関わっている。

3D-CT【ディーシーティー】
3 dimensional CT
放射線
三次元CT　三次元のCTスキャン。身体の立体的な情報が得られる。

3D-CTA【ディーシーティーエー】
3 dimensional CT angiography
放射線
三次元CT血管造影法　造影剤を静脈注射して血管を撮影する三次元CT画像。全身の血管の情報が立体的に得られる。

*ラテン語

5-HT [エイチティー]
脳・神経

ハイドラクシトリプタミン
5-hydroxytryptamine

5-ヒドロキシトリプタミン（セロトニン）　人間の精神面に大きな影響を与え、うつの発症に関わるとされる神経伝達物質。
表BNT［脳神経伝達物質］ ➡P.47

5P [ピー]
救急

パラー プロストレイション パースピレイション
Pallor, Prostration, Perspiration,
パルスレスネス プルモネリ インサフィシャンシ
Pulselessness, Pulmonary insufficiency

ショックの徴候　ショック時にみられる5つの典型的な症状。救急患者の重症度を見分けるときの目安となる。

表-1　ショックの徴候（5P）

1	Pallor（蒼白）	〔ショックの臨床症状〕 ・血圧低下　・脈拍減少 ・静脈虚脱　・呼吸促迫 ・尿量減少
2	Prostration（虚脱）	
3	Perspiration（冷汗）	
4	Pulselessness（脈拍触知不能）	
5	Pulmonary insufficiency（呼吸不全）	

5R [アール]
薬理

ライト ペイシェント ライト ドラグ
Right patient, Right drug,
ライト ドウス ライト ルート ライト タイム
Right dose, Right route, Right time

誤薬を避ける原則　「正しい患者」「正しい薬剤名」「正しい量」「正しい投与経路」「正しい時間」の5項目を投薬前に確認すること。

5-S-CD [エスシーディー]
薬理

エス システィーニル ドウパ
5-S-cysteinyl dopa

5-S-システニールドーパ　メラノーマ（皮膚癌）患者の血液中で増加するメラニン代謝物質。

6MWT [エムダブリューティー]
一般

ミニッツ ウォーキング テスト
6 minutes walking test

6分間歩行試験　持久力テストのひとつ。できるだけ速い速度で6分間歩行し、歩行距離、息切れの度合いや脈拍などから、持久力を総合的に評価する。

A

a [エー]
循環器

アーテリ
artery

動脈　血液を心臓から身体各部に運ぶ血管。
運v［静脈］ ➡P.370

A [エー]
消化器

アセンディング コウロン
ascending colon

上行結腸　大腸中の盲腸終末部から右結腸曲までの部分。

図-1 大腸の区分

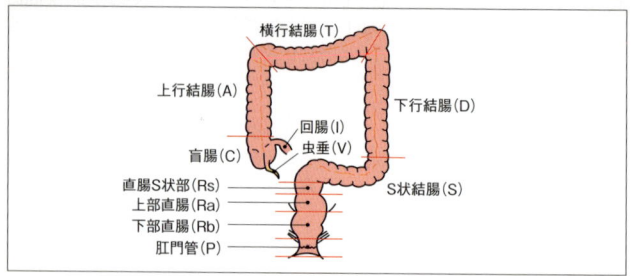

一般	**A**【エー】 assessment	**アセスメント** 情報を収集し、評価すること。身体情報を収集・評価することをフィジカルアセスメントという。
薬理	**aa**【ダブルエー】 アミノアシド amino acid	**アミノ酸** 体の主成分であるタンパク質を構成する化学物質。
循環器	**AAA**【トリプルエー】 アブドミナル エイオーティック アニュリズム abdominal aortic aneurysm	**腹部大動脈瘤** 腹部大動脈が瘤状になっていること。原因は動脈硬化など。
眼	**AACG**【エーエーシージー】 アキュート アングル クロウジャー グローコマ acute angle-closure glaucoma	**急性閉塞隅角緑内障** 房水の流れに障害が起き、急激に眼圧が上昇することで生じる緑内障。
呼吸器	**a-ADCO₂**【エーエーディーシーオーツー】 アルヴィーオラー アーティリアル alveolar-arterial カーボン ダイオクサイド テンション ディファレンス carbon dioxide tension difference	**肺胞気・動脈血二酸化炭素分圧較差** 肺胞気と動脈血の二酸化炭素分圧の差。大きいほど、ガス交換の効率が悪いことを示す。
呼吸器	**A-aDO₂**【エーエーディーオーツー】 アルヴィーオラー アーティリアル オキシジェン alveolar-arterial oxygen テンション ディファレンス tension difference	**肺胞気・動脈血酸素分圧較差** 肺胞気と動脈血の酸素分圧の差。大きいほど低酸素血症であることを示す。
循環器	**AAE**【エーエーイー】 アニュロエイオーティック エクタジア annulo-aortic ectasia	**大動脈弁輪拡張症** 大動脈弁輪が拡大し、弁が閉じなくなったために逆流が生じる病態。

脳・神経	**AAG**【エーエージー】 アミロイド アンジオパシ amyloid angiopathy	**アミロイドアンジオパチー**　脳血管障害の原因になるアミロイド沈着症。CAAともいう。
病理	**AAH**【エーエーエイチ】 エイティピカル アデノマタス ハイパープレイジア atypical adenomatous hyperplasia	**異型腺腫様過形成**　非浸潤性で限局的な病変組織。悪性腫瘍と良性腫瘍の間の中間病変を指す。
循環器	**AAI**【エーエーアイ】 エイトリアム エイトリアム インヒビット ペイシング atrium atrium inhibit pacing	**心房抑制型心房ペーシング**　心房で行われるペーシングの一種。心房の自己興奮を感知したときは、ペーシングが抑制される。

表-2　ペーシングモードの記号

刺激部位		感知部位		反応様式	
A	心房	A	心房	I	抑制
V	心室	V	心室	T	同期
D	心房、心室	D	心房、心室	D	心房、心室
		O	なし	O	なし

DDD→P.91　DVI→P.103　VAT→P.372　VDD→P.374　VVI→P.381

循環器	**AAS**【エーエーエス】 エオーティック アーチ シンドロウム aortic arch syndrome	**大動脈弓症候群**　大動脈や大動脈弓から分枝する主幹動脈が狭窄、閉塞した病態。「脈なし病」はこれに分類される。
整形	**AAS**【エーエーエス】 アトラントアクシャル サブラクセイション atlantoaxial subluxation	**環軸椎亜脱臼**　環椎（C1）と軸椎（C2）の関節が外れかかって亜脱臼となった状態。関節リウマチなどでみられる。
呼吸器	**AAV**【エーエーブイ】 アダプティブ アシスティド ヴェンティレイション adaptive assisted ventilation	**順応性補助呼吸**　人工呼吸器のモードの一種。流量が周期的に変化する定常流機構と量補助呼吸を組み合わせたもの。
アレルギー	**Ab**【エービー】 アンティバディ antibody	**抗体**　抗原の侵入を受けた生体が免疫系のはたらきにより作り出す、タンパク質の総称。**関 Ag**［抗原］ ➡P.16
薬理	**ABB**【エービービー】 アシッド ベイス バランス acid-base balance	**酸塩基平衡**　酸性度とアルカリ性度のバランスが保たれた状態。通常、血液のpHは7.4前後。

| 救急 | **ABC**【エービーシー】
エアーウェイ ブリージング
サーキュレイション
airway, breathing, circulation | **気道確保・人工呼吸・胸骨圧迫心マッサージ**
器具や薬品を使用せず、一般市民でも行える一次救命処置。 related **BLS**［一次救命処置］ ➡P.45 |

図-2 胸骨圧迫心マッサージの方法

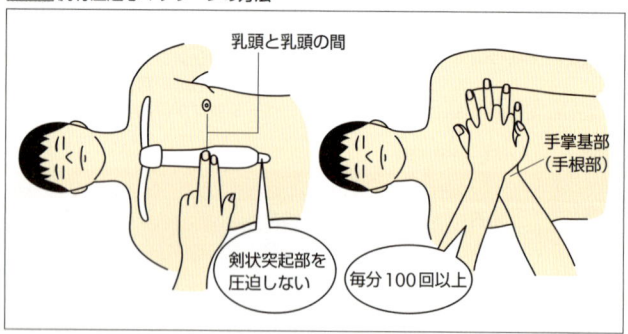

乳頭と乳頭の間
手掌基部（手根部）
剣状突起部を圧迫しない
毎分100回以上

救急	**ABCDE**【エービーシーディーイー】 エービーシーディーイー アプローチ ABCDE approach	**ABCDEアプローチ** 救急救命時の診療ガイドライン。気道（A）、呼吸（B）、循環（C）、中枢神経障害（D）、保温（E）の順に初期評価する。
整形	**abd**【エービーディー】 アブダクション abduction	**外転** 体の軸から外側に向かう関節動作。 related **add**［内転］ ➡P.12
循環器	**ABE**【エービーイー】 アキュート バクテリアル acute bacterial エンドウカーダイティス endocarditis	**急性細菌性心内膜炎** 細菌が血流中から侵入して心臓弁や心内膜に感染する疾患。発症後数日で悪化し命の危険がある。
呼吸器	**ABG**【エービージー】 アーテリアル ブラッド ギャス arterial blood gas	**動脈血ガス** same **BGA**［血液ガス分析］ ➡P.44
循環器	**ABI**【エービーアイ】 アンクル ブラキャル ankle brachial プレッシャー インデクス pressure index	**足関節／上腕血圧比** 足首の最高血圧を上腕の最高血圧で割った値。動脈硬化の程度を測定する検査のひとつ。same **API**［足関節／上腕血圧比］ ➡P.27

ABC~ABI／ABMT~ABR

血液 | **ABMT** [エービーエムティー]
オータロガス ボウン マロウ トランスプランテイション
autologous **b**one **m**arrow **t**ransplantation
自家骨髄移植　白血病の治療法。あらかじめ採取しておいた患者自身の正常な骨髄細胞を、大量化学療法後に患者に移植する。

血液 | **ABO** [エービーオー]
エービーオー ブラッド グループ
ABO blood **g**roup
ABO血液型　A・B・AB・Oの4つの血液型。AとBの抗原・抗体の種類とその有無によって分類され、メンデルの法則による遺伝を示す。

表-3 ABO血液型の判定

	A	B	O	AB
抗A血清	＋	－	－	＋
抗B血清	－	＋	－	＋

泌尿器 | **ABP** [エービーピー]
アキュート バクテリアル プラスタタイティス
acute **b**acterial **p**rostatitis
急性細菌性前立腺炎　前立腺への細菌感染により発熱や前立腺の腫れ、排尿困難などが起こる炎症性疾患。

循環器 | **ABP** [エービーピー]
アーティリアル ブラッド プレッシャー
arterial **b**lood **p**ressure
動脈圧　血液が動脈壁を押し広げる圧力。一般に血圧という。

アレルギー | **ABPA** [エービーピーエー]
アラージック ブランコ プルモナリ アスパージロウシス
allergic **b**roncho-**p**ulmonary **a**spergillosis
アレルギー性気管支肺アスペルギルス症　主に真菌のアスペルギルスへのアレルギー反応により発症し、気管支喘息の原因になることがある。
同 ABPF［アレルギー性気管支肺真菌症］ ➡ P.7

アレルギー | **ABPF** [エービーピーエフ]
アラージック ブランコプルモナリ ファンガル ディズィーズ
allergic **b**roncho-**p**ulmonary **f**ungal **d**isease
アレルギー性気管支肺真菌症
同 ABPA［アレルギー性気管支肺アスペルギルス症］ ➡ P.7

循環器 | **ABPM** [エービーピーエム]
アムビュラトリー ブラッド プレッシャー マニタリング
ambulatory **b**lood **p**ressure **m**onitoring
24時間自動血圧測定　携帯できる自動血圧計を体につけ、自由行動下で血圧をはかる測定法。日常生活における血圧の変動がわかる。

耳鼻 | **ABR** [エービーアール]
オーディトリー ブレインステム リスパンス
auditory **b**rainstem **r**esponse
聴性脳幹反応
同 BAEP［脳幹聴覚誘発電位］ ➡ P.39

血液	**ABSCT**【エービーエスシーティー】 オータロガス ペリリフェラル ブラド autologous peripheral blood ステム セル トランスプランテイション stem cell transplantation	自家末梢血幹細胞移植　あらかじめ患者の血液中の造血幹細胞を採取・冷凍凍結しておき、大量化学療法後に解凍、患者への輸注を行う方法。
薬理	**a.c.**【エーシー】 アンテ チブム ante cibum	食前　食前に薬を服用すること。 運 i.c.［食間］ ➡P.173　運 p.c.［食後］ ➡P.259
脳・神経	**ACA**【エーシーエー】 アンティリアー セリーブラル アーテリー anterior cerebral artery	前大脳動脈　脳底の大動脈輪に位置する動脈。内頸動脈から分かれ、主に大脳半球内側面に栄養を運ぶ役割をもつ。 図 CAG［頸動脈造影］ ➡P.56
循環器	**ACBG**【エーシービージー】 エイオートコロナリ バイパス グラフティング aortocoronary bypass grafting	大動脈冠動脈バイパス術 同 CABG［冠動脈バイパス術］ ➡P.55
呼吸器	**ACBT**【エーシービーティー】 アクティヴ サイクル オブ active cycle of ブリージング テクニークス breathing techniques	自動周期呼吸法　深呼吸や腹式呼吸やハッフィング（声帯を閉じずに短い呼気を強く出す排痰法）を数回ずつ繰り返して行う排痰訓練法。
血液	**ACCR**【エーシーシーアール】 アミレイス クリーアティニーン amylase creatinine クリアランス レイショウ clearance ratio	アミラーゼクレアチニンクリアランス比　膵炎検査に使う式。「(尿アミラーゼ濃度×血清クレアチニン濃度)÷(血清アミラーゼ濃度×尿クレアチニン濃度)」×100で算出する。
アレルギー	**ACD**【エーシーディー】 アラージク カンタクト ダーマタイティス allergic contact dermatitis	アレルギー性接触皮膚炎　抗体となる物質が皮膚と接触してアレルギー反応を起こすもの。
腎・泌尿器	**ACDK** 【エーシーディーケー】 アクワイアード システィク acquired cystic ディズィーズ オブ キドニー disease of kidney	後天性嚢胞性腎疾患　透析治療中に萎縮した腎臓に数mmから数cmの嚢胞が多発する疾患。透析期間が長いほど起こりやすく、悪性腫瘍も合併しやすい。 同 ARCD［後天性腎嚢胞性疾患］ ➡P.29
薬理	**ACE**【エーシーイー】 アンジオテンシン angiotensin コンヴァーティング エンザイム converting enzyme	アンジオテンシン変換酵素　アンジオテンシンⅠをアンジオテンシンⅡに変換する酵素。血管内皮細胞の表面に存在している。

循環器	**ACG**【エーシージー】 アンジオカーディオグラフィ angiocardiography	**心血管造影**　造影剤を使用して心臓内をはっきりと写し出す検査。狭窄や閉塞の状態、血管の流れを確認できる。同 AOG ［大動脈造影］ ➡ P. 25
循環器	**ACG**【エーシージー】 エイペクス カーディオグラム apex cardiogram	**心尖拍動図**　心尖部に相当する胸壁面の振動のうち、可聴周波数以下の低周波域を記録したもの。
脳・神経	**ACh**【エーシーエイチ】 アシートルコウリン acetylcholine	**アセチルコリン**　記憶や睡眠などに深く関わる脳内の神経伝達物質。 表 BNT ［脳神経伝達物質］ ➡ P. 47
内分泌・代謝	**ACH**【エーシーエイチ】 アドリーナル コーティカル ホアーモウン adrenal cortical hormone	**副腎皮質ホルモン**　副腎皮質から分泌される、生命維持に必要なホルモンの総称。鉱質コルチノイドと糖質コルチノイド及び性ホルモンが含まれる。
脳・神経	**AchA**【エーシーエイチエー】 アンテリィアー コーロイドル アーテリ anterior choroidal artery	**前脈絡叢動脈**　内頸動脈から分岐してから後方に向かって走行し、側脳室の脈絡叢に流れる動脈。
薬理	**AChE**【エーシーエイチイー】 アシートルコウリンエステレイス acetylcholinesterase	**アセチルコリンエステラーゼ**　神経細胞から放出されたアセチルコリンを加水分解する酵素。
脳・神経	**AChR**【エーシーエイチアール】 アシートルコウリン リセプター acetylcholine receptor	**アセチルコリン受容体**　シナプスに存在する膜タンパク質。ムスカリン性とニコチン性受容体がある。
内分泌・代謝	**ACI**【エーシーアイ】 アドリーノコーティカル インサフィシャンシ adrenocortical insufficiency	**副腎皮質機能不全**　副腎皮質ホルモンの生成と分泌に障害が起こる病気。
整形	**ACL**【エーシーエル】 アンテリィアー クルーシエイト リガメント anterior cruciate ligament	**前十字靭帯**　膝関節の前部に位置し、脛骨が前にずれるのを防ぐ役割をしている靭帯。 連 PCL ［後十字靭帯］ ➡ P. 261

図-3 膝関節の靱帯（右側後面）

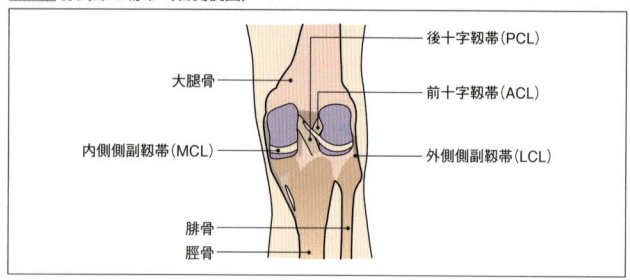

後十字靱帯（PCL）
大腿骨
前十字靱帯（ACL）
内側側副靱帯（MCL）
外側側副靱帯（LCL）
腓骨
脛骨

ACLE【エーシーエルイー】
アレルギー
アキュート キュテニアス ループス
acute cutaneous lupus
エリテマトーデ
erythematosus

急性皮膚エリテマトーデス　広範囲にわたる輪状または丘疹鱗屑性の再発性の皮膚病変が、顔、腕、体幹に生じる。全身性エリテマトーデスの一種。
関 SLE［全身性エリテマトーデス］ ➡ P. 328

ACLS【エーシーエルエス】
救急
アドヴァンスト
advanced
カーディオヴァスキュラー
cardiovascular
ライフ サポート
life support

二次救命処置　呼吸・循環機能に重篤な機能障害や心肺危機が発生した患者に対して、一次救命処置（BLS）に続いて医療従事者が行う心肺蘇生法。
同 ALS［二次救命処置］ ➡ P. 22
関 BLS［一次救命処置］ ➡ P. 45

表-4 二次救命処置　Secondary ABCD

A	airway	気管挿管、気道確保
B	breathing	酸素投与
C	circulation	胸骨圧迫、薬剤投与
D	differential diagnosis	除細動、鑑別診断

ACOH【エーシーオーエイチ】
一般
アダルト チルドレン
adult children
オブ アルコホリックス
of alcoholics

大人になったアルコール依存者の子どもたち　アルコール依存者を親にもち、機能不全家族の中で子ども時代を過ごして成人になった人。サバイバーとも呼ばれる。

脳・神経	**Acom**【エーコム】 アンテリアー コミュニケイティング アーテリ anterior communicating artery	前交通動脈	左右の前大脳動脈の間を結ぶ交通動脈。 図**CAG**[頸動脈造影] ➡ P.56
腎・泌尿器	**ACP**【エーシーピー】 アシッド ファスファテイス acid phosphatase	酸性ホスファターゼ	リン酸モノエステル加水分解酵素のうち至適pHが酸性域にあるもの。前立腺のほか、血液、脾臓、肝臓、腎臓、骨などに存在する。
循環器	**ACS**【エーシーエス】 アキュート コロネリ シンドローム acute coronary syndrome	急性冠症候群	急性の冠動脈閉塞によって起こる不安定狭心症・心筋梗塞・心臓性突然死などの総称。
血液	**ACT**【エーシーティー】 アクティヴェイテッド activated クロッティング タイム clotting time	活性化凝固時間	血液が凝固するまでの時間をはかる検査。血友病のスクリーニング検査として使われる。 同**APTT**[活性化部分トロンボプラスチン時間] ➡ P.29
内分泌・代謝	**ACTH**【アクス】 アドリーノコーティコトロウピク adrenocorticotropic ホアーモウン hormone	副腎皮質刺激ホルモン	脳の下垂体から分泌されるホルモン。 表**GH**[成長ホルモン] ➡ P.143
一般	**A/D**【エーディー】 アドミション admission	入院	病気の治療または検査のため、病院に入ること。 連**ENT**[退院] ➡ P.116
脳・神経	**AD**【エーディー】 アドレナリン adrenaline	アドレナリン	副腎髄質より分泌されるホルモンのひとつ。心拍数の増加や血圧上昇、瞳孔拡大、血糖値の上昇などが起こる。
脳神経	**AD**【エーディー】 アルツハイマーズ ディズィーズ Alzheimer's disease	アルツハイマー病	脳の神経細胞が消失して脳が萎縮し、認知機能障害や異常行動などを主症状とする病気。
皮膚	**AD**【エーディー】 エイタピク ダーマタイティス atopic dermatitis	アトピー性皮膚炎	環境中のアレルゲンや刺激によって慢性的に起こるかゆみを伴う湿疹病変。
病理	**AD**【エーディー】 オートソウマル autosomal ダミナント dominant インヘリタンス inheritance	常染色体優性遺伝	常染色体上に存在する優性遺伝子によって発現する遺伝。発症個体の両親の少なくとも片方が発症個体で、男女同率に発現する。 連**AR**[常染色体劣性遺伝] ➡ P.29

内分泌代謝	**AdC** 【エーディーシー】 アドリーナル コーテクス adrenal cortex	副腎皮質（ふくじんひしつ）　副腎の外側にある皮質。糖質コルチコイド、電解質コルチコイド、性ホルモンなどを分泌する。
アレルギー	**ADCC** 【エーディーシーシー】 アンティバディディペンデント antibody-dependent セミミーディエイティド サイトタクシシティ cell-mediated cytotoxicity	抗体依存性細胞傷害（こうたいいぞんせいさいぼうしょうがい）　抗体が結合した癌細胞などの標的細胞に、抗体を介してNK細胞などのエフェクタ細胞が攻撃して標的細胞を破壊する現象。
整形	**add** 【エーディーディー】 アクション adduction	内転（ないてん）　体の内側に向かう関節動作。 週abd［外転］　➡P. 6
整形	**ADD** 【エーディーディー】 アトラントデントル atlantodental ディスタンス distance	環椎歯突起間距離（かんついしとっきかんきょり）　環椎前結節後面から歯突起前縁までの距離。 同ADI［環椎歯突起間距離］　➡P. 12
脳・神経	**ADEM** 【アデム】 アキュート ディセミネイティド acute disseminated エンセファロマイエライティス encephalomyelitis	急性散在性脳脊髄炎（きゅうせいさんざいせいのうせきずいえん）　ワクチン接種やウイルス感染の後に起こるアレルギー性の脳脊髄炎。
薬理	**ADH** 【エーディーエイチ】 アルコーホール ディーハイドロジェネイス alcohol dehydrogenase	アルコール脱水素酵素（だっすいそこうそ）　体内でアルコールを処理する酵素のひとつ。主に肝臓でアルコールをアセトアルデヒドに分解する。
内分泌代謝	**ADH** 【エーディーエイチ】 アンティダイユレティック ホアーモウン antidiuretic hormone	抗利尿ホルモン（こうりにょう）　下垂体の後葉から分泌されるホルモン。バソプレシンともいう。 裏GH［成長ホルモン］　➡P. 143
精神	**ADHD** 【エーディーエイチディー】 アテンションデフィシット attention-deficit ハイパーアクティヴィティ ディスオーダー hyperactivity disorder	注意欠陥多動性障害（ちゅういけっかんたどうせいしょうがい）　多動性と衝動性と注意力の障害が顕著な行動の障害。
整形	**ADI** 【エーディーアイ】 アトラントデントル インターヴァル atlantodental interval	環椎歯突起間距離（かんついしとっきかんきょり）　 同ADD［環椎歯突起間距離］　➡P. 12
一般	**ADL** 【エーディーエル】 アクティヴィティーズ オブ デイリ リヴィング activities of daily living	日常生活動作（にちじょうせいかつどうさ）　日常生活で普通に行っている食事や排泄、整容、移動、入浴などの基本的な行為。 図IADL［手段的日常生活動作］　➡P. 171

	ADLI【エーディーエルアイ】 オートソウマル ダミナント autosomal dominant ラメラー イクシオウシス lamellar ichthyosis	<ruby>常染色体優性葉状魚鱗癬<rt>じょうせんしょくたいゆうせいようじょうぎょりんせん</rt></ruby>　全身の皮膚に大型の鱗屑を生じ、皮膚の赤みを伴う遺伝性角化異常症。水紅斑がないタイプで、親から子へと遺伝する。
整形	**ADM**【エーディーエム】 アブダクター ディジティ ミニミ abductor digiti minimi*	<ruby>小指外転筋<rt>しょうしがいてんきん</rt></ruby>　小指球の外側に位置し、小指を外転・屈曲させる筋肉。

図-4　手の筋肉と腱（右手掌）

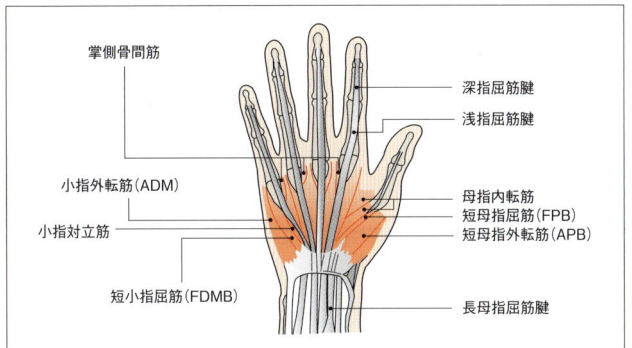

	ADP【エーディーピー】 アデノシーン adenosine ダイフォスフェイト diphosphate	<ruby>アデノシン二リン酸<rt>に　　　　さん</rt></ruby>　アデニン、リボース、二リン酸分子で構成される体内物質。アデノシン三リン酸から1個のリン酸が失われると、高エネルギーとアデノシン二リン酸になる。類ATP［アデノシン三リン酸］　→P.34
	ADPKD【エーディーピーケーディー】 オートソウマル ダミナント パリシスティック autosomal dominant polycystic キドニー ディジィーズ kidney disease	<ruby>常染色体優性多発性囊胞腎<rt>じょうせんしょくたいゆうせいたはつせいのうほうじん</rt></ruby>　両側の腎臓に囊胞が数多く発生する遺伝性の疾患。
	ADR【エーディーアール】 アドヴァース ドラグ リアクション adverse drug reaction	<ruby>薬物有害反応<rt>やくぶつゆうがいはんのう</rt></ruby>　薬物の投与によってもたらされた有害で望ましくない作用。
	ADT【エーディーティー】 アンドロジェン デプリヴェイション セラピ androgen deprivation therapy	<ruby>男性ホルモン遮断療法<rt>だんせい　　　　　　しゃだんりょうほう</rt></ruby>　前立腺癌の治療法のひとつ。男性ホルモンを抑制することで癌の進行を抑える。

*ラテン語

消化器	**Ae**	【エーイー】アブドミナル イソファガス abdominal esophagus	腹部食道	食道裂孔から腹腔内に位置する部分の食道。図Ut［胸部上部食道］ ➡P. 369
救急	**AED**	【エーイーディー】オートメイティド エクスターナル ディーフィブリレイター automated external defibrillator	自動体外除細動器	電気ショックによって傷病者の心臓のはたらきを促す医療機器。音声ガイダンスに従い、一般人でも救命措置が可能。
脳・神経	**AEDH**	【エーイーディーエイチ】アキュート エピデュアラル ヒーマトゥマ acute epidural hematoma	急性硬膜外血腫	脳を包んでいる硬膜と頭蓋骨の間に血液が溜まって血腫になったもの。
呼吸器	**AEP**	【エーイーピー】アキュート イーオシノフィリク ニューモウニア acute eosinophilic pneumonia	急性好酸球性肺炎	薬の服用や喫煙などにより、肺に好酸球が集まって炎症を起こす病気。
耳鼻	**AEP**	【エーイーピー】オーディトーリィ イヴォークト ポテンシャル auditory evoked potential	聴覚誘発電位	同BAEP［脳幹聴覚誘発電位］ ➡P. 39
耳鼻	**AER**	【エーイーアール】オーディトーリィ イヴォークト リスパンス auditory evoked response	聴性誘発反応	同BAEP［脳幹聴覚誘発電位］ ➡P. 39
循環器	**Af**	【エーエフ】エイトリアル ファイブリレイション atrial fibrillation	心房細動	高齢者によくみられる不整脈。心房が1分間に450～600回の頻度で震え、心電図上でP波が消失してQRS波が不規則に出る。表AF［心房粗動］ ➡P. 14
循環器	**AF**	【エーエフ】エイトリアル フラター atrial flutter	心房粗動	心房が1分間に240～450回の頻度で震え、P波が消失して規則正しいF波が出現する。

表-5 心房細動と心房粗動

心房細動(Af)	基線に細かな揺れ（f波）があるR-R間隔が不規則
心房粗動(AF)	規則的なのこぎり状の揺れ（F波）がある

腎・泌尿器	**AFB**	【エーエフビー】アセテイトフリー バイオフィルトレイション acetate-free biofiltration	無酢酸透析	酢酸を含まない無酢酸透析液を使った透析方法。

病理	**AFB** 【エーエフビー】 アシドファスト バシラス acid-fast bacillus	こうさんきん **抗酸菌** 消毒薬抵抗性は強いが、熱や日光、紫外線で死滅するグラム陽性桿菌。結核菌と非結核性抗酸菌に分けられる。
循環器	**AFB** 【エーエフビー】 アクシリオフェモラル axillio-femoral バイパス bypass	えきか だいたいどうみゃく **腋窩・大腿動脈バイパス** 下肢血行不良に対する手術。腋窩動脈から体の側面皮膚下を通って大腿動脈までバイパスを作る。
産・婦人	**AFI** 【エーエフアイ】 アムニオティック フルーイド amniotic fluid インデックス index	ようすいしひょう **羊水指標** 羊水量推定のための指標。超音波断層法で子宮腔を4つに分け、それぞれの最大径の和から算出する。
整形	**AFO** 【エーエフオー】 アンクルフト オーソウシス ankle-foot orthosis	かかと か し せいけい **踵・下肢整形** 同 SLB [短下肢装具] ➡ P. 328
消化器	**AFP** 【エーエフピー】 アルファフィートプロウティーン α-fetoprotein	あるふぁ **α-フェトプロテイン** 胎児の血清中にあるタンパク質の一種。肝細胞癌の早期診断のスクリーニングや胎児性腫瘍の早期発見、鑑別診断に役立つ。
内分泌・代謝	**AFTN** 【エーエフティーエヌ】 オータノマスリ ファンクショニング autonomously functioning サイロイド ナジュール thyroid nodule	ちゅうどくせいけっせつせいこうじょうせんしゅ **中毒性結節性甲状腺腫** 単純性甲状腺腫から発生し、結節状の甲状腺の肥大と過剰な甲状腺ホルモン分泌がみられる。
産・婦人	**AFV** 【エーエフブイ】 アムニオティック フルーイド ヴァリウム amniotic fluid volume	ようすいりょう **羊水量** 妊娠中の子宮内の羊水の量。妊娠後期は平均300〜400mL。

図-5 羊水量の変化

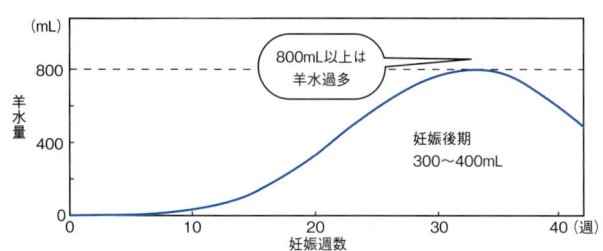

分類	略語	読み・原語	日本語訳・説明

| アレルギー | **Ag**　【エージー】
アンティジェン
antigen | 抗原（こうげん）　生体内に侵入して抗体を作らせ、アレルギー反応を引き起こす物質。　連 **Ab**［抗体］　➡ P. 5 |

| 薬理 | **A/G**　【エージー】
アルブミーングロブリン
albumin-globulin
レイショウ
ratio | アルブミン・グロブリン比（ひ）　肝障害やネフローゼ症候群などの可能性を簡易に調べることができる、血液中のグロブリンに対するアルブミンの比率。 |

| 放射線 | **AG**　【エージー】
アンジオグラフィ
angiography | 血管造影　造影剤を使用し、X線の透視撮影によって血管の狭窄や閉塞を知る検査。 |

| 血液 | **AG**　【エージー】
アナイオン ギャップ
anion gap | 陰（いん）イオンギャップ　血液中の陽イオンと陰イオンの差。代謝性アシドーシスの原因を鑑別する指標として使われる。 |

| アレルギー | **AGA**　【エージーエー】
アラージック グラニュロウマタス
allergic granulomatous
アンジアイティス
angiitis | アレルギー性肉芽腫性血管炎（せいにくげしゅせいけっかんえん）　気管支喘息などを呈する。好酸球が著しく増加して、細い血管に血管炎が生じる。
同 **CSS**［チャーグストラウス症候群］　➡ P. 83 |

| 薬理 | **AGEs**　【エージーイーズ】
アドヴァンスト グライケイション
advanced glycation
エンド プロダクツ
end products | 糖化後期反応生成物（とうかこうきはんのうせいせいぶつ）　さまざまな糖化反応が起こった後にできる生成物群。反応の経路や関わる物質の種類で生成物質は異なる。 |

| 消化器 | **AGML**　【エージーエムエル】
アキュート ギャストリック
acute gastric
ミューコウサル リージョン
mucosal lesion | 急性胃粘膜病変（きゅうせいいねんまくびょうへん）　吐血、腹部痛、下血が突然起こり、胃や十二指腸に急性潰瘍やびらんなどが認められる病気。 |

| 腎・泌尿器 | **AGN**　【エージーエヌ】
アキュート
acute
グロメルロニフライティス
glomerulonephritis | 急性糸球体腎炎（きゅうせいしきゅうたいじんえん）　咽頭炎や扁桃腺炎などの先行感染後に1〜2週間の潜伏期間を経て急激に起こる腎臓の炎症。尿量が減り、浮腫や血圧上昇が認められる。
連 **GN**［糸球体腎炎］　➡ P. 146 |

| 内分泌・代謝 | **AGS**　【エージーエス】
アドリーノジェニトル シンドローム
adrenogenital syndrome | 副腎性器症候群（ふくじんせいきしょうこうぐん）　コルチゾールやアンドロステロンの分泌が低下してアンドロゲンが過剰分泌される病気。 |

Ag~AGS／Ah~AICA

眼 | **Ah** [エーエイチ]
アスティグマタイズマス
astigmatismus
ハイパーメトロピカス
hypermetropicus
| **遠視性乱視** 網膜の後方にピントが合う遠視と、光の屈折異常により物が二重に見えたり、ぼやけて見えたりする乱視をあわせもった状態。
連 Am［近視性乱視］ ➡ P. 22

血液 | **AHA** [エーエイチエー]
オートイミューン ヒーモリティク アニーミア
autoimmune hemolytic anemia
| **自己免疫性溶血性貧血**
同 AIHA［自己免疫性溶血性貧血］ ➡ P. 18

眼 | **AHC** [エーエイチシー]
アキュート ヘモラジク
acute hemorrhagic
コンジャンクティヴァイティス
conjunctivitis
| **急性出血性結膜炎** エンテロウイルス70やコクサッキーウイルスA24の感染によって起こる。球結膜下出血が特徴。

循環器 | **AHF** [エーエイチエフ]
アキュート ハート フェイリャー
acute heart failure
| **急性心不全** 急激に心臓機能が低下し、激しい胸痛と呼吸困難、血圧低下などの症状が出現する病気。短時間で悪化し、命に関わる。

呼吸器 | **AHI** [エーエイチアイ]
アプニア ハイポプニア
apnea hypopnea
インデックス
index
| **無呼吸・低換気指数** 睡眠中1時間当たりの無呼吸と低換気を表す指数。睡眠時無呼吸症候群の指標として使われる。

消化器 | **AHP** [エーエイチピー]
アキュート ヘモラジク
acute hemorrhagic
パンクリアタイティス
pancreatitis
| **急性出血性膵炎** 急激に膵臓やその周囲に出血を起こす膵炎。重症化して意識障害やショックを起こすことがある。

循環器 | **AI** [エーアイ]
エイオーティク
aortic
インサフィシャンシ
insufficiency
| **大動脈弁閉鎖不全症** 大動脈弁が閉鎖不全を起こして、左室から上行大動脈に向かった血液が拡張期にまた左室に逆流してしまう病気。**同 AR**［大動脈弁逆流症］ ➡ P. 29

呼吸器 | **AI** [エーアイ]
アプニア インデックス
apnea index
| **無呼吸指数** 睡眠中の無呼吸状態が1時間に何回起こるかを表したもの。睡眠時無呼吸症候群の指標として使われる。

脳・神経 | **AICA** [アイカ]
アンティリアー インフィリアー
anterior inferior
セレベラー アーテリ
cerebellar artery
| **前下小脳動脈** 脳底動脈の側面に位置し、顔面神経の下から迷走神経の上を通って小脳前部に至る。小脳に血液を供給する役割を担う。
図 CAG［頸動脈造影］ ➡ P. 56

循環器	**AICD**　【エーアイシーディー】 オートマティック イムプランタブル **a**utomatic **i**mplantable カーディオヴァーター ディーフィブリレイター **c**ardioverter **d**efibrillator	**植え込み型自動除細動器** 同 **ICD**［植え込み型除細動器］　→P.174
産・婦人	**AID**　【エーアイディー】 アーティフィシャル インセミネイション **a**rtificial **i**nsemination ウィズ ドナーズ シーメン **w**ith **d**onor's **s**emen	**非配偶者間人工授精**　無精子症など絶対的男性不妊の場合に適用される方法で、配偶者以外の第三者の精子を使用して行う人工授精。
眼	**AID**　【エーアイディー】 アスピレイション アンド **a**spiration **a**nd インフュージョン ディヴァイス **i**nfusion **d**evice	**白内障吸引灌流装置**　白内障手術で使用する装置。供給された灌流液と一緒に除去組織を吸引し、吸引チューブの他端から廃液を排出する。
脳・神経	**AIDP**　【エーアイディーピー】 アキュート インフラマトリー **a**cute **i**nflammatory ディマイエリネイティング **d**emyelinating パリラディキュロパシー **p**olyradiculopathy	**急性炎症性脱髄性多発根神経炎**　ウイルスや細菌の感染によって引き起こされる自己免疫疾患で、下肢の筋力低下・感覚鈍麻などが起こる。
病理	**AIDS**　【エイズ】 アクワイアード イミュノディフィシェンシー シンドローム **a**cquired **i**mmuno**d**eficiency **s**yndrome	**エイズ（後天性免疫不全症候群）**　ヒト免疫不全ウイルスの感染によって起こる疾患。
循環器	**AIE**　【エーアイイー】 アキュート インフェクシャス **a**cute **i**nfectious エンドカーダイティス **e**ndocarditis	**急性感染性心内膜炎**　心内膜及び心臓弁に生じる感染症。突然の高熱や頻脈、広範囲の心臓弁の障害を伴って発症し、数日のうちに命の危険が生じる。
産・婦人	**AIH**　【エーアイエイチ】 アーティフィシャル インセミネイション ウィズ ハズバンズ シーメン **a**rtificial **i**nsemination **w**ith **h**usband's **s**emen	**配偶者間人工授精**　配偶者の精子を使用して行う人工授精。
消化器	**AIH**　【エーアイエイチ】 オートイミューン ヘパタイティス **a**uto**i**mmune **h**epatitis	**自己免疫性肝炎**　自身のリンパ球が免疫反応を起こして肝細胞を攻撃し、肝臓に障害を与える慢性的な肝炎。
血液	**AIHA**　【エーアイエイチエー】 オートイミューン **a**uto**i**mmune ヒーモリティク アニーミア **h**emolytic **a**nemia	**自己免疫性溶血性貧血**　赤血球に結合する自己抗体ができることが原因で、赤血球が本来の寿命より異常に早く破壊されて起こる貧血。 同 **AHA**［自己免疫性溶血性貧血］　→P.17

| 腎泌尿器 | **AIN**【エーアイエヌ】
アキュート インタースティシャル ニフライティス
acute interstitial nephritis | 急性間質性腎炎（きゅうせいかんしつせいじんえん） 主に薬剤に対するアレルギー反応が原因となって間質に起こる急性の炎症。 |

| 眼 | **AION**【エーアイオーエヌ】
アンテリアー イスキーミック
anterior ischemic
オプティック ニューロパシー
optic neuropathy | 前部虚血性視神経症（ぜんぶ きょけつせい ししんけいしょう） 眼球と視神経をつなぐ視神経乳頭部で梗塞が起こり、急激に片眼の視力が低下する病気。動脈炎型と非動脈炎型がある。 |

| 内分泌・代謝 | **AIP**【エーアイピー】
アキュート インターミトント
acute intermittent
ポアーフィリア
porphyria | 急性間欠性ポルフィリン症（きゅうせいかんけつせい しょう） ポルフォビリノーゲンデアミナーゼ酵素の欠損が原因。薬やホルモン、栄養状態の変化などが引き金となり神経症状が起こる。 |

| 呼吸器 | **AIP**【エーアイピー】
アキュート インタースティシャル
acute interstitial
ニューモニア
pneumonia | 急性間質性肺炎（きゅうせいかんしつせいはいえん） 肺の間質に急激に炎症が起こり、線維芽細胞が現れて線維化病巣が形成される呼吸器疾患。呼吸不全へ移行しやすい。 |

| 循環器 | **AIPD**【エーアイピーディー】
アンテリアー インフィリアー
anterior inferior
パンクリアティック デューオーディナル アーテリー
pancreatic duodenal artery | 前下膵十二指腸動脈（ぜん か すいじゅうに し ちょうどうみゃく） 上腸間膜動脈から十二指腸と膵臓の間を抜けて上膵十二指腸動脈へと向かう動脈。 |

図-6 消化器系の動脈

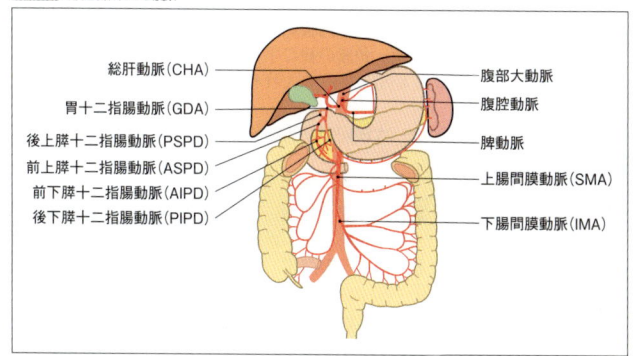

分野	略語	日本語	解説
皮膚	**AIPD**【エーアイピーディー】 オートイミューン プロジェステロン ダーマタイティス autoimmune progesterone dermatitis	自己免疫プロゲステロン皮膚炎	プロゲステロンへの自己免疫反応として出現する皮膚炎。妊娠時、月経周期黄体期または経口避妊薬投与時に関連して生じる。
病理	**AIS**【エーアイエス】 アデノカーシノーマ イン シトゥ adenocarcinoma *in situ*	上皮内腺癌	子宮頸部で、正常な内頸腺の構造のまま、悪性の腺上皮細胞が増殖するが、間質へは浸潤していない病変のこと。
病理	**AIT**【エーアイティー】 アダプティヴ イミュノセラピー adoptive immunotherapy	養子免疫療法	自分のリンパ球を体外で培養して活性化し、再度体内へ戻す癌の療法。高度活性化NK細胞療法や活性リンパ球療法などがある。
内分泌・代謝	**AITD**【エーアイティーディー】 オートイミューン サイロイド ディズィーズ autoimmune thyroid disease	自己免疫性甲状腺疾患	甲状腺機能亢進症であるバセドウ病と、甲状腺機能低下症である橋本病に代表される、臓器特異性自己免疫疾患のひとつ。
整形	**AK**【エーケー】 アバヴ ニー above knee	膝関節上	膝関節から上部の下肢部分。
眼	**AK**【エーケー】 アスティグマティック ケラトトミ astigmatic keratotomy	乱視矯正角膜切開術	乱視の矯正を目的とした手術。角膜の縁に平行になるように角膜周辺部に深い切り込みを入れる。
整形	**AK-AMP**【エーケーアンプ】 アバヴ ニー アンピュテイション above knee amputation	大腿切断	大腿部を切断すること。
腎・泌尿器	**AKI**【エーケーアイ】 アキュート キドニ インジャリ acute kidney injury	急性腎障害	急激に腎機能が低下し、高窒素血症、うっ血性心不全、乏尿、浮腫、電解質異常などの症状が現れる腎障害。
整形	**AKP**【エーケーピー】 アンティリア ニー ペイン anterior knee pain	膝前部痛	圧迫すると膝の膝蓋大腿関節内側に感じる痛み。マラソンなどのスポーツ選手に多くみられる。
薬理	**Alb**【エーエルビー】 アルビューミン albumin	アルブミン	血清中総蛋白の60〜70％を占めるタンパク質。肝臓機能と深く関わり、肝臓の状態を知る指標となる。

小児	**ALD**　【エーエルディー】 アドレノリューコディストロフィ adrenoleukodystrophy	副腎脳白質ジストロフィー	脱髄や神経細胞の変性に副腎機能不全も伴う遺伝性疾患。
消化器	**ALD**　【エーエルディー】 アルコーリクリヴァー alcoholic liver デイジーズ disease	アルコール性肝障害	多量の飲酒で起こる肝障害。アルコール性脂肪肝、アルコール性肝炎、アルコール性肝線維症やアルコール性肝硬変などを引き起こす。
内分泌 代謝	**ALD**　【エーエルディー】 アルドウステロウン aldosterone	アルドステロン	副腎皮質球状層で生成分泌されるホルモンで、体内水分の貯留を促す。
血液	**ALG**　【エーエルジー】 アンティリムフォサイト anti-lymphocyte グラビュリン globulin	抗リンパ球グロブリン	胸腺細胞を抗原として産生される物質。主に臓器移植の拒絶反応を防ぐ薬として用いられる。
耳鼻	**ALHL**　【エーエルエイチエル】 アキュート ロウトウン ヒアリング ロース acute low tone hearing loss	急性低音障害型難聴	低音域に限って聴力が低下する感音難聴。
呼吸器	**ALI**　【エーエルアイ】 アキュート ラングインジュリ acute lung injury	急性肺損傷	敗血症、肺炎、誤嚥などの後に突然、息切れや呼吸困難を起こし、肺に浸潤影がみられる病態。
血液	**A-line**　【エーライン】 アーティリアル ライン arterial line	動脈ライン	橈骨動脈や大腿動脈や足背動脈など、動脈にカテーテルを挿入する方法。観血的な血圧測定のほか血液ガス分析なども可能。
血液	**ALL**　【エーエルエル】 アキュート リムフォブラスティック ルーキーミア acute lymphoblastic leukemia	急性リンパ性白血病	2～6歳に好発する急性白血病のひとつ。
病理	**ALM**　【エーエルエム】 アクラル レンティジナス メラノウマ acral lentiginous melanoma	肢端黒子様黒色腫	手掌や足底、手指・足指にできる黒色腫。高齢者に多い。
薬理	**ALP**　【エーエルピー】 アルカリン ファスファテイス alkaline phosphatase	アルカリホスファターゼ	リン酸化合物を分解する酵素。アルカリ状況下で加水分解する。
腎・ 泌尿器	**ALPP**　【エーエルピーピー】 アブドミナル リーク abdominal leak ポイント プレッシャー point pressure	腹圧性尿漏出圧	膀胱充満のときに腹圧を加えた際、尿が漏出する最も低い膀胱内圧。尿道過可動と内因性括約筋不全の鑑別に用いる。

救急	**ALS**【アルス】 アドヴァンスト ライフ サポート advanced life support	二次救命処置　同 ACLS［二次救命処置］ ➡ P. 10 関 BLS［一次救命処置］ ➡ P. 45
脳・神経	**ALS**【エーエルエス】 エイマイオトロウフィク ラテラル スクリロウシス amyotrophic lateral sclerosis	筋萎縮性側索硬化症　筋萎縮と筋力低下を主体とする進行性の原因不明の疾患。
脳・神経	**ALS-D**【エーエルエスディー】 エイマイオトロウフィク ラテラル スクリロウシス amyotrophic lateral sclerosis ウィズ ディメンシャ with dementia	認知症を伴う筋萎縮性側索硬化症　筋萎縮性側索硬化症で、なおかつ認知機能に障害をもつ疾患。
消化器	**ALT**【エーエルティー】 アラニーン alanine アミーノトランスファレイス aminotransferase	アラニンアミノトランスフェラーゼ　アミノ酸を合成する酵素。主に肝機能の指標に用いられる。 同 GPT［グルタミン酸ピルビン酸トランスアミナーゼ］ ➡ P. 148
小児	**ALTE**【アルテ】 アパレント apparent ライフスレトニング イヴェント life-threatening event	乳幼児突発性危急事態　健康な乳幼児が突然蘇生処置を要するほどの無呼吸、チアノーゼ、顔面蒼白、筋緊張低下、呼吸窮迫の症状を呈する原因不明のもの。
眼	**AL (T) K**【エーエルティーケー】 オートメイティド ラメラー automated lamellar セラピューティク ケラトプラスティ (therapeutic) keratoplasty	自動角膜層状切開術　近視を矯正するために角膜を平らにする手術。角膜の頂点を含む弁を作り、その表面を薄くはがしとった後に弁を元に戻す。
眼	**Am**【エーエム】 アスティグマタイズマス マイオパイカス astigmatismus myopicus	近視性乱視　近視と乱視をあわせもった状態。 関 Ah［遠視性乱視］ ➡ P. 17
消化器	**AMA**【エーエムエー】 アンティマイトコンドリアル アンティバディ antimitochondrial antibody	抗ミトコンドリア抗体　ミトコンドリアに対する自己抗体。原発性胆汁性肝硬変などの診断に用いられる。
一般	**AMC**【エーエムシー】 アーム マッスル サーカムフェレンス arm muscle circumference	上腕筋周囲長　上腕の中点の周囲の長さ。栄養状態の評価に用いられる。

図-7 上腕筋周囲長の測定

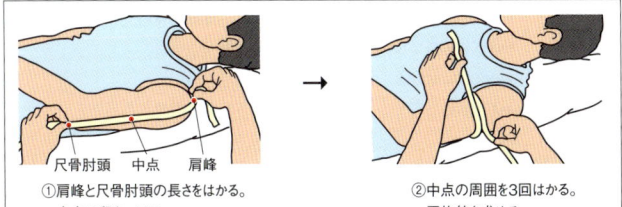

尺骨肘頭
中点
肩峰
①肩峰と尺骨肘頭の長さをはかる。
中点に印をつける。
②中点の周囲を3回はかる。
平均値を求める。

眼 **AMD**【エーエムディー】 age-related macular degeneration（エイジリレイティド マキュラー ディジェネレイション）

加齢黄斑変性（かれいおうはんへんせい） 加齢によって、黄斑部と呼ばれる眼底で組織の萎縮や新生血管が生じる病気。

同ARMD［加齢黄斑変性］➡P. 30

循環器 **AMI**【エーエムアイ】 acute myocardial infarction（アキュート マイオカーディアル インファークション）

急性心筋梗塞（きゅうせいしんきんこうそく） 冠動脈の血管が血栓などによってふさがれて血流が途絶え、心筋が壊死に陥る疾患。広範に及ぶと心不全やショックを合併する。

血液 **AML**【エーエムエル】 acute myeloid leukemia（アキュート マイエロイド ルーキーミア）

急性骨髄性白血病（きゅうせいこつずいせいはっけつびょう） 骨髄細胞中において芽球と呼ばれる細胞が30%以上を占める白血病。

病理 **AML**【エーエムエル】 angiomyolipoma（アンジオマイオリポウマ）

血管筋脂肪腫（けっかんきんしぼうしゅ） 腎臓に生じる脂肪組織や筋肉組織に類似した成分を含む良性腫瘍。

血液 **AMMoL**【エーエムエムオーエル】 acute myelomonocytic leukemia（アキュート マイエロマノシティク ルーキーミア）

急性骨髄単球性白血病（きゅうせいこつずいたんきゅうせいはっけつびょう） 顆粒球系と単球系の2つの系統の血液細胞が癌化している白血病。

整形 **amp, Amp**【アンプ】 amputation（アムピュテイション）

四肢の切断術（しし せつだんじゅつ） 四肢の壊死、悪性腫瘍、重度の外傷などにおいて、治療のため四肢を切り、それより末梢を切り離す手術。

一般 **AMPLE**【アンプル】 AMPLE history（アムプル ヒストリ）

AMPLEヒストリー 病歴聴取の際に最低限必要とされる項目の頭文字を組み合わせたもの。

表-6 AMPLE

A	allergy	アレルギー、喘息の有無
M	medication	服用中の薬剤
P	previous illness	既往歴
L	last meal	最後に摂った食事内容
E	event	受傷機転、受傷現場の状況

呼吸器

AMV【エーエムブイ】
アシスティド メカニカル ヴェンティレイション
assisted mechanical ventilation
補助機械換気（ほじょきかいかんき）　自発呼吸に同期して換気する方法。

消化器

Amy, AMY【エーエムワイ】
アミレイス
amylase
アミラーゼ　消化酵素の一種。主に膵臓と唾液腺から分泌され、膵疾患の指標として用いられる。

アレルギー

ANA【エーエヌエー】
アンティニュークリアー アンティバディ
antinuclear antibody
抗核抗体（こうかくこうたい）　細胞核内に含まれるさまざまな抗原物質に対する自己抗体の総称。

アレルギー

ANCA【アンカ】
アンティニュートロフィル
anti-neutrophil
サイトプラズミック
cytoplasmic
アンティバディ
antibody
抗好中球細胞質抗体（こうこうちゅうきゅうさいぼうしつこうたい）　ウェゲナー肉芽腫症などでみられる自己抗体。腎炎などの診断にも有効。細胞質型抗好中球細胞質抗体（c-ANCA）と核周囲型抗好中球細胞質抗体（p-ANCA）の総称。

関 p-ANCA［核周囲型抗好中球細胞質抗体］　➡ P. 256

整形

ANF【エーエヌエフ】
エイセプティク ネクロウシス
aseptic necrosis
オブ フェモラル ヘド
of femoral head
大腿骨頭無腐性壊死（だいたいこっとうむふせいえし）　大腿骨の骨頭への血流が遮断され、その骨端部の骨が壊死する疾患。

内分泌・代謝

ANF【エーエヌエフ】
エイトリアル ネイトリユレティク ファクター
atrial natriuretic factor
心房性ナトリウム利尿因子（しんぼうせいナトリウムりにょういんし）　心房に存在する利尿活性、及び降圧活性をもつ因子。

内分泌・代謝

ANP【エーエヌピー】
エイトリアル ネイトリユレティク
atrial natriuretic
ペプタイド
peptide
心房性ナトリウム利尿ペプチド（しんぼうせいナトリウムりにょう ペプチド）　心房から分泌されるホルモン。ナトリウムを排泄させ利尿を促す。心不全の診断・検査などに利用される。

循環器

Ao【エーオー】
エイオータ
aorta
大動脈（だいどうみゃく）　心臓の左室から出て大動脈弓を形成して下行し、総腸骨動脈の分岐部に続く動脈。

皮膚	**AO** 【エーオー】 アブソープション オイントメント absorption ointment	吸水軟膏	乳剤性軟膏のうち、油の中に水を混ぜた軟膏。
循環器	**AOD** 【エーオーディー】 アーテリアル オクルーシヴ arterial occlusive ディズィーズ disease	動脈閉塞性疾患	動脈が閉塞することによって起こる疾患。閉塞性動脈硬化症や頸動脈狭窄、腸間膜動脈閉塞、もやもや病、腎動脈閉塞症などを含む。
循環器	**AOG** 【エーオージー】 エイオートグラフィ aortography	大動脈造影	同ACG［心血管造影］ ➡P.9
耳鼻	**AOM** 【エーオーエム】 アキュート オティティス ミーディア acute otitis media	急性中耳炎	乳幼児に多い急性感染症で、鼓膜の内側にある中耳に炎症が起こる疾患。 同OMA［急性中耳炎］ ➡P.250
消化器	**AOSC** 【エーオーエスシー】 アキュート オブストラクティヴ acute obstructive サピュラティヴ コウランジァイティス suppurative cholangitis	急性閉塞性化膿性胆管炎	ショックなどの重篤な症状を伴う急性胆管炎。胆道閉塞によって発熱、黄疸、腹痛のほか意識障害も起こる。
産・婦人	**Ap.** 【エーピー】 アプガー スコアー Apgar score	アプガースコア	出生直後の新生児の健康状態を判定する指標。

表-7 アプガースコアの記号

項目	0点	1点	2点
A（appearance）：皮膚の色	全身蒼白またはチアノーゼ	四肢チアノーゼ	全身ピンク
P（pulse）：心拍数	心拍なし	100／分以下	100／分以上
G（grimace）：刺激への反応	反応なし	顔をしかめる	泣く
A（activity）：筋緊張	四肢が弛緩	四肢がやや屈曲	四肢が活発
R（respiration）：呼吸	呼吸なし	弱々しく泣く	強く泣く

放射線	**A-P** 【エーピー】 アンテロパスティリアー antero-posterior	前後撮影	X線撮影において、前から後ろに向かって撮影する方法。

| 循環器 | **AP**【エービー】
アンジャイナ ペクトリス
angina pectoris | 狭心症（きょうしんしょう） 冠動脈の動脈硬化や血管狭窄により、心臓の血流量が減り、胸のしめつけ感や痛みを感じる疾患。 |

| アレルギー | **APA**【エーピーエー】
アンティファスフォリピッド アンティバディ
antiphospholipid antibody | 抗リン脂質抗体（こうりんししつこうたい） リン脂質に対する自己抗体。 |

| 救急 | **APACHE**【アパッチ】
アキュート フィズィオロジ アンド
acute physiology and
クラニック ヘルス イヴァリュエイション
chronic health evaluation | アパッシェ重症度評価基準（じゅうしょうどひょうかきじゅん） ICU入室患者の病態の重症度を客観的に評価するために作られた予後予測の指標。 |

| 内分泌・代謝 | **APAT**【エーピーエーティー】
アンドロジェン プロデューシング
androgen producing
アドリナル テューマー
adrenal tumor | アンドロゲン産生副腎腫瘍（さんせいふくじんしゅよう） 副腎皮質の腫瘍により、多量の男性ホルモンが分泌される疾患。多毛や無月経、乳房萎縮など、女性の男性化をもたらす。 |

| 整形 | **APB**【エービーピー】
アブダクター ポリシス ブレヴィス
abductor pollicis brevis＊ | 短母指外転筋（たんぼしがいてんきん） 親指を外転する際に使う筋肉。
図 ADM［小指外転筋］ ➡ P.13 |

| 循環器 | **APB**【エービーピー】
エイトリアル プリマチュアー ビート
atrial premature beat | 心房性期外収縮（しんぼうせいきがいしゅうしゅく） 心房内で電気的な興奮が早期に生じて発生する不整脈。心電図上で先行する異常なP波がある。同 PAC［心房性期外収縮］ ➡ P.254 |

表-8 心房性期外収縮と心室性期外収縮

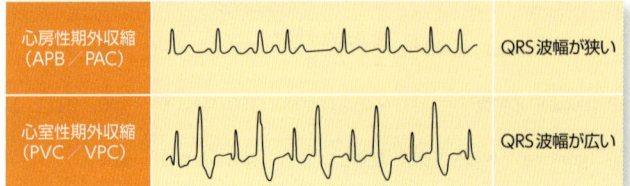

| 心房性期外収縮（APB／PAC） | QRS波幅が狭い |
| 心室性期外収縮（PVC／VPC） | QRS波幅が広い |

| 消化器 | **APBD**【エーピービーディー】
アナマラス アレインジメント オブ
anomalous arrangement of
パンクリアティコビリエリ ダクツ
pancreaticobiliary ducts | 膵管胆道合流異常（すいかんたんどうごうりゅういじょう） 先天性の奇形。膵管と胆管が十二指腸壁外で合流し、膵液と胆汁が互いに逆流する。先天性胆管拡張症に合併しやすい。 |

＊ラテン語

消化器	**APC**【エーピーシー】 アデノマトシス adenomatosis ポリポウシス polyposis オブ ザ コウロン of the colon	(家族性)大腸腺腫症　大腸全域に100個以上の腺腫性ポリープが多発する疾病。原因遺伝子の生殖細胞変異により発症する。大腸癌を発生する危険性が高い。 同**FAP**［家族性大腸腺腫症］　➡ P.126 同**FPC**［家族性大腸ポリポーシス］　➡ P.135
アレルギー	**APC**【エーピーシー】 アンティジェン プリゼンティング セル antigen presenting cell	抗原提示細胞　抗原を消化分解し、抗原ペプチドをT細胞に提示する機能をもった細胞。
腎・泌尿器	**APD**【エーピーディー】 オートメイティド ペリトニアル ダイアリシス automated peritoneal dialysis	自動腹膜透析　透析液の注入と排液が自動的に行われる腹膜透析システム。
一般	**APDL**【エーピーディーエル】 アクティヴィティーズ パラレル activities parallel トゥー デイリー リヴィング to daily living	日常生活関連動作　料理、掃除、洗濯などの家事動作や、買い物、交通機関の利用など、ADLよりも幅広い生活活動。 連**ADL**［日常生活動作］　➡ P.12
循環器	**APE**【エーピーイー】 アキュート プルモナリ エムボリズム acute pulmonary embolism	急性肺塞栓症　肺動脈に血栓が詰まり、肺循環に問題が生じる疾患。主にエコノミークラス症候群などの肺循環障害を指す。
循環器	**APH**【エーピーエイチ】 エイピカル ハイパートロウフィク apical hypertrophic カーディオマイオパシ cardiomyopathy	心尖部肥大型心筋症　肥大型心筋症のうち、肥大部位が心尖部に限局されているもの。 連**HCM**［肥大型心筋症］　➡ P.155
循環器	**API**【エーピーアイ】 アンクル プレシャー ankle pressure インデックス index	足関節／上腕血圧比 同**ABI**［足関節／上腕血圧比］　➡ P.6
整形	**APL**【エーピーエル】 アブダクター ポリシス ロングス abductor pollicis longus＊	長母指外転筋　親指を外転したり、手首を親指側に曲げる際に使う筋肉。
血液	**APL**【エーピーエル】 アキュート プロウマイエロシティク ルーキーミア acute promyelocytic leukemia	急性前骨髄球性白血病　急性骨髄性白血病の一種。白血病細胞が無秩序に増える一方で、健康な血液が作られにくくなる。

＊ラテン語

| 血液 | **Aplas**〔アプラス〕
エイプラスティック アニーミア
aplastic anemia | 再生不良性貧血　末梢血において汎血球減少症がみられ、骨髄が低形成となる疾患。 |

| 眼 | **APMPPE**〔エーピーエムピーピーイー〕
アキュート ポステリアー マルティフォウカル プラコイド
acute posterior multifocal placoid
ピグメント エピシーリオパシ
pigment epitheliopathy | 急性後部多発性斑状色素上皮症　眼底の網膜深層に淡い滲出斑が多発する疾患。急激な視力低下をもたらす。 |

| 腎泌尿器 | **APN**〔エーピーエヌ〕
アキュート パイエロニフライティス
acute pyelonephritis | 急性腎盂腎炎　腎盂や腎臓が細菌感染を起こして生じる疾病。 |

| 薬理 | **Apo**〔アポ〕
アポプロウティーン
apoprotein | アポ蛋白　リポ蛋白の構成成分で、リポ蛋白の代謝に役立つ。図LP〔リポ蛋白〕 ➡ P.205 |

| 脳神経 | **APO**〔アポ〕
アポプレクシ
apoplexy | 脳卒中　脳の血流障害によって生じる疾病の総称。表CVD〔脳血管疾患〕 ➡ P.85 |

| 薬理 | **ApoE**〔アポイー〕
アポリポプロウティーン イー
apolipoprotein E | アポ蛋白E　脂質代謝に重要な役割を担う成分。高脂血症や動脈硬化症、アルツハイマー病との関連性が考えられている。 |

| 薬理 | **APP**〔エーピーピー〕
アミロイド プリカーサー
amyloid precursor
プロウティーン
protein | アミロイド前駆体蛋白　神経の成長と修復に欠かせないタンパク質。変異によって神経細胞を破壊し、アルツハイマー病の原因となる。 |

| 消化器 | **APR**〔エーピーアール〕
アブドミノペリニーアル
abdominoperineal
リセクション
resection | 腹会陰式直腸切除術　大腸癌の手術法のひとつ。腹部と会陰部の両方から肛門括約筋とともに直腸を切断し、人工肛門を造設する。 |

| 呼吸器 | **APRV**〔エーピーアールブイ〕
エアーウェイ プレッシャー リリース
airway pressure release
ヴェンティレイション
ventilation | 気道圧開放換気　低酸素性呼吸不全に対応するものとして考案された人工呼吸器のモード。短時間、補助換気で高いPEEPを開放して残った二酸化炭素を換気する。表CMV〔持続強制換気〕 ➡ P.72 |

| 病理 | **APS**〔エーピーエス〕
アンティファスフォリピド
antiphospholipid
アンティバディ シンドロウム
antibody syndrome | 抗リン脂質抗体症候群　血液中に抗リン脂質抗体という自己抗体をもち、習慣流産や動脈血栓症などを引き起こす疾患。 |

APTT【エーピーティーティー】
activated partial thromboplastin time
活性化部分トロンボプラスチン時間
同 ACT［活性化凝固時間］ ➡P.11

APVC【エーピーブイシー】
anomalous pulmonary venous connection
肺静脈還流異常 左心房に戻るべき肺静脈が、上大静脈、下大静脈を通って、右心房に戻る疾患。

AR【エーアール】
androgen receptor
アンドロゲン受容体 男性ホルモンであるアンドロゲンがホルモン作用部位で結合するタンパク質。

AR【エーアール】
aortic regurgitation
大動脈弁逆流症
同 AI［大動脈弁閉鎖不全症］ ➡P.17

AR【エーアール】
autosomal recessive inheritance
常染色体劣性遺伝 常染色体上の劣性遺伝子が1対そろって発現する遺伝。一方のみの遺伝子に異常がある場合、症状の現れないキャリアとなる。
related AD［常染色体優性遺伝］ ➡P.11

ARAS【エーアールエーエス】
ascending reticular activating system
上行性網様体賦活系 脳幹と視床下部・視床にまたがる網様体と大脳半球皮質とのネットワークが担う生理学的な概念。意識の維持に重要な役割を果たす。

ARC【アーク】
AIDS-related complex
エイズ関連症候群 慢性的なリンパ節の腫れ、下痢、発熱、体重減少、貧血などのエイズ発症前の症状が2つ以上みられるものを指す。

ARCD【エーアールシーディー】
acquired renal cystic disease
後天性腎嚢胞性疾患
同 ACDK［後天性嚢胞性腎疾患］ ➡P.8

ARDS【エーアールディーエス】
acute respiratory distress syndrome
急性呼吸窮迫症候群 敗血症や肺炎、外傷や誤嚥によって、急速に低酸素状態の呼吸不全になる肺の炎症性疾患。
同 ARDS［成人呼吸促迫症候群］ ➡P.29

ARDS【エーアールディーエス】
adult respiratory distress syndrome
成人呼吸促迫症候群
同 ARDS［急性呼吸窮迫症候群］ ➡P.29

腎・泌尿器	**ARF**【エーアールエフ】 アキュート リーナル フェイリャー acute renal failure	急性腎不全　腎機能の急激な低下や喪失により、生体の内部環境の恒常性が保てなくなった状態。

呼吸器	**ARF**【エーアールエフ】 アキュート レスピラトリー フェイリャー acute respiratory failure	急性呼吸不全　呼吸器障害が急激に起こり、血液ガス交換や換気が不全になる状態。

表-9　呼吸不全の分類

分類		呼吸不全を起こす主な疾患
Ⅰ型呼吸不全	$PaCO_2 \leq 45mmHg$	特発性間質性肺炎、肺塞栓症、肺炎（重度）など
Ⅱ型呼吸不全	$PaCO_2 > 45mmHg$	気道閉塞、ギラン・バレー症候群、胸部外傷など

アレルギー	**ARF**【エーアールエフ】 アキュート ルーマティック フィーヴァー acute rheumatic fever	急性リウマチ熱　レンサ球菌感染症の後、関節や心臓に起こる炎症。レンサ球菌による喉の感染症の合併症として発症する。

皮膚	**ARLI**【エーアールエルアイ】 オートソウマル リセシヴ autosomal recessive ラメラー イクシオウシス lamellar ichthyosis	常染色体劣性葉状魚鱗癬　遺伝子の異常によって皮膚角質に形成障害が生じる疾病。皮膚が葉のような形にめくれるのが特徴で常染色体劣性遺伝により発症する。

眼	**ARMD**【エーアールエムディー】 エイジリレイティド マキュラー ディジェネレイション age-related macular degeneration	加齢黄斑変性　同 **AMD**［加齢黄斑変性］　➡ P.23

眼	**ARN**【エーアールエヌ】 アキュート レティナル ネクロウシス acute retinal necrosis	急性網膜壊死　ウイルス感染で網膜血管が閉塞し、網膜が萎縮して網膜剥離を引き起こす疾病。桐沢型ブドウ膜炎とも呼ばれる。

一般	**ARP**【エーアールピー】 アトリビュータブル リスク attributable risk パーセント percent	寄与危険度割合　ある集団の中で曝露により罹患者がどれくらい増えたかを示す指標。（曝露群の発生率－非曝露群の発生率）÷曝露群の発生率で計算する。

腎・泌尿器	**ARPKD**【エーアールピーケーディー】 オートソウマル リセシヴ パリシスティク autosomal recessive polycystic キドニ ディズィーズ kidney disease	常染色体劣性多発性嚢胞腎　両側の腎臓に嚢胞が無数に生じる多発性嚢胞腎のうち、常染色体劣性遺伝の性質をもつ疾患。

分類	略語	読み／正式名称	日本語名称・説明

ARR 【エーアールアール】
一般／アブソリュート リスク リダクション／absolute risk reduction
絶対危険度減少率　対照群の事象率（CER）と治療群の事象率（EER）との差。
関 EER ［実験事象率］ ➡ P.110

ART 【エーアールティー】
産・婦人／アシスティド リプロダクティヴ テクノロジ／assisted reproductive technology
生殖補助技術　体外受精、卵細胞質内精子注入法など、精子と卵子を体外で受精させて妊娠に導く医療技術の総称。関 ICSI ［卵細胞質内精子注入法］ ➡ P.176　関 IVF ［体外受精］ ➡ P.189

ARVC 【エーアールブイシー】
循環器／アリズモジェニック ライト ヴェントリキュラー カーディオマイオパシ／arrhythmogenic right ventricular cardiomyopathy
不整脈源性右室心筋症　右室心筋が局所的に脂肪変性・線維化し、心室性不整脈や心不全、突然死を起こす疾患。
同 ARVD ［不整脈源性右室異形成症］ ➡ P.31　表 CM ［心筋症］ ➡ P.69

ARVD 【エーアールブイディー】
循環器／アリズモジェニック ライト ヴェントリキュラー ディスプレイジア／arrhythmogenic right ventricular dysplasia
不整脈源性右室異形成症
同 ARVC ［不整脈源性右室心筋症］ ➡ P.31

AS 【エーエス】
整形／アンカロージング スパンディリティス／ankylosing spondylitis
強直性脊椎炎　脊椎や仙腸関節、股関節や肩関節などに炎症が起こる疾患で、特に踵など腱が骨に付く場所に付着部炎と呼ばれる炎症がみられる。

AS 【エーエス】
循環器／エイオーティック スティノウシス／aortic stenosis
大動脈弁狭窄症　大動脈弁の狭窄により、大動脈に十分な血液を押し出せなくなり、左室の心筋が肥大する疾病。

ASA 【エーエスエー】
循環器／アダムスストークス アタク／Adams-Stokes attack
アダムス・ストークス発作　同 A-S syndrome ［アダムス・ストークス症候群］ ➡ P.33

ASC 【エーエスシー】
病理／エイシンプトマティック キャリァー／asymptomatic carrier
無症候性キャリア　病原体に感染しているものの症状が現れない保菌者。自身に症状がなくても、他者に病原体を感染させる可能性がある。

ASCVD 【エーエスシーブイディー】
循環器／アーティリオスクリラティック カーディオヴァスキュラー ディズィーズ／arteriosclerotic cardiovascular disease
動脈硬化性心血管病　動脈硬化を原因とする心臓・血管の疾病。代表的なものとして、アテローム動脈硬化性心血管疾患がある。

循環器	**ASD** 【エーエスディー】 エイトリアル セプタル ディフェクト atrial septal defect	心房中隔欠損症　左右の心房の間にある心房中隔の一部に欠損孔がある疾病。 図ECD［心内膜床欠損症］ ➡ P.106
脳神経	**ASDH** 【エーエスディーエイチ】 アキュート サブデュラル ヒーマトーマ acute subdural hematoma	急性硬膜下血腫　頭蓋骨の内側にある硬膜と脳の間に出血が溜まって血腫ができる疾病。
整形	**ASF** 【エーエスエフ】 アンティリアー スパイナル フュージョン anterior spinal fusion	脊椎前方固定　脊椎側から脊髄を圧迫している部分を除去して骨移植を行い脊椎を固定する手術。
循環器	**ASH** 【エーエスエイチ】 エイシメトリック セプタル ハイパートロフィ asymmetric septal hypertrophy	非対称性心室中隔肥大　上部心室中隔が著しく肥大するものの、左室後壁の肥大を伴わないタイプの肥大型心筋症。
循環器	**ASHD** 【エーエスエイチディー】 アーティリオスクリラティック ハート ディズィーズ arteriosclerotic heart disease	動脈硬化性心疾患　心臓に栄養を供給する冠動脈が動脈硬化のために狭窄した結果、引き起こされる心疾患。
整形	**ASIS** 【エーエスアイエス】 アンティリアー スピリアー イリアック スパイン anterior superior iliac spine	上前腸骨棘　骨盤の腸骨稜前端にある皮下に触知できる骨隆起部。

図-8　寛骨（右：外側面）

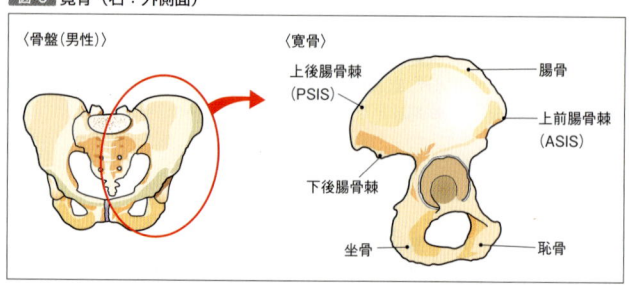

| 薬理 | **ASK** 【アスケー】
アンティストレプトカイネイス
antistreptokinase | 抗ストレプトキナーゼ　溶連菌のA群、C群、G群が産生する酵素に対する抗体。溶連菌感染の血清診断などに用いられる。 |

薬理	**ASLO, ASO** [アスロ アソー] アンチストレプトライシン オー antistreptolysin O	**抗ストレプトリジンO抗体** 溶連菌のA群、C群、G群が産生する代表的な溶血毒素に対する抗体。溶連菌感染症で上昇する。
薬理	**Asp** [エーエスピー] アスパーティック アシッド aspartic acid	**アスパラギン酸** 非必須アミノ酸のひとつ。アスパラギンの加水分解物から単離され、カルボキシル基をもつ。
循環器	**ASPD** [エーエスピーディー] アンティリアリア スピリアー anterior superior パンクリアティック デューオーディナル アーテリー pancreatic-duodenal artery	**前上膵十二指腸動脈** 胃十二指腸動脈から続いて右胃大網動脈で分枝している動脈。膵頭部に分布する。 図 **AIPD** [前下膵十二指腸動脈] ➡P. 19
循環器	**ASR** [エーエスアール] エイオーティク ステノリガージテイション aortic steno-regurgitation	**大動脈弁狭窄兼閉鎖不全症** 大動脈弁狭窄症と大動脈弁閉鎖不全症が同時に起こった状態。 連 **AI** [大動脈弁閉鎖不全症] ➡P. 17 連 **AS** [大動脈弁狭窄症] ➡P. 31
循環器	**A-S syndrome** [エーエス シンドロウム] アダムスストークス Adams-Stokes シンドローム syndrome	**アダムス・ストークス症候群** 心臓の洞結節からの刺激の伝導経路に障害が起き、心臓が収縮しなくなるため心臓から脳への血流が急激に減少して起こる疾病。 同 **ASA** [アダムス・ストークス発作] ➡P. 31
消化器	**AST** [エーエスティー] アスパーテイト aspartate アミノトランスフェレイス aminotransferase	**アスパラギン酸アミノトランスフェラーゼ** 肝細胞中にある酵素。肝炎が生じると血中で急増する。 同 **GOT** [グルタミン酸オキサロ酢酸トランスアミナーゼ] ➡P. 147
病理	**AT** [エーティー] アタクシア ataxia テイランジエクテイジア telangiectasia	**毛細血管拡張性失調症** 協調運動不能、毛細血管拡張、感染症などを引き起こす免疫不全症。常染色体劣性遺伝疾患で、IgA抗体とIgG2の数値が低下する。 表 **Ig** [免疫グロブリン] ➡P. 178
血液	**ATⅢ** [エーティー] アンティスラムビン antithrombin III	**アンチトロンビンⅢ** 肝臓で産生される血液の凝固阻止因子。

分類	略語	読み・正式名称	意味

整形 **ATFL**【エーティーエフエル】
アンテリアー タロフィビュラー リガメント
anterior talofibular ligament
前距腓靱帯（ぜんきょひひたい）　足首の外くるぶしの前側にある靱帯。

血液 **ATG**【エーティージー】
アンティサイモサイト グラビュリン
antithymocyte globulin
抗胸腺細胞グロブリン（こうきょうせんさいぼう）　免疫抑制剤のひとつ。再生不良性貧血の免疫抑制療法に用いられる。

産婦人 **ATH**【エーティーエイチ】
アブドミナル トウタル ヒステレクトミ
abdominal total hysterectomy
腹式子宮全摘出（ふくしきしきゅうぜんてきしゅつ）　開腹で子宮をすべて摘出する手術。

血液 **ATL**【エーティーエル】
アダルト ティー セル ルーキーミア
adult T-cell leukemia
成人T細胞白血病（せいじんさいぼうはっけつびょう）　ヒトTリンパ向性ウイルス1型の感染が原因で起こる疾病。急性型、リンパ腫型、慢性型、くすぶり型がある。

血液 **ATLA**【アトラ】
アダルト ティーセル
adult T-cell
ルーキーミアアソウシエイティド アンティジェン
leukemia-associated antigen
成人T細胞白血病ウイルス関連抗原（せいじんさいぼうはっけつびょう）　HTLV-1感染リンパ球で発現する抗原。env、gag、pol、p40tax、p27rexがある。

血液 **ATLL**【エーティーエルエル】
アダルト ティーセル
adult T-cell
ルーキーミア リムフォウマ
leukemia/lymphoma
成人T細胞白血病・リンパ腫（せいじんさいぼうはっけつびょう）　ヒトTリンパ向性ウイルス1型の感染が原因で起こる疾病の中で特にリンパ腫の膨張に特徴があるタイプ。

呼吸器 **ATM**【エーティーエム】
エイティピカル マイコバクティリオシス
atypical mycobacteriosis
非定型抗酸菌症（ひていけいこうさんきんしょう）　結核菌以外の抗酸菌で引き起こされる疾病。原因菌にMAC菌やマイコバクテリウム・キャンサシーなどがある。

腎泌尿器 **ATN**【エーティーエヌ】
アキュート テュービュラー ネクロウシス
acute tubular necrosis
急性尿細管壊死（きゅうせいにょうさいかんえし）　尿細管が壊死を起こしたもので、急性腎不全のひとつ。

薬理 **ATP**【エーティーピー】
アデノシーン トライファスフェイト
adenosine triphosphate
アデノシン三リン酸（さん）　アデノシンという物質に3つのリン酸基が結合している物質。筋肉を動かすはたらきを担う。
関 **ADP**［アデノシン二リン酸］ ➡P.13

病理 **ATP**【エーティーピー】
エイティピカル エピシーリウム
atypical epithelium
異型上皮（いけいじょうひ）　癌化する可能性のある細胞組織で、正常細胞と癌細胞の中間にあるもの。

血液	**ATP** [エーティーピー] オートイミューン autoimmune スランボウサイトペニック パーピュラ thrombocytopenic purpura	自己免疫性血小板減少性紫斑症 自己免疫機序により、血小板破壊が亢進して血小板減少症を呈する後天的疾患。
脳・神経	**ATR** [エーティーアール] アキリーズ テンドン リフレクス Achilles tendon reflex	アキレス腱反射 アキレス腱下部の踵から上3〜5cmの部分を軽く叩打すると足が底屈するという腱反射のひとつ。
薬理	**ATRA** [アトラ] オール トランス レティノイク アシド all-trans retinoic acid	全トランス型レチノイン酸 ビタミンAのひとつ。急性前骨髄球性白血病の治療などに用いられる。関APL[急性前骨髄球性白血病] ➡P. 27
脳・神経	**ATSD** [エーティーエスディー] アルツハイマー タイプ Alzheimer type シーナイル ディメンシャ senile dementia	アルツハイマー型老年期認知症 認知症の一種。老年期に発症し、大脳の萎縮や、神経伝達物資の変化などがみられる。 同SDAT[アルツハイマー型老年期認知症] ➡P. 322
血液	**AUC** [エーユーシー] エリア アンダー ザ カーヴ area under the curve	血中濃度曲線下面積 体内に取り込まれた薬の量を示す指標。薬物血中濃度−時間曲線下面積で計算する。

図-9 薬物血中濃度の推移

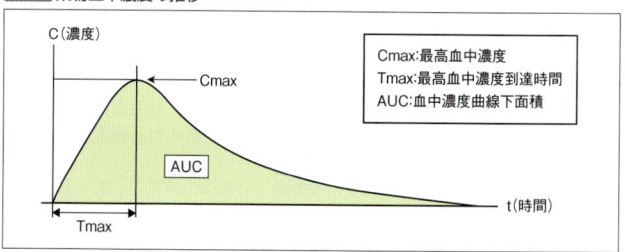

C(濃度) / Cmax / AUC / Tmax / t(時間)

Cmax:最高血中濃度
Tmax:最高血中濃度到達時間
AUC:血中濃度曲線下面積

腎・泌尿器	**AUR** [エーユーアール] アキュート ユリネリ リテンション acute urinary retention	急性尿閉 尿が膀胱内に貯留し、尿意があるのに排出されない状態が急激に起きたもの。前立腺異常や尿道狭窄などが原因となることが多い。
産婦人	**Aus.** [アウス] アウスロイムング Ausräumung*	子宮内容除去術 同D&C[子宮内容除去術] ➡P. 87

*ドイツ語

| 循環器 | **AV**【エーブイ】
エイオーティク ヴァルヴ
aortic valve | **大動脈弁** 左室と大動脈を隔てて、血液の逆流を防ぐ役割を担う弁。
関 LV［左室］ ➡ P. 209 |

図-10 心臓の弁の構造（上から見た図）

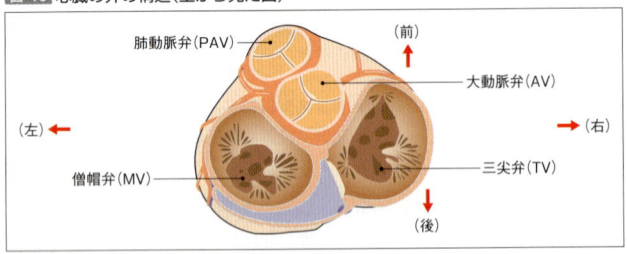

- 肺動脈弁（PAV）
- （前）
- 大動脈弁（AV）
- （左）
- （右）
- 僧帽弁（MV）
- 三尖弁（TV）
- （後）

| 循環器 | **AVA**【エーブイエー】
アーティリオヴィーナス アナストモウシス
arteriovenous anastomosis | **動静脈吻合** 皮下の動脈と静脈を結ぶバイパス血管。体温調節や血流量の調整などに用いられている。 |

| 循環器 | **AV block**【エーブイ ブロック】
エイトリオヴェントリキューラー ブラク
atrioventricular block | **房室ブロック** 心房から心室へ電気的興奮が伝わっていく過程で障害が起き、徐脈を起こすもの。程度の軽いⅠ度から心不全の危険も伴うⅢ度まである。 |

| 血液 | **a-vDO₂**【エーブイディーオーツー】
アーティリオヴィーナス アクシジェン ディファレンス
arteriovenous oxygen difference | **動静脈血酸素較差** 動脈血に含まれる酸素量と静脈血に含まれる酸素量の差。 |

| 循環器 | **aVF**【エーブイエフ】
オーグメンティド ヴェクター
augmented vector
オブレフト フト
of left foot | **左足増高単極肢誘導** 心電図の誘導法。ある基準点と身体表面の1点間における電位差を測定する単極誘導法のうち、左足と不関電極間の電位差を見る方法。
関 aVL［左手増高単極肢誘導］ ➡ P. 37
関 aVR［右手増高単極肢誘導］ ➡ P. 38 |

図-11 増高単極肢誘導

〈左足増高単極肢誘導〉　〈左手増高単極肢誘導〉　〈右手増高単極肢誘導〉

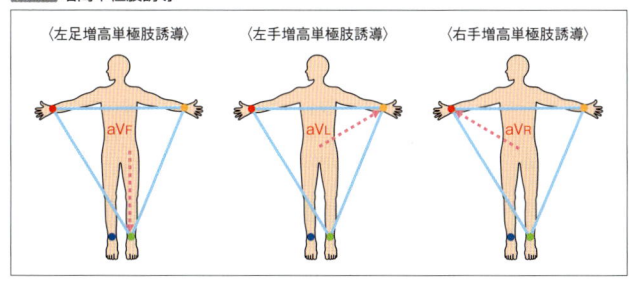

循環器　AVF【エーブイエフ】
アーテリオヴィーナス フィスチュラ
arteriovenous fistula

動静脈瘻　動脈と静脈との間に形成された異常な連絡通路。先天性のものと後天性のものがある。

循環器　AV impulse【エーブイ インパルス】
エーブイ イムパルス
AV impulse

エーブイインパルス　下肢血流循環のメカニズムを再現する血栓予防装置。足に装着して使用する。

循環器　aVL【エーブイエル】
オーグメンティド ヴェクター
augmented vector
オブ レフト アーム
of left arm

左手増高単極肢誘導　心電図の誘導法。左手と不関電極間の電位差を見る。
図aVF［左手増高単極肢誘導］ ▶P.36

病理　AVM【エーブイエム】
アーテリオヴィーナス マルフォメイション
arteriovenous malformation

動静脈奇形　先天的に、動脈が組織や臓器などを介することなく静脈に直接つながっている病態。

循環器　AVN【エーブイエヌ】
エイトリオヴェントリキュラー ノウド
atrioventricular node

房室結節　三尖弁のつけ根にある、特殊な心筋線維の集まった部分。心房から伝わった興奮を心室へ伝える。
図IVS［心室中隔］ ▶P.190

循環器　AVNRT【エーブイエヌアールティー】
エイトリオヴェントリキュラー ノウダル
atrioventricular nodal
リエントラント タキカーディア
reentrant tachycardia

房室結節リエントリー型頻拍　発作性上室性頻拍のひとつ。房室結節内にリエントリー回路ができ、頻脈になるもの。

循環器	**AVP**【エーブイピー】 エオーティク aortic ヴァルヴュロプラスティ valvuloplasty	**大動脈弁形成術**　大動脈弁狭窄症の治療で行う手術。自身の大動脈弁を修復するため、血栓症などの合併症が少なく、術後の薬の内服も不要。
内分泌・代謝	**AVP**【エーブイピー】 アージニン arginine ヴァソプレスン vasopressin	**アルギニンバソプレシン**　9個のアミノ酸からなるペプチドホルモン。下垂体後葉から分泌され、腎臓での水分の再吸収促進作用により血圧を上昇させる作用をもつ。
循環器	**aVR**【エーブイアール】 オーグメンティド ヴェクター augmented vector オブ ライト アーム of right arm	**右手増高単極肢誘導**　心電図の誘導法。右手と不関電極間の電位差を見る。 図aVF［左足増高単極肢誘導］ ➡ P. 36
循環器	**AVR**【エーブイアール】 エオーティク ヴァルヴ aortic valve リプレイスメント replacement	**大動脈弁置換術**　大動脈弁狭窄症や大動脈弁閉鎖不全症の治療で行う手術。大動脈弁を人工弁にかえる。 連AS［大動脈弁狭窄症］ ➡ P. 31
腎・泌尿器	**A-V shunt**【エーブイ シャント】 アーテリーヴェイン シャント artery-vein shunt	**動脈・静脈シャント**　透析治療において、動脈と静脈をつなぎ合わせて直接動脈の血を静脈に流れるようにする手術。
腎・泌尿器	**AVSS**【エーブイエスエス】 オーディオヴィジュアル セクシュアル audiovisual sexual スティミュレイション stimulation	**性的視聴覚刺激**　勃起不全の診断に用いる検査。視覚的・聴覚的な性的刺激を与えて勃起能力を判定する。

B

消化器	**B-Ⅰ**【ビー】 ビルロート Billroth Ⅰ*	**ビルロートⅠ法**　胃癌の手術法のひとつ。患部を切除後に残った胃と十二指腸を直接つなぎ合わせる。 図B-Ⅱ［ビルロートⅡ法］ ➡ P. 38 連DPG［幽門側部分胃切除術］ ➡ P. 100
消化器	**B 1, 2, 3, 4**【ビー】 ボールマン タイプ Borrmann type 1, 2, 3, 4	**ボールマン1,2,3,4型**　進行性胃癌の分類法。1型は限局隆起型、2型は限局潰瘍型、3型は浸潤潰瘍型、4型はびまん浸潤型を指す。
消化器	**B-Ⅱ**【ビー】 ビルロート Billroth Ⅱ	**ビルロートⅡ法**　胃癌の手術法のひとつ。十二指腸の端は閉じ、残った胃と空腸をつなぎ合わせる。 連DPG［幽門側部分胃切除術］ ➡ P. 100

＊ドイツ語

図-12 胃切除後の再建法（ビルロート法）

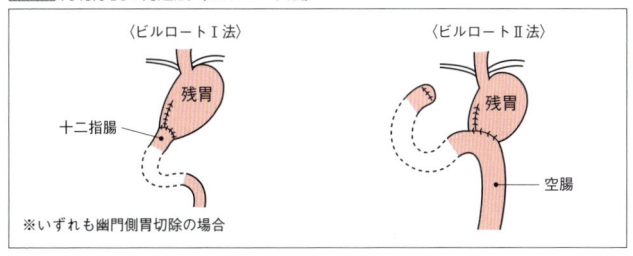

〈ビルロートⅠ法〉　　　　〈ビルロートⅡ法〉

残胃／十二指腸　　　　残胃／空腸

※いずれも幽門側胃切除の場合

放射線 | **Ba**【ビーエー】 バリウム　レントゲンの造影剤として使われる硫酸バリウムのこと。X線を通さない性質をもつ。
ベアリアム
barium

呼吸器 | **BA**【ビーエー】 気管支喘息（きかんしぜんそく）　何らかの刺激で気管支に炎症が起き、呼吸が苦しくなる疾病。
ブランキアル アズマ
bronchial asthma

血液 | **BAC**【ビーエーシー】 血中アルコール濃度（けっちゅうアルコールのうど）　100mLの血中に含まれるアルコール量。
ブラッド アルコホール カンセントレイション
blood alcohol concentration

呼吸器 | **BAE**【ビーエーイー】 気管支動脈塞栓術（きかんしどうみゃくそくせんじゅつ）　喀血に対して行う治療法。カテーテルを用いて、出血箇所の血管に塞栓用金属コイルなどを詰め止血する。
ブランキアル アーテリィ エムボリゼイション
bronchial artery embolization

耳鼻 | **BAEP**【ビーエーイーピー】 脳幹聴覚誘発電位（のうかんちょうかくゆうはつでんい）　音刺激を受けた聴覚神経のはたらきによって得られる脳幹部の電位の変化を記録する他覚的聴力検査。同 ABR［聴性脳幹反応］ ➡ P.7
ブレインステム brainstem
オーディトーリ auditory
イヴォウクト evoked
ポテンシャル potential
同 AEP［聴覚誘発電位］ ➡ P.14
同 AER［聴覚誘発反応］ ➡ P.14
同 BEAR［聴性脳幹反応］ ➡ P.43
表 COR［条件詮索反応聴力検査］ ➡ P.74

放射線 | **BAG**【ビーエージー】 上腕動脈造影（じょうわんどうみゃくぞうえい）　上腕の動脈から造影剤を注入して行うX線検査の方法。
ブラキアル アーティリオグラフィ
brachial arteriography

呼吸器	**BAG**【ビーエージー】 ブランキアル アーテリオグラフィ bronchial arteriography	気管支動脈造影	肺血管造影のひとつ。造影剤を気管支動脈にカテーテルを使って注入し、X線撮影する。
呼吸器	**BAI**【ビーエーアイ】 ブランキアル アーテリ インフュージョン bronchial artery infusion	気管支動脈注入術	肺癌の治療法。気管支動脈から制癌剤を投与する。
呼吸器	**BAL**【バル】 ブロンコアルヴィーオーラ ラヴァージ bronchoalveolar lavage	気管支肺胞洗浄	肺の一部に生理食塩水を入れてそれを回収して分析する検査法。呼吸器疾患の診断や治療効果の判定に用いる。
呼吸器	**BALF**【バルフ】 ブロンコアルヴィーオーラ ラヴァージ フルーイド bronchoalveolar lavage fluid	気管支肺胞洗浄液	気管支肺胞洗浄に使う生理食塩水。
呼吸器	**BALT**【バルト】 ブロンカス-アソウシエイティド リムフォイド ティシュー bronchus-associated lymphoid tissue	気管支関連リンパ組織	気管の粘膜下に存在するリンパ組織。免疫学的防御機構において重要な役割を担う。
血液	**band**【バンド】 バンド セル band cell	桿状核好中球	成熟好中球よりもやや幼若な好中球。U字型の核をもっているのが特徴。 同 **Stab**［桿状核好中球］ ➡ P.336
消化器	**BAO**【ビーエーオー】 ベイサル アシッド アウトプット basal acid output	基礎酸分泌量	胃液分泌機能の指標。経鼻胃管により採取した胃液を用いて酸度を測定する。
血液	**Bas, bas**【ビーエーエス】 ベイソフィル basophil	好塩基球	白血球の一種で、過敏性反応に関与する。
循環器	**BAS**【バス】 バルーン エイトリアル セプトストミ balloon atrial septostomy	バルーン式心房中隔開口術	バルーンを用いて心房中隔を拡張し、右心房から右室への連絡経路を作る手術。
一般	**BAT**【ビーエーティー】 ブラウン アディポウス ティシュー brown adipose tissue	褐色脂肪組織	脂肪酸を取り込んで熱を生産する脂肪細胞のひとつ。
薬理	**BB**【ビービー】 バファー ベイス buffer base	緩衝塩基	体の中ではたらく重炭酸イオン、リン酸1水素イオン、タンパク質などの塩基。

| 脳・神経 | **BBB** [ビービービー]
ブラッド ブレイン バリアー
blood-brain barrier | 血液脳関門　血液から脳への物質の移動を選択的に行っている脳組織内の毛細血管のこと。 |

| 循環器 | **BBB** [ビービービー]
バンドル ブランチ ブロック
bundle branch block | 脚ブロック　心臓の刺激伝導路で、右脚や左脚を通過する電気刺激が遮断される障害。心電図検査で診断できる。 |

| 循環器 | **BBBB** [ビービービービー]
バイラテラル バンドル ブランチ ブロック
bilateral bundle branch block | 両脚ブロック　心臓の刺激伝導路で、右脚、左脚の前枝・後枝の全部または2本において電気刺激が遮断される障害。 |

| 産婦人 | **BBT** [ビービーティー]
ベイサル バディ テンペラチュアー
basal body temperature | 基礎体温　安静時の体温。排卵を行う女性は排卵周期によって変化する。 |

図-13 基礎体温（正常）

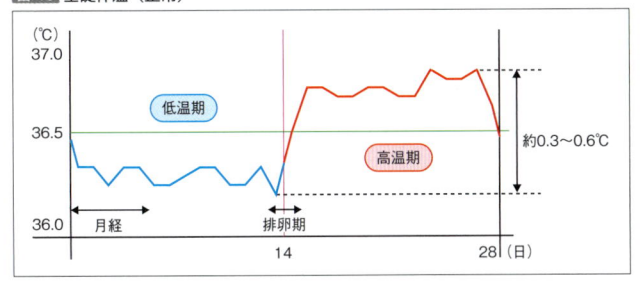

| 耳鼻 | **BC** [ビーシー]
ボウン コンダクション オーディオウメトリ
bone conduction audiometry | 骨導聴力検査　頭蓋骨の振動から直接内耳に伝わる度合いを調べる検査。 |

| 薬理 | **BCAA** [ビーシーエーエー]
ブランチド チェイン
branched chain
アミノ アシッド
amino acid | 分岐鎖アミノ酸　タンパク質を構成するアミノ酸のうち、側鎖に枝分かれした炭素鎖をもつバリン・ロイシン・イソロイシンを指す。 |

| 皮膚 | **BCC** [ビーシーシー]
ベイサル セル カーシノウマ
basal cell carcinoma | 基底細胞癌　表皮の最下層にある基底細胞の癌。
同BCE［基底細胞上皮癌］ ➡ P.42 |

分類	略語	読み / 原語	意味
皮膚	**BCE**	［ビーシーイー］ ベイサル セル エピシーリオウマ basal cell epithelioma	基底細胞上皮癌 同 BCC［基底細胞癌］ ➡ P. 41
呼吸器	**BCG**	［ビーシージー］ バシラス カルメットゲラン bacillus Calmette-Guérin*	カルメット・ゲラン桿菌（BCGワクチン） ウシ型結核菌を弱毒化させたもの。膀胱癌の治療や結核の予防ワクチンとして用いられる。
皮膚	**BCIE**	［ビーシーアイイー］ ブラス カンジェニトル bullous congenital イクシオシフォーム イリスロダーマ ichthyosiform erythroderma	水疱型先天性魚鱗癬様紅皮症 全身にうろこのような皮膚と赤みを伴う先天性魚鱗癬様紅皮症のうち、水疱を伴うタイプのもの。
脳・神経	**BCR**	［ビーシーアール］ バルボカヴァーノサス リーフレクス bulbocavernosus reflex**	球海綿体筋反射 陰茎の背側を軽く叩くと、球海綿体筋の収縮が起こる反射。
脳・神経	**BCRL**	［ビーシーアールエル］ バルボカヴァーノサス bulbocavernosus リーフレクス レイトンシ reflex latency	球海綿体筋反射潜時 勃起障害検査のひとつ。亀頭部に電気刺激を加えてから球海綿体筋が収縮反射を起こすまでの時間を測定する。
精神	**BCS**	［ビーシーエス］ バタード チャイルド シンドローム battered child syndrome	被虐待児症候群 親や養育者から継続的に虐待を受けた子どもにみられる肉体的・精神的な症状の総称。
内分泌・代謝	**BD**	［ビーディー］ ベイス デフィシット base deficit	塩基欠乏 代謝性の指標。血液を37℃、$PaCO_2$を40Torrに平衡させた際にpHを7.40に戻す滴定に塩基が必要な状態を指す。
脳・神経	**BD**	［ビーディー］ ブレイン デス brain death	脳死 脳幹を含む全脳髄の不可逆的な機能消失。
精神	**BDI**	［ビーディーアイ］ ベック ディプレション インベントーリー Beck depression inventory	ベックうつ病特性尺度 うつ病の判断に用いられる質問紙を用いた心理検査。
消化器	**BE**	［ビーイー］ ベリウム エネマ barium enema	バリウム注腸造影 バリウムを肛門から注入して、直腸から大腸までの状態を調べるX線の検査。
内分泌・代謝	**BE**	［ビーイー］ ベイス イクセス base excess	塩基過剰 代謝性の指標。血液を37℃、$PaCO_2$を40Torrに平衡させた際にpHを7.40に滴定するのに酸が必要な状態を指す。

*フランス語　**ラテン語

整形	**BE** [ビーイー] ビロウ エルボウ below elbow	肘関節下	肘関節の下の部位。
整形	**BE-AMP** [ビーイーアンプ] ビロウ エルボウ アムピュテイション below elbow amputation	前腕切断	前腕を切ること。
耳鼻	**BEAR** [ビーイーエーアール] ブレインステム イヴォウクト brainstem evoked オーディトリ リスパンス auditory response	聴性脳幹反応	同 BAEP [脳幹聴覚誘発電位] ➡ P.39
一般	**BEE** [ビーイーイー] ベイサル エナジー イクスペンディチャー basal energy expenditure	基礎エネルギー消費量	安静時の基礎エネルギー消費量。
産婦人	**BEL** [ベル] ベケンエンドラーゲ Beckenendlage*	骨盤位	一般に逆子と呼ばれる胎児の向きのこと。胎児の骨盤部が先進している状態。
脳・神経	**BEP** [ベップ] ブレイン イヴォウクト brain evoked ポテンシャル potential	脳誘発電位	外界から刺激を与えることで、脊髄、脳幹、大脳皮質の機能障害を検査するもの。体性感覚誘発電位、聴性誘発電位、視覚誘発電位などがある。
産・婦人	**BFP** [ビーエフピー] ベイシック フィートプロウティーン basic fetoprotein	塩基性胎児蛋白	胎児の血清、腸、脳組織抽出液を用いて同定した癌胎児性蛋白。腫瘍マーカーとして用いられる。
血液	**BFP** [ビーエフピー] バイオロジカル フォールス パズィティヴ biological false positive	生物学的偽陽性	梅毒検査において梅毒以外の疾患が原因で陽性結果が出ること。急性偽陽性と慢性偽陽性がある。
呼吸器	**BF(S)** [ビーエフエス] ブロンコファイバースコピ bronchofiberscopy	気管支内視鏡検査	ファイバースコープを口または鼻から挿入し、気管や気管支を観察し、病変部の組織を採取したり、洗浄した回収液から細胞を調べる検査。
内分泌・代謝	**BG** [ビージー] ブラッド グルーコウス blood glucose	血糖	同 BS [血糖] ➡ P.51

＊ドイツ語

BGA 【ビージーエー】
blood gas analysis（ブラドギャスアナリシス）

血液ガス分析 呼吸や酸と塩基の平衡状態を知るために、血液中の酸素分圧や二酸化炭素分圧、水素イオン濃度などを測定する検査。

同 **ABG**［動脈血ガス］ ➡ P.6

表-10 血液ガスの基準値

動脈血酸素分圧（PaO$_2$）	80～100mmHg
動脈血二酸化炭素分圧（PaCO$_2$）	35～45mmHg
動脈血酸素飽和度（SaO$_2$）	95%以上
水素イオン濃度（pH）	7.35～7.45

BH 【ビーエイチ】
birth height（バースハイト）

出生身長 新生児の出生時の身長。

BHL 【ビーエイチエル】
bilateral hilar lymphadenopathy（バイラテラルハイラーリンファデノパシ）

両側肺門リンパ節腫脹 肺の入口にある左右の肺門のリンパ節が腫大するもの。サルコイドーシスの典型的な症状。

BI 【ビーアイ】
Barthel index（バーセルインデクス）

バーセルインデックス 日常生活動作の評価法のひとつ。自立、部分介助など数段階の自立度で評価。

BI 【ビーアイ】
burn index（バーンインデクス）

熱傷指数 熱傷深度と熱傷面積を合わせた熱傷の重症度を示す指標。

Bil 【ビーアイエル】
bilirubin（ビリルビン）

ビリルビン 赤血球中のヘモグロビンから作られる黄色の色素。肝臓障害などの指標になる。

BIL 【ビーアイエル】
basal insulin level（ベイサルインスリンレヴェル）

基礎インスリンレベル 食事をしているとき以外に常時分泌されてるインスリンの量。

BiPAP 【バイパップ】
bi-level positive airway pressure（バイレヴェルパジティヴエアーウェイプレッシャー）

二相性陽圧呼吸 人工呼吸器の換気方式のひとつ。回路内の陽圧を周期的により低い値に下げる様式を指す。

表 **CMV**［持続強制換気］ ➡ P.72

BJP 【ビージェイピー】 ベンス ジョーンズ プロテイン Bence Jones protein
ベンスジョーンズ蛋白 免疫に関係するγ-グロブリンという蛋白の一部からなる。多発性骨髄腫があると上昇する。
(血液)

BK 【ビーケー】 ビロウ ニー below knee
膝関節下 膝関節の下の部位。
(整形)

BK-AMP 【ビーケーアンプ】 ビロウ ニー アムピュテイション below knee amputation
下腿切断 膝から下を切断すること。
(整形)

BLS 【ビーエルエス】 ベイシック ライフ サポート basic life support
一次救命処置 呼吸・循環機能に重篤な機能障害や心肺危機が発生した患者に対して、その場に居合わせた人が行う救命処置。関 ACLS［二次救命処置］ ➡ P.10
(救急)

表-11 一次救命処置　Primary ABCD

A	airway	気道確保
B	breathing	人工呼吸
C	circulation	心臓マッサージ
D	defibrillation	除細動

BM 【ビーエム】 ベイスメント メムブレイン basement membrane
基底膜 上皮細胞・筋細胞・神経組織と、その外側の結合組織との間に存在する薄い膜。
(一般)

BM 【ビーエム】 ボウン マロウ bone marrow
骨髄 骨の中にある血液成分を作り出す造血組織。
(血液)

BM 【ビーエム】 バウエル ムーヴメント bowel movement
便通 排便。便が出ること。
(消化器)

BMC 【ビーエムシー】 ボウン ミネラル カンテント bone mineral content
骨ミネラル含有量 骨が貯蔵しているミネラルの量。
(整形)

BMD 【ビーエムディー】 ベッカー マスキュラー ディストロフィ Becker muscular dystrophy
ベッカー型筋ジストロフィー症 ジストロフィー遺伝子の異常により発症する進行性の筋疾患。
(小児)

BMD [ビーエムディー] bone mineral density
整形
ボウン ミネラル デンシティ

骨密度 骨の強度を表す指標。減少すると骨が弱く骨折しやすくなる。

表-12 骨密度と骨粗鬆症

若年成人平均値（22～40歳）の80%以上	X線で骨粗鬆症化なし	⇒	正常
若年成人平均値の70%以上80%未満	X線で骨粗鬆症化の疑いあり、脆弱性骨折なし	⇒	骨量減少
	X線で骨粗鬆症化の疑いあり、脆弱性骨折あり	⇒	骨粗鬆症
若年成人平均値の70%未満	X線で骨粗鬆症化あり	⇒	骨粗鬆症

BMG [ビーエムジー] benign monoclonal gammopathy
血液
ビナイン マノクロウナル ギャモパシ

良性M蛋白血症
同 MGUS［良性M蛋白症］ ➡ P. 221

BMI [ビーエムアイ] body mass index
一般
バディ マス インデクス

体格指数 体重(kg)÷身長(m)^2 で求める指数で、おおまかな肥満度の目安となる。

表-13 BMIの判定

18.5未満	低体重
18.5以上25未満	普通
25以上30未満	肥満（1度）
30以上35未満	肥満（2度）
35以上40未満	肥満（3度）
40以上	肥満（4度）

〔求め方〕

$$BMI = \frac{体重(kg)}{身長(m)^2}$$

BMP [ビーエムピー] bone morphogenetic protein
整形
ボウン モーフォジェネティク プロウティーン

骨形成因子 骨を誘導する蛋白性因子。あらゆる生理的骨形成に関わる。

BMR [ビーエムアール] basal metabolic rate
一般
ベイサル メタボリクレイト

基礎代謝率 生命維持に必要な最小エネルギー代謝。成人の場合、1日1200～1800kcal。

BMR [ビーエムアール] bilateral medial rectus recession
眼
バイラテラル ミーディアル レクタス リセション

両内直筋後転術 内斜視の手術方法。両眼の内直筋を本来の眼球付着部から外して、適切な位置につなぎ直す。

BMT【ビーエムティー】
ボウン マロウ トランスプランテイション
bone marrow transplantation
骨髄移植（こつずい いしょく）　ドナーから採取した骨髄液を患者の静脈に注入し、患者に移植する治療法。白血病や再生不良性貧血の治療に用いられる。

BMZ【ビーエムズィー】
ベイスメント メンブレイン ゾウン
basement membrane zone
基底膜帯（き ていまくたい）　上皮と真皮の間の接合部となる一帯。

BN【ビーエヌ】
ブリミア ネルヴォーサ
bulimia nervosa*
神経性過食症（しんけいせい かしょくしょう）　ストレスが引き金になって過食と嘔吐を繰り返す疾病。神経性大食症ともいう。

BNBAS【ビーエヌビーエーエス】
ブラゼルトン ニーオウネイトル ビヘイヴィオラル アセスメント スケイル
Brazelton neonatal behavioral assessment scale
ブラゼルトン新生児行動評価尺度（しんせいじ こうどうひょうかしゃくど）　養育者と新生児の相互作用を観察・測定する看護アセスメント。

BNC【ビーエヌシー】
ブラダー ネク コントラクチャー
bladder neck contracture
膀胱頸部拘縮（ぼうこうけいぶ こうしゅく）　膀胱と尿道の境目に位置する膀胱頸部が拘縮を起こし、排尿障害が起きる疾病。

BNP【ビーエヌピー】
ブレイン ネイトリュレティク ペプタイド
brain natriuretic peptide
脳性ナトリウム利尿ペプチド（B型ナトリウム利尿ペプチド）（のうせい〜りにょう、がた〜りにょう）　利尿・血管拡張作用があり、体液量や血圧の調節に関係するホルモン。心不全の診断・検査や治療薬として用いられる。

BNT【ビーエヌティー】
ブレイン ニューロトランスミッター
brain neurotransmitter
脳神経伝達物質（のうしんけいでんたつぶっしつ）　脳内で情報伝達の役割を担う化学物質。

表-14 主な脳神経伝達物質

種類	特徴	分泌異常による症状
ドーパミン（DA）	心地よさや楽しさを与える物質	〈過剰〉統合失調症 〈不足〉パーキンソン病
ノルアドレナリン（NA）	強い不安やストレスを受けたときに放出される	〈過剰〉躁病 〈不足〉無気力、うつ病
アセチルコリン（ACh）	副交感神経にはたらきかける→心拍数の低下、血管拡張など	〈過剰〉パーキンソン病 〈不足〉アルツハイマー病
γ-アミノ酪酸（GABA）	・興奮状態をやわらげる ・腎機能、肝臓機能を高める	〈不足〉精神不安定
セロトニン（5-HT）	ドーパミン、ノルアドレナリンの過剰分泌を抑制する	〈過剰〉セロトニン症候群 〈不足〉うつ病

*ラテン語

分類	略語	読み / 正式名称	日本語名称	説明

BO [ビーオー]
消化器 — バウエル オブストラクション / bowel obstruction
腸閉塞 胃から流れてきた食物や消化液が小腸や大腸で滞り、詰まった状態。

BO [ビーオー]
呼吸器 — ブロンキオライティス オブリテランス / bronchiolitis obliterans
閉塞性細気管支炎 末梢気管支の細胞が線維化し、気道狭窄が起こる疾患。

BOA [ビーオーエー]
耳鼻 — ビヘイヴィオラル アブザーヴェイション オーディオメトリ / behavioral observation audiometry
聴性行動反応聴力検査 音刺激で引き起こされる行動(振り向く、泣く、音源を探すなど)によって聴力レベルをはかる検査。乳児が対象。
裏COR[条件詮索反応聴力検査] ➡ P.74

BOAI [ビーオーエーアイ]
外 — バルーン オクルーデッド アーティリアル インフュージョン / balloon-occluded arterial infusion
バルーン閉塞下動注法 バルーンカテーテルを血管に挿入した後、バルーンをふくらませて腫瘍に向かう血流を遮断し、薬剤を注入する方法。

BOF [ビーオーエフ]
眼 — ブロウ アウト フラクチャー / blow out fracture
吹き抜け骨折 外傷などによって眼球周囲(眼窩)が骨折し、眼球の運動障害、眼球陥没、複視などを生じるもの。眼窩底骨折ともいう。

BOHA [ビーオーエイチエー]
消化器 — バルーン オクルーデッド ヒパティック アーテリオグラフィ / balloon-occluded hepatic arteriography
バルーン閉塞下肝動脈造影 肝癌などに対して行われる検査。より鮮明な画像を得られる。一時的血流遮断下肝動脈造影法ともいう。

BOO [ビーオーオー]
腎・泌尿器 — ブダダー アウトレット オブストラクション / bladder outlet obstruction
膀胱出口部閉塞 膀胱出口部の排尿障害のこと。

BOOP [ブープ]
呼吸器 — ブロンキオライティス オブリテランス ウィズ オーガナイジング ニューモウニア / bronchiolitis obliterans with organizing pneumonia
閉塞性細気管支炎性器質化肺炎 肺胞の慢性炎症や器質化肺炎により、肉芽組織が細気管支や肺胞管を閉塞する特発性疾患。

BP [ビーピー]
精神 — バイポウラー ディスオーダー / bipolar disorder
双極性障害 躁とうつの症状を繰り返す疾病。
同MDI[躁うつ病] ➡ P.217

BP [ビーピー]
循環器 — ブラッド プレッシャー / blood pressure
血圧 血管内壁に血液が与える圧力。心臓の収縮期の血圧を最高血圧、拡張期の血圧を最低血圧という。

精神	**BP I** [ビーピー] バイポウラー ディスオーダー bipolar I (disorder)	双極1型障害　はっきりした重い躁状態とうつ状態を繰り返すタイプの双極性障害。
精神	**BP II** [ビーピー] バイポウラー ディスオーダー bipolar II (disorder)	双極2型障害　軽い躁状態と長いうつ状態を繰り返すタイプの双極性障害。摂食障害や不安障害と合併することも多い。
産・婦人	**BPD** [ビーピーディー] バイパライアトル ダイアメター biparietal diameter	大横径　児頭大横径ともいう。胎児の頭を真上から見て、頭蓋骨の一方の外側からもう一方の頭蓋骨の内側までの距離。表EFBW［推定胎児体重］ → P.110

図-14 児頭測定

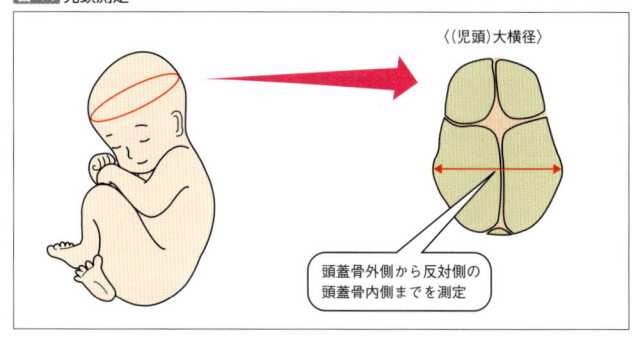

〈〈児頭〉大横径〉

頭蓋骨外側から反対側の頭蓋骨内側までを測定

小児	**BPD** [ビーピーディー] ブロンコプルモネリ ディスプレイジア bronchopulmonary dysplasia	気管支肺異形成症　未熟児の慢性的な肺損傷。長期に及ぶ酸素補給や人工換気によって引き起こされる。
腎・泌尿器	**BPE** [ビーピーイー] ビナイン プラスタティック インラージメント benign prostatic enlargement	良性前立腺腫大　前立腺が大きく腫れるが、まだ尿量低下になっていない状態を指す。
腎・泌尿器	**BPH** [ビーピーエイチ] ビナイン プラスタティック benign prostatic ハイパープレイジア hyperplasia	前立腺肥大症　尿道近くの前立腺が加齢などを原因として肥大し、排尿に障害が生じる疾病。

分類	略語	読み・英語	日本語	説明

| 循環器 | **bpm** | [ビーピーエム] beats per minute | 心拍数／分 | 1分間当たりの心臓が拍動する回数。 |

| 腎・泌尿器 | **BPO** | [ビーピーオー] benign prostatic obstructioin | 良性前立腺閉塞 | 良性の前立腺肥大症によって起こる下部尿路の障害。関 BPH [前立腺肥大症] ➡P.49 |

| 脳・神経 | **BPPV** | [ビーピーピーブイ] benign paroxysmal positional vertigo | 良性発作性頭位めまい | 頭位の変化によって急激に起こる回転性のめまい。 |

| 精神 | **BPRS** | [ビーピーアールエス] brief phychiatric rating scale | 簡易精神医学的評価尺度 | 統合失調症などの精神病に用いる評価尺度。構成的面接で18症状の項目を7段階で評価する。 |

| 脳・神経 | **BPSD** | [ビーピーエスディー] behavioral and psychological symptoms of dementia | 認知症行動・心理症状 | 認知症の中核症状に伴って現れる周辺症状。暴力、暴言、徘徊などの行動症状と、抑うつ、妄想、睡眠障害などの心理症状がある。 |

| 薬理 | **Br** | [ビーアール] bromine | 臭素 | 揮発しやすい性質をもつ毒性のある元素。ブロム。 |

| 循環器 | **bra, brady** | [ブラ ブラディ] bradycardia | 徐脈 | 不整脈のひとつ。1分間の脈拍が60回以下になるもの。洞性徐脈、徐脈性不整脈ともいう。 |

| 眼 | **BRAO** | [ビーアールエーオー] branch retinal artery occlusion | 網膜動脈分枝閉塞 | 網膜動脈の枝の部分の血管が詰まるもの。 |

| 薬理 | **BRM** | [ビーアールエム] biological response modifier | 生体応答修飾物質 | 腫瘍細胞に対する宿主の生物学的応答を修飾することで、治療効果をもたらす物質または方法。 |

| 呼吸器 | **BRO** | [ビーアールオー] bronchoscopy | 気管支鏡検査 | 肺検査法のひとつ。局所麻酔後、気管支鏡を口から挿入して気管支の状態を調べる。 |

外	**BRTO**	[ビーアールティーオー] balloon-occluded retrograde transvenous obliteration	バルーン閉塞下逆行性経静脈的閉塞術　胃静脈瘤の出口をバルーンでふさぎ、そこから硬化剤を注入して静脈瘤を閉塞させる、胃静脈瘤の治療法。
眼	**BRVO**	[ビーアールブイオー] branch retinal vein occlusion	網膜静脈分枝閉塞　網膜の静脈の交叉部分に血栓ができ、血流が途絶えること。
内分泌・代謝	**BS**	[ビーエス] blood sugar	血糖　血液中に含まれるブドウ糖濃度。 同 BG［血糖］ ➡ P. 43
消化器	**BS**	[ビーエス] bowel sound	腸雑音　腸の蠕動運動に伴い発生する音。グル音ともいう。
一般	**BSA**	[ビーエスエー] body surface area	体表面積　体の表面の総面積のこと。
血液	**BSA**	[ビーエスエー] bovine serum albumin	ウシ血清アルブミン　ウシの血清から精製したタンパク質。生化学実験や免疫学実験などに用いられる。
脳・神経	**BSE**	[ビーエスイー] bovine spongiform encephalopathy	ウシ海綿状脳症　ウシの脳組織にスポンジ状の変化を起こす遅延性かつ進行性の中枢神経の疾病。起立不能等の症状を示す。
産婦人	**BSE**	[ビーエスイー] breast self-examination	乳房自己検査法　乳癌の早期発見のために自分で乳房の変化を調べる方法。
脳・神経	**BSEP**	[ビーエスイーピー] brainstem evoked potential	脳幹誘発電位　生命維持を司る脳幹の機能を調べる検査。脳死判定に用いられることもある。
血液	**BSG**	[ビーエスジー] Blutkörperchen-Senkungs Geschwindigkeit＊	赤血球沈降速度 同 ESR［赤血球沈降速度］ ➡ P. 121
血液	**BSI**	[ビーエスアイ] blood stream infection	血流感染　注射・点滴・カテーテルなど輸液療法に伴って起こる感染症。

＊ドイツ語

一般	**BSI**　[ビーエスアイ] バディ サブスタンス アイソレイション **b**ody **s**ubstance **i**solation	生体物質隔離	感染症予防のためのガイドライン。血液・体液・粘膜・創傷皮膚などの湿性生体物質に対して手袋着用などを定めている。
脳神経	**BSI**　[ビーエスアイ] ブレインステム インジャリ **b**rain**s**tem **i**njury	脳幹部損傷	呼吸・循環機能の調整など生命維持に不可欠なはたらきをする脳幹部が損傷を受けた状態。
産婦人	**BSO**　[ビーエスオー] バイラテラル サルピンゴオウアフォレクトミ **b**ilateral **s**alpingo-**o**ophorectomy	両側卵管卵巣摘出術	両側の卵管と卵巣を摘出する外科的手術。

図-15 子宮の構造

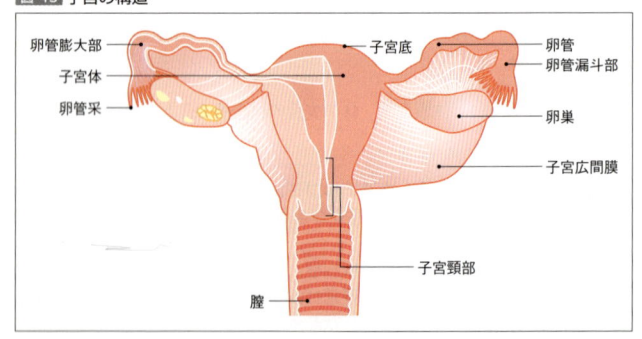

- 卵管膨大部
- 子宮体
- 卵管采
- 子宮底
- 卵管
- 卵管漏斗部
- 卵巣
- 子宮広間膜
- 子宮頸部
- 膣

血液	**BSR**　[ビーエスアール] ブラッド セディメンテイション レイト **b**lood **s**edimentation **r**ate	赤血球沈降速度	同ESR ［赤血球沈降速度］ ➡P.121
腎泌尿器	**BT**　[ビーティー] ブラダー テューマー **b**ladder **t**umor	膀胱腫瘍	膀胱粘膜上皮に発生する腫瘍。
血液	**BT**　[ビーティー] ブリーディング タイム **b**leeding **t**ime	出血時間	出血してから自然に血が止まるまでの時間。
一般	**BT**　[ビーティー] バディ テンペラチュアー **b**ody **t**emperature	体温	体内の物質代謝の反応によって生じる身体の温度。

脳神経	**BT**	【ビーティー】ブレイン テューマー brain tumor	脳腫瘍　頭蓋骨内にできる腫瘍。原発性のものと、転移性のものがある。
薬理	**BTB**	【ビーティービー】ブロウモサイモル ブルー bromothymol blue	ブロムチモールブルー（ブロモチモールブルー）　液体の水素イオン濃度を測定できる試薬。
血液	**BTF**	【ビーティーエフ】ブラッド トランスフュージョン blood transfusion	輸血　出血や血液疾患のために血液が不足している人に、適合した血液や血液成分を注入すること。
産婦人	**BTL**	【ビーティーエル】バイラテラル テューバル ライゲイション bilateral tubal ligation	両側卵管結紮　卵管を縛って、卵子が子宮へ下りるのを防ぐ避妊手術。
呼吸器	**BTPS**	【ビーティーピーエス】バディ テムペラチュアー アンド アムビエント プレシャー サチュレイティド ウィズ ウォーター ヴェイパー body temperature and ambient pressure saturated with water vapor	体温大気圧水蒸気飽和状態　人間が呼吸する際の気管内の状態。体温37℃、1気圧、湿度100％を指す。
脳神経	**BTR**	【ビーティーアール】バイセプス テンドン リーフレクス biceps tendon reflex	上腕二頭筋反射　上腕二頭筋の腱の部分に指をあてがい、その上から叩打して得られる反射。
循環器	**BTS**	【ビーティーエス】ブラディカーディアータカーディア シンドローム bradycardia-tachycardia syndrome	徐脈頻脈症候群　洞不全症候群のひとつで、心拍リズムが遅くなる徐脈と、心房由来の不整脈がみられる頻脈が交互に出現する。
循環器	**B-T shunt**	【ビーティー シャント】ブラロックタウシッグ シャント Blalock-Taussig shunt	ブラロック・タウシッヒ短絡術　腕に向かう血管を肺動脈につないで、肺血流量を増やす手術。体動脈・肺動脈短絡術ともいう。
腎・泌尿器	**BUN**	【ビーユーエヌ】ブラッド ユリーア ナイトロジン blood urea nitrogen	血液尿素窒素　血液中の尿素の中にある窒素の量。主に腎機能を知る指標となる。 同 UN［尿素窒素］➡ P.367
眼	**BUT**	【ビーユーティー】ティアー フィルム ブレイクアプ タイム tear film breakup time	涙膜破壊時間　ドライアイなどを調べる際に行う検査。まばたきしてから涙がはじけるまでの時間を測定する。
産婦人	**BV**	【ビーブイ】バクティリアル ヴァジノウシス bacterial vaginosis	細菌性腟症　体力低下などが原因で腟内環境が損なわれて発症する疾病。腟内でさまざまな細菌が繁殖する。

分類	略語	読み／正式名	日本語	説明

循環器 | **BVAS** 【ビーブイエーエス】 バイヴェントリキュラー アシスト システム biventricular assist system | 両心室補助人工心臓（りょうしんしつ ほ じょんこうしんぞう） 両心室のポンプ機能を補う補助人工心臓のこと。

循環器 | **BVH** 【ビーブイエイチ】 バイヴェントリキュラー ハイパートロフィ biventricular hypertrophy | 両室肥大（りょうしつ ひ だい） 左室と右室の両方が肥大した状態。

救急 | **BVM** 【ビーブイエム】 バグ ヴァルブ マスク bag valve mask | バッグバルブマスク 高濃度の酸素を患者に供給できる医療機器。鼻と口を覆うマスクと弁のついたバルブ、自動膨張するバッグからなる。

産・婦人 | **BW** 【ビーダブリュー】 バース ウェイト birth weight | 出生体重（しゅっしょうたいじゅう） 新生児の出生時の体重。

一般 | **BW** 【ビーダブリュー】 バディ ウェイト body weight | 体重（たいじゅう） 身体の重さのこと。同 Wt［体重］ ➡ P. 384

病理 | **Bx** 【ビーエクス】 バイアプシ biopsy | 生検（せいけん） 生体の組織や臓器の一部を採取して病理組織学的に調べる検査。診断や治療後の判定に用いる。

C

脳・神経 | **C** 【シー】 サーヴィカル ナーヴ cervical nerve | 頸神経（けいしんけい） 脊髄から出る末梢神経のうち、頸髄から出ている8つの神経を指す。

腎・泌尿器 | **C3 NeF** 【シースリー ネフ】 シー ネフリティク ファクター C3 nephritic factor | C3腎炎因子（じんえんいんし） 抗補体自己抗体のひとつ。腎疾患や自己免疫疾患に関連性をもつ。

病理 | **ca** 【シーエー】 カーシノウマ キャンサー carcinoma, cancer | 癌（がん） 悪性腫瘍。周囲の細胞とは無関係に、自己増殖する特徴がある。

脳・神経 | **CA** 【シーエー】 カテカラミーン catecholamine | カテコールアミン 脳や副腎髄質、交感神経に存在する生体アミンの総称。ドーパミン、ノルアドレナリン、アドレナリンの3種がある。

循環器 | **CA** 【シーエー】 コロネリ アーテリ coronary artery | 冠動脈（かんどうみゃく） 冠状動脈ともいう。心臓の筋肉に栄養と酸素を供給する動脈。左冠動脈と右冠動脈がある。

分類	略語	正式名称	意味
病理	**CA125** [シーエー] カーボハイドレイト アンティジェン carbohydrate antigen 125	糖鎖抗原125	卵巣癌の中でも特に漿液性嚢胞腺癌で高い陽性率を示す腫瘍マーカー。膵癌や肺癌でも陽性反応がみられる。
病理	**CA19-9** [シーエー] カーボハイドレイト アンティジェン carbohydrate antigen 19-9	糖鎖抗原19-9	膵癌や他の消化器癌で高い陽性率を示す腫瘍マーカー。
腎・泌尿器	**CAB** [シーエービー] コムバインド コンプリート combined (complete) アンドロジェン ブラケイド androgen blockade	混合(完全)男性ホルモン遮断療法	抗アンドロゲン薬と化学的・外科的去勢を組み合わせ、精巣や副腎で産生されるアンドロゲンを抑制する療法。前立腺癌などに用いられる。
循環器	**CABG** [シーエービージー] コロナリ アーテリー バイパス グラフト coronary artery bypass graft	冠動脈バイパス術	閉塞した動脈を迂回して新しく心臓に流れるバイパスを作る手術。脚・胸・腕などの健康な血管を使う。 同 ACBG [大動脈冠動脈バイパス術] ➡P.8
薬理	**CaBP** [シーエービービー] キャルシウム バインディング プロウティーン calcium-binding protein	カルシウム結合蛋白	カルシウムと結合するタンパク質。
眼	**CACG** [シーエーシージー] クラニク アングル クロウジャー chronic angle-closure グローコウマ glaucoma	慢性閉塞隅角緑内障	時間をかけて、房水の排出口の閉塞が広範囲に進み、中等度の眼圧上昇や広範囲の隅角閉塞がみられるもの。
呼吸器	**CaCO₂** [シーエーシーオーツー] アーテリアル カーボン ダイアクサイド コンテント arterial carbon dioxide content	動脈血二酸化炭素含量	動脈を流れる血液中に含まれる二酸化炭素の量。
血液	**CAD** [シーエーディー] コウルド アグルーティニン cold agglutinin ディズィーズ disease	寒冷凝集素症	自己抗体により、溶血性貧血を起こす疾患。マイコプラズマ性肺炎やリンパ増殖性状態が契機になることもある。
循環器	**CAD** [シーエーディー] コロナリ アーテリー ディズィーズ coronary artery disease	冠動脈疾患	同 IHD [虚血性心疾患] ➡P.180

脳・神経	**CADASIL**【カダシル】 cerebral autosomal dominant arteriopathy with subcortical infarcts and leukoencephalopathy	**皮質下梗塞と白質脳症を伴う常染色体優性遺伝性脳動脈症**　皮質下血管性認知症のひとつ。19番染色体上の遺伝子Notch3が病因遺伝子。常染色体優性遺伝性で、びまん性の白質病変が形成される。
脳・神経	**CAG**【シーエージー】 carotid angiography	**頸動脈造影**　脳血管造影法のひとつ。眼動脈、前大脳動脈、中大脳動脈、後交通動脈を造影する内頸動脈撮影と、中硬膜動脈を造影する外頸動脈撮影がある。

図-16 脳・頸部の動脈

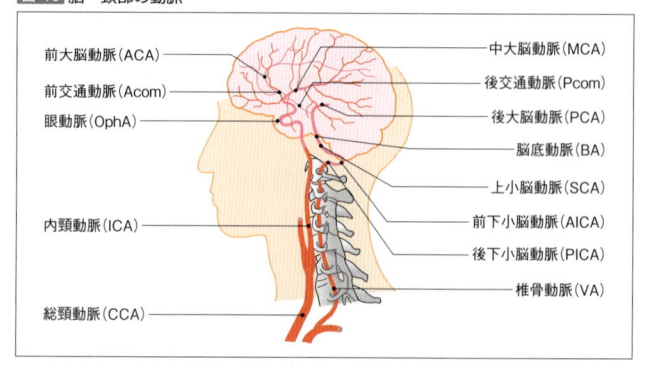

- 前大脳動脈(ACA)
- 前交通動脈(Acom)
- 眼動脈(OphA)
- 内頸動脈(ICA)
- 総頸動脈(CCA)
- 中大脳動脈(MCA)
- 後交通動脈(Pcom)
- 後大脳動脈(PCA)
- 脳底動脈(BA)
- 上小脳動脈(SCA)
- 前下小脳動脈(AICA)
- 後下小脳動脈(PICA)
- 椎骨動脈(VA)

脳・神経	**CAG**【シーエージー】 cerebral angiography	**脳血管造影**　頸動脈や椎骨動脈にカテーテルを挿入し、造影剤を注入して頭部の血管を写し出す検査。
循環器	**CAG**【シーエージー】 coronary angiography	**冠動脈造影**　冠動脈にカテーテルを挿入して造影剤で造影し、血管を調査・治療する方法。
消化器	**CAH**【シーエーエイチ】 chronic active hepatitis	**慢性活動性肝炎**　活動型の慢性肝炎。肝臓が炎症を起こした状態が長く続き、肝細胞が破壊される。
内分泌代謝	**CALC**【キャルシトニン】 calcitonin	**カルシトニン**　カルシウム調節ホルモンのひとつ。甲状腺髄様癌や肺癌などで高値となる場合がある。

薬理	**CaM**【シーエーエム】 カルモジュリン calmodulin	カルモデュリン	カルシウムイオンによる信号伝達のはたらきをもつカルシウム結合タンパク質。
産・婦人	**CAM**【シーエーエム】 コーリオアムニオニティス chorioamnionitis	絨毛膜羊膜炎（じゅうもうまくようまくえん）	妊娠中に膣内の細菌が繁殖して子宮頸管や卵膜にまで達し、炎症を起こした状態。早産の原因になる。
一般	**CAM**【シーエーエム】 カンプリメンタリ アンド complementary and オールタナティヴ メディシン alternative medicine	補完・代替医療（ほかん・だいたいいりょう）	現代の西洋医学領域では、科学的には未検証で臨床的にも未応用な医学・医療体系の総称。
薬理	**cAMP**【シーエーエムピー】 サイクリク アデノシーン cyclic adenosine マノファスフェイト monophosphate	環状アデノシン一リン酸（かんじょうアデノシンいちリンさん）	細胞内で合成される細胞内信号伝達物質。サイクリックAMPともいう。
血液	**CaO₂**【シーエーオーツー】 アーティリアル アクシジェン カンテント arterial oxygen content	動脈血酸素含量（どうみゃくけつさんそがんりょう）	体積1Lの血液に含まれる酸素の体積（mL/L）。
腎・泌尿器	**CaP**【シーエーピー】 カーシノウマ オブ ザ プラステイト carcinoma of the prostate	前立腺癌（ぜんりつせんがん）	前立腺にできる癌。PSA（前立腺特異抗原）検査によって発見されやすくなった。 同 PCa［前立腺癌］ ➡P. 260 連 PSA［前立腺特異抗原］ ➡P. 285
呼吸器	**CAP**【シーエーピー】 コミュニティアクワイアード community-acquired ニューモウニア pneumonia	市中肺炎（しちゅうはいえん）	通常の社会生活を送っている中で罹患する肺炎。 連 HAP［院内肺炎］ ➡P. 152
腎・泌尿器	**CAPD**【シーエーピーディー】 コンティニュアス アムビュラトリー continuous ambulatory ペリトニーアル ダイアリシス peritoneal dialysis	持続携行式腹膜透析（じぞくけいこうしきふくまくとうせき）	人工透析の方法のひとつ。腹部に入れたカテーテルから透析液を注入し、腹膜で老廃物を濾過して透析液に排出する。
脳・神経	**CARASIL**【シーエーアールエーエスアイエル】 セリブラル オートソウマル リセシヴ cerebral autosomal recessive アーティリオパシー ウィズ サブコーティカル arteriopathy with subcortical インファークト アンド ルーコエンセファロパシー infarct and leukoencephalopathy	皮質下梗塞と白質脳症を伴う常染色体劣性遺伝性脳動脈症（ひしつかこうそくとはくしつのうしょうともなうじょうせんしょくたいれっせいいでんせいのうどうみゃくしょう）	皮質下血管性認知症のひとつ。常染色体劣性遺伝性で、原因遺伝子は10番染色体長腕上に存在する。若年成人期に発症。

一般	**CARS**【シーエーアールエス】 compensatory anti-inflammatory リスパンス シンドロウム response syndrome	だいしょうせいこうえんしょうはんのうしょうこうぐん **代償性抗炎症反応症候群** 侵襲時のサイトカインを主とする免疫・炎症反応のうち、抗炎症性サイトカインが優位となった状態のこと。
一般	**CAT**【シーエーティー】 コンピュータライズド computerized アクシアル トウモグラフィ axial tomography	だんそうさつえいほう **コンピュータ断層撮影法** 身体にX線を照射し、通過したX線量の差のデータをコンピュータ処理して体の内部を画像化する検査。CT検査ともいう。
消化器	**CBA**【シービーエー】 カンジェニトル ビリエリ アトリージア congenital biliary atresia	せんてんせいたんどうへいさしょう **先天性胆道閉鎖症** 先天的に肝臓と十二指腸を結ぶ肝外胆管が閉塞している疾病。
血液	**CBC**【シービーシー】 コンプリート ブラッド カウント complete blood count	ぜんけっきゅうさんてい **全血球算定** 血液中の赤血球、白血球、血小板の数を調べる検査法。
消化器	**CBD**【シービーディー】 カモン バイル ダクト common bile duct	そうたんかん **総胆管** 左右の肝管が合流した総肝管と胆嚢管が合流したところから、十二指腸開口部までの胆管の部分。

図-17 肝臓の構造

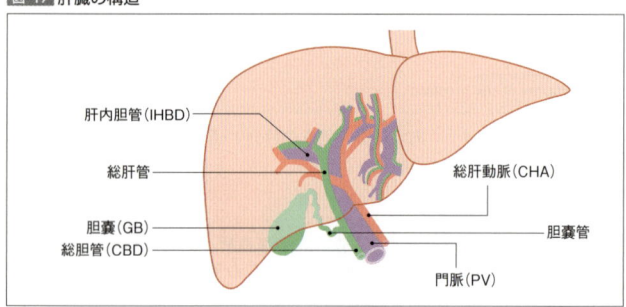

肝内胆管(IHBD)
総肝管
総肝動脈(CHA)
胆嚢(GB)
胆管
総胆管(CBD)
門脈(PV)

消化器	**CBD**【シービーディー】 カンジェニトル ビリエリ ディラテイション congenital biliary dilatation	せんてんせいたんどうかくちょうしょう **先天性胆道拡張症** 胆汁を排出する胆管の一部が拡張する疾病。腹痛・嘔吐・発熱を繰り返す。
脳・神経	**CBD**【シービーディー】 コーティコベイサル ディジェネレイション corticobasal degeneration	だいのうひしつきていかくへんせいしょう **大脳皮質基底核変性症** 筋肉の硬さや歩行障害などのパーキンソン症状と、動作がぎこちないなどの大脳皮質症状が同時にみられる病気。

分類	略語	読み/正式名	日本語・説明
脳・神経	**CBF** [シービーエフ]	セリーブラル ブラド フロウ cerebral blood flow	脳血流量　脳を循環する血流の量。正常な場合、1分間当たり約60mLとなる。同**CBV**［脳血流量］→P. 59
循環器	**CBF** [シービーエフ]	コロナリ ブラド フロウ coronary blood flow	冠動脈血流量　冠動脈を流れる血流の量。安静時には心拍出量の5%程度で、約75〜80mLになる。
薬理	**CBG** [シービージー]	コーティコステロイドバインディング グラビュリン corticosteroid-binding globulin	副腎皮質ホルモン結合グロブリン　血漿中のグルココルチコイドを結合する性質をもつタンパク質。
一般	**CBR** [シービーアール]	コムプリート ベドレスト complete bed rest	完全床上安静　トイレや洗面時のみ歩行できるが、1日30分程度のベッド上の起座以外はベッド上で過ごすこと。
血液	**CBSCT** [シービーエスシーティー]	コード ブラド ステム セル トランスプランテイション cord blood stem cell transplantation	臍帯血幹細胞移植　出生時の臍帯血を採取・凍結保存し、造血幹細胞移植の幹細胞として活用する移植方法。
精神	**CBT** [シービーティー]	カグニティヴ ビヘイヴィオラル セラピ cognitive behavioral therapy	認知行動療法　精神療法のひとつ。認知に関わる問題点を修正していくことによって、精神疾患の治療を行う。
脳・神経	**CBV** [シービーブイ]	セリーブラル ブラド ヴァリュム cerebral blood volume	脳血流量　同**CBF**［脳血流量］→P. 59
一般	**CC** [シーシー]	チーフ コムプレイント chief complaint	主訴　医師に対して患者が訴える症状のうち、最も主要なもの。
呼吸器	**CC** [シーシー]	クロウズィング キャパシティ closing capacity	クロージングキャパシティ　クロージングボリュームに残気量を足したもの。連**CV**［クロージングボリューム］→P. 85
循環器	**CCA** [シーシーエー]	カモン カラティド アーテリ common carotid artery	総頸動脈　頭部に血液を供給する動脈で、顔面や硬膜につながる外頸動脈と脳と眼窩に分布する内頸動脈に分岐する。図**CAG**［頸動脈造影］→P. 56

消化器	**CCC**【スリーシー】 コウランジオセリュラー カーシノウマ cholangiocellular carcinoma	胆管細胞癌(たんかんさいぼうがん) 胆管を形成する細胞の癌。肝細胞癌と違い、線維成分が多く外観が白く硬くなる。
眼	**CCC**【スリーシー】 コンティニュアス カーヴィリニアー キャプスロレクシス continuous curvilinear capsulorrhexis	連続円形破嚢術(れんぞくえんけいはのうじゅつ) 白内障の手術方法のひとつ。前嚢切開の際に使う技術。
一般	**CCD**【シーシーディー】 チャージ カプルド ディヴァイス charge coupled device	電荷結合素子(でんかけつごうそし) カメラの撮像素子として使われる電荷を転送することができるデバイス。
脳・神経	**CCF**【シーシーエフ】 カラティドキャヴァーナス フィスチュラ carotid-cavernous fistula	頸動脈海綿静脈洞瘻(けいどうみゃくかいめんじょうみゃくどうろう) 海綿静脈洞及び内頸動脈の間に静脈瘻が発生したことで、内頸動脈が損壊し、眼球突出や眼部における血管雑音などがみられる疾病。

図-18 脳・頸部の静脈

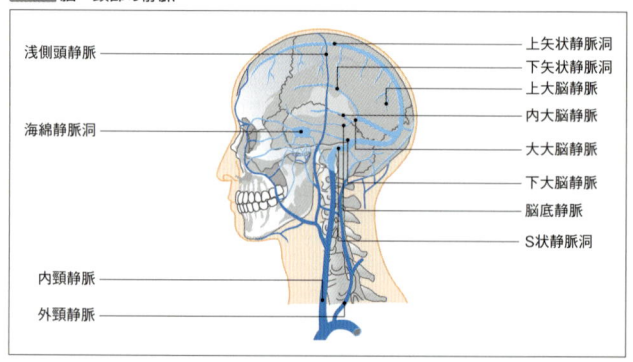

浅側頭静脈
海綿静脈洞
内頸静脈
外頸静脈

上矢状静脈洞
下矢状静脈洞
上大脳静脈
内大脳静脈
大大脳静脈
下大脳静脈
脳底静脈
S状静脈洞

循環器	**CCHD**【シーシーエイチディー】 サイアノティック カンジェニタル ハート ディジーズ cyanotic congenital heart disease	チアノーゼ性先天性心疾患(せいせんてんせいしんしっかん) 先天性心疾患のうち、ファロー四徴症などのチアノーゼをきたすもの。
アレルギー	**CCLE**【シーシーエルイー】 クラニック キュテイニアス ループス エリテマトーデス chronic cutaneous lupus erythematosus	慢性皮膚エリテマトーデス(まんせいひふ) 膠原病疾患である全身性エリテマトーデスのひとつ。慢性的な皮膚症状となって現れる。

循環器	**CCM** 【シーシーエム】 コンジェスティヴ カーディオマイオパシ congestive cardiomyopathy	うっ血型心筋症	心臓の心室の筋肉の収縮が弱くなり、心臓が拡張してしまう病気。呼吸困難や不整脈をきたす。
救急	**CCM** 【シーシーエム】 クリティカル ケアー メディスン critical care medicine	救急医学	急性期の救命救急を扱う医療分野。
腎泌尿器	**Ccr** 【シーシーアール】 クリーアティニーン クリアランス Creatinine Clearance	クレアチニンクリアランス	血清中と尿中のクレアチニンの量を測定して腎機能を調べる検査。
脳神経	**CCT** 【シーシーティー】 セントラル コンダクション タイム central conduction time	中枢伝導時間	脳幹から皮質までの運動線維の伝導時間。磁気刺激検査によって測定する。
循環器	**CCU** 【シーシーユー】 コロナリ ケアー ユニット coronary care unit	冠疾患集中治療室	心臓に関する重症疾患の患者が集中治療を受けるための専用の病室。
血液	**CD** 【シーディー】 クラスター オブ ディファレンシエイション cluster of differentiation	血球のCD分類	表面抗原に結合するモノクローナル抗体の国際分類。
皮膚	**CD** 【シーディー】 カンタクト ダーマタイティス contact dermatitis	接触皮膚炎	衣類や薬剤など、肌に接触する刺激物質によって、接触部位に発赤や腫脹が起こる皮膚炎。
消化器	**CD** 【シーディー】 クローン ディジィーズ Crohn disease	クローン病	小腸や大腸などの消化管にびらんや潰瘍などの炎症が生じる慢性疾患。
血液	**CD4** 【シーディー】 クラスター オブ ディファレンシエイション cluster of differentiation 4	ヘルパーT細胞膜表面の抗原	ヘルパーT細胞の表面マーカー。CD4とCD8の比率が免疫活動の指標となる。
一般	**CDC** 【シーディーシー】 センターズ フォー ディズィーズ Centers for Disease コントロウル アンド プリヴェンション Control and Prevention	米国疾病管理センター	アメリカ保健社会福祉省所管の感染症対策や疾病研究を担う総合研究所。
内分泌・代謝	**CDE** 【シーディーイー】 サーティファイド ダイアビーティーズ certified diabetes エジュケイター educator	糖尿病療養指導士	糖尿病患者の自己管理を指導する専門の医療スタッフ。米国で発足し、日本では2001年よりCDEJとして認定資格がスタート。

分類	略語	読み・正式名称	日本語名称	説明
一般	**CDEUS**	[シーディーイーユーエス] カラー ダプラー エンドスカピク アルトラサノグラフィ color Doppler endoscopic ultrasonography	カラードプラ超音波内視鏡検査	超音波内視鏡検査法のひとつ。断層像上に、色で医療情報を表示する。
小児	**CDH**	[シーディーエイチ] カンジェニトル ディスロケイション オブ ヒプ congenital dislocation of hip	先天性股関節脱臼	同LCC［先天性股関節脱臼］ ➡P.197
皮膚	**CDLE**	[シーディーエルイー] クラニク ディスコイドル ループス エリテマトーデス chronic discoid lupus erythematosus	慢性円板状エリテマトーデス	紫外線や寒冷刺激に誘発されて皮膚に円板状の発疹が現れる疾患。
眼	**C/D ratio**	[シーディー レイショウ] カプ ディスク レイショウ cup/disk ratio	陥凹乳頭比	眼底における視神経乳頭径に対する視神経陥凹の比率。緑内障検査で用いる。
消化器	**CD toxin**	[シーディー トキシン] クラストリディアル ディフィシル タクシン clostridium difficile toxin	クロストリジウム・ディフィシル毒素	クロストリジウム・ディフィシルの産生する下痢などを起こす毒素。
一般	**CE**	[シーイー] クリニクル エンジニーア clinical engineer	臨床工学（技士）	医師の指示のもと、呼吸・循環・代謝など生命維持に必要な機能の一部を代替する装置の操作や保守点検を行う医療職種。
一般	**CEA**	[シーイーエー] カーシノエムブリオニク アンティジェン carcinoembryonic antigen	癌胎児性抗原	腫瘍マーカーのひとつ。免疫学的に胎児の組織と似た性質をもつことから癌胎児蛋白とも呼ばれる。
脳・神経	**CEA**	[シーイーエー] カラティド エンドアーテレクトミ carotid endarterectomy	頸動脈内膜切除術	頸動脈の内側に溜まったコレステロールなどのプラークを取り除く手術。脳梗塞（予防）の外科的治療法。
腎・泌尿器	**CEC**	[シーイーシー] セントラル エコウ カムプレクス central echo complex	中央高エコー領域	腎中心部など、超音波検査において、高エコーとなる領域。
放射線	**CECT**	[シーイーシーティー] カントラスト インハンスト コムピューティド トモグラフィ contrast enhanced computed tomography	造影剤増強コンピュータ断層撮影	X線吸収率の高いヨード造影剤を血管内に注射してから撮影を行うCT検査法。

一般	**CEN**【シーイーヌ】 サーティファイド エクスパート ナース certified expert nurse	**認定看護師**　特定分野で熟練した看護技術と知識を有し、看護現場で実践・指導・相談の役割を果たす看護師。日本看護協会の認定看護師認定審査に合格し登録申請をした者。
呼吸器	**CEP**【シーイーピー】 クラニック イーオシノフィリク chronic eosinophilic ニューモウニア pneumonia	**慢性好酸球性肺炎**　肺や血流の中に増加した多数の好酸球が現れる肺疾患で、数週間から数か月間かけて徐々に進行し、重症化するもの。
薬理	**CETP**【シーイーティーピー】 コレステロール エスター cholesterol ester トランスファー プロティーン transfer protein	**コレステロールエステル転送蛋白**　善玉コレステロールを処理する酵素。欠乏すると、悪玉コレステロールが血中で過剰となり、動脈硬化の発症・進行が早まる。
眼	**c.f.**【シーエフ】 カウンティング フィンガーズ counting fingers	**指数弁**　視力を表す指標。検者の指の数を正答できる最長距離で視力を表す。圓 **n.d.**［指数弁］　➡ P. 237

表-15 0.01以下の視力

視力	測定基準	視力の表し方
指数弁	1m離れて視標が見えないが、指の数がわかる場合	30cm／指数弁　など
手動弁	指数弁の測定で指の数がわからない場合	R.V = h.m.　など
光覚弁	手動弁の測定で手の動きがわからない場合	R.V = l.s.　など
光覚なし	光覚弁の測定で光がわからない場合	視力＝0　など

アレルギー	**CF**【シーエフ】 カムプリメント フィクセイション complement fixation	**補体結合**　抗原抗体複合物が補体を結合する現象。これを利用して抗体測定ができる。
眼	**CFF**【シーエフエフ】 クリティカル フリカー フリークェンシ critical flicker frequency	**限界フリッカー値**　点滅を繰り返す不連続光を感じる頻度の限界値。視神経疾患の検査などに用いられる。
循環器	**CFR**【シーエフアール】 コロネリ フロウ リザーヴ coronary flow reserve	**冠血流予備能**　冠動脈狭窄の機能的重症度を示す指標。基礎的冠動脈血流から最大冠血管拡張後に到達できる冠動脈血流量増加の程度で表現される。

精神	**CFS** [シーエフエス] クロニック ファティーグ シンドローム chronic fatigue syndrome	慢性疲労症候群	生活が著しく損なわれるような強い疲労を主症状とする疾患。少なくとも6か月以上持続するか、再発を繰り返す。
消化器	**CFS** [シーエフエス] コロノファイバースコウプ colonofiberscope	大腸ファイバースコープ	同 CS［大腸内視鏡検査］→ P.81
病理	**CFU** [シーエフユー] コロニ フォーミング ユニット colony forming unit	コロニー形成単位	実験培養において、細菌などの数を数えるときに使う単位。成長して1つのコロニーを形成したものを1CFUとする。
脳・神経	**CFVS** [シーエスエフブイエス] シーエスエフ フロウヴォイド サイン CSF flow-void sign	髄液流体無信号徴候	髄液の流れがT2強調画像で無信号となるアーチファクト。正常圧水頭症では中脳水道と第三脳室に認める。
腎・泌尿器	**CG** [シージー] シストグラフィ cystography	膀胱造影	膀胱に造影剤を注入して膀胱を撮影し、その形態と位置異常の評価を行う検査。
産・婦人	**CG, CGT** [シージー シージーティー] コーリアニック ゴウナドトロウピン chorionic gonadotropin	絨毛性性腺刺激ホルモン	妊娠時に子宮絨毛から分泌されるホルモン。妊娠検査の指標となる。
アレルギー	**CGD** [シージーディー] クロニック グラニュロウマタス ディジーズ chronic granulomatous disease	慢性肉芽腫症	先天性の食細胞機能異常症。細菌や真菌などに対する難治性の感染症を繰り返す。
腎・泌尿器	**CGN** [シージーエヌ] クロニック グロメルロネフライティス chronic glomerulonephritis	慢性糸球体腎炎	血尿及び蛋白尿が1年以上続く腎炎。倦怠感や食欲不振などの症状が出る。
内分泌・代謝	**CGRP** [シージーアールピー] キャルシトニン ジーンリレイティド ペプタイド calcitonin gene-related peptide	カルシトニン遺伝子関連ペプチド	37のアミノ酸から形成された神経ペプチド。血管を弛緩させて血圧を低下させる作用をもつ。
消化器	**CH** [シーエイチ] クロニック ヘパタイティス chronic hepatitis	慢性肝炎	肝細胞の一部が破壊されて肝臓に炎症を起こす肝炎のうち、6か月以上続くもの。

血液	**CH50** 【シーエイチ】 ヒーモリテイク ユニット オブ カムプリメント 50% **h**emolytic **u**nit **o**f **c**omplement	補体50%溶血単位	感作赤血球を50%溶血させる補体価をmLで表したもの。
血液	**CHA** 【シーエイチエー】 コウルド ヒーマグルティニン cold **h**em**agglutinin**	寒冷凝集素価	抗赤血球抗体のひとつ。自己免疫性溶血性貧血やマイコプラズマ肺炎の診断に用いる。
循環器	**CHA** 【シーエイチエー】 カモン ヒパティク アーテリ common **h**epatic **a**rtery	総肝動脈	腹腔動脈から分岐し、膵臓の上縁に沿って走行して肝十二指腸間膜に入る動脈。図**CBD**［総胆管］ ➡ P. 58
消化器	**CHAI** 【シーエイチエーアイ】 コンティニュアス ヒパティク アーティリアル インフュージョン **c**ontinuous **h**epatic **a**rterial **i**nfusion	肝動脈持続動注療法	肝動脈内留置カテーテルを介し、持続注入ポンプを用いて薬物を持続的に注入する治療法。
脳・神経	**ChAT** 【シーエイチエーティー】 コウリン アシートルトランスフェレイス **c**holine **a**cetyl**t**ransferase	コリンアセチルトランスフェラーゼ	神経伝達物質のアセチルコリンの生成反応を触媒する酵素。
循環器	**CHB** 【シーエイチビー】 コムプリート ハート ブラク **c**omplete **h**eart **b**lock	完全心ブロック	心房からの電気刺激が心室に全く届かず、完全に遮断されている状態。
消化器	**CHC** 【シーエイチシー】 クラニック ヘパタイティス シー **c**hronic **h**epatitis **C**	C型慢性肝炎	C型肝炎ウイルスが原因で肝炎を起こし、肝臓の障害が6か月以上続いているもの。長い期間をかけて、肝硬変や肝癌へ進行することもある。
循環器	**CHD** 【シーエイチディー】 カンジェニトル ハート ディズィーズ **c**ongenital **h**eart **d**isease	先天性心疾患	生まれつき心臓に何らかの異常を認める疾患の総称。
腎・泌尿器	**CHD** 【シーエイチディー】 コンティニュアス ヒーモダイアリシス **c**ontinuous **h**emo**d**ialysis	持続緩徐式血液透析	慢性腎不全や急性腎不全に対して、血液量、透析液流量を落とし、長時間にわたり緩徐な透析をする方法。
循環器	**CHD** 【シーエイチディー】 コロナリ ハート ディズィーズ **c**oronary **h**eart **d**isease	冠動脈性心疾患	心臓に血液を運ぶ冠動脈で血液の流れが妨げられた結果、心臓に障害が起こる病気の総称。

分類	略語	読み/原語	意味

腎・泌尿器 — **CHDF**【シーエイチディーエフ】 continuous hemodiafiltration (コンティニュアス ヒーモダイアフィルトレイション)
持続的血液濾過透析 肝不全や多臓器不全合併の腎不全に対して行う透析方法。透析液を用いて溶質除去を行う。電解質やBUN、クレアチニンなどの尿毒症物質も除去できる。

薬理 — **ChE**【シーエイチイー】 cholinesterase (コウリーンエステレイス)
コリンエステラーゼ 体内で蛋白を作る酵素のひとつ。赤血球や筋肉などにある真性ChEと、血清や肝臓などにある偽性ChEがあり、偽性ChEは肝機能検査に用いられる。

表-16 偽性ChE検査の判定

判定	疑われる疾患
高値	甲状腺機能亢進症、脂肪肝、糖尿病、高血圧症など
低値	急性肝炎、慢性肝炎、肝硬変、悪性腫瘍など
超低値	有機リン中毒、肝癌など

脳・神経 — **CHE**【シーエイチイー】 chronic hepatitis encephalopathy (クラニック ヘパタイティス エインセファロパシ)
慢性肝炎脳症 慢性肝炎の患者にみられる意識障害。急性の感染、アルコールやタンパク質の大量摂取、薬物などが契機になりやすい。

循環器 — **CHF**【シーエイチエフ】 chronic heart failure (クラニック ハート フェイリャー)
慢性心不全 心臓のポンプ機能が低下して血流が滞り、十分な酸素を全身に送ることができない疾病。

循環器 — **CHF**【シーエイチエフ】 congestive heart failure (コンジェスティヴ ハート フェイリャー)
うっ血性心不全 心臓のポンプの機能が低下して肺や末梢の組織に浮腫が生じ、呼吸困難を生じる疾病。

腎・泌尿器 — **CHF**【シーエイチエフ】 continuous hemofiltration (コンティニュアス ヒーモフィルトレイション)
持続的血液濾過 濾過のみで時間をかけて溶質の除去を行う透析方法。分子量の大きな物質が除去できる。

内分泌代謝 — **chol**【コール】 cholesterol (コレステロール)
コレステロール 脂質の一種。細胞膜やホルモン、胆汁酸などの原料となる。

薬理	**CHPP**	[シーエイチピーピー] コンティニュアス ハイパーサーミック continuous hyperthermic ペリトニーアル パーフュージョン peritoneal perfusion	持続温熱腹膜灌流　抗癌剤の入った液体を腹腔内に流し込む方法。 同 IPHP［腹腔内温熱灌流］ P.185
循環器	**CI**	[シーアイ] カーディアク インデクス cardiac index	心係数　心拍出量の評価を行う際に用いる数値。心拍出量÷体表面積で計算する。
脳・神経	**CI**	[シーアイ] セリーブラル インファークション cerebral infarction	脳梗塞　脳の血管の閉塞などにより、脳内の血流が滞り、脳組織が壊死してしまう状態。 表 CVD［脳血管疾患］ P.85
循環器	**CIA**	[シーアイエー] カモン イリアク アーテリ common iliac artery	総腸骨動脈　腹部大動脈が左右に分岐して総腸骨動脈となり、それがさらに骨盤内臓につながる内腸骨動脈と下肢に分布する外腸骨動脈に分岐する。
腎・泌尿器	**CIC**	[シーアイシー] クリーン インターミトント clean intermittent キャセテリゼイション catheterization	清潔間欠導尿　膀胱に溜まった尿を一定時間ごとに体外に排出する方法。尿道口からカテーテルを挿入して行う。
循環器	**CICR**	[シーアイシーアール] キャルシウム インデュースト calcium-induced キャルシウム リリース calcium release	カルシウム誘発カルシウム放出　少量のカルシウムイオンが細胞膜のチャネルを通って流入することで、小胞体のリアノジン受容体が開き、カルシウムイオンが細胞質へと放出される現象。
脳・神経	**CIDP**	[シーアイディーピー] クラニック インフラマトリー chronic inflammatory ディマイエリネイティング demyelinating ポリニューロパシ polyneuropathy	慢性炎症性脱髄性多発神経炎　四肢の運動・感覚障害が左右対称に起こる末梢神経の神経炎。2か月以上かけて進行する慢性進行型と再発寛解型がある。
皮膚	**CIE**	[シーアイイー] カンジェニトル イクシオシフォーム congenital ichthyosiform イリスロダーマ erythroderma	先天性魚鱗癬様紅皮症　全身の皮膚に赤みが現れ、うろこ状の皮膚が現れる遺伝性の角化異常症。
消化器	**CIH**	[シーアイエイチ] クラニック イナクティヴ ヘパタイティス chronic inactive hepatitis	慢性非活動性肝炎　慢性肝炎のうち、炎症が軽度で症状が軽微なもの。

分野	略語	正式名称	日本語・説明

内分泌・代謝

CIII 【シーアイアイアイ】
コンティニュアス イントラヴィーナス インスリン インフュージョン
continuous intravenous insulin infusion

持続静脈内インスリン注入療法（じぞくじょうみゃくないちゅうにゅうりょうほう）　糖尿病ケトアシドーシス、高血糖性高浸透圧昏睡、重症感染症、高カロリー輸液管理などに適用されるインスリンの投与方法。静脈内に持続的に投与する。

消化器

CIIP 【シーアイアイピー】
クラニック イディオパシック インテスティナル スードオブストラクション
chronic idiopathic intestinal pseudo-obstruction

慢性特発性腸管仮性閉塞症（まんせいとくはつせいちょうかんかせいへいそくしょう）　器質的閉塞や二次的に症状を引き起こす疾患がないにもかかわらず、腸閉塞を繰り返す疾病。

産・婦人

CIN 【シーアイエヌ】
サーヴィカル イントラエピシーリアル ニープレイジア
cervical intraepithelial neoplasia

子宮頸部上皮内腫瘍（しきゅうけいぶじょうひないしゅよう）　子宮頸癌のうち、癌が子宮頸部の上皮に限局しているもの。

一般

CINAHL 【シナール】
キューミュラティヴ インデックストゥー ナーシング アンド アライド ヘルス リテラチャー
Cumulative Index to Nursing and Allied Health Literature

シナール　CINAHL Information Systems 制作の文献データベース。看護学、健康全般に関する雑誌論文の抄録情報が収録されている。

病理

CIS 【シーアイエス】
カーシノウマ イン シトゥ
carcinoma *in situ*

上皮内癌（じょうひないがん）　癌細胞が上皮細胞に限局された癌。上皮細胞と間質細胞の間にある基底膜を破って浸潤していない状態のもの。

腎・泌尿器

CISC 【シーアイエスシー】
クリーン インターミトント セルフキャセテリゼイション
clean intermittent self-catheterization

清潔間欠自己導尿（せいけつかんけつじこどうにょう）　自分で尿道からカテーテルを入れ、一定時間ごとに尿の排出をする方法。

脳・神経

CIWI 【シーアイダブリューアイ】
カンフルーエント インターナル ウォーターシェド インファークション
confluent internal watershed infarction

融合性内分水界梗塞（ゆうごうせいないぶんすいかいこうそく）　内側分水界（大脳動脈の分枝間の皮質下）に起きる融合性の広範囲な梗塞。血行動態の変化による血流低下が原因。

脳・神経

CJD 【シージェイディー】
クロイツフェルトジェイコブ ディジィーズ
Creutzfeldt-Jakob disease

クロイツフェルト・ヤコブ病（びょう）　脳にプリオン蛋白が蓄積して、海綿状の変化が出現するプリオン病のひとつ。

消化器

C-J stomy 【シージェイ ストミ】
コレドコジジュノストミー
choledocho-jejunostomy

総胆管・空腸吻合（そうたんかん・くうちょうふんごう）　先天性胆道拡張症に対して行う手術。拡張した部分の胆管を切除し、肝門部で胆管と空腸の吻合を行う。

CK 【シーケー】 一般
クリーアティーン カイネイス
creatine kinase

クレアチンキナーゼ 心筋や骨格筋、平滑筋、脳細胞などに含まれる、細胞内のエネルギーの代謝に関連する酵素。筋肉や脳の異常を知る指標として用いられる。
同**CPK**［クレアチンファスフォキナーゼ］ ➡ P.76

CKD 【シーケーディー】 腎泌尿器
クラニック キドニ ディズィーズ
chronic kidney disease

慢性腎臓病（まんせいじんぞうびょう） 腎障害を示す所見や腎機能低下が慢性的に続くもの。放置すると重症化する。

CK-MB 【シーケーエムビー】 循環器
クリーアティーン カイネイス
creatine kinase
マイオカーディアル バンド
myocardial band

クレアチンキナーゼ心筋由来アイソザイム 筋肉内にある酵素。筋ジストロフィーや心筋梗塞の検査にも使われる。
連**MI**［心筋梗塞］ ➡ P.221
連**PMD**［進行性筋ジストロフィー］ ➡ P.274

CLBBB 【シーエルビービービー】 循環器
コムプリート レフト バンドル
complete left bundle
ブランチ ブラク
branch block

完全左脚ブロック（かんぜんさきゃく） 心電図異常のひとつ。心臓病と深い関わりがあり、大動脈弁疾患、心筋虚血などが背景にあることが多い。

CLD 【シーエルディー】 消化器
クラニック リヴァー ディズィーズ
chronic liver disease

慢性肝疾患（まんせいかんしっかん） 時間をかけて肝組織の線維化が進行し、肝硬変、肝細胞癌へと進行する疾患。

CLD 【シーエルディー】 呼吸器
クラニック ラング ディズィーズ
chronic lung disease

慢性肺疾患（まんせいはいしっかん） 肺疾患が生後1か月以降も持続し、酸素療法が必要な場合の呼称。胸部Ｘ線写真で明らかな異常所見を伴う。

CLL 【シーエルエル】 血液
クラニック リムフォシティック
chronic lymphocytic
ルーキーミア
leukemia

慢性リンパ性白血病（まんせいせいはっけつびょう） 骨髄中でリンパ球が過度に作られる癌のひとつ。発症から長い経過をたどることが多いが急性リンパ性白血病に転化することもある。

CLP 【シーエルピー】 歯口腔
クレフト リプ パラト
cleft lip palate

口唇口蓋裂（こうしんこうがいれつ） 口唇または口蓋に裂け目がみられる先天性異常の総称。

CM 【シーエム】 循環器
カーディオマイオパシ
cardiomyopathy

心筋症（しんきんしょう） 血液を駆出して全身に供給する心臓のポンプ機能に障害が起きる、心臓の筋肉の病気。

表-17 心筋症の種類

心筋症	不整脈源性右室心筋症（ARVC）	それぞれ、 家族性／遺伝性 非家族性／非遺伝性 に分けられる
	拡張型心筋症（DCM）	
	肥大型心筋症（HCM）	
	拘束型心筋症（RCM）	
	分類不能の心筋症	

※2008年 ヨーロッパ心臓病学会（ESC）の分類による。

整形
CM【シーエム】
カーポメタカーパル
carpometacarpal

手根中手
同 CMC［手根中手骨間（関節）］ ➡ P.70

小児
CM【シーエム】
コンジェニトル マルフォメイション
congenital malformation

先天奇形 出生時に存在している形状の異常のこと。

脳・神経
CMAP【シーエムエービー】
カムパウンド マッスル
compound muscle
アクション ポテンシャル
action potential

複合筋活動電位 筋線維から発生する活動電位をとらえた筋電図に現れた波形のすべての活動電位を合計したもの。

薬理
Cmax【シーマックス】
マクシマム コンセントレイション
maximum concentration

最高血中濃度 薬物を投与した後の血中濃度の極大値。
関 AUC［血中濃度曲線下面積］ ➡ P.35

整形
CMC【シーエムシー】

カーポメタカーパル
carpometacarpal

手根中手骨間（関節） 遠位手根骨と第2ないし第5中手骨底との間にできる複関節。
同 CM［手根中手］ ➡ P.70
同 CM joint［手根中手関節］ ➡ P.71

皮膚
CMCC【シーエムシーシー】
クラニック ミューコキテイニアス
chronic mucocutaneous
キャンディダイアシス
candidiasis

慢性皮膚粘膜カンジダ症 Tリンパ球の機能不良が原因の遺伝性の免疫不全症。皮膚、爪、粘膜などに難治性のカンジダ感染を引き起こす。

脳・神経
CMCT【シーエムシーティー】
セントラル モウター
central motor
コンダクション タイム
conduction time

中枢運動伝導時間 運動野から脊髄神経根までの伝導時間。経頭蓋磁気刺激によって測定できる。
関 TMS［経頭蓋磁気刺激］ ➡ P.353

小児	**CMD** 【シーエムディー】 カンジェニトル マスキュラー ディストロフィ congenital muscular dystrophy	せんてんせいきん **先天性筋ジストロフィー**　出生後から乳児期にかけて発症する先天性の筋萎縮症。福山型、メロシン欠損型、メロシン陽性型、ウールリッヒ型などがある。
眼	**CME** 【シーエムイー】 シストイド マキュラー イディーマ cystoid macular edema	るいのうほうおうはん ふ しゅ **類嚢胞黄斑浮腫**　白内障の手術後に起こる合併症のひとつ。網膜の中心部に手術の炎症の影響が残っている状態のこと。
腎・泌尿器	**CMG** 【シーエムジー】 シストメトログラム cystometrogram	ぼうこうないあつそくてい **膀胱内圧測定**　膀胱機能を調べる検査。カテーテルを用いて、膀胱内に生理食塩水を注入し、膀胱内圧を測定する。
精神	**CMI** 【シーエムアイ】 コーネル メディカル インデクス Cornell medical index	けんこうちょうさひょう **コーネル健康調査票**　質問形式の健康調査票。広範囲の身体的・精神的自覚症状を収集できる。
整形	**CM joint** 【シーエム ジョイント】 カーポメタカーバル ジョイント carpometacarpal joint	しゅこんちゅうしゅかんせつ **手根中手関節** 同**CMC**［手根中手骨間（関節）］　➡P. 70
腎・泌尿器	**CMK** 【シーエムケー】 カンジェニトル マルティシスティク キドニ congenital multicystic kidney	せんてんせい た のうほうせいじん **先天性多嚢胞性腎**　生まれつき腎臓に嚢胞がある状態。
血液	**CML** 【シーエムエル】 クラニック マイエロイド ルーキーミア chronic myeloid leukemia	まんせいこつずいせいはっけつびょう **慢性骨髄性白血病**　造血幹細胞が腫瘍化する血液の癌。白血球が著しく増加する。
血液	**CMML, CMMoL** 【シーエムエムエル シーエムモール】 クラニック マイエロモノシティク ルーキーミア chronic myelomonocytic leukemia	まんせいこつずいたんきゅうせいはっけつびょう **慢性骨髄単球性白血病**　骨髄内で骨髄単球が異常に増加する血液の癌。 表**MDS**［骨髄異形成症候群］　➡P. 218
血液	**CMPD** 【シーエムピーディー】 クラニック マイエロプロリファレイティヴ ディズィーズ chronic myeloproliferative disease	まんせいこつずいぞうしょくせいしっかん **慢性骨髄増殖性疾患**　骨髄のはたらきが過度になり、赤血球、白血球、血小板が異常に増加する病気の総称。
脳・神経	**CMR** 【シーエムアール】 セリーブラル メタバリクレイト cerebral metabolic rate	のうたいしゃりつ **脳代謝率**　脳100gが1分間で消費する酸素や糖の量。

脳・神経	**CMRO₂** 【シーエムアールオーツー】 セリーブラル メタボリック レイト フォー アクシジェン cerebral metabolic rate for oxygen	脳酸素消費量、脳酸素代謝率　血液中にあるヘモグロビンの酸化型と還元型のバランスの割合。
産婦人	**CMT** 【シーエムティー】 サーヴィカル ミューカス テスト cervical mucus test	子宮頸管粘液検査　排卵期に子宮頸管粘液を採取し、量や粘り気、結晶形成などを確認する検査。
呼吸器	**CMV** 【シーエムブイ】 コンティニュアス マンダトーリ ヴェンティレイション continuous mandatory ventilation	持続強制換気　強制換気をすべての吸気に使う換気モードで、自発呼吸をしていない人に使う。間接的陽圧換気と持続陽圧換気がある。

表-18 **人工呼吸器のモード**

強制換気	持続強制換気（CMV）	自発呼吸のない患者に使用 量調節換気（VCV）と圧調節換気（PCV）がある
	持続陽圧換気（CPPV）	
	間欠的陽圧換気（IPPV）	
強制＋補助換気	間欠的強制換気（IMV）	強制換気と自発呼吸を組み合わせたもの
	同期式間欠的強制換気（SIMV）	
補助換気	気道圧開放換気（APRV）	陽圧をかけて呼吸を補助する
	二相性陽圧呼吸（BiPAP）	
	持続気道内陽圧呼吸（CPAP）	
	圧支持換気（PSV）	
	呼気終末陽圧（PEEP）	

病理	**CMV** 【シーエムブイ】 サイトメガロヴァイラス cytomegalovirus	サイトメガロウイルス　ヘルペスウイルスの一種。成人のほとんどが感染しているが無症状の場合が多い。胎児や免疫力が低下した人が感染すると重篤な症状を引き起こす。表KS［カポジ肉腫］ ➡P. 193
眼	**CMVR** 【シーエムブイアール】 サイトメガロヴァイラス レティナイティス cytomegalovirus retinitis	サイトメガロウイルス網膜炎　サイトメガロウイルスによる網膜感染症。先天性と後天性がある。
外	**CND** 【シーエヌディー】 コンサーヴァティヴ ネク ディセクション conservative neck dissection	保存的頸部郭清術　口腔癌の手術法のひとつで、血管や神経、筋肉をできるだけ残す方法。

血液	**CNL** [シーエヌエル] クラニア ニュートロフィリク ルーキーミア chronic neutrophilic leukemia	慢性好中球性白血病	血液中に好中球が過剰に増える疾患。脾臓や肝臓が腫大する。
薬理	**cNOS** [シーエヌオーエス] カンスティテューティヴ ナイトリク アクサイド シンセイス constitutive nitric oxide synthase	構成型一酸化窒素合成酵素	一酸化窒素の合成に関与する酵素。小血管内皮のeNOSとAuerbach神経叢のnNOSがあり、微小循環の調節や非アドレナリン非コリン作動性神経の伝達因子としてはたらく。
脳・神経	**CNS** [シーエヌエス] セントラル ナーヴァス システム central nervous system	中枢神経系	脊髄と脳のこと。末梢からの刺激の反射中枢としてはたらき、それらを統合する機能をもつほか、脳は記憶、情動、意志決定にも関わる。
消化器	**CNSDC** [シーエヌエスディーシー] クラニク ナンサピュラティヴ ディストラクティヴ コウランジァイティス chronic non-suppurative destructive cholangitis	慢性非化膿性破壊性胆管炎	小葉間胆管、隔壁胆管が減少する慢性の胆汁うっ滞症。胆管増生期、瘢痕期を経て肝硬変になる。
眼	**CNV** [シーエヌブイ] コーロイドル ニーオヴァスキュラリゼイション choroidal neovascularization	脈絡膜血管新生	脈絡膜より異常な新生血管が侵入した状態。脆弱で破綻しやすいため網膜を傷つけ、視力に悪影響を及ぼす。滲出型加齢黄斑変性症に陥りやすい。
循環器	**CO** [シーオー] カーディアク アウトプト cardiac output	心拍出量	1分間に心臓から駆出される血液量。 同 Qt［心拍出量］ → P. 297
一般	**CoA** [コーエー] コウエンザイム エー coenzyme A	補酵素A	体内の代謝に重要な役割を果たす、パントテン酸を含む補酵素のひとつ。コエンザイムAともいう。
循環器	**COA** [シーオーエー] コウアークテイション オブ エイオータ coarctation of aorta	大動脈縮窄	大動脈の狭窄によって上肢の高血圧や左室肥大、腹部臓器や下肢の灌流異常が発生する状態。
耳鼻	**COM** [シーオーエム] クラニク オタイティス ミーディア chronic otitis media	慢性中耳炎	急性中耳炎を繰り返した結果、鼓膜に穴があいて化膿性の炎症が起きている状態。難聴や耳鳴りの原因になる。

薬理	**COMT**【シーオーエムティー】 カティコール オー メシルトランスフェライス catechol-O-methyltransferase	カテコール・O・メチル転移酵素　レボドパなどカテコール核をもつ物質を代謝する酵素。COMT阻害剤はパーキンソン病に使われる。 関 L-DOPA, L-dopa［ジヒドロキシフェニルアラニン］ ➡ P. 200
薬理	**Con A**【コン エー】 コンカナヴァリン エー concanavalin A	コンカナバリンA　D・マンノース、D・グルコースと特異的に結合するタンパク質。
一般	**COP**【シーオーピー】 カロイド アズモティク プレシャー colloid osmotic pressure	膠質浸透圧　血漿タンパク質による、血管内に水分を保つ力。
呼吸器	**COP**【シーオーピー】 クリプトジェニク オーガナイジング ニューモナイティス (ニューモウニア) cryptogenic organizing pneumonitis (pneumonia)	特発性器質化(間質性)肺炎　増殖性細気管支炎を特徴とする肺炎。膠原病や感染症に続発しない原因不明のものをいう。
呼吸器	**COPD**【シーオーピーディー】 クラニク オブストラクティヴ プルモネリ ディズィーズ chronic obstructive pulmonary disease	慢性閉塞性肺疾患　肺気腫や慢性気管支炎によって持続的に気道の閉塞が起こる疾患。
小児	**COR**【シーオーアール】 コンディションド オーリエンテイション リスパンス オーディオヴメトリ conditioned orientation response audiometry	条件詮索反応聴力検査　1～3歳児対象の聴力検査。音と同時に玩具などが光に照らし出されるよう条件付けをした後、音だけで音源の方向を向くかどうかで聴力レベルを確認する。

表-19　乳幼児の聴力検査

聴力検査	対象年齢	内容
脳幹聴覚誘発電位（BAEP）	0～1歳	脳幹の反応から聴力を測定
聴性行動反応聴力検査（BOA）	0～1歳	音に対する反応から聴力を測定
条件詮索反応聴力検査（COR）	1～3歳	条件付けをして音に対する反応を見る
遊戯聴力検査	1～4歳	音と遊戯を結びつけて反応を見る
標準聴力検査	3～4歳以上	一般の聴力検査と同じ

薬理	**COX**【コックス】 サイクロオキシジェネイス cyclooxygenase	シクロオキシゲナーゼ　プロスタグランジンの合成酵素。COX-1とCOX-2がある。
薬理	**Cp**【シーピー】 シルーロプラズミン ceruloplasmin	セルロプラスミン　肝のミクロソームで銅とアポセルロプラスミンから合成される糖蛋白。血中または胆汁中に分泌・排泄される。
脳・神経	**CP**【シーピー】 セリーブラル ポールズィ cerebral palsy	脳性麻痺（のうせいまひ）　出生前や出生時、出生直後に脳に受けた外傷が元で起こる、筋肉の痙攣や麻痺、神経障害などの症状の総称。
腎・泌尿器	**CP**【シーピー】 チャンス プロティヌリア chance proteinuria	偶発性蛋白尿（ぐうはつせいたんぱくにょう）　検診などで偶発的に見つかる蛋白尿のこと。原因はさまざま。
救急	**CPA**【シーピーエー】 カーディオプルモネリ アレスト cardiopulmonary arrest	心肺停止（しんぱいていし）　心機能と肺機能のいずれか、または両方が停止している状態。
救急	**CPAAA**【シーピーエーエーエー】 カーディオプルモネリ アレスト cardiopulmonary arrest イミーディエトリ アフター アライヴァル immediately after arrival	来院直後心肺停止（らいいんちょくごしんぱいていし）　来院直後に、心機能と肺機能のいずれかまたは両方が停止している状態。
救急	**CPAOA**【シーピーエーオーエー】 カーディオプルモネリ cardiopulmonary アレスト オン アライヴァル arrest on arrival	来院時心肺停止（らいいんじしんぱいていし）　心肺蘇生法の有無にかかわらず、来院時にはすでに心機能と肺機能のいずれか、または両方が停止している状態。
呼吸器	**CPAP**【シーパップ】 コンティニュアス パズィティヴ continuous positive エアーウェイ プレッシャー airway pressure	持続気道内陽圧呼吸（じぞくきどうないようあつこきゅう）　自発呼吸下で行う換気モードのひとつ。一定の陽圧をかけて呼吸を行う。 裏 CMV［持続強制換気］ ➡ P.72
外	**CPB**【シーピービー】 カーディオプルモネリ バイパス cardiopulmonary bypass	人工心肺（じんこうしんぱい）　心臓外科手術時に使う機器。一時的に止めた患者の心臓の役割を果たす。
一般	**CPC**【シーピーシー】 クリニコパソロジカル clinico-pathological カンファレンス conference	臨床病理カンファレンス（りんしょうびょうり）　病理解剖を行った症例について、臨床所見と病理学的所見の双方を合わせて臨床診断の正確性を確認するカンファレンス。

救急	**CPCR**[シーピーシーアール]	cardiopulmonary cerebral resuscitation カーディオプルモナリ セリーブラル リサシテイション	**心肺脳蘇生** 心臓と肺の蘇生に加えて脳機能の保護も行う救命救急措置。
産・婦人	**CPD**[シーピーディー]	cephalopelvic disproportion セファロペルヴィク ディスプロポーション	**児頭骨盤不均衡** 胎児の児頭が母体の産道より大きいため、物理的に母体の骨盤を通過することが不可能な状態。同 FPD [胎児骨盤不均衡] ➡ P.135
呼吸器	**CPE**[シーピーイー]	chronic pulmonary emphysema クラニック プルモナリ エムフィシーマ	**慢性肺気腫** 肺胞がタバコなどの有害物質により炎症を起こし、機能が低下する進行性の慢性疾患。
血液	**CPE**[シーピーイー]	continuous plasma exchange コンティニュアス プラズマ イクスチェインジ	**持続的血漿交換** 持続的に血漿を交換することによって、患者の血漿中の有毒成分や多量の抗体を除去する治療法。
消化器	**CPH**[シーピーエイチ]	chronic persistent hepatitis クラニック パーシステント ヘパタイティス	**慢性遷延性肝炎** 慢性肝炎の一分類。6か月〜1年間続くものを指す。
小児	**CPIP**[シーピーアイピー]	chronic pulmonary insufficiency of prematurity クラニック プルモナリ インサフィシャンシ オブ プリマチュアリティ	**未熟児慢性肺機能不全** 新生児慢性肺疾患のひとつ。肺の機能が未熟なため長期間の酸素投与や管理が必要となる。
一般	**CPK**[シーピーケー]	creatine phosphokinase クリーアティン ファスフォキナイス	**クレアチンファスフォキナーゼ** 同 CK [クレアチンキナーゼ] ➡ P.69
脳・神経	**CPL**[シーピーエル]	cranioplasty クレイニオプラスティ	**頭蓋形成術** 手術や外傷による頭蓋骨の変形や欠損に対して、元の頭蓋骨の形状に戻すよう形成を施す手術。
歯・口腔	**CPLS syndrome**[シーピーエルエス シンドロウム]	cleft palate lateral synechia syndrome クレフト パラト ラテラル シネキア シンドローム	**口蓋裂側方癒着症候群** 口蓋裂と、口腔底などに索状物の癒着がみられること。
脳・神経	**CPM**[シーピーエム]	central pontine myelinolysis セントラル パンティーン マイエリノリシス	**橋中心髄鞘崩壊症** 低ナトリウム血症の急速な是正により生じる疾患。橋に左右対称の脱髄が生じる。

| 整形 | **CPM**【シーピーエム】
コンティニュアス パッシブ
continuous passive
モウション
motion | 持続的他動運動装置　他動的に関節を動かす装置。上肢用と下肢用がある。血行や可動域の改善などの効果が期待できる。 |

| 脳・神経 | **CPP**【シーピーピー】
セリーブラル パーフュージョン プレシャー
cerebral perfusion pressure | 脳灌流圧　平均動脈圧から頭蓋内圧を減じたもの。通常、70mmHgを上回るよう維持することが必要。 |

| 整形 | **CPPD**【シーピーピーディー】
キャルシウム パイロファスフェイト
calcium pyrophosphate
ディーハイドレイト デポズィション ディズィーズ
dihydrate deposition disease | 偽性痛風及び軟骨石灰化症（ピロリン酸カルシウム）　関節液中にピロリン酸カルシウム結晶が沈殿することによって起こる疾病。 |

| 呼吸器 | **CPPV**【シーピーピーブイ】
コンティニュアス パズィティブ
continuous positive
プレシャー ヴェンティレイション
pressure ventilation | 持続陽圧換気　人工呼吸器の換気方式のひとつ。吸気時はIPPPVと同じく気道内陽圧で、呼気時は大気に開放せず一定の陽圧をかける。
表**CMV**［持続強制換気］　➡P.72 |

| 救急 | **CPR**【シーピーアール】
カーディオプルモネリ リサシテイション
cardiopulmonary resuscitation | 心肺蘇生　人工呼吸と胸骨圧迫により、止まった心臓の代わりに脳や心臓に血液を送って蘇生を図ること。 |

図-19 **心肺蘇生法**

〈1人で行う場合〉　　　　〈2人で行う場合〉

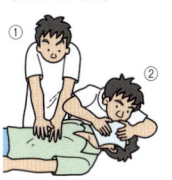

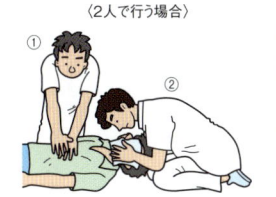

①胸骨圧迫を1分間に100回の早さで30回連続して行う。
②人工呼吸を2回行う。
⇒①②を5サイクル行う。

脳・神経	**CPS**	【シーピーエス】 カムプレクス パーシャル シージャー complex partial seizure	**複雑部分発作** てんかんの部分発作のうち、意識障害を伴うもの。
薬理	**CPT**	【シーピーティー】 カーニティーン carnitine パルミトイルトランスフェレイス palmitoyltransfarase	**カルニチンパルミトイルトランスフェラーゼ** カルニチンが長鎖脂肪酸をミトコンドリア内へ送るのを助ける酵素。欠損するとミトコンドリア脂肪酸化異常症として筋痙などを起こす。
呼吸器	**CPTE**	【シーピーティーイー】 クラニック プルモネリ chronic pulmonary スランボエムボリズム thromboembolism	**慢性肺血栓塞栓症** 器質化した血栓によって肺動脈が慢性的に閉塞する疾患。
一般	**CPX**	【シーピーエクス】 カーディオプルモネリ cardiopulmonary エクササイズ exercise	**心肺運動負荷（試験）** 安静時には現れない循環器系の異常の発見や、運動耐容能の測定、リハビリの際の運動処方の作成などのために、運動負荷をかけて心肺機能を計測する検査。
腎・泌尿器	**Cr**	【シーアール】 クリーアティニーン creatinine	**クレアチニン** 筋肉運動のエネルギー源となるアミノ酸の一種。腎機能、腎糸球体機能のスクリーニングや経過観察の検査の指標となる。
一般	**CR**	【シーアール】 コムプリート リミション complete remission	**完全寛解** 治療への反応として癌などの疾患の徴候がすべて消失すること。完全治癒とは異なる。 表PD［進行］ ➡ P. 263
病理	**CR**	【シーアール】 コムプリート リスパンス complete response	**完全奏功** 抗癌剤や放射線の治療効果を示す評価のひとつ。 表PD［進行］ ➡ P. 263
消化器	**CRAI**	【シーアールエーアイ】 コンティニュアス リージョナル continuous regional アーティリアル インフュージョン arterial infusion	**膵局所動注療法** 蛋白分解酵素阻害薬と抗菌薬を、大腿動脈から挿入したカテーテルを用いて膵臓に直接投与する治療法。重症の急性膵炎に用いられる。
眼	**CRAO**	【シーアールエーオー】 セントラル レティナル central retinal アーテリー オクルージョン artery occlusion	**網膜中心動脈閉塞症** 網膜中心動脈が詰まり、網膜全体が血液の届かない虚血状態に陥る疾患。

循環器	**CRBBB**【シーアールビービービー】 コムプリート ライト バンドル ブランチ ブラク complete right bundle branch block	**完全右脚ブロック**　心電図異常のひとつ。心臓のプルキンエ線維の右脚を伝わる刺激が完全に切れている状態のこと。
血液	**CR-BSI**【シーアールビーエスアイ】 キャセターリレイティド ブラド ストリーム インフェクション catheter-related blood stream infection	**カテーテル関連血流感染**　血管カテーテルを介して発生する血流感染。
一般	**CRC**【シーアールシー】 クリニカル リサーチ コウォーディネイター clinical research coordinator	**治験コーディネーター**　医師の指示のもと、治験の進行をサポートするスタッフ。
呼吸器	**CRD**【シーアールディー】 クラニック レスピラトーリ ディズィーズ chronic respiratory disease	**慢性呼吸器疾患**　気道や肺組織の非感染性慢性疾患の総称。
アレルギー	**CREST**【クレスト】 キャルシノウシス キューティス レイノーズ フィナメン イサファジーアル ディスターバンス スクリロダクティリア ティランジェクテイジア シンドウラム calcinosis cutis, Raynaud's phenomenon, esophageal disturbance, sclerodactylia, telangiectasia (syndrome)	**クレスト症候群**　限局性の強皮症。皮膚の症状は、指または遠位四肢のみに限定されている。
腎・泌尿器	**CRF**【シーアールエフ】 クラニック リーナル フェイリャー chronic renal failure	**慢性腎不全**　進行性の腎臓の病気によって少しずつ腎臓の機能が低下していく状態。
呼吸器	**CRF**【シーアールエフ】 クラニック レスピラトーリ フェイリャー chronic respiratory failure	**慢性呼吸不全**　さまざまな疾患のために1か月以上続く呼吸機能の低下が起き、十分な酸素を臓器に送れなくなった状態。
内分泌・代謝	**CRF**【シーアールエフ】 コーティコトロウピンリリーシング ファクター corticotropin-releasing factor	**副腎皮質刺激ホルモン放出因子**　副腎皮質刺激ホルモンの放出を促進する化学物質。
内分泌・代謝	**CRH**【シーアールエイチ】 コーティコトロウピンリリーシング ホアモウン corticotropin-releasing hormone	**副腎皮質刺激ホルモン放出ホルモン**　下垂体に作用して副腎皮質刺激ホルモンの分泌を促進するホルモン。コルチコトロピン放出ホルモンともいう。
産婦人	**CRL**【シーアールエル】 クラウラムプ レングス crown-rump length	**胎児頭殿長**　胎児の頭骨の頂上から殿部の突出部の中点までの長さ。表EFBW[推定胎児体重] ➡P.110
薬理	**CRP**【シーアールピー】 シーリアクティブ プロウティーン C-reactive protein	**C反応性蛋白**　炎症や組織細胞の破壊によって増加する血清中のタンパク質。

分類	略語	正式名称	説明
脳・神経	**CRPS**【シーアールピーエス】 コンプレックス リージョナル complex regional ペイン シンドローム pain syndrome	ふくごうせいきょくしょとうつうしょうこうぐん 複合性局所疼痛症候群	骨折や打撲などの外傷を契機に、慢性的な痛みや浮腫、皮膚温や発汗の異常などが起こる難治性の慢性疼痛症候群。 同 RSD ［反射性交感神経性ジストロフィー］ ➡ P.312
腎・泌尿器	**CRRT**【シーアールアールティー】 コンティニュアス リーナル continuous renal リプレイスメント セラピ replacement therapy	じぞくてきじんきのうだいたいりょうほう 持続的腎機能代替療法	体外血液浄化療法のひとつ。24時間、低下した腎臓の機能を代替し、過剰な水分、尿毒症物質、電解質をゆっくり除去する。 週 IRRT ［間欠的腎機能代替療法］ ➡ P.186
血液	**CRS**【シーアールエス】 カテーテル リレイティド セプシス catheter-related sepsis	カテーテル敗血症	血管内カテーテルを留置している場所から体内に病原微生物が侵入して発症する敗血症。
産・婦人	**CRS**【シーアールエス】 コンジェニトル ルベーラ congenital rubella シンドローム syndrome	せんてんせいふうしんしょうこうぐん 先天性風疹症候群	妊娠初期の胎児の器官形成期に風疹ウイルスに罹患することによって、胎児に先天異常をもたらす疾患。
循環器	**CRT**【シーアールティー】 キャピラリ リフィリング タイム capillary refilling time	もうさいけっかんさいじゅうまんじかん 毛細血管再充満時間	口唇または爪床を指で圧迫し、解除後に口唇、爪床が血色を回復するまでの時間。心血管動態や末梢循環の良否が判定可能。
循環器	**CRT**【シーアールティー】 カーディアク リシンクロナイゼイション cardiac resynchronization セラピ therapy	しんぞうさいどうきりょうほう 心臓再同期療法	ペースメーカーで左室と右室に同時に電気刺激を加えることによって、心室の動きを正常に戻す治療法。
眼	**CRVO**【シーアールブイオー】 セントラル レティナル ヴェイン central retinal vein オクルージョン occlusion	もうまくちゅうしんじょうみゃくへいそくしょう 網膜中心静脈閉塞症	眼球の外にある静脈の本管が詰まる疾患。眼底出血し、網膜全体がむくみを起こす。不完全閉塞と完全閉塞がある。
整形	**CS**【シーエス】 サーヴィカル スパンディロウシス cervical spondylosis	けいついしょう 頸椎症	加齢に伴い、頸椎の椎間板や椎骨が変形し、脊柱管や椎間孔が狭くなる状態。
循環器	**CS**【シーエス】 コロナリ サイナス coronary sinus	かん(じょう)じょうみゃくどう 冠(状)静脈洞	冠状溝内に位置し、冠静脈を経て心臓を灌流した血液が集まってくる場所。

消化器	**CS** 【シーエス】 コロノスコピ colonoscopy	**大腸内視鏡検査** 肛門から内視鏡を挿入して、大腸内の検査を行う方法。ポリープがあれば、状態に応じて内視鏡的切除術などの処置を行うことも可能。 圓 **CFS**［大腸ファイバースコープ］ ➡ P.64
一般	**CS** 【シーエス】 クラシュ シンドローム crush syndrome	**挫滅症候群** 手足や腹部などの筋肉が長時間圧迫されて筋肉が障害を起こし、高カリウム血症、ミオグロビン血症、凝固障害、腎不全などを引き起こすもの。
脳・神経	**CSAS** 【シーサス】 セントラル スリープ アプニア シンドローム central sleep apnea syndrome	**中枢型睡眠時無呼吸症候群** 呼吸中枢の機能異常により、睡眠時に無呼吸が生じる睡眠障害。上気道の閉塞はない。
呼吸器	**CSB** 【シーエスビー】 チェインストークス ブリージング Cheyne-Stokes breathing	**チェーンストークス呼吸** 小さな呼吸から、換気量が増えて大きな呼吸となった後、再び呼吸が小さくなり一時的に呼吸停止するという周期が繰り返される呼吸のこと。
眼	**CSC** 【シーエスシー】 セントラル シラス コーリオレティノパシ central serous chorioretinopathy	**中心性漿液性網脈絡膜症** 眼の黄斑にむくみが起こり、部分的な網膜剥離が起きて視機能が低下する病気。
循環器	**CSD** 【シーエスディー】 カーディアク サドゥン デス cardiac sudden death	**心臓突然死** 圓 **SCD**［心臓突然死］ ➡ P.320
脳・神経	**CSDH** 【シーエスディーエイチ】 クラニック サブデュアラル ヒーマトウマ chronic subdural hematoma	**慢性硬膜下血腫** 脳を包む硬膜と脳の間に徐々に血液が溜まり血腫となったもの。軽い頭部打撲がきっかけになることが多い。
外	**CSEA** 【シーエスイーエー】 コムパインド スパイナルエピデュアラル アニスイージア combined spinal-epidural anesthesia	**脊髄クモ膜下硬膜外併用麻酔** 硬膜外麻酔と、硬膜外腔の奥にあるクモ膜下腔に局所麻酔薬を注入する脊髄クモ膜下麻酔を併用する方法。
産婦人	**C section** 【シー セクション】 シザリアン セクション Cesarean section	**帝王切開** 母体の腹部、子宮を切開して新生児を出産する方法。

| 脳・神経 | **CSF** [シーエスエフ]
セリーブロスパイナル フルーイド
cerebrospinal fluid | 脳脊髄液（のうせきずいえき）　脳室内の脈絡叢で産生され、脳室のクモ膜下腔を満たして循環する液体。 |

図-20 脳脊髄液の流れ

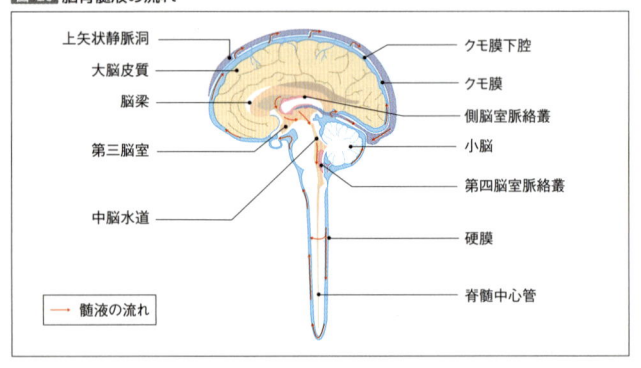

上矢状静脈洞／大脳皮質／脳梁／第三脳室／中脳水道／クモ膜下腔／クモ膜／側脳室脈絡叢／小脳／第四脳室脈絡叢／硬膜／脊髄中心管

→ 髄液の流れ

血液	**CSF** [シーエスエフ] コロニスティミュレイティング ファクター colony stimulating factor	コロニー刺激因子（しげきいんし）　顆粒球、単球、マクロファージなどの増殖や分化を調節するサイトカインのひとつ。
一般	**CSI** [シーエスアイ] コンティニュアス サブキュテイニアス continuous subcutaneous インフュージョン infusion	持続皮下注入法（じぞくひかちゅうにゅうほう）　緩和ケアなどで使われる薬物の投与方法のひとつ。時間をかけて皮下に薬物を注入する。
内分泌・代謝	**CSII** [シーエスアイアイ] コンティニュアス サブキュテイニアス continuous subcutaneous インスリン インフュージョン insulin infusion	持続皮下インスリン注入法（じぞくひかインスリンちゅうにゅうほう）　電動式のポンプを使用して、皮下に挿入した細いチューブからインスリンを注入する治療法。
一般	**CSR** [シーエスアール] セントラル サプライ ルーム central supply room	中央材料室（ちゅうおうざいりょうしつ）　医療物品の請求・納品・払い出しなどの管理業務や、病院で使う物品の洗浄・消毒・滅菌業務を行う部署。
脳・神経	**CSR** [シーエスアール] サーヴィカル スパンディロティック cervical spondylotic ラディキュロパシ radiculopathy	頸椎症性神経根症（けいついしょうせいしんけいこんしょう）　加齢などによって椎間板の後方突出や椎体の骨棘形成が起こり、それらが圧迫因子となって疼痛や神経症状が生じるもの。

分類	略語	読み・正式名称	意味
循環器	**CSS**【シーエスエス】 カロティド サイナス シンドローム carotid sinus syndrome	頸動脈洞症候群（けいどうみゃくどうしょうこうぐん）	頸動脈洞が刺激・圧迫されて迷走神経が過剰反応を起こし、循環障害から失神などをきたす症候群。心抑制型、血圧低下型、混合型がある。
アレルギー	**CSS**【シーエスエス】 チャーグストラウス シンドローム Churg-Strauss syndrome	チャーグストラウス症候群（しょうこうぐん） 同AGA［アレルギー性肉芽腫性血管炎］ ➡P.16	
呼吸器	**Cst**【シーエスティー】 スタティック コンプライアンス オブ ラング static compliance of lung	静肺コンプライアンス（せいはい）	気流が存在しない状態での肺の膨らみやすさを示す指標。
産・婦人	**CST**【シーエスティー】 コントラクション ストレス テスト contraction stress test	収縮ストレステスト（しゅうしゅく）	オキシトシンを母体に静脈注射して子宮収縮時の胎児の心拍数を測定し、胎児が分娩に耐えられるかどうかを判断するテスト。
放射線	**CT**【シーティー】 コンピューティド トウモグラフィ computed tomography	コンピュータ断層撮影（だんそうさつえい）	X線撮影を360度全方向から行い、身体内部がどうなっているかを調べる技術。
放射線	**CTA**【シーティーエー】 シーティー アンジオグラフィ CT angiography	CT血管造影法（けっかんぞうえいほう）	血管イメージを得る画像検査法。ヨード造影剤を静注して血管内を通過するタイミングで撮像されたCT画像から、血管を抽出し三次元画像に再構成する。
消化器	**CTAP**【シーティーエーピー】 シーティー デュアリング アーティアリアル ポートグラフィ CT during arterial portography	経動脈性門脈造影下コンピュータ断層（けいどうみゃくせいもんみゃくぞうえいかだんそう）	カテーテルの先端を上腸間膜動脈に置き、造影剤を含む血流が門脈を経て肝臓に到達した時相でCT撮影する方法。肝癌の診断などに有効。
脳・神経	**CTC**【シーティーシー】 シーティー シスターノグラフィ CT cisternography	CT脳槽造影（のうそうぞうえい）	腰椎穿刺で腰椎クモ膜下腔に非イオン性造影剤を注入して、脳底部を撮影する方法。
皮膚	**CTCL**【シーティーシーエル】 キュテイニアス ティー セル リムフォウマ cutaneous T cell lymphoma	皮膚T細胞リンパ腫（ひふさいぼうしゅ）	初発症状として皮膚病変が起こる非ホジキンリンパ腫。細菌感染症を併発しやすい。

分類	略語	読み	正式名称	日本語訳・説明

アレルギー — **CTD**【シーティーディー】
コネクティヴ ティシュー ディズィーズ
connective tissue disease
結合組織病　膠原病ともいう。身体の結合組織が侵される全身性自己免疫疾患群。

産・婦人 — **CTG**【シーティージー】
カーディオトコグラム
cardiotocogram
胎児心拍数モニタリング　胎児の心拍数を調べる検査。母体腹壁に陣痛計を装着して陣痛を観察すると同時に、胎児の状態を評価する。

循環器 — **CTGA**【シーティージーエー】
コレクティド トランスポジション オブ グレイト アーテリーズ
corrected transposition of great arteries
修正大血管転位症　大血管と心房と心室の位置関係が逆になった状態。体循環の血液は肺へ、肺循環の血液は全身へと向かうため、血液が向かう方向は正常になる。

アレルギー — **CTL**【シーティーエル】
サイトタクシシティー リムフォサイト
cytotoxic T lymphocyte
細胞傷害性Tリンパ球　自己細胞の抗原性と異なった細胞に対して、傷害を与えて取り除くはたらきをする感作リンパ球。

循環器 — **CTO**【シーティーオー】
クラニック トウタル オクルージョン
chronic total occulusion
慢性冠動脈完全閉塞　冠動脈が完全に閉塞した古い病変のこと。不足した血流量は、側副血行路によって補われていることが多い。

循環器 — **CTR**【シーティーアール】
カーディオソラシック レイショウ
cardiothoracic ratio
心胸郭比　胸部X線写真上で、胸郭の幅に対して心臓の幅が占める比率。

脳・神経 — **CTS**【シーティーエス】
カーパル タタル シンドローム
carpal tunnel syndrome
手根管症候群　手根管の中にある正中神経が圧迫を受け、手のしびれや痛み、運動障害を起こす疾病。

脳・神経 — **CTZ**【シーティーズィー】
キーモリセプター トリガー ゾウン
chemoreceptor trigger zone
化学受容性嘔吐引き金帯　第四脳室最後野にある嘔吐中枢受容体。

腎・泌尿器 — **CUG**【シーユージー】
シストユリースログラフィ
cystourethrography
膀胱尿道造影　前立腺肥大症や前立腺癌、尿道狭窄、尿道憩室、外傷、膀胱癌などの診断に用いる検査。外尿道口から造影剤を入れ、膀胱や尿道を撮影する。

循環器 — **CV**【シーブイ】
セントラル ヴェイン
central vein
中心静脈　心臓に直接つながる太い静脈を指す。下大静脈と上大静脈がある。

| 呼吸器 | **CV**【シーブイ】 クロウイジング ヴァリューム closing volume | **クロージングボリューム** 努力性呼出を行った際に得られるN₂濃度の第Ⅰ相～第Ⅳ相のうち、第Ⅲ相から第Ⅳ相に移行する変曲点から最大呼気位までの肺気量。 |

| 一般 | **CV**【シーブイ】 コウイフィシェント オブ ヴェアリエイション coefficient of variation | **変動係数** 母集団の母標準偏差と母平均との比率。 |

| アレルギー | **CV**【シーブイ】 クライオグロビュリニーミア ヴァスキュライティス cryoglobulinemia vasculitis | **クリオグロブリン血症性血管炎** 形質細胞で作られる抗体クリオグロブリンが血液中に形成され、沈殿して血管の炎症を起こすもの。 |

| 産婦人 | **CV(O)**【シーブイオー】 カンジュゲイタ ヴェーラ オブステトリキア conjugata vera (obstetric (i) a) | **産科学的真結合線** 岬角から恥骨結合後面までの最短距離を結んだ線。 |

| 脳・神経 | **CVA**【シーブイエー】 セリーブロヴァスキュラー アクシデント cerebrovascular accident | **脳血管障害** 同 **CVD**［脳血管疾患］ → P. 85 |

| 腎・泌尿器 | **CVA**【シーブイエー】 カストヴァーティーブラル アングル costovertebral angle | **肋骨脊柱角** 第12肋骨と脊椎が作る三角部分を指す。腎疾患時に痛みを感じる。 |

| 一般 | **CVC**【シーブイシー】 セントラル ヴィーナス キャセター central venous catheter | **中心静脈カテーテル** 鎖骨や首、太腿の付け根の血管から挿入し、先端が中心静脈に位置するカテーテル。 |

| 一般 | **CV̄CO₂**【シーブイシーオーツー】 ミクスト ヴィーナス カーボン ダイオキサイド カンテント mixed venous carbon dioxide content | **混合静脈血二酸化炭素含量** 混合静脈血液に含まれる炭酸ガス量。 |

| 循環器 | **CVD**【シーブイディー】 カーディオヴァスキュラー ディズィーズ cardiovascular disease | **心血管疾患** 心臓や血管など循環器の病気の総称。 |

| 脳・神経 | **CVD**【シーブイディー】 セリーブロヴァスキュラー ディズィーズ cerebrovascular disease | **脳血管疾患** 脳血管のトラブルによって引き起こされる障害の総称。 同 **CVA**［脳血管障害］ → P. 85 |

＊ラテン語

表-20 脳血管疾患の分類

無症候性				
局在的機能障害	一過性脳虚血発作（TIA）			
	脳卒中（APO）	脳内出血（ICH）		
		クモ膜下出血（SAH）		
		脳動静脈奇形による頭蓋内出血		
		脳梗塞（CI）	アテローム血栓性	
			心原塞栓性	
			ラクナ塞栓	
血管性認知症（VD）				
高血圧性脳症				

脳・神経

CVD【シーブイディー】
コンティニュアス ヴェントリキュラー ドレイニジ
continuous ventricular drainage

持続脳室ドレナージ　頭蓋内圧を調整する目的で、脳室に細い管を入れ、余分な脳脊髄液を持続的に排出する処置。

栄養

CVH【シーブイエイチ】
セントラル ヴィーナス ハイパーアリメンテイション
central venous hyperalimentation

中心静脈栄養法　食事の経口摂取が難しい患者に、生命維持に必要な高カロリーの栄養液を中心静脈内に直接投与する療法。完全静脈栄養法ともいう。

脳・神経

CVI【シーブイアイ】
セリブロヴェントリキュラー インデクス
cerebroventricular index

脳脳室比　脳萎縮の判定に用いる指標。

内分泌・代謝

CVII【シーブイアイアイ】
コンティニュアス イントラヴィナス インスリン インフュージョン
continuous intravenous insulin infusion

持続静脈内インスリン注入法　インスリンの投与方法のひとつ。静脈内に持続的に注入する。

一般

C$\bar{v}$O₂【シーブイオーツー】
ミクスト ヴィーナス アクシジェン コンテント
mixed venous oxygen content

混合静脈血酸素含量　混合静脈血中の酸素含量。

循環器

CVP【シーブイピー】
セントラル ヴィーナス プレシャー
central venous pressure

中心静脈圧　うっ血性心不全などの診断の指標となる、中心静脈の血圧。

分類	略語	読み・正式名称	意味・説明
一般	**CVPPP** [シーブイピーピーピー] カムプリヘンシヴ ヴァイオレンス comprehensive violence プリヴェンション アンド プロテクション prevention and protection プログラム programme	包括的暴力防止プログラム	攻撃的な患者への関わり方を治療的な視点から包括的に構成したプログラム。リスクアセスメント、興奮状態への介入、身体的介入技法、心理的サポートなど。
脳・神経	**CVR** [シーブイアール] セリーブラル ヴァスキュラー リズィスタンス cerebral vascular resistance	脳血管抵抗	脳を循環する血液の流れにくさの度合。
消化器	**Cw** [シーダブリュー] カラー ホワイト color white	白色静脈瘤	初期の食道静脈瘤。白色で直線状になっているのが特徴。
循環器	**CX** [シーエクス] サーカムフレクス ブランチ circumflex branch	回旋枝	左冠動脈から分かれて冠状溝を前方から後方へと回る動脈。**連**LCX［左回旋枝］➡P.198
眼	**cyl** [シーワイエル] シリンドリカル レンズ cylindrical lens	円柱レンズ	乱視を矯正する際に使うレンズ。凹レンズと凸レンズの2種類がある。
薬理	**CYP** [シップ] サイトクロウム ピー cytochrome P450	チトクローム P450	肝細胞内にある薬物代謝酵素。脂溶性の薬物を水溶性に変えて排泄させやすくするはたらきをもつ。
腎・泌尿器	**CZ** [シーズィー] セントラル ゾウン central zone	(前立腺)中心領域	尿道周囲にある前立腺の中心にある部位。**図**PZ［(前立腺)辺縁領域］➡P.296

D

分類	略語	読み・正式名称	意味・説明
眼	**D** [ディー] ダイアプター diopter	ジオプトリー	眼の屈折力を表す数値。焦点距離1mのレンズの度を1ジオプトリーと決め、焦点距離の逆数で示す。
産・婦人	**D&C** [ディーアンドシー] ディラテイション アンド dilatation and キュレタージュ curettage	子宮内容除去術	胎児・胎児付属物・凝血塊などの子宮内容を除去・掻爬する手術。人工妊娠中絶、進行流産、胞状奇胎、胎盤・卵膜遺残などに対して行われる。**同**Aus.［子宮内容除去術］➡P.35
脳・神経	**DA** [ディーエー] ドウパミーン dopamine	ドーパミン	神経伝達物質のひとつ。脳を活性化させ、集中力を高めるはたらきをもつ。**裏**BNT［脳神経伝達物質］➡P.47

循環器	**DAA**【ディーエーエー】 ディセクティング エイオーティック アニュリズム dissecting aortic aneurysm	<ruby>解離性大動脈瘤<rt>かいりせいだいどうみゃくりゅう</rt></ruby>　大動脈の内壁が大動脈の走行に沿ってはがれて2腔となり、新たにできた通り道が膨らんで瘤になった状態を指す。
呼吸器	**DAD**【ディーエーディー】 ディフューズ アルヴィオーラー ダミジ diffuse alveolar damage	<ruby>びまん性肺胞障害<rt>せいはいほうしょうがい</rt></ruby>　急性呼吸窮迫症候群などの病理組織像。胸部放射線画像で肺にびまん性の陰影を認めるのが特徴。
アレルギー	**DAF**【ディーエーエフ】 ディケイ アクセレレイティング ファクター decay accelerating factor	<ruby>補体活性化抑制因子<rt>ほたいかっせいかよくせいいんし</rt></ruby>　異物除去というはたらきをもつ補体が過剰に活性化して逆に自己組織を破壊しないように抑制する因子。血漿中のC1 INHなどがその一例。
呼吸器	**DAH**【ディーエーエイチ】 ディフューズ アルヴィオーラー ヘモリジ diffuse alveolar hemorrhage	<ruby>びまん性肺胞出血<rt>せいはいほうしゅっけつ</rt></ruby>　持続性または再発性の肺出血。
脳・神経	**DAI**【ディーエーアイ】 ディフューズ アクソヌル インジャリ diffuse axonal injury	<ruby>びまん性軸索損傷<rt>せいじくさくそんしょう</rt></ruby>　頭部外傷によって、脳挫傷や血腫がみられないものの、受傷直後から6時間を超えた意識消失があるもの。
精神	**DAP**【ディーエーピー】 ドロー エー パースン テスト draw a person test	<ruby>人物描写テスト<rt>じんぶつびょうしゃ</rt></ruby>　人物像を描かせ、その描画を身体各部分の抽出の有無・描出法などで採点する知能・発達検査。
脳・神経	**DAT**【ディーエーティー】 デメンシャ オブ ジ アルツハイマー タイプ dementia of the Alzheimer type	<ruby>アルツハイマー型認知症<rt>がたにんちしょう</rt></ruby>　認知症のひとつ。脳の神経細胞の減少や脳の萎縮などが起こる。
耳鼻	**dB**【デシベル】 デシベル decibel	デシベル　音の大きさの測定単位。
皮膚	**DB**【ディービー】 ディープ バーン deep burn	Ⅲ<ruby>度熱傷<rt>どねっしょう</rt></ruby>　皮膚の深いところにまで及ぶ重度の熱傷。 表EB［Ⅰ度熱傷］　➡P.105
脳・神経	**DBI**【ディービーアイ】 ディフューズ ブレイン インジャリ diffuse brain injury	<ruby>びまん性脳損傷<rt>せいのうそんしょう</rt></ruby>　広範囲にわたる脳損傷を指す。びまん性軸索損傷、びまん性脳腫脹、脳震盪に分けられる。関DAI［びまん性軸索損傷］　➡P.88

消化器	**D-Bil**【ディービル】 ダイレクト ビリルビン direct bilirubin	**直接型ビリルビン**　間接型ビリルビンが肝臓に運ばれ、グロクロン酸抱合を受けたもの。 関 I-Bil［間接型ビリルビン］　→ P.172
循環器	**DBP**【ディービーピー】 ダイアスタリック ブラド プレッシャー diastolic blood pressure	**拡張期血圧**　心臓が最も拡張したときの血圧。全身を循環した血液が心臓へ戻り、血圧が最も低くなるため、最低血圧ともいう。
脳・神経	**DBS**【ディービーエス】 ディープ ブレイン スティミュレイション deep brain stimulation	**深部脳刺激法**　異常な神経活動が起こす身体の震えや筋肉のこわばりなどを、脳に埋め込んだ電極の刺激で抑える治療法。
一般	**DBT**【ディービーティー】 ディープ バディ テムペラチュアー deep body temperature	**深部体温**　身体の深部の温度。

図-21 体温の分布

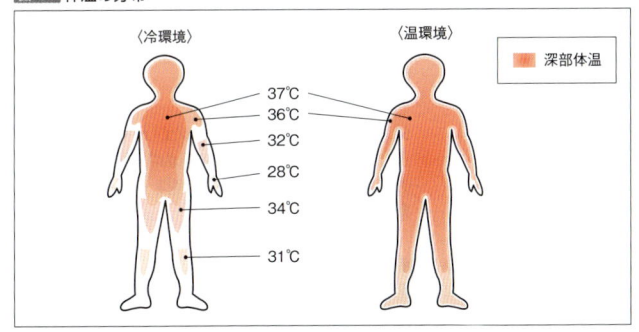

〈冷環境〉　〈温環境〉　■ 深部体温

37℃
36℃
32℃
28℃
34℃
31℃

薬理	**DBT**【ディービーティー】 ダブル ブラインド テスト double blind test	**二重盲検試験**　新薬などが投与される処置群か、効果のないプラセボが投与される対照群かを医師にも患者にも区別できないようにして行う臨床試験の方法。
救急	**DC**【ディーシー】 ダイレクト カーレント シャク direct current shock	**直流除細動**　心室細動などが生じている患者の心臓に、直流を通電し正常の洞調律に戻すこと。

分野	略語	英語	日本語	説明

DCA【ディーシーエー】
directional coronary atherectomy
ディレクショナル コロナリ アセレクトミ

方向性冠動脈粥腫切除術（ほうこうせいかんどうみゃくじゅくしゅせつじょじゅつ）　狭くなった冠動脈にできた粥腫を、デバイス(機器)で削り取って血管の血流を確保し、治療する方法。

循環器

DCH【ディーシーエイチ】
delayed cutaneous hypersensitivity
ディレイドキュテイニアス ハイパーセンシティヴィティ

遅延型皮膚過敏症（ちえんがたひふかびんしょう）　免疫のはたらきによって、皮膚の過敏症が発症するまで時間がかかるものを指す。

アレルギー

DCIS【ディーシーアイエス】
ductal carcinoma in situ
ダクタル カーシノウマ イン シトゥ

乳管上皮内癌（にゅうかんじょうひないがん）　乳管に限局した癌。非浸潤性乳管癌ともいう。

病理

DCM【ディーシーエム】
dilated cardiomyopathy
ダイレイティド カーディオマイオパシ

拡張型心筋症（かくちょうがたしんきんしょう）　心室の筋肉の収縮が悪くなり、心臓が拡張してしまう疾病。血液をうまく送り出せないため、うっ血性心不全を起こしやすい。

循環器

DCR【ディーシーアール】
dacryocystorhinostomy
ダクリオシストリノストミ

涙嚢鼻腔吻合術（るいのうびくうふんごうじゅつ）　涙道と鼻腔を直接つなぐ涙道閉塞の手術。鼻の横の皮膚を切って吻合する「鼻外法」と、鼻の中を鼻内視鏡で観察しながら吻合する「鼻内法」がある。

耳鼻

DCS【ディーシーエス】
damage control surgery
ダミジ コントロウル サージェリ

ダメージコントロールサージェリー　救命を目的とした外傷治療戦略。蘇生目的の初回手術、全身の安定化を図る集中治療、修復・再建手術の3要素からなる。

救急

DCT【ディーシーティー】
direct Coombs' test
ダイレクト クームズ テスト

直接クームス試験（ちょくせつクームスしけん）　生体内で赤血球と結合している不完全抗体を検出する方法。血液型不適合妊娠、自己免疫性溶血性貧血、薬物誘発性免疫性溶血性貧血などで陽性になる。

血液

DCV【ディーシーブイ】
dual control ventilation
デューアル コントロウル ヴェンティレイション

二重制御式強制換気（にじゅうせいぎょしききょうせいかんき）　人工換気方式のひとつ。気道内圧に合わせるPCVと、1回の換気量を設定するVCVの機能の両方をもつ。

呼吸器

DDB【ディーディービー】
deep dermal burn
ディープ ダーマル バーン

深達性Ⅱ度熱傷（しんたつせいⅡどねっしょう）　表皮基底層までの損傷が起こるやけどの程度。強い痛み、水ぶくれなどが起こる。
表EB［Ⅰ度熱傷］ ➡ P. 105

皮膚

循環器	**DDD** 【ディーディーディー】 ダブル ダブル ダブル double double double	ユニバーサルペーシング　ペースメーカーのモードのひとつ。心房と心室の両方で感知し、心房と心室の両方を刺激・抑制することができる。 表**AAI**［心房抑制型心房ペーシング］　→ P. 5
小児	**DDH** 【ディーディーエイチ】 ディヴェロプメンタル developmental ディスプレイジア オブ ザ ヒプ dysplasia of the hip	発育性股関節形成不全　出生前後の環境や先天性要因により、大腿骨頭が関節包に包まれたまま脱臼した状態のこと。
薬理	**DDS** 【ディーディーエス】 ドラグ デリヴァリィ システム drug delivery system	薬物送達システム　薬物を患部に効果的かつ集中的に送り込む技術。薬物輸送システムともいう。
小児	**DDST** 【ディーディーエスティー】 デンヴァー ディヴェロプメンタル Denver developmental スクリーニング テスト screening test	デンバー式発達スクリーニング検査　子どもの発達の遅滞や歪みをスクリーニングする目的でアメリカで考案された検査。 関**JDDST-R**［日本版デンバー式発達スクリーニング検査（改訂版）］　→ P. 191
一般	**DDx** 【ディーディーエクス】 ディファレンシャル ダイアグノウシス differential diagnosis	鑑別診断　患者の症状・所見が、考えられる疾患群のうちどの疾患に由来するかを見極めるための診断。
消化器	**DE** 【ディーイー】 ディジタル イグザミネイション digital examination	指診 同**DRE**［直腸(指)診］　→ P. 101
皮膚	**DEJ** 【ディーイージェイ】 ダーモエピダルマル dermoepidermal ジャンクション junction	真皮表皮接合部　表皮とその下の真皮の間の接着部分。上皮組織の統合性を維持し、特定の分子のみを流通させるフィルターの役割も担う。
皮膚	**DESIGN** 【デザイン】 デプス エクスデイト サイズ インフラメイション インフェクション depth, exudate, size, inflammation/infection, グラニュレイション ティシュー ネクロティクティシュー パキト granulation tissue, necrotic tissue, pocket	**DESIGN褥瘡状態評価法**　日本褥瘡学会学術教育委員会により開発された褥瘡創面の評価ツール。重症度分類用と経過評価用がある。

表-21 DESIGN項目と評価内容

D	Depth（深さ）	褥瘡の最も深い部分
E	Exudate（滲出液）	ドレッシング交換回数
S	Size（大きさ）	褥瘡の大きさ（長径×短径）
I	Inflammation/Infection（炎症／感染）	局所の感染徴候の有無
G	Granulation tissue（肉芽組織）	良性肉芽組織の割合
N	Necrotic tissue（壊死組織）	壊死組織の有無
−P	Pocket（深さ）	ポケットの有無

※Pocketがある場合は、DESIGN-Pと表記する。

出典：日本褥瘡学会

放射線

DEXA【デキサ】
dual-energy X-ray absorptiometry
二重エネルギーX線吸収法 異なる2つのX線を骨に透過させて骨密度を測定する画像検査法。骨粗鬆症の診断に用いる。
同 **DXA**［二重エネルギーX線吸収法］　➡P. 104

救急

DF【ディーエフ】
defibrillator
除細動器 心臓に電気的な刺激を与える医療機器。心室細動や心室頻拍などに用いる。

内分泌・代謝

DF【ディーエフ】
diabetic foot
糖尿病性足病変 糖尿病によって起きた末梢神経や血流の障害などを原因とする足の病変。白癬菌症から足の潰瘍や壊疽に至るまで症状は多岐にわたる。

一般

DF【ディーエフ】
digital fluorography
デジタル透視法 血管造影や消化管造影その他の透視検査でデジタル情報として得る方法。

栄養

DFD【ディーエフディー】
defined formula diet
半消化態栄養 経腸栄養剤のひとつ。三大栄養素が分解済みの消化態栄養よりも、自分の腸で分解・消化する過程が少し必要になるのが特徴。

血液

DFPE【ディーエフピーイー】
double filtration plasma exchange
二重濾過血漿交換 血漿内の病因物質をふるい分けて、病因物質を含んだ血漿を廃棄し、それ以外の血漿は体に戻して、廃棄した同量のアルブミン製剤を補充する治療法。

血液	**DFPP**【ディーエフピービー】 ダブル フィルトレイション double filtration プラズマ フェリーシス plasma pheresis	二重濾過血漿分離	最初に血液を血漿に分離し、次にその血漿成分に存在する病因物質を血漿成分分離器で分離すること。
腎・泌尿器	**DGN**【ディージーヌ】 ディフューズ グロメルロニフライティス diffuse glomerulonephritis	びまん性糸球体腎炎	糸球体の広範囲に炎症を起こした腎炎。 類**GN**［糸球体腎炎］ ▶ P.146
腎・泌尿器	**DGS**【ディージーエス】 ダイアベティック グロメルロスクリロウシス diabetic glomerulosclerosis	糖尿病性糸球体硬化症	糖尿病により細小血管障害が起こり、腎臓にある糸球体が硬化してしまう疾患。
皮膚	**DH**【ディーエイチ】 ダーマタイティス dermatitis ハーペティフォーミス herpetiformis	疱疹状皮膚炎	自己免疫疾患のひとつ。小麦などから作られた製品に含まれるグルテンにより免疫システムが活性化し、皮膚が攻撃されて発疹やかゆみが生じる。
内分泌・代謝	**DHEA**【ディーエイチイーエー】 ディー・ハイドロエピアンドラステロウン dehydroepiandrosterone	デヒドロエピアンドロステロン	副腎から分泌される性ホルモンのひとつ。エストロゲンとアンドロゲンに変化する。
薬理	**DHF**【ディーエイチエフ】 7,8-ジハイドロフォリック アシド 7,8-dihydrofolic acid	7,8-ジヒドロ葉酸	葉酸誘導体。ジヒドロ葉酸還元酵素により、テトラヒドロ葉酸を生成する。
病理	**DHF**【ディーエイチエフ】 デンギ ヘモラジック フィーヴァー dengue hemorrhagic fever	デング出血熱	蚊が媒介するデングウイルスの感染症の一病態。デングウイルス感染後に突然、血漿漏出と出血がみられるものを指す。
薬理	**DHT**【ディーエイチティー】 ディハイドロテスタステロウン dihydrotestosterone	ジヒドロテストステロン	男性ホルモンのひとつ。5αリダクターゼ酵素によってテストステロンが変換されてできる。
血液	**DHTR**【ディーエイチティーアール】 ディレイド ヒーモリティク delayed hemolytic トランスフュージョン リアクション transfusion reaction	遅発性溶血性輸血副作用	赤血球輸血の抗原刺激で産生した抗体が、輸血赤血球と反応して溶血し、24時間以降に発熱や貧血、黄疸、Hb値の低下、LDH・総ビリルビンの上昇、血色素尿などが出現するもの。

内分泌・代謝	**DI**【ディーアイ】 ダイアビーティーズ インシピドス diabetes insipidus	尿崩症（にょうほうしょう） 抗利尿ホルモンの分泌低下またはホルモン受容体の異常により、尿を濃縮することができなくなり、多飲多尿になる疾病。
一般	**DI**【ディーアイ】 ディスカンフォート インデックス discomfort index	不快指数（ふかいしすう） 蒸し暑さを表す指数。
一般	**DI**【ディーアイ】 ドラグ drug インフォーメイション information	医薬品情報（いやくひんじょうほう） 医薬品の開発、製造、使用のあらゆる過程に存在する各種の情報。薬剤師は、目的に合わせて情報収集し、内容を評価して、相手に合わせて提供することが求められる。
血液	**DIC**【ディック】 ディセミネイティド disseminated イントラヴァスキュラー intravascular コウギュレイション coagulation	播種性血管内凝固症候群（はしゅせいけっかんないぎょうこしょうこうぐん） 癌や敗血症などの重度の基礎疾患により、過剰な血液凝固反応が生じて抗血栓性の制御ができなくなり、全身の細小血管内で微小血栓が多発し臓器不全や出血が起こるもの。
消化器	**DIC**【ディック】 ドリップ インフュージョン コウレシストグラフィ drip infusion cholecystography	点滴静注胆嚢造影（てんてきじょうちゅうたんのうぞうえい） 胆嚢造影法のひとつ。造影剤を点滴静注した後に撮影を行う。
アレルギー	**DIL**【ディーアイエル】 ドラグインデュースト drug-induced ループス lupus	薬剤誘発性ループス（やくざいゆうはつせい） 抗痙攣薬、スルホナミド、抗不整脈薬などによって惹起される全身性エリテマトーデス様症状。発熱、発疹、胸膜炎、心外膜炎の症状が特徴で、薬剤の中止で症状がおさまる。
脳神経	**DIND**【ディンド】 ディレイド イスキーミック ニューロロジカル デフィシト delayed ischemic neurological deficit	遅発性脳虚血発作（ちはつせいのうきょけつほっさ） クモ膜下出血後数日経ってからみられる脳虚血の症状。
呼吸器	**DIP**【ディップ】 デスクワマティヴ desquamative インタースティシャル interstitial ニューモウニア pneumonia	剥離型間質性肺炎（はくりがたかんしつせいはいえん） 特発性間質性肺炎のひとつ。高度の肺胞内マクロファージ集積が広範囲にわたってみられるのが特徴。 週IIP[特発性間質性肺炎] ➡ P.182
整形	**DIP**【ディップ】 ディスタル インターファランジーアル ジョイント distal interphalangeal joint	遠位指節間関節（えんいしせつかんかんせつ） 指の中節骨と末節骨をつなぐ関節。図TM[足根中足関節] ➡ P.352

分野	略語	読み・英語	日本語	説明

腎・泌尿器 **DIP**【ディップ】
ドリップ インフュージョン パイエログラフィ
drip infusion pyelography
点滴静注腎盂造影　腎盂造影法のひとつ。造影剤を点滴静注した後に撮影を行う。
同 DIVP［点滴静注腎盂造影］ ➡P. 95

精神 **DIS**【ディーアイエス】
ダイアグナスティック インタヴュー スケジュール
diagnostic interview schedule
診断学的面接基準　アメリカ国立精神衛生研究所が作成した強迫性障害などを診断するための面接基準。

整形 **DISH**【ディッシュ】
ディフューズ イディオパシック スケレトル ハイパーオストシス
diffuse idiopathic skeletal hyperostosis
びまん性特発性骨増殖症　脊椎の痛みやこわばりがあり、前縦靱帯が骨化する疾病。主に50歳を超えた男性に発症しやすい。

内分泌・代謝 **DIT**【ディーアイティー】
ダイアイオウドタイアロシーン
diiodotyrosine
ジヨードチロシン　チロシンが2か所ヨード化されたもの。甲状腺ホルモンの前駆体。

消化器 **Div**【ディーアイブイ】
ディヴァーティクル
diverticle
憩室　大腸などの消化器内の内壁の一部がくぼみのようにへこむもの。腸壁が筋層を含めてとび出す真性憩室と腸粘膜がとび出す仮性憩室の2種類がある。

薬理 **DIV**【ディーアイブイ】
ドリップ インフュージョン オブ ヴェイン
drip infusion of vein
点滴静脈注射　静脈内に留置した注射針から薬剤を1滴ずつ投与する方法。経静脈投与のひとつ。

腎・泌尿器 **DIVP**【ディーアイブイピー】
ドリップイントラヴィーナス パイエログラフィ
drip-intravenous pyelography
点滴静注腎盂造影
同 DIP［点滴静注腎盂造影］ ➡P. 95

整形 **DJD**【ディージェイディー】
ディジェネレイティヴジョイント ディズィーズ
degenerative joint disease
変形性関節症
同 OA［変形性関節症］ ➡P. 247

内分泌・代謝 **DKA**【ディーケーエー】
ダイアベティック キートアシドウシス
diabetic ketoacidosis
糖尿病性ケトアシドーシス　糖尿病の急性の代謝性合併症。主にⅠ型糖尿病で生じ、嘔吐や腹痛を引き起こすだけでなく、脳浮腫や昏睡などに陥る危険性もある。

血液 **DL**【ディーエル】
ディフューズ リムフォウマ
diffuse lymphoma
びまん性リンパ腫　悪性リンパ腫のひとつ。組織細胞に浸潤して広く増殖するものをいう。

脳・神経

DLBD【ディーエルビーディー】
diffuse Lewy body disease
ディフューズ ルウィ バディ ディジィーズ

レビー小体病（しょうたいびょう）　認知症のひとつ。脳皮質全体にレビー小体が出現し、幻覚や物忘れ、運動障害などが症状として現れる。

表-22 認知症の種類

血管性認知症	多発梗塞型
	小血管病変型
	局在病変型
	その他
変性性認知症	前頭側頭型
	レビー小体型
	アルツハイマー型

一般

DLC【ディーエルシー】
double lumen catheter
ダブル ルーミン キャセター

ダブルルーメンカテーテル　多くは緊急用として体内に留置するカテーテルの一種。2つの内腔を有する。

呼吸器

DLco【ディーエルシーオー】
diffusing capacity of the lung for carbon monoxide
ディフューズィング キャパシティ オブ ザ ラング フォー カーボン マノクサイド

一酸化炭素肺拡散能（いっさんかたんそはいかくさんのう）　肺胞から赤血球へのガス運搬能力を測定するもの。

皮膚

DLE【ディーエルイー】
discoid lupus erythematosus
ディスコイド ループス エリテマトーデス

円板状エリテマトーデス（えんばんじょう）　エリテマトーデスのひとつ。円板状の皮疹が出現するもの。

眼

DLKP【ディーエルケーピー】
deep lameller keratoplasty
ディープ ラメラー ケラトプラスティ

深部表層角膜移植（しんぶひょうそうかくまくいしょく）　角膜内皮とその直上のデスメ膜だけを残す角膜移植の方法。

薬理

DLST【ディーエルエスティー】
drug-induced lymphocyte stimulation test
ドラグインデュースト リムフォサイト スティミュレイション テスト

薬剤誘発リンパ球刺激試験（やくざいゆうはつりんぱきゅうしげきしけん）　薬剤によるアレルギー症状のうち、特にⅣ型アレルギーの機序による肝障害や造血障害に、ある特定の薬剤が関与しているか否かを知るために有用な検査。

血液

DLT【ディーエルティー】
donor lymphocyte transfusion
ドウナー リムフォサイト トランスフュージョン

ドナーリンパ球輸注（きゅうゆちゅう）　造血管腫瘍で造血管細胞移植後に再発した際、ドナーのリンパ球を投与する治療法。

| 皮膚 | **DM**【ディーエム】
ダーマトマイオシティス
dermatomyositis | 皮膚筋炎　手足などの筋肉に炎症が生じ、筋力の低下が起こる筋炎のひとつ。手や手指の甲に紅色の皮疹を生じ、まぶたに紫紅色の腫れた皮疹が出現する。 |

| 内分泌・代謝 | **DM**【ディーエム】
ダイアビーティーズ メリタス
diabetes mellitus | 糖尿病　インスリン作用の不足により慢性的な高血糖状態が続く代謝疾患。1型糖尿病、2型糖尿病、妊娠糖尿病、その他の疾患に伴う糖尿病に分類される。 |

表-23 糖尿病の分類

1型糖尿病（IDDM）	インスリン依存型。β細胞の破壊により起こるもの 幼児期～青年期に多い
2型糖尿病（IIDM）	インスリン非依存型。生活習慣が要因となるもの 成人に多い
妊娠糖尿病（GDM）	妊娠で耐糖能が低下して起こるもの
その他の糖尿病	遺伝子異常または他の疾患に伴うもの

| 循環器 | **DM**【ディーエム】
ダイアスタリク マーマー
diastolic murmur | 拡張期雑音　心臓の拡張期に聴取される雑音。 |

| 小児 | **DM**【ディーエム】
ディストロウフィア マイオタニカ
dystrophia myotonica | 筋強直性ジストロフィー　筋強直や筋萎縮を特徴とし、筋骨格だけでなく多臓器に症状が及ぶ全身疾患。常染色体優性遺伝という性質ももつ。 |

| 一般 | **DMAT**【ディーマット】
ディザスター メディカル
disaster medical
アシスタンス チーム
assistance team | 災害派遣医療チーム　災害急性期に活動できる機動性をもち、専門的なトレーニングを受けた医療チーム。医師、看護師、業務調整員で構成される。 |

| 脳・神経 | **DMIT**【ディーエムアイティー】
ディメンシャ オブ
dementia of
マルティインファクト タイプ
multiinfarct type | 多発性梗塞性認知症　血管性認知症のひとつ。大脳白質、基底核などで多発性の小梗塞が発生していることにより起こる。
同 MID［多発性梗塞性認知症］　⇒ P. 222
関 VD［血管性認知症］　⇒ P. 374 |

分野	略語	正式名称	意味
脳・神経	**DMP**【ディーエムピー】 dystrophia musculorum progressiva ディストロウフィア マスキュロラム プログレッシヴァ	進行性筋ジストロフィー	同**PMD**［進行性筋ジストロフィー］ ➡P. 274
内分泌・代謝	**DN**【ディーエヌ】 diabetic neuropathy ダイアベティック ニューロパシ	糖尿病性神経障害	糖尿病の合併症のひとつ。高血糖が持続することで毛細血管に障害が起こり、感覚神経や運動神経、自律神経などの障害が起こる。
一般	**DNA**【ディーエヌエー】 deoxyribonucleic acid ディーオキシリボニュークレイク アシド	デオキシリボ核酸	二重らせん構造をもつ、遺伝情報を規定する化学物質。
救急	**DNAR**【ディーエヌエーアール】 do not attempt resuscitation ドゥ ナト アテムプト リサシテイション	心肺蘇生禁止	同**DNR**［蘇生適応除外］ ➡P. 98
救急	**DNR**【ディーエヌアール】 do not resuscitate ドゥ ナト リサシテイト	蘇生適応除外	延命治療において、心停止後の蘇生処置をしないこと。 同**DNAR**［心肺蘇生禁止］ ➡P. 98
皮膚	**DNS**【ディーエヌエス】 dysplastic nevus syndrome ディスプラスティク ニーヴァス シンドロウム	異形成母斑症候群	ほくろの一種。比較的大きく、辺縁部は不明瞭であることが多い。悪性黒色腫になることもある。
一般	**Do**【ディーオー】 do/done ドゥダン	処方・処置してください	医療での処方や処置を示す言葉。dittoともいう。
呼吸器	**DO₂**【ディーオーツー】 oxygen delivery アクシジェン ディリヴァリ	酸素供給量	1分間当たりに駆出している酸素を含んだ血液の量。心拍出量×動脈血酸素含有量で計算できる。
救急	**DOA**【ディーオーエー】 dead on arrival デドオン アライヴァル	到着時(来院時)死亡	病院に到着した際にはすでに死亡状態にあること。
薬理	**DOC**【ドーク】 11-deoxycorticosterone ディーアクシコーティコステロン	デオキシコルチコステロン	コルチコステロンやアルドステロン生合成過程の中間代謝産物で昇圧作用をもつ。

呼吸器	**DOE**	【ディーオーイー】ディスプニーア オン エクササイズ dyspnea on exercise	運動時呼吸困難	安静時には呼吸ができるが、日常生活の動作や軽い運動で呼吸困難になる症状のこと。労作時呼吸困難ともいう。
循環器	**DOLV**	【ディーオーエルブイ】ダブルアウトレット レフト ヴェントリクル double-outlet left ventricle	両大血管左室起始症	大動脈と肺動脈が左室から起始する先天性疾患。
一般	**DOMP**	【ディーオーエムピー】ディジーズ オブ メディカル プラクティス disease of medical practice	医原病	医療行為が原因となって起こる病気。医原性疾患ともいう。
薬理	**DOPS**	【ディーオーピーエス】エルスレオ L-threo-3,4-dehydroxyphenylserine	L-ドプス	パーキンソン病のすくみ足症状や、低血圧症状に対して用いる薬剤。
循環器	**DORV**	【ディーオーアールブイ】ダブルアウトレット ライト ヴェントリクル double-outlet right ventricle	両大血管右室起始症	大動脈と肺動脈が右室から起始する先天性疾患。
一般	**DOT**	【ディーオーティー】ディレクトリー オブザーブド トリートメント directly observed treatment	直視下服薬監視療法	患者が治療を中断しないよう、医療従事者が患者の服薬を直接確認する方法。結核治療などで用いられる。
眼	**DP**	【ディーピー】ディレクショナル プリパンデランス オブ ニスタグマス directional preponderance of nystagmus	眼振方向優位性	眼球の不随意運動が強く現れる方向。
脳・神経	**DPA**	【ディーピーエー】ドウパミーン パーシャル アゴニスト dopamine partial agonist	ドーパミン部分アゴニスト	ドーパミンのようにドーパミン受容体に結合し、ドーパミンの作用を発現させる薬。
呼吸器	**DPB**	【ディーピービー】ディフューズ パンブランキオライティス diffuse panbronchiolitis	びまん性汎細気管支炎	呼吸細気管支を中心に慢性の炎症が起こり呼吸機能障害を引き起こす難治性呼吸器疾患。
一般	**DPC**	【ディーピーシー】ダイアグノウシス プロシジャー コムビネイション diagnosis procedure combination	診断群分類・包括評価	医療費の定額支払い制度に使う評価方法。病名や手術、処置等の内容に応じた1日当たりの定額医療費を基本に全体の医療費の計算を行う。
外	**DP flap**	【ディーピー フラップ】デルトペクトラル フラップ deltopectoral flap	胸三角筋皮弁	下咽頭や頸部食道などの再建手術に用いられる部位。

| 消化器 | **DPG**【ディーピージー】
ディスタル パーシャル ギャストレクトミ
distal partial gastrectomy | **幽門側部分胃切除術** 幽門側の胃の一部分を切除する手術。 |

図-22 胃切除の方法

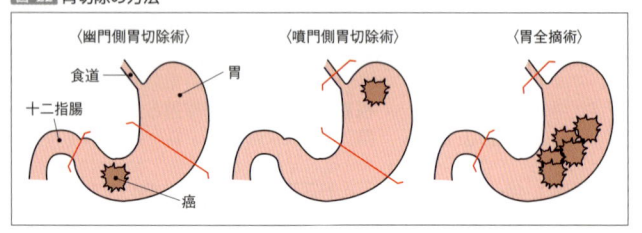

〈幽門側胃切除術〉　　〈噴門側胃切除術〉　　〈胃全摘術〉

食道／胃／十二指腸／癌

| 栄養 | **DPI**【ディーピーアイ】
ダイエタリ プロウティーン インテイク
dietary protein intake | **食事性タンパク質摂取** 1日に食事から摂取するタンパク質。 |

| 腎・泌尿器 | **DPLN**【ディーピーエルエヌ】
ディフューズ プロリフレイティヴ ループス ニフライティス
diffuse proliferative lupus nephritis | **びまん性増殖性ループス腎炎** 全身性エリテマトーデスによって生じる腎炎。 |

| 内分泌・代謝 | **DPN**【ディーピーエヌ】
ダイアベティック パリニューロパシ
diabetic polyneuropathy | **糖尿病多発神経障害** 糖尿病によって身体のあちこちに多発的に起こる神経障害。
通 DN［糖尿病性神経障害］ ➡ P. 98 |

| 消化器 | **DPPHR**【ディーピーピーエイチアール】
デューオディーナム プリザーヴィング パンクリアス ヘド リセクション
duodenum preserving pancreas head resection | **十二指腸温存膵頭切除術** 十二指腸を温存し、膵頭を切除する手術。 |

| 病理 | **DPT**【ディーピーティー】
ディフシアリア パータシス テタナス ヴァクシーン
diphtheria, pertussis, tetanus (vaccine) | **ジフテリア、百日咳、破傷風** ジフテリア、百日咳、破傷風を予防するための三種混合ワクチン。
同 DTP［ジフテリア、破傷風、百日咳］ ➡ P. 103 |

| 精神 | **DQ**【ディーキュー】
ディヴェロプメンタル クォウシェント
developmental quotient | **発達指数** 知能障害の指標。テストから割り出した発達年齢÷実年齢×100で求める。 |

眼	**DR**	【ディーアール】 diabetic retinopathy	糖尿病網膜症	糖尿病の合併症のひとつ。長期の高血糖で網膜の血管が損傷を受けて網膜が酸欠状態に陥り、その結果できた新生血管が破れ網膜剥離を起こす疾患。
腎・泌尿器	**DRA**	【ディーアールエー】 dialysis-related amyloidosis	透析アミロイドーシス	長期透析患者に生じるアミロイド沈着症。
消化器	**DRE**	【ディーアールイー】 digital rectal examination	直腸(指)診	直腸内に直接指を入れて診察する方法。直腸内や前立腺の触診などで用いられる。同 DE［指診］ ➡P.91　同 RE［直腸診］ ➡P.303
脳・神経	**DREZ-operation**	【ディーアールイーズィーオペレイション】 dorsal root entry zone operation	後根進入部手術	難治性疼痛・痙縮に行う治療法。脊髄後角の脊髄後根進入帯の細胞を破壊して除痛を図る。
脳・神経	**DRG**	【ディーアールジー】 dorsal root ganglia	後根神経節	脊髄後根にあり、背根神経節、脊髄神経節とも呼ばれる神経細胞の集合部位。
一般	**DRG-PPS**	【ディーアールジーピーピーエス】 diagnosis-related groups-prospective payment system	疾患別関連群・包括支払方式	疾病別に平均的な人件費や材料費、在院日数を割り出し、そのコストが似通ったものを1つのグループとして基本単位とする1件当たりの定額割支払方式。
脳・神経	**DRPLA**	【ディーアールピーエルエー】 dentatorubral-pallidoluysian atrophy	歯状核赤核淡蒼球ルイ体萎縮症	ミオクローヌス発作や認知障害、協調運動の障害、不随意運動を主徴とする常染色体優性遺伝病。
放射線	**DSA**	【ディーエスエー】 digital subtraction angiography	デジタルサブトラクション血管造影	X線をデジタル処理する機器を用いて行う血管造影法。
皮膚	**DSAP**	【ディーエスエーピー】 disseminated superficial actinic porokeratosis	播種状表在性光線汗孔角化症	顔面や下腕など日光にさらされる皮膚面に丘疹が生じ、やがて角化堤防状皮疹を呈する常染色体優性遺伝性疾患。

腎・泌尿器	**DSD** 【ディーエスディー】 ディトルーサー スフィンクター detrusor sphincter ディシナージア dyssynergia	排尿筋括約筋協調運動不全	脊髄損傷などにより括約筋弛緩と膀胱収縮を調整する排尿中枢への経路が妨げられ、尿道括約筋がうまく動かず、排尿時に膀胱頸部を閉鎖する状態。 同 **DUD**［排尿筋尿道協調運動不全］ ▶P.103
一般	**ds-DNA** 【ディーエスディーエヌエー】 ダブルストランディド ディーエヌエー double-stranded DNA	二本鎖 DNA	塩基配列をもつ一本鎖DNAが、相補的な塩基配列をもつ一本鎖DNAと水素結合を形成して二重らせんとなったDNA。

図-23 DNAの構造

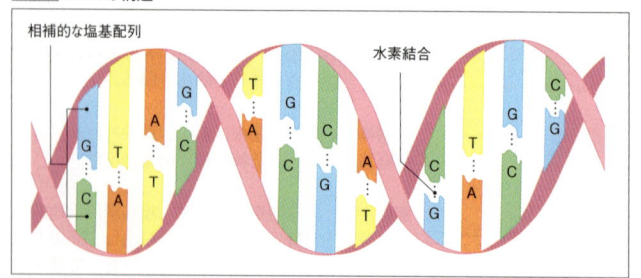

精神	**DSM** 【ディーエスエム】 ダイグナスティック アンド スタティスティカル Diagnostic and Statistical マニュアル オブ メンタル ディスオーダーズ Manual of Mental Disorders	精神疾患の分類と診断の手引	米国精神医学会が作成した精神疾患の診療・統計マニュアル。
耳鼻	**DSN** 【ディーエスエヌ】 デヴィアティオ セプティ ナーシ deviatio septi nasi *	鼻中隔弯曲症	鼻中隔が曲がっているために鼻詰まりを起こす疾患。
内分泌・代謝	**DST** 【ディーエスティー】 デキサメサゾウン dexamethasone サプレション テスト suppression test	デキサメサゾン抑制試験	クッシング症候群の診断に用いる検査。デキサメサゾンを投与して副腎皮質ホルモンのはたらきを調べる。
病理	**DT** 【ディーティー】 ディフテリアエ テタヌス diphtheria-tetanus	ジフテリア、破傷風	ジフテリアと破傷風を予防する二種混合ワクチン。

循環器	**DTAA**	[ディーティーエーエー] dissecting thoracic aortic aneurysm	解離性胸部大動脈瘤　解離性大動脈瘤のうち、胸部大動脈が解離を起こしたもの。 蘭DAA［解離性大動脈瘤］ ➡P.88
循環器	**d-TGA**	[ディーティージーエー] d-transposition of great arteries	d型大血管転位　先天性心疾患のひとつ。右旋性大血管転位ともいい、Ⅰ型からⅢ型まである。動脈血・静脈血の混合を生じるため、チアノーゼ症状が出現する。
アレルギー	**DTH**	[ディーティーエイチ] delayed type hypersensitivity	遅延型過敏反応　抗原への曝露から24～72時間後に出現するアレルギーによる炎症反応。
皮膚	**DTI**	[ディーティーアイ] deep tissue injury	深部組織損傷　皮膚表面ではなく皮膚内部の深くに損傷がある褥瘡。
病理	**DTP**	[ディーティーピー] diphtheria, tetanus, pertussis (vaccine)	ジフテリア、破傷風、百日咳 同DPT［ジフテリア、百日咳、破傷風］ ➡P.100
消化器	**DU**	[ディーユー] duodenal ulcer	十二指腸潰瘍　消化性潰瘍の中で、十二指腸に潰瘍ができるもの。ピロリ菌と非ステロイド性抗炎症薬が2大成因といわれている。同UD［十二指腸潰瘍］ ➡P.364
腎泌尿器	**DUD**	[ディーユーディー] detrusor urethral dyssynergia	排尿筋尿道協調運動不全　同DSD［排尿筋括約筋協調運動不全］ ➡P.102
循環器	**DVI**	[ディーブイアイ] double ventricle inhibit	心室抑制型房室順次ペーシング　ペースメーカーのモードのひとつ。心室の心電位を監視して、これが検出されたときにはあらかじめ組み込まれていた心室刺激を抑制する。裏AAI［心房抑制型心房ペーシング］ ➡P.5
循環器	**DVR**	[ディーブイアール] double valve replacement	二弁置換術　問題のある心臓弁を取り除き、生体弁もしくは機械弁に取りかえる手術。
循環器	**DVT**	[ディーブイティー] deep vein thrombosis	深部静脈血栓症　下肢の深部静脈の中に血栓ができる病気。

| 一般 | **D/W** 【ディーダブリュー】
dextrose in water | ブドウ糖液 ブドウ糖を含む溶液。糖尿病を判別するブドウ糖負荷試験に使われる。 |

| 腎泌尿器 | **DW** 【ディーダブリュー】
ドライウェイト
dry weight | 乾燥体重 人工透析を受ける患者にとっての適正体重。 |

| 放射線 | **DWI** 【ディーダブリューアイ】
ディフュージョンウェイティドイメジ
diffusion-weighted image | 拡散強調画像 MRIの撮像法のひとつ。体内での拡散現象を画像化し、急性期の脳梗塞や脳腫瘍などの診断に有用。 |

| 脳神経 | **DWMH** 【ディーダブリューエムエイチ】
ディフューズ ホワイト マター ハイ インテンシティ
diffuse white matter high intensity | びまん性白質低吸収域 進行した白質脳症などのMRI画像に現れる広範囲の病変。 |

| 一般 | **Dx** 【デックス】
ダイアグノウシス
diagnosis | 診断 患者を医師が診察し、健康状態や病気の種類や病状などを判断すること。 |

| 放射線 | **DXA** 【ディーエクスエー】
デュアル エナジー エクスレイ アブソープティオメトリ
dual energy X-ray absorptiometry | 二重エネルギーX線吸収法 同 DEXA
[二重エネルギーX線吸収法] →P.92 |

| 薬理 | **DXR** 【ディーエクスアール】
ドキソルビシン
doxorubicin | ドキソルビシン 癌細胞のDNA合成を妨げるはたらきをもつ抗癌性抗生物質。悪性リンパ腫のCHOP療法（多剤併用化学療法）などに用いられる。 |

E

| 産婦人科 | **E2** 【イー】
エストラダイオール
estradiol | エストラジオール 卵胞ホルモンの一種。 |

| 薬理 | **EAA** 【イーエーエー】
イセンシャル アミノ アシド
essential amino acid | 必須アミノ酸 生物が体内で産生できないため、食事などで摂らなければならないアミノ酸。生物種によって必須アミノ酸は異なり、人間では9種。 |

| 耳鼻 | **EAC** 【イーエーシー】
エクスターナル オーディトリ カナル
external auditory canal | 外耳道 耳介から鼓膜へと至る長さ約3.5cmの管腔。 |

| 消化器 | **EAEC** 【イーエーイーシー】
エンテロアドヒーレント
enteroadherent
エシェリキア コウリ
Escherichia coli* | 腸管付着性大腸菌 病原性大腸菌のひとつ。腸管内膜の粘膜部に付着し、絨毛を傷つけ下痢を引き起こす。 |

*ラテン語

| | **EAM**【イーエーエム】
エンドスコピック アスピレイション
endoscopic aspiration
ミューコセクトミ
mucosectomy | **内視鏡的吸引粘膜切除法**　内視鏡先端部のフードに病変部を吸引し、スネアで切除・吸引する手術の手法。 |
|消化器|||

| | **EB**【イービー】
エピダーマル バーン
epidermal burn | **Ⅰ度熱傷**　やけどの深さを表す。部位に赤みがある状態で、特に治療をしなくても傷跡は残らない。 |
|皮膚|||

表-24 熱傷の分類

熱傷の深さ	損傷の程度	治癒までの期間
Ⅰ度熱傷（EB）	表皮のみの損傷	2〜3日
浅達性Ⅱ度熱傷（SDB）	真皮の浅い部分の損傷	1〜2週間
深達性Ⅱ度熱傷（DDB）	真皮の深い部分の損傷	1か月
Ⅲ度熱傷（DB）	皮下組織までの損傷	数か月

| | **EB**【イービー】
エピダーモリシス ブロウサ
epidermolysis bullosa* | **表皮水疱症**　表皮基底部の分子に先天異常や欠損がある遺伝性疾患。表皮に水疱やびらんを生じやすい。 |
|皮膚|||

| | **EBA**【イービーエー】
エピダーモリシス ブロウサ アクィズィータ
epidermolysis bullosa acquisita | **後天性表皮水疱症**　自己免疫性の水疱症。表皮下に水疱ができ、尋常性天疱瘡と落葉状天疱瘡がある。中高年に多い。 |
|皮膚|||

| | **EBD**【イービーディー】
エンドスカピック ビリエリ
endoscopic biliary
ドレイニジ
drainage | **内視鏡的胆道ドレナージ**　胆管狭窄による閉塞性黄疸に対し、内視鏡下で胆管にドレナージチューブを留置し、十二指腸側に胆汁を流す手術の手法。 |
|消化器|||

| | **EBM**【イービーエム】
エヴィデンスベイスト メディスン
evidence-based medicine | **エビデンスに基づく医療**　現在知りうる最新最良の医学的な臨床治験に基づいた医療を行うこと。 |
|一般|||

| | **EBN**【イービーピーエヌ】
エヴィデンスベイスト ナーシング
evidence-based nursing | **エビデンスに基づく看護**　現在知りうる最新最良の医学的な臨床治験に基づいた看護を行うこと。 |
|一般|||

| | **EBNA**【エブナー】
エプスタインバー ヴァイラス
Epstein-Barr virus
アソウシエイティド ニュークリアー アンティジェン
associated nuclear antigen | **EBウイルス関連核抗原**　EB（エプスタイン・バー）ウイルスの抗原で細胞の核成分に由来するもの。関**EBV**［エプスタイン・バー・ウイルス］ ➡P.106 |
|病理|||

*ラテン語

放射線	**EBRT**　【イービーアールティー】 エクスターナル ビーム external beam レディエイション セラピ radiation therapy	**体外照射放射線治療**　放射線療法で体外から放射線を病巣部へビームのように照射するもの。体内に小線源を埋め込む治療に対してこう呼ばれる。	
消化器	**EBS**　【イービーエス】 エンドスカピク endoscopic ビリィアリ ステンティング biliary stenting	**胆管ステント留置術**　狭窄、閉鎖した胆道に金属製またはプラスチック製のステントを差し込み、胆汁の流路を確保する方法。	
病理	**EBV**　【イービーブイ】 エプスタインバー Epstein-Barr ヴァイラス virus	**エプスタイン・バー・ウイルス**　唾液で感染するヘルペスウイルスで、伝染性単核球症、慢性活動性EBウイルス感染症などを発症する。2人の発見者の名前から命名。 表**KS**［カポジ肉腫］　➡ P. 193 連**IM**［伝染性単核球症］　➡ P. 182	
消化器	**EC, Eca**　【イーシー　イーシーエー】 イソファジーアル カーシノウマ esophageal carcinoma	**食道癌**　食道における上皮性悪性腫瘍。	
循環器	**ECC**　【イーシーシー】 エクストラコーポリアル サーキュレイション extracorporeal circulation	**体外循環**　血液をポンプなどを用いて体外に導き出し、一定の処理を施して体内に戻すこと。	
眼	**ECCE**　【イーシーシーイー】 エクストラキャプスラー キャタラクト extracapsular cataract イクストラクション extraction	**水晶体囊外摘出術**　白内障手術のひとつ。水晶体前囊を切開し、囊を残して濁った水晶体を摘出する方法。	
呼吸器	**ECCO₂R**　【エコール】 エクストラコーポリアル extracorporeal シーオーツー リムーヴァル CO₂ removal	**体外式二酸化炭素除去**　血液のガス交換を体外で行うこと。膜型人工肺装置などを用い、心臓手術や呼吸不全、救急救命で使われる治療法。	
循環器	**ECD**　【イーシーディー】 エンドウカーディアル endocardial クション ディフェクト cushion defect	**心内膜床欠損症**　心房中隔、心室中隔の欠損、心臓房室弁の形成不全が合併した心臓奇形。心室中隔の欠損を伴う完全型と、伴わない不完全型がある。 連**ASD**［心房中隔欠損症］　➡ P. 32 連**MR**［僧帽弁逆流症］　➡ P. 228 連**TR**［三尖弁逆流症］　➡ P. 356 連**VSD**［心室中隔欠損症］　➡ P. 379	

図-24 心内膜床欠損症の種類

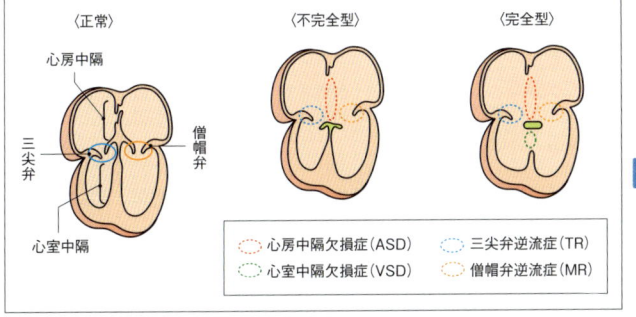

〈正常〉
- 心房中隔
- 三尖弁
- 僧帽弁
- 心室中隔

〈不完全型〉

〈完全型〉

- 心房中隔欠損症（ASD）
- 心室中隔欠損症（VSD）
- 三尖弁逆流症（TR）
- 僧帽弁逆流症（MR）

ECF【イーシーエフ】
エクストラセルラー フルイド
extracellular fluid
（一般）

細胞外液 体液には細胞内液と細胞外液がある。血管内液と間質液からなる細胞外液は、体水分量全体の3分の1を占める。**連** ICF［細胞内液］ ➡ P.175

ECG【イーシージー】
イレクトロウカーディオグラム
electrocardiogram
（循環器）

心電図 心臓の活動を体表面に取り付けた電極によってとらえ、増幅して波形として記録したもの。**同** EKG［心電図］ ➡ P.113

Echo【エコー】
エコウグラフィ
echography
（一般）

超音波診断 超音波による体内の画像診断。患者・医師ともにリスクが少ない。

EC-IC bypass【イーシーアイシー バイパス】
イントラクレイニアル イントラクレイニアル バイパス
extracranial-intracranial bypass
（脳・神経）

頭蓋外・内バイパス術 内頸動脈狭窄で脳虚血を起こすことがある。これを防ぐために、頭蓋骨外側の頭皮の動脈を脳血管に吻合し血流のバイパスを作る手術。

ECLA【エクラ】
エクストラコーポリアル ラング アシスト
extracorporeal lung assist
（救急）

体外式肺補助 急性呼吸不全などに対し、膜式人工肺を用い、体外で血液のガス交換を行う方式。

ECLHA【イーシーエルエイチエー】
エクストラコーポリアル ラング アンド ハート アシスト
extracorporeal lung and heart assist
（救急）

体外式心肺補助 重篤な循環不全に対し、体外の人工心肺装置などで心肺機能を補助すること。

分野	略語	読み/原語	日本語	説明
救急	**ECMO**	[エクモ] extracorporeal membrane oxygenation エクストラコーポリアル メンブレン オキシジェネイション	膜型人工肺	体外に血液を導き出し、高分子膜を通してガス交換を行う人工肺装置。
耳鼻	**ECochG**	[イーシーオーシーエイチジー] electrocochleogram エレクトロコウクリオグラム	蝸電図	鼓膜または鼓室に電極を置き、音刺激を与えて蝸牛神経の活動を記録したもの。
消化器	**E.coli**	[イーコライ] Escherichia coli* エシェリキア コウリ	大腸菌	通性嫌気性のグラム陰性桿菌。人の腸に常在する。
整形	**ECRB**	[イーシーアールビー] extensor carpi radialis brevis* エクステンサー カーピ ラディアリス ブレヴィス	短橈側手根伸筋	前腕外側上顆などから起こり第3中手骨底に停止する筋肉。
整形	**ECRL**	[イーシーアールエル] extensor carpi radialis longus* エクステンサー カーピ ラディアリス ロングス	長橈側手根伸筋	上腕骨の外側縁・外側上顆などから起こり第2中手骨底に停止する筋肉。
脳・神経	**ECT**	[イーシーティー] electroconvulsive therapy エレクトロコンヴァルシヴ セラピ	電気痙攣療法	頭部に電流を流して人工的に痙攣状態を作り出す精神疾患の治療法。患者の苦痛を減らすため、麻酔下で筋弛緩剤を用いる。
整形	**ECTR**	[イーシーティーアール] endoscopic carpal tunnel release エンドスカピック カーパル タヌル リリース	鏡視下手根管開放術	内視鏡下で行う手根管症候群の手術。正中神経の圧迫部位を切開する。
整形	**ECU**	[エキュ] extensor carpi ulnaris エクステンサー カーピ アルナリス	尺側手根伸筋	上腕骨外側上顆などから起こり、第5中手骨底に停止する筋肉。
血液	**ECUM**	[イーカム] extracorporeal ultrafiltration method エクストラコーポリアル アルトラフィルトレイション メソド	体外式限外濾過法	透析液を用いず、体外循環により過剰な体液除去を行う方法。
栄養	**ED**	[イーディー] elemental diet エレメントル ダイエト	成分栄養	腸に負担がかからないよう、消化の必要のない状態にした経腸栄養剤のひとつ。窒素源が合成アミノ酸のみからなる。
薬理	**ED₅₀**	[イーディー] effective dose 50% イフェクティヴ ドウス	50%有効量	薬物の効果が、対象の50%に有効に現れる用量。

*ラテン語

分野	略語	日本語	説明
脳・神経	**EDAS**【イーダス】 エンセファロデューロ‐アーテリオシナンジオシウス encephalo-duro-arterio-synangiosis	脳硬膜血管吻合術	もやもや病の治療として、脳の表面の硬膜に血流のよい頭部の皮下組織を付着させ、新しい血管を再建する治療法。
内分泌代謝	**EDC**【イーディーシー】 エンドクリンディスラプティングケミカルズ endocrine disrupting chemicals	内分泌攪乱物質	生物の内分泌系に影響を及ぼし、成長や生殖を阻害する外因性の物質。環境ホルモンとも呼ばれる。
腎・泌尿器	**EDD**【イーディーディー】 イレクトランデンスデピバイジット electron dense deposit	高電子密度沈着物	膜性腎症にみられる電子顕微鏡所見で、糸球体上皮下や基底膜内に沈着する異物。
脳・神経	**EDH**【イーディーエイチ】 エピデュラルヒーマトウマ epidural hematoma	硬膜外血腫	頭を強く打ち頭蓋骨骨折などに伴って出血し、硬膜と頭蓋骨の間に血腫ができること。
整形	**EDL**【イーディーエル】 エクステンサーディジトールムロングスマスル extensor digitorum longus (muscle)*	長趾伸筋	脛骨外側顆などから起こり、第2～5趾の指背腱膜で停止する筋肉。
整形	**EDM**【イーディーエム】 エクステンサーディジトールムミニミマスル extensor digitorum minimi (muscle)*	小指伸筋	上腕骨外側上顆から起こり、小指の腱膜展開部に停止する筋肉。
循環器	**EDP**【イーディーピー】 エンドダイアスタリックプレシャー end-diastolic pressure	拡張終期圧	心室が収縮する直前、拡張末期の内圧。心機能を評価するために重要。
薬理	**EDRF**【イーディーアールエフ】 エンドセリウムデライヴド リラクシングファクター endothelium-derived relaxing factor	内皮細胞由来血管弛緩因子	血管内皮細胞から産生され、血管を拡張弛緩させる物質。代表的なものはNO（一酸化窒素）。
消化器	**EDSP**【イーディーエスピー】 エンドカピコダブル スネアパリペクトミ endoscopic double snare polypectomy	内視鏡的ダブルスネアポリープ切除法	粘膜表面の病変を、鉗子孔の2つ付いたスコープを用いて切除する方法。
一般	**EDTA**【イーディーティーエー】 エシリーンダイアミーンテトラアシーティクアシッド ethylenediamine tetraacetic acid	エチレンジアミン四酢酸	血液検体の抗凝固薬として用いられる。

*ラテン語

分類	略語	日本語	説明
循環器	**EDV**【イーディーブイ】 エンドダイアスタリック ヴァリュム end-diastolic volume	拡張末期容量	心臓の拡張末期の血液量。この値と収縮末期容量から心臓の1回拍出量が算出される。ともに心エコーで計算する。 週ESV［収縮末期容量］ ➡P.122
脳・神経	**EEG**【イーイージー】 イレクトロエンセファログラム electroencephalogram	脳波	脳の電気的活動を、頭皮上の電極から測定したもの。波形として記録される。
呼吸器	**EELV**【イーイーエルブイ】 エンドイクスパイラトリー ラング ヴァリュム end-expiratory lung volume	呼気終末肺容量	呼気終末期の肺の容量。
皮膚	**EEM**【イーイーエム】 エリシーマ エクスダティヴム erythema exsudativum マルティフォーム multiforme＊	多形滲出性紅斑	滲出性の紅斑が発生する。感染症や薬物・食物アレルギーなどが原因。38度以上の高熱など全身症状を伴う重症型もある。
脳・神経	**EEMG**【イーイーエムジー】 イヴォウクト evoked イレクトロマイオグラム electromyogram	誘発筋電図	皮膚表面上から神経に電気刺激を加えて誘発電位を検査する筋電図。 同ENoG［誘発筋電図］ ➡P.116
一般	**EER**【イーイーアール】 イクスペリメントル イヴェントレイト experimental event rate	実験事象率	実験群の中で、ある事象が起こる割合。 週ARR［絶対危険度減少率］ ➡P.31
循環器	**EF**【イーエフ】 イジェクション フラクション ejection fraction	駆出率	心拍1回で送り出す血液量（駆出量）を心臓の拡張末期容量で割った値。心臓が血液をきちんと送り出せているかの指標となる。
産・婦人	**EFBW**【イーエフビーダブリュー】 エスティメイティド フィートル estimated fetal バディ ウェイト body weight	推定胎児体重	エコー画像より妊娠中の胎児の体重を推定する手法。児頭大横径、大腿骨長などを測定し、これらをパラメータとして推計する。 同EFW［推定胎児体重］ ➡P.111

＊ラテン語

表-25 胎児の計測部位

躯幹前後径（APTD）	腹部（皮膚中央）から背中（皮膚中央）までの長さ
児頭大横径（BPD）	頭蓋骨外側から反対側の頭蓋骨内側までの長さ
頭殿長（CRL）	頭部から殿部までの長さ（直線）
大腿骨長（FL）	大腿骨の長さ
胎囊（GS）	最大径の長さ
躯幹横径（TTD）	腹部の左右の長さ

EFM【イーエフエム】
エレクトラニクス フィートル マニタリング
electronic fetal monitoring
［産婦人］
胎児モニタリング 分娩期の胎児の心拍数などをモニタリングすること。分娩監視装置ともいう。

EFW【イーエフダブリュー】
エスティメイティド フィートル ウェイト
estimated fetal weight
［産婦人］
推定胎児体重
同 EFBW ［推定胎児体重］ ➡ P.110

EGC【イージーシー】
アーリ ギャストリク キャンサー
early gastric cancer
［消化器］
早期胃癌 5層ある胃壁の、内側の粘膜、粘膜下層までしか浸潤していない胃癌。

EGD【イージーディー】
イサファゴガストロデューオーディーノスコピ
esophagogastroduodenoscopy
［消化器］
上部消化管内視鏡検査 上部消化管である食道・胃・十二指腸への内視鏡検査。口または鼻から内視鏡を挿入して行う。

EGF【イージーエフ】
エピダーマル
epidermal
グロウス ファクター
growth factor
［皮膚］
上皮細胞成長因子 体表を覆う表皮や臓器表面の粘膜などを総称した上皮細胞の成長を促す作用をもつポリペプチド。

EGG【エッグ】
エレクトロガストログラム
electrogastrogram
［消化器］
胃電図 腹部に電極を装着し、筋電活動を記録して胃の活動を評価するもの。

EGJ【イージージェイ】
イサファゴガストリク ジャンクション
esophagogastric junction
［消化器］
食道胃接合部 食道と胃の境界部。噴門ともいう。
同 EG junction ［食道・胃粘膜接合部］ ➡ P.111

EG junction【イージー ジャンクション】
イサファゴガストリク ジャンクション
esophagogastric junction
［消化器］
食道・胃粘膜接合部
同 EGJ ［食道胃接合部］ ➡ P.111

栄養	**EH** 【イーエイチ】 エンテラル ハイパーアリメンテイション enteral hyperalimentation	けいちょうこうかろりーえいよう **経腸高カロリー栄養** 鼻からカテーテルを小腸まで通して、高カロリーの栄養分を投与すること。
眼	**EHC** 【イーエイチシー】 エピデミック ヘモラジック epidemic hemorrhagic コンジャンクティヴァイティス conjunctivitis	りゅうこうせいしゅっけつせいけつまくえん **流行性出血性結膜炎** エンテロウイルスなどによって起こる急性の結膜炎。白目に出血がみられ、ほとんど両眼に発症する。
消化器	**EHEC** 【イーエイチイーシー】 エンテロヘモラジク entero**h**emorrhagic エシェリキア コウリ *Escherichia coli*＊	ちょうかんしゅっけつせいだいちょうきん **腸管出血性大腸菌** 毒素を産生し、出血を伴う腸炎などを引き起こす病原大腸菌。O157、O26、O111などが知られている。
腎・泌尿器	**EHL** 【イーエイチエル】 イレクトロハイドローリク リソトリプシ electro**h**ydraulic lithotripsy	でんきすいあつしょうげきはさいせきじゅつ **電気水圧衝撃波砕石術** 電極間の放電で作り出した衝撃波で結石を破砕する手術。内視鏡下で行う。
循環器	**EHO** 【イーエイチオー】 エクストラヒパティク extra**h**epatic ポートル オブルージョン portal occulusion	かんがいもんみゃくへいそくしょう **肝外門脈閉塞症** 肝臓外の門脈入口付近で閉塞を起こし、門脈圧亢進症などを併発する。門脈の炎症、奇形などが原因で発症する。
一般	**EI** 【イーアイ】 エリシーマ erythema インフェクショサム infectiosum＊	でんせんせいこうはん **伝染性紅斑** ヒトパルボウイルスB19により発症する伝染性の紅斑。頬、手足に赤い発疹が現れ、多くは小児にみられるが、成人の集団発生例もある。
一般	**EIA** 【イーアイエー】 エンザイム enzyme イミュノアセイ immuno**a**ssay	こうそめんえきこうたいほう **酵素免疫抗体法** 抗原抗体反応において酵素の発色を利用して微量物質の定量を行う方法。ビタミン、アレルゲン、環境ホルモンの測定に用いる。
呼吸器	**EIP** 【イーアイピー】 エンドインスパイラトーリ end-**i**nspiratory プラトウ **p**lateau	きゅうきしゅうまつきゅうし **吸気終末休止** 人工呼吸器使用時に、吸気終了ですぐに呼気に移らず、一定時間維持すること。これによって不均等換気を是正することができる。
消化器	**EIS** 【イーアイエス】 エンドスカピク インジェクション endoscopic injection スクレロセラピ sclerotherapy	ないしきょうてきこうかりょうほう **内視鏡的硬化療法** 食道静脈瘤の破裂・大出血を予防するために内視鏡下で行う手術。内視鏡から穿刺針を出し、静脈瘤内に硬化剤を注入、静脈瘤を固める。

EKC 【イーケーシー】
エピデミック ケラトコンジャンクティヴァイティス
epidemic keratoconjunctivitis

眼

流行性角結膜炎 アデノウイルスによって発症、涙や眼やにが多く出る。伝染性が強く、耳前リンパ節の腫れや結膜表面に白い偽膜ができることもある。

EKG 【イケジ】
エレクトロカルディオグラム
Elektrokardiogramm *

循環器

心電図
同 ECG ［心電図］ ➡ P. 107

ELBW 【イーエルビーダブリュー】
イクストリームリ ロウ バース ウェイト インファント
extremely low birth weight (infant)

小児

超低出生体重児 低出生体重児の中でも、体重が1000g未満で出生した新生児。

表-26 新生児の出生体重の分類

超低出生体重児 (ELBW)	1000g未満	正常	2500g以上 4000g未満
極低出生体重児 (VLBW)	1500g未満	巨大児	4000g以上
低出生体重児 (LBW)	2500g未満	超巨大児	4500g以上

ELCA 【イーエルシーエー】
エクシマー レイザー コロネリ アンジオプラスティ
excimer laser coronary angioplasty

循環器

エキシマレーザー冠動脈形成術 血流の悪くなった冠動脈にカテーテルを入れ、エキシマレーザーを照射して閉塞部分の組織を蒸散させて血流を回復させる手術。

ELISA 【イライザ】
エンザイムリンクト イミュノソーベント アセイ
enzyme-linked immunosorbent assay

一般

酵素免疫吸着測定法 酵素免疫抗体法のうち、プレートなどに抗体を固定した方法をいう。エライザ法とも呼ばれる。 関 EIA ［酵素免疫抗体法］ ➡ P. 112

ELST 【イーエルエスティー】
イマージェンシ ライフ セイヴィング テクニシャン
emergency life saving technician

救急

救急救命士 傷病者を病院に搬送するまでの間、気道の確保などの救急救命処置を行う専門職。国家試験に合格してその資格を得る。

Em 【イーエム】
エミトロウピア
emmetropia

眼

正視 近視や遠視などの屈折異常がなく、遠方視において、調節せずに網膜に正しくピントが合う状態。

＊ドイツ語

循環器	**EMB**【イーエムビー】 エンドウマイオカーディアル バイアプシ endomyocardial biopsy	心内膜心筋生検　生検カテーテルを内視鏡下で心臓に通し、中隔心内膜などから心筋組織サンプルを採取して行う検査。
循環器	**EMF**【イーエムエフ】 エンドマイオカーディアル ファイブロウシス endomyocardial fibrosis	心内膜心筋線維症　アフリカに報告の多い心筋症。心内膜の線維化が進む。心不全など予後は不良である。
脳・神経	**EMG**【イーエムジー】 イレクトロウマイオグラフィ electromyography	筋電図　筋肉の活動電位を誘導して波形に記録したもの。神経の伝導速度や神経や筋肉の機能を調べることができる。
小児	**EMG**【イーエムジー】 エクサムファラスマクログラシア ジャイガンティズム シンドロウム exomphalos-macroglossia-gigantism (syndrome)	臍ヘルニア・巨舌・巨人症症候群　出生時に過成長で、臍帯ヘルニア、巨舌、巨人症の主徴や合併症をもつ先天異常。ベックウィズ・ウィデマン症候群とも呼ばれる。
眼	**EMM**【イーエムエム】 エピマキュラー メムブレイン epimacular membrane	黄斑上膜 同 ERM［網膜上膜］　→ P.120
呼吸器	**EMMV**【イーエムエムブイ】 イクステンディド マンダトーリ ミニト ヴェンティレイション extended mandatory minute ventilation	拡大分時強制換気　分時換気量が一定値以下になったときに、設定された強制換気を開始する方法。
内分泌・代謝	**EMO**【イーエムオー】 エクサフサルモス プリティビアル ミクシディーマ アスティオアースロパシ シンドロウム exophthalmos, pretibial myxoedema, osteoarthropathy (syndrome)	眼球突出・脛骨前粘液水腫・骨関節症症候群　甲状腺機能亢進症で、眼球突出、脛骨前粘液水腫、骨関節症の3つの主徴がそろったものをEMO症候群と呼ぶ。
消化器	**EMR**【イーエムアール】 エンドスカピク ミューコウサル リセクション endoscopic mucosal resection	内視鏡的粘膜切除術　早期の消化器癌などを内視鏡下で切除する手術。生理食塩水を注入して高周波スネアで締め上げて焼き切る。

図-25 内視鏡的粘膜切除の方法

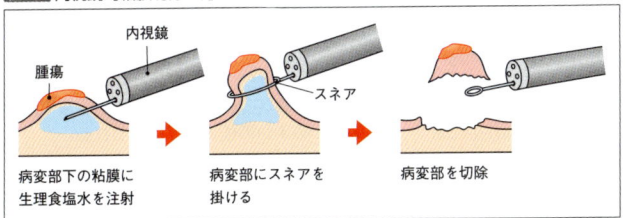

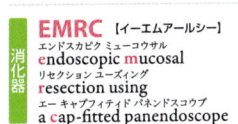

病変部下の粘膜に生理食塩水を注射 → **病変部にスネアを掛ける** → **病変部を切除**

（内視鏡、腫瘍、スネア）

EMRC 【イーエムアールシー】
消化器
endoscopic mucosal
resection using
a cap-fitted panendoscope

透明キャップを用いた内視鏡的粘膜切除術 上部消化管癌を内視鏡下で切除する手術。内視鏡先端の透明キャップに病変部を吸引して、高周波スネアで病変部を焼き切る。

EMS 【イーエムエス】
救急
emergency medical service

救急医療サービス 救急医療のための搬送や情報提供を含めたサービス・システム。

EMT 【イーエムティー】
救急
emergency medical team

救急隊 傷病者に救急医療を行うために、搬送、救急救命処置を行うチーム。

EN 【イーヌ】
栄養
enteral nutrition

経腸栄養法 体外からチューブなどを通して直接消化管に栄養を送り込む方法。経口、経鼻、胃瘻などのさまざまな方法の総称として用いる。

表TPN［完全静脈栄養］ ➡P. 355

ENA 【イーヌエー】
アレルギー
extractable nuclear antigen

可溶性核抗原 リン酸緩衝生理食塩水によって真核細胞核から抽出される非ヒストン蛋白群の総称。

ENBD 【イーエヌビーディー】
消化器
endoscopic
naso-biliary
drainage

内視鏡的経鼻胆道ドレナージ 胆管内に溜まった胆汁を内視鏡的に排液する手術。鼻腔から胆道まで挿入したカテーテルを留置する。

同ENCD［内視鏡的経鼻外瘻ドレナージ］ ➡P. 116
同ENGBD［内視鏡的経鼻胆囊ドレナージ］ ➡P. 116

分類	略語	読み/原語	意味

ENCD [イーエヌシーディー]
消化器
エンドスコピック
endoscopic
ネイゾシスティック ドレイニジ
naso-cystic drainage

内視鏡的経鼻外瘻ドレナージ
同 ENBD[内視鏡的経鼻胆道ドレナージ] ➡P.115

ENG [イーエヌジー]
眼
イレクトロニスタグモグラム
electronystagmogram

電気眼振図　眼球の動きを電気的にとらえて記録する装置。めまいの検査などに使われる。

ENGBD [イーエヌジービーディー]
消化器
エンドスコピック
endoscopic
ネイゾゴールブラダー ドレイニジ
naso-gallbladder drainage

内視鏡的経鼻胆嚢ドレナージ
同 ENBD[内視鏡的経鼻胆道ドレナージ] ➡P.115

ENoG [イーエヌオージー]
脳神経
イレクトロニューロノグラフィ
electroneuronography

誘発筋電図
同 EEMG[誘発筋電図] ➡P.110

---

eNOS [イーエヌオーエス]
薬理
エンドウェリアル ナイトリク アサイド シンセエス
endothelial nitric oxide synthase

内皮一酸化窒素合成酵素　血管内皮細胞に存在し、一酸化窒素の産生に関与する酵素。一酸化窒素は、生体膜を通過して細胞情報を伝達する。

ENRD [イーエヌアールディー]
消化器
エンドスコピー ネガティヴ リーフラクス ディズィーズ
endoscopy negative reflux disease

内視鏡所見を伴わない胃食道逆流症状　胃や食道に、内視鏡的にはびらんなどの炎症は確認されないが、胸やけなどの胃食道逆流症状が起こる症状。

ENT [エント]
耳鼻
イアー ノウズ アンド スロウト
ear, nose and throat

耳鼻咽喉科　耳、鼻、口、顔面に関する疾患を扱う診療科目。

ENT [エント]
内分泌代謝
エンドクリン テューマー
endocrine tumor

内分泌腫瘍　膵臓、下垂体、消化管、肺など、内分泌細胞に由来する腫瘍の総称。

ENT [エント]
一般
エントラッセン
Entlassen*

退院　検査や治療のため入院していた患者が病院を出ること。　連 A/D[入院] ➡P.11

Eo [イーオー]
血液
イーオシノフィル
eosinophil

好酸球　白血球の顆粒球で、酸性色素で染まるもの。顆粒から放出する蛋白で、寄生虫を攻撃したり、喘息などのアレルギー反応を起こす。

＊ドイツ語

救急	**EOA**【イーオーエー】 イサファジーアル アブチュレイター エアーウェイ esophageal obturator airway	**食道閉鎖式エアウェイ** 気道確保のための救急救命機材。チューブに付随した食道バルーンを膨らませ、食道からの逆流を防ぎながら側孔から換気を行う。
腎・泌尿器	**EOD**【イーオーディー】 イクステント オブ ディズィーズ extent of disease	**(前立腺癌骨転移)病変の広がり** 前立腺の骨転移した広がりを、シンチグラフィで4段階に表した指標。EODが大きくなるにつれ転移が広がり、生存率は下がる。
眼	**EOG**【イーオージー】 イレクトロウアキュログラム electrooculogram	**眼球電図** 角膜側に＋、網膜側に−の静止電位が存在することを利用し、眼球運動に伴う電位変化を記録するもの。眼球運動検査として用いられる。
薬理	**EOG**【イーオージー】 エシリーン アクサイド ギャス ethylene oxide gas	**エチレンオキサイドガス** 医療器具の滅菌に用いる消毒薬。同 Et-O［エチレンオキサイドガス］ ➡P.123
眼	**EOM**【イーオーエム】 エクスターナル オキュラー ムーヴメント external ocular movement	**外眼筋運動** 眼球にある、上下左右斜め旋回と自在に動かすための6本の筋肉の運動。

図-26 眼球の筋肉と眼球運動

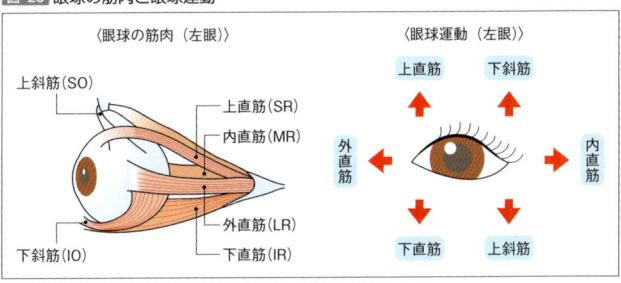

〈眼球の筋肉（左眼）〉
- 上斜筋(SO)
- 上直筋(SR)
- 内直筋(MR)
- 外直筋(LR)
- 下直筋(IR)
- 下斜筋(IO)

〈眼球運動（左眼）〉
- 上：上直筋／下斜筋
- 左：外直筋
- 右：内直筋
- 下：下直筋／上斜筋

薬理	**EPA**【イーピーエー】 アイコウサペンタイノウイク アシド eicosapentaenoic acid	**エイコサペンタエン酸** 体内で合成できない必須脂肪酸。コレステロールや中性脂肪を減ずる効果をもつ不飽和脂肪酸で青魚に多く含まれる。
呼吸器	**EPAP**【イーパップ】 イクスパイラトリ パズィティヴ エアーウェイ プレシャー expiratory positive airway pressure	**呼気気道陽圧** 呼気時に気道に供給される陽圧。

分類	略語	読み	正式名称	日本語名称・説明

消化器 | **EPBD**【イーピービーディー】 endoscopic papillary balloon dilation | 内視鏡的乳頭バルーン拡張術　内視鏡下、十二指腸乳頭でバルーンカテーテルを膨らませ、胆管、膵管の出口である内腔を拡張する手術。

消化器 | **EPCG**【イーピーシージー】 endoscopic pancreatocholangiography | 内視鏡的膵胆管造影　同 ERCP［内視鏡的逆行性膵胆管造影法］ ➡ P.119

脳・神経 | **Epi**【エピ】 epilepsy | てんかん　てんかん発作と呼ばれる反復性の発作を特徴とする慢性の脳疾患。

放射線 | **EPI**【イーピーアイ】 echo planar imaging | エコープラナーイメージング　超高速MRI法のひとつ。シングルショット法とマルチショット法がある。

一般 | **EPINet**【イーピーアイネット】 Exposure Prevention Information Network | エピネット　針刺し・切創などの血液・体液曝露を記録、標準的な医療方法を提供するための報告書データベースシステム。1991年、アメリカで開発、日本版も立ち上がっている。

消化器 | **EPL**【イーピーエル】 endoscopic pancreatolithotripsy | 内視鏡的膵石破砕術　膵石に衝撃波を当てて破砕する手術。内視鏡下で行う。

消化器 | **EPMR**【イーピーエムアール】 endoscopic piecemeal mucosal resection | 内視鏡的分割粘膜切除術　内視鏡的粘膜切除術で、スネア径より大きく1回で取りきれない病変部を、数回に分けて切除する方法。

血液 | **EPO**【イーピーオー】 erythropoietin | エリスロポエチン　腎臓で産生され、赤血球の産生に重要な役割を果たすサイトカイン。

循環器 | **EPS**【イーピーエス】 electrophysiologic study | (心臓)電気生理学的検査　電極カテーテルを用い、心臓内で心電図を記録したり、心臓血管に人工的に電気的刺激を加えて、心臓内の刺激伝導系の異常などを調べる検査。

脳・神経 | **EPS**【イーピーエス】 extrapyramidal symptoms | 錐体外路症状　延髄の錐体を下行する伝達経路以外の錐体外路の障害で起きる症状。パーキンソン症候群と不随意運動などがある。

消化器	**EPT**【イーピーティー】 エンドスカピク endoscopic パピロトミ papillotomy	**内視鏡的乳頭切開術** 同 EST［内視鏡的乳頭括約筋切開術］ ➡ P.122
一般	**EQ**【イーキュー】 エジュケイショナル クウォウシェント educational quotient	**教育指数** その国の教育水準を表す指数。国際連合が算出し発表する。
救急	**ER**【イーアール】 イマージェンシ ルーム emergency room	**救急治療室** 緊急搬送された救急患者を受け入れ、初期診療を提供する施設。
内分泌・代謝	**ER**【イーアール】 エストロジェン リセプター estrogen receptor	**エストロゲン受容体** 女性ホルモンのエストロゲンと結合して、二次性徴の形成など女性の生殖に深い関係をもつ。
耳鼻	**ERA**【エラ】 イレクトリク リスパンス electric response オーディオメトリ audiometry	**誘発反応聴力検査** 聴覚伝導路の電気信号を測定して行う聴力検査。自覚的な聴力検査と異なり、乳幼児などでも検査が可能となる。
消化器	**ERBD**【イーアールビーディー】 エンドスカピク レトログレイド endoscopic retrograde ビリエリ ドレイニジ biliary drainage	**内視鏡的逆行性胆道ドレナージ** 胆道にドレナージチューブを留置して、胆汁の排液を行う。内視鏡下で行われる。
消化器	**ERC**【イーアールシー】 エンドスカピク レトログレイド endoscopic retrograde コランジオグラフィ cholangiography	**内視鏡的逆行性胆管造影法** 同 ERCP［内視鏡的逆行性膵胆管造影法］ ➡ P.119
消化器	**ERCC**【イーアールシーシー】 エンドスカピク レトログレイド endoscopic retrograde コウレシストグラフィ cholecystography	**内視鏡的逆行性胆嚢造影法** 同 ERCP［内視鏡的逆行性膵胆管造影法］ ➡ P.119
消化器	**ERCP**【イーアールシーピー】 エンドスカピク endoscopic レトログレイド retrograde コランジオパンクリアトグラフィ cholangiopancreatography	**内視鏡的逆行性膵胆管造影法** 内視鏡を十二指腸乳頭部に入れ、膵管・胆管に挿入した細管から、X線透視で観察しながら造影剤を注入する手法。 同 EPCG［内視鏡的膵胆管造影］ ➡ P.118 同 ERC［内視鏡的逆行性胆管造影法］ ➡ P.119 同 ERCC［内視鏡的逆行性胆嚢造影法］ ➡ P.119

眼	**ERG**【イーアールジー】 エレクトロレティノグラム electroretinogram	網膜電図　網膜に光を当てて変動する静止電位を記録したもの。網膜の機能診断に使われる。
消化器	**ERGBD**【イーアールジービーディー】 エンドスカピックレトログレイド endoscopic retrograde ゴールブラダー アンド gallbladder and バイル ダクト ドレイニジ bile duct drainage	内視鏡的逆行性胆嚢胆管ドレナージ　内視鏡下で、チューブを通して胆石や腫瘍などで悪くなった胆汁の流れをよくする手術。 同 ETGBD [内視鏡的経乳頭胆嚢ドレナージ]　➡P. 123
薬理	**ERHSE**【イーアールエイチエスイー】 エンドスカピック リセクション endoscopic resection ウィズ ロウカル インジェクション オブ with local injection of ハイパータニック セイリーン エピネフリン hypertonic saline epinephrine	高張食塩水・エピネフリン液局注併用内視鏡的切除法　内視鏡的切除法で、粘膜下に高張食塩水・エピネフリン液を注入する方法。エピネフリン液の血管収縮作用などにより、出血を抑える。関 HSE [高張食塩水・エピネフリン]　➡P. 168
眼	**ERM**【イーアールエム】 エピレティナル メンブレイン epiretinal membrane	網膜上膜　網膜の黄斑表面に膜ができることで、視力の低下、物がゆがんで見えるなどの症状が現れる。手術する場合もある。同 EMM [黄斑上膜]　➡P. 114
産婦人	**EROM**【イーアールオーエム】 アーリラプチャー オブ メムブレインズ early rupture of membranes	早期破水　陣痛の後、子宮口全開までに破水すること。関 PROM [前期破水]　➡P. 284
消化器	**ERP**【イーアールピー】 エンドスカピックレトログレイド endoscopic retrograde パンクリアトグラフィ pancreatography	内視鏡的逆行性膵管造影　内視鏡下で十二指腸乳頭部から膵管にカテーテルを挿入、造影剤を注入して行うX線撮影。
脳・神経	**ERP**【イーアールピー】 イヴェントリレイティド ポテンシャル event-related potential	事象関連電位　脳神経活動を電気的に記録した脳波に現れる電位差。記憶・予測など思考に関連して現れる。
腎・泌尿器	**ERPF**【イーアールピーエフ】 イフェクティブ リーナル effective renal プラズマ フロウ plasma flow	有効腎血漿流量　腎臓を通過する血漿量のうち、糸球体濾過など腎機能に関連した部位を通過する血漿量。腎全体の機能容量を示す指標。

消化器	**ERS**【イーアールエス】 エンドスカピック レトログレイド スフィンクテロトミ endoscopic retrograde sphincterotomy	内視鏡的逆行性乳頭括約筋切開術 同 EST［内視鏡的乳頭括約筋切開術］ ➡P.122
産・婦人	**ERT**【イーアールティー】 エストロジェン リプレイスメント セラピ estrogen replacement therapy	エストロゲン補充療法　閉経または卵巣切除などのために不足したエストロゲンを投与する療法。更年期障害などに用いる。
外	**ES**【イーエス】 イラスティック スタキング elastic stocking	弾性ストッキング　医療用ストッキング。血液が心臓へと戻りやすい構造で、下肢静脈瘤やリンパ浮腫の治療に効果がある。
一般	**ES**【イーエス】 エムブリアニック ステム セル embryonic stem cell	胚性幹細胞　初期の胚細胞から得られる細胞。理論上はあらゆる組織に分化するため、再生医療利用が期待されている。
小児	**ES**【イーエス】 エグザンシーマ スヴィトゥム exanthema subitum＊	突発性発疹　ヒトヘルペスウイルスによる世界中でみられる乳幼児の感染症。39度の高熱を発し、解熱後に発疹が出現する。
消化器	**ESD**【イーエスディー】 エンドスカピック サブミューコウサル ディセクション endoscopic submucosal dissection	内視鏡的粘膜下層剥離術　内視鏡下で特殊なナイフを用いて粘膜下層で剥離し病変の切除を行う処置。
一般	**ESR**【イーエスアール】 イレクトリク スキン リズィスタンス electric skin resistance	皮膚電気抵抗　皮膚には電気抵抗があるが、精神的な刺激によって抵抗値が下がる。
血液	**ESR**【イーエスアール】 イリスロサイト セディメンテイション レイト erythrocyte sedimentation rate	赤血球沈降速度　試験管内で、赤血球の沈降速度を測定する検査。血沈ともいう。 同 BSG［赤血球沈降速度］ ➡P.51 同 BSR［赤血球沈降速度］ ➡P.52
腎・泌尿器	**ESRD**【イーエスアールディー】 エンドステイジ リーナル ディズィーズ end-stage renal disease	末期腎疾患　腎疾患が進行して、透析治療や腎移植が必要となった末期の状態。
腎・泌尿器	**ESRF**【イーエスアールエフ】 エンドステイジ リーナル フェイリャー end-stage renal failure	末期腎不全　慢性腎不全がさらに進行して、腎機能が著しく低下した状態。

＊ラテン語

脳・神経	**ESS**【イーエスエス】 エンプティ セラ シンドローム empty sella syndrome	**トルコ鞍空洞症候群** 下垂体を収める骨組織のトルコ鞍内が下垂体で完全には満たされていない状態。
耳鼻	**ESS**【イーエスエス】 エンドスカピク endoscopic サイナス サージェリ sinus surgery	**内視鏡下副鼻腔手術** 一般には蓄膿症と呼ばれる慢性副鼻腔炎の内視鏡下手術。副鼻腔と鼻腔をつなぐ自然口を手術で広げて換気機能を回復させる。
精神	**EST**【イーエスティー】 イレクトリク シャク セラピ electric shock therapy	**電気ショック療法** 頭部に当てた電極から電流を流して、筋肉を痙攣させる療法。うつ病、統合失調症に効果がある。
消化器	**EST**【イーエスティー】 エンドスカピク endoscopic スフィンクテロトミ sphincterotomy	**内視鏡的乳頭括約筋切開術** 結石破砕などの目的で、内視鏡を入れるために乳頭括約筋を電気メスで切り広げる手術。同 EPT［内視鏡的乳頭切開術］ ➡P. 119 同 ERS［内視鏡的逆行性乳頭括約筋切開術］ ➡P. 121
循環器	**ESV**【イーエスブイ】 エンドシスタリク ヴァリュム end-systolic volume	**収縮末期容量** 心臓の収縮末期の血液量。 運 EDV［拡張末期容量］ ➡P. 110
腎・泌尿器	**ESWL**【イーエスダブリューエル】 エクストラコーポリアル シャク extracorporeal shock ウェイヴ リソトリプシ wave lithotripsy	**体外衝撃波砕石術** 結石患者の体外から衝撃波の発生装置を結石部位に押し当て、結石を破砕する。

図-27 体外衝撃波砕石術の方法

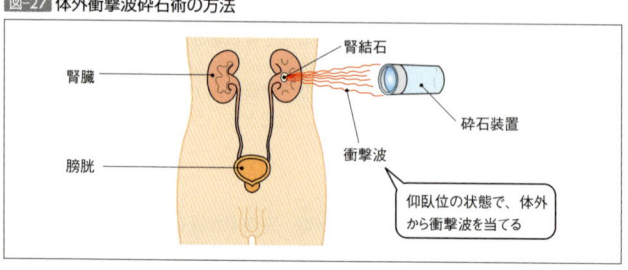

腎臓 / 腎結石 / 砕石装置 / 膀胱 / 衝撃波
仰臥位の状態で、体外から衝撃波を当てる

循環器	**ET**【イーティー】 イジェクション タイム ejection time	**駆出時間** 心臓から血液が送り出される拍出期の時間。

分類	略語	読み・原語	意味
一般	**et al.**	【エトアール】 エト アリ et alii *	**及びその他の者** 英語の論文で、引用文献の著者が多数の場合などに使われる。
呼吸器	**ETCO₂**	【イーティーシーオーツー】 エンドタイドル カーボン ダイアクサイド end-tidal carbon dioxide	**呼気終末二酸化炭素** 呼吸終末部分の二酸化炭素濃度で、動脈血二酸化炭素分圧にほぼ等しい。
消化器	**ETEC**	【イーテック】 エンテロタクシジェニック enterotoxigenic エシェリキア コウリ Escherichia coli	**毒素原性大腸菌** 水様性下痢を起こす病原性大腸菌。途上国では乳幼児下痢症の重要な原因菌。日本でも大腸菌食中毒事例で最も多い。
消化器	**ETGBD**	【イーティージービーディー】 エンドスカピク トランスパピラリ endoscopic transpapillary ゴールブラダー ドレイネジ gallbladder drainage	**内視鏡的経乳頭胆嚢ドレナージ** 同 ERGBD ［内視鏡的逆行性胆嚢胆管ドレナージ］ ➡ P. 120
薬理	**Et-O**	【イーティーオー】 エシリーン アクサイド ギャス ethylene oxide gas	**エチレンオキサイドガス** 同 EOG ［エチレンオキサイドガス］ ➡ P. 117
呼吸器	**ETS**	【イーティーエス】 インヴァイロンメントル トバコウ スモウク environmental tobacco smoke	**受動喫煙** 他人が吸ったタバコの煙を受動的に吸引してしまうこと。
循環器	**ETT**	【イーティーティー】 エクササイズ タレランス テスト exercise tolerance test	**運動負荷試験** 運動前後や運動中の心電図や血圧などから、不整脈など心臓や呼吸器の状態を調べる検査。
産・婦人	**EUP**	【イーユーピー】 エクストラユーテライン プレグナンシ extrauterine pregnancy	**子宮外妊娠** 受精卵が卵管など子宮内膜以外の場所に着床する、異常妊娠。
消化器	**EUS**	【イーユーエス】 エンドスカピク endoscopic アルトラサノグラフィ ultrasonography	**超音波内視鏡検査** 内視鏡先端部か鉗子口に超音波を送受信する装置をつけて消化管など管腔臓器内腔から超音波検査を行う。体表面からのエコー検査より詳しい病変が把握できる。
消化器	**EUS-FNA**	【イーユーエスエフエヌエー】 エンドスカピク endoscopic アルトラサウンド ガイディド ultrasound guided ファインニードル アスピレイション fine needle aspiration	**超音波内視鏡ガイド下穿刺吸引術** 超音波内視鏡で組織を観察しつつ、内視鏡先端部から生検針を出して穿刺し、組織診断用の検体を採取する手法。 同 EUS-FNAB ［超音波内視鏡ガイド下穿刺吸引生検法］ ➡ P. 124

*ラテン語

EUS-FNAB 【イーユーエスエフエヌエービー】
消化器
endoscopic ultrasound guided fine needle aspiration biopsy
エンドスコピック アルトラウンド ガイディド ファイン ニードル アスピレイション バイアプシ

超音波内視鏡ガイド下穿刺吸引生検法
同 EUS-FNA［超音波内視鏡ガイド下穿刺吸引術］ ➡ P.123

EV 【イーブイ】
皮膚
epidermodysplasia verruciformis*
エピダーモディスプレイジア ヴェルーシフォルミス

疣贅状表皮発育異常症　免疫機能の低下がみられる遺伝病で、ヒトパピローマウイルスの感染から起こる難治性の特異症例。皮膚癌、子宮頸癌を伴うことが多い。

EV 【イーブイ】
消化器
esophageal varices
イサファジーアル ヴェリシーズ

食道静脈瘤　肝硬変で門脈の血管の圧力が高くなり、食道静脈に大量の血液が流入して血管が蛇行したり瘤を形成した状態。

EVD 【イーブイディー】
脳・神経
external ventricular drainage
エクスターナル ヴェントリキュラー ドレイニジ

脳室ドレナージ　脳室内の出血、または水頭症で溜まった髄液を頭蓋骨に穴を開けてドレナージで排液すること。

EVE 【イーブイイー】
消化器
endoscopic variceal electrocoagulation
エンドスカピック ヴェリシアル イレクトロコウアギュレイション

内視鏡的静脈瘤電気凝固術　内視鏡観察下で、スネアなどを用い静脈瘤を高周波で凝固、切除する。

EVIS 【イーブイアイエス】
消化器
endoscopic varicerography during injection sclerotherapy
エンドスカピック ヴァリセログラフィ デュアリング インジェクション スクレロセラピ

内視鏡的硬化療法時の静脈瘤造影　内視鏡下食道静脈瘤硬化術で、静脈の血行を確認するため硬化剤に造影剤を加える方法。

EVL 【イーブイエル】
消化器
endoscopic variceal ligation
エンドスカピック ヴァリシアル ライゲイション

内視鏡的静脈瘤結紮術　内視鏡観察下で、スネアなどを用い静脈瘤を結紮する方法。

EVS 【イーブイエス】
消化器
endoscopic variceal sclerotherapy
エンドスカピック ヴァリシアル スクレロセラピ

内視鏡的食道静脈瘤閉塞栓術　内視鏡下で食道静脈瘤の破裂を防ぐために硬化剤を注入して閉塞させる手術。

EXT 【イーエクスティー】
歯・口腔
extraction
イクストラクション

抜歯、摘出　歯を抜くこと。抜去、摘出。

Ez 【イーズィー】
皮膚
eczema
イグズィーマ

湿疹　皮膚表面の炎症。

F0 【エフ】 form 0 — 血液
静脈瘤なし　静脈瘤が認められないもの。

F1 【エフ】 form 1 — 血液
直線的静脈瘤　直線的で細い静脈瘤。

F1+2 【エフ】 prothrombin fragment F 1+2 — 血液
プロトロンビンフラグメントF1+2　プロトロンビンからトロンビンが生成されるときに生じる蛋白で、凝固系の分子マーカー。

F2 【エフ】 form 2 — 血液
連珠状静脈瘤　数珠のような形状の中程度の静脈瘤。

F3 【エフ】 form 3 — 血液
結節状静脈瘤　太く腫瘤状になった静脈瘤。

FA 【エフエー】 fluorescent angiography — 眼
フルオレセイン血管造影
同 **FAG**［蛍光眼底造影］ ➡ P.126

Fab 【ファブ】 antigen-binding fragment — アレルギー
抗原結合フラグメント　ガンマグロブリンのL鎖がH鎖と結合している部分には抗原を結合する部位があるため、抗原結合フラグメントと呼ばれる。

図-28 抗体の構造

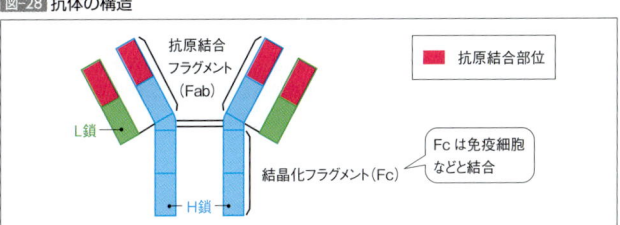

- 抗原結合フラグメント (Fab)
- 抗原結合部位
- L鎖
- H鎖
- 結晶化フラグメント (Fc)
- Fcは免疫細胞などと結合

FAB 【ファブ】 French-American-British cooperation group classification — 血液
FAB分類　血液細胞の形態に基づき急性骨髄性白血病を8つに分類したもの。現在はWHO分類に集約されている。
表 **MDS**［骨髄異形成症候群］ ➡ P.218

整形	**FABERE**　[エフエービーイーアールイー] フレクション アブダクション エクスターナル **f**lexion, **ab**duction, **e**xternal ロウテイション アンド イクステンション テスト **r**otation and **e**xtension (test)	**FABEREテスト**　仙腸関節テストで、理学療法の評価法のひとつ。このテストで鼠径部に痛みがあれば、股関節や周辺組織の疾患・炎症を疑う。	
呼吸器	**FaCO₂**　[エフエーシーオーツー] フラクション オブ アルヴィーオーラー **f**raction of **a**lveolar カーボン ダイアクサイド カンセントレイション **c**arbon di**o**xide concentration	**肺胞気二酸化炭素濃度**　ガス交換に関与する肺胞内の二酸化炭素濃度。肺胞換気量が増加すると、この値が低下する。	
一般	**FACS**　[ファクス] フルオレッセンス **f**luorescence アクティヴェイテイド セル ソーター **a**ctivated **c**ell **s**orter	**蛍光活性化細胞解析分離装置**　細胞浮遊液を流してレーザー光をあて、細胞からの散乱光などのパラメータを測定し、細胞の大きさや特性を解析する装置。	
脳・神経	**FAD**　[エフエーディー] ファミリアル アルツハイマー ディズィーズ **f**amilial **A**lzheimer **d**isease	**家族性アルツハイマー病**　家系の中でアルツハイマー病が多発すること。遺伝的要因であり、若年性の発症が特徴。	
眼	**FAG**　[ファグ] フルオレセント ファンダス **f**luorescent **f**undus アンジオグラフィ **a**ngiography	**蛍光眼底造影**　蛍光色素であるフルオレセインを用いた眼底血管造影検査。 同**FA**［フルオレセイン血管造影］　➡ P.125	
脳・神経	**fALS**　[エフエーエルエス] ファミリアル エイミオトロウフィク **f**amilial **a**myotrophic ラテラル スクリロウシス **l**ateral **s**clerosis	**家族性筋萎縮性側索硬化症**　大部分は孤発性である筋萎縮性側索硬化症だが、5～10%は常染色体優性遺伝性を示す。	
呼吸器	**FaO₂**　[エフエーオーツー] フラクション オブ アルヴィーオーラー **f**raction of **a**lveolar アクシジェン カンセントレイション **o**xygen concentration	**肺胞気酸素濃度**　ガス交換に関与する肺胞内の酸素濃度。組織から産生された二酸化炭素の影響を受け、酸素分圧で示される。	
消化器	**FAP**　[ファプ] ファミリアル アデノマタス **f**amilial **a**denomatous ポリポウシス **p**olyposis	**家族性大腸腺腫症** 同**APC**［（家族性）大腸腺腫症］　➡ P.27	
脳・神経	**FAP**　[ファプ] ファミリアル アミロイド **f**amilial **a**myloid ポリニューロパシ **p**olyneuropathy	**家族性アミロイド多発ニューロパシー**　遺伝子性疾患。不安定なTTRタンパク質がアミロイド線維として神経、心臓、腎臓などに蓄積し、機能阻害を起こす。	

FAST 【エフエーエスティー】
救急
focused assessment with sonographic for trauma
フォウカスト アセスメント ウィズ サノグラフィク フォー トラウマ

外傷時緊急超音波検査 救急医療で、外傷に対し、腹部液体貯留、心嚢液、胸水の検出に焦点を絞った緊急の超音波検査。

FBG 【エフビージー】
内分泌代謝
fasting blood glucose
ファスティング ブラド グルーコウス

空腹時血糖値
同FBS［空腹時血糖］ ➡ P.127

FBG, Fbg 【エフビージー】
血液
fibrinogen
ファイブリノジェン

フィブリノゲン 肝臓で産生される血液凝固因子。血液製剤として止血に用いられる。

FBS 【エフビーエス】
内分泌代謝
fasting blood sugar
ファスティング ブラド シューガー

空腹時血糖 10時間以上の絶食後にはかった血糖値。
同FBG［空腹時血糖値］ ➡ P.127

表-27 空腹時血糖（値）

126mg/dL以上	糖尿病域	●高値（200mg/dL以上）で考えられる病気
110〜125mg/dL	境界域	糖尿病、急性膵炎など
100〜109mg/dL	正常高値	●低値で考えられる病気
100mg/dL以下	正常	肝硬変など

FBS 【エフビーエス】
呼吸器
fiber bronchoscopy
ファイバー ブロンコスコピ

気管支ファイバースコープ検査 気管支ファイバースコープによる内視鏡検査。肺癌などの発見診断に有効。

Fc 【エフシー】
アレルギー
crystallizable fragment
クリスタライザブル フラグメント

結晶化フラグメント ガンマグロブリンのY字の縦の部分。Fc領域が免疫担当細胞に認識される機能がある。
図Fab［抗原結合フラグメント］ ➡ P.125

FC 【エフシー】
小児
febrile convulsion
フェブライル コンヴァルション

熱性痙攣 小児が起こす発熱性の痙攣。

FC flap 【エフシー フラブ】
外
fasciocutaneous flap
フェイシオキュティニアス フラブ

筋膜皮弁 癌の手術などで取り去った皮膚や組織を自家移植で補う手法のひとつ。筋膜など血流のある皮膚・皮下組織ごと移植するもの。

FCM 【エフシーエム】
一般
flow cytometry
フロウ サイトメトリ

フローサイトメトリ 溶液中に細胞を高速で流し、レーザーを照射して細胞の同定や解析を行う検査。

薬理	**FDG** [エフディージー] フルオロディーアクシグルーコウス fluorodeoxyglucose	**^{18}F フルオロデオキシグルコース**	^{18}Fで標識されたブドウ糖誘導体。PET検査の診断薬として用いる。
皮膚	**FDH** [エフディーエイチ] フォウカル ダーマル ハイポプレイジア focal dermal hypoplasia	**巣状皮膚形成不全症**	90％が女性に現れる遺伝病でゴルツ症候群とも呼ばれる。皮膚の形成不全による萎縮、眼球異常、骨形成異常などの症状がある。
血液	**FDP** [エフディーピー] ファイブリン アンド ファブリノジェン デグラデイション プロダクト fibrin and fibrinogen degradation product	**フィブリン分解産物**	フィブリンがプラスミンによって分解される際にできる血液の凝固成分。線溶系の動態が把握できる。
消化器	**FDS** [エフディーエス] ファイバーデューオーディノスコウプ fiberduodenoscope	**十二指腸ファイバースコープ**	十二指腸の検査に用いる内視鏡。
腎・泌尿器	**FDV** [エフディーブイ] ファースト ディザイアー トゥ ヴォイド first desire to void	**初発尿意**	膀胱に尿が100〜200mL溜まってきたときに感じる軽い尿意。
一般	**Fe** [エフイー] フェラム ferrum	**鉄**	体の中の成分で、3分の2はヘモグロビンとして血液中に、また肝臓や筋肉中にも存在する。血中ではトランスフェリンに結合して循環する。
産婦人	**FECG** [エフイーシージー] フィートール イレクトロカーディオグラム fetal electrocardiogram	**胎児心電図**	胎児の心臓異常などを診断するための心電図。
呼吸器	**FEF25〜75％** [エフイーエフ] フォースト イクスパイラトリ フロウ ビトウィーン アンド forced expiratory flow between 25 and 75%	**最大呼気中間流量**	努力性肺活量の中間部の平均流量。気道閉塞の指標のひとつ。
腎・泌尿器	**FEK** [フェク] フラショナル イクスクリーション オブ ケー fractional excretion of K	**カリウム部分排泄率**	カリウムのクリアランスを、クレアチニンクリアランスで割った値。腎機能の指標として用いる。
腎・泌尿器	**FENa** [フィーナ] フラショナル イクスクリーション オブ エヌエー fractional excretion of Na	**ナトリウム部分排泄率**	ナトリウムのクリアランスを、クレアチニンクリアランスで割った値。1％未満は脱水の疑いがある。腎機能の指標として用いる。

FES [フェス]
脳・神経
functional electrical stimulation
ファンクショナル イレクトリカル スティミュレイション

機能的電気刺激 脳卒中や脊髄損傷などで生じた四肢麻痺で、末梢の運動神経や筋は正常な場合、電気刺激により動作を再建する治療法。

FESS [エフイーエスエス]
耳鼻
functional endonasal sinus surgery
ファンクショナル エンドウネイザル サイナス サージェリ

機能的内視鏡下副鼻腔手術 内視鏡を用いる副鼻腔炎手術。機能の期待できる粘膜を残しつつ、病巣を少しずつ切除する手法。患者への負担が少ない。

FEV [ファブ]
呼吸器
forced expiratory volume
フォースト イクスパイラトリー ヴァリュム

努力性呼気量 できる限り深く吸入して、マウスピースから漏らさないよう排出して測定した呼気量。

FEV1.0 [ファブ]
呼吸器
forced expiratory volume in one second
フォースト イクスパイラトリー ヴァリュム イン ワン セカンド

1秒量 最大吸気量からの最初の1秒間の呼気量。
図 IRV [予備吸気量] ➡ P.187

FEV1.0% [ファブ]
呼吸器
forced expiratory volume % in one second
フォースト イクスパイラトリー ヴァリュム イン ワン セカンド

1秒率 努力性肺活量に占める1秒量の割合を%で表した値。

FEVR [エフイーブイアール]
眼
familial exudative vitreoretinopathy
ファミリアル イグズーデイティヴ ヴィトリオレティノパシ

家族性滲出性硝子体網膜症 若年者の網膜剥離の原因のひとつとなっている遺伝性網膜疾患。

FFA [エフエフエー]
内分泌・代謝
free fatty acid
フリー ファティ アシド

遊離脂肪酸 脂肪組織中のトリグリセリドが、ホルモン感受性リパーゼに分解されてできた物質。血中濃度から脂肪代謝異常を診断する。
連 TG [トリグリセリド] ➡ P.349

FFB [エフエフビー]
循環器
femoro-femoral bypass
フェモロフェモラル バイパス

大腿・大腿動脈バイパス 下肢付け根の外腸骨動脈が閉塞した場合、反対側の動脈からバイパスを作り血流を回復させる手術。
連 FPB [大腿・膝窩動脈バイパス] ➡ P.135

図-29 大腿・大腿動脈バイパス／大腿・膝窩動脈バイパスの方法

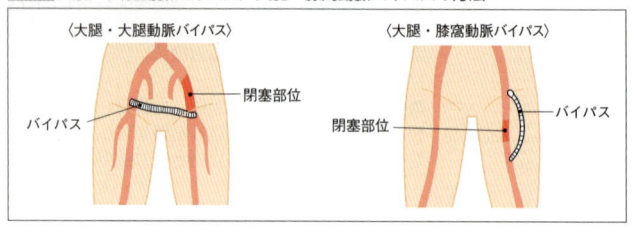

〈大腿・大腿動脈バイパス〉　バイパス　閉塞部位

〈大腿・膝窩動脈バイパス〉　閉塞部位　バイパス

整形 | **FFD**［エフエフディー］
フィンガー フロア ディスタンス
finger floor distance
趾床間距離　立ったままで前屈したときの趾先と床の距離。腰椎や股関節の不良の指標となる。

一般 | **FFM**［エフエフエム］
ファトフリー マス
fat-free mass
除脂肪体重
同 LBM［除脂肪体重］　➡ P.196

血液 | **FFP**［エフエフピー］
フレッシュ フロウズン プラズマ
fresh frozen plasma
新鮮凍結血漿　全血から遠心分離、もしくは成分採血で得た血漿を－20℃で凍結保存したもの。
表 WB［全血液］　➡ P.382

血液 | **FgDP**［エフジーディーピー］
ファイブリノジェン デグラデーション プロダクト
fibrinogen degradation product
フィブリノゲン分解産物　血液凝固に関与したフィブリノゲンがプラスミンによって分解された生成物。

血液 | **FGF**［エフジーエフ］
ファイブロブラスト グロウス ファクター
fibroblast growth factor
線維芽細胞成長因子　サイトカインの一種で、創傷時に線維芽細胞の増殖や血管の新生を促す物質。

腎・泌尿器 | **FGN**［エフジーエヌ］
フォウカル グロメルロナフライティス
focal glomerulonephritis
巣状糸球体腎炎　健常な糸球体と病変部が混在する慢性の糸球体腎炎。
連 GN［糸球体腎炎］　➡ P.146

腎・泌尿器 | **FGS**［エフジーエス］
フォウカル グロメルロスクリロウシス
focal glomerulosclerosis
巣状糸球体硬化症　糸球体に病変を生じるネフローゼ症候群を呈する。健常な糸球体と病変部が混在する。
連 NS［ネフローゼ症候群］　➡ P.244

FH 【エフエイチ】
内分泌・代謝
familial hypercholesterolemia
ファミリアル ハイパーコレステロールミア

家族性高コレステロール血症 生まれつき血液中のLDLコレステロールが高くなる遺伝病。

FH 【エフエイチ】
一般
family history
ファミリー ヒストリー

家族歴 患者の家族の病歴についての記録。遺伝病の診断に役立つ。

FH 【エフエイチ】
消化器
fulminant hepatitis
フルミナント ヘパタイティス

劇症肝炎 肝細胞の急激な破壊による肝機能低下、初発から8週間以内に肝性脳症の発生と血液凝固因子が著しく低下した場合にいう。

FHB 【エフエイチビー】
産・婦人
fetal heart beat
フィートル ハート ビート

胎児心拍 妊娠中の胎児の心臓の鼓動。
同FHM［胎児心拍動］ ➡P.131

FHF 【エフエイチエフ】
消化器
fulminant hepatic failure
フルミナント ヒパティク フェイリャー

劇症肝不全 急性の肝機能不全。

FHM 【エフエイチエム】
産・婦人
fetal heart movement
フィートル ハート ムーヴメント

胎児心拍動
同FHB［胎児心拍］ ➡P.131

FHR 【エフエイチアール】
小児
familial hypophosphatemic rickets
ファミリアル ハイポフォスフェイトミクリキツ

家族性低リン血症性くる病 小児腎臓のリン再吸収低下によって低リン血症が発生。歩行開始後に下肢弯曲などの骨変形で判明する遺伝病。

FHR 【エフエイチアール】
産・婦人
fetal heart rate
フィートル ハート レイト

胎児心拍数 胎児の1分間の心拍数。妊娠6週ころは約90、10週ころの160をピークに減少、妊娠末期では120～140となる。

FHS 【エフエイチエス】
産・婦人
fetal heart sound
フィートル ハート サウンド

胎児心音 妊娠中の胎児の心音。

FIM 【フィム】
一般
functional independence measure
ファンクショナル インディペンデンス メジャー

機能的自立度評価法 リハビリや高齢者看護で広く利用されるADL評価法。食事や更衣などの運動機能と認知機能から採点する。

呼吸器	**FIO₂** [エフアイオーツー] フラクション オブ インスパイアード オキシジェン fraction of inspired oxygen	**吸入気酸素濃度** 自発呼吸や人工呼吸時における吸入気の酸素濃度。自発呼吸状態では21%となる。
消化器	**FIS** [エフアイエス] ファイバーインテスティノースコウプ fiberintestinoscope	**小腸ファイバースコープ** 小腸内部を見るための内視鏡。最近の小腸検査では、カプセル内視鏡、ダブルバルーン内視鏡が多く用いられる。
呼吸器	**FIV** [エフアイブイ] フォーストインスパイラトリ ヴァリュム forced inspiratory volume	**努力吸気肺活量** 思い切り息を吸い込んだ後、できるだけ早く息を吐き出して得られる肺活量。
消化器	**FL** [エフエル] ファティリヴァー fatty liver	**脂肪肝** 肝臓に中性脂肪が5%以上となった場合、これを脂肪肝と呼ぶ。過栄養性、アルコール性、薬物性など要因はさまざま。

表-28 脂肪肝の種類

種類	要因
アルコール性脂肪肝	アルコールの過剰摂取
非アルコール性脂肪肝（NAFLD）	肥満
非アルコール性脂肪性肝炎（NASH）	非アルコール性脂肪肝が進行したもの
過栄養性脂肪肝	栄養過多
栄養失調性脂肪肝	タンパク質やビタミンなどの栄養不足
糖尿病性脂肪肝	インスリン不足による肝機能の低下
薬物性・中毒性脂肪肝	薬物による脂肪代謝不良
急性妊娠脂肪肝（AFLP）	妊娠後期の急激な脂肪蓄積

産・婦人	**FL** [エフエル] フィーマー レングス femur length	**大腿骨長** 胎児の大腿骨の長さ。超音波検査ではかり、胎児発育の指標として使われる。 表 EFBW [推定胎児体重] ➡ P.110
放射線	**FLAIR** [フレア] フルーイドアテニュエイティド インヴァージョン リカヴァリ fluid-attenuated inversion recovery	**反転回復撮影法** MRIの反転回復像で水信号を抑制できる。脳脊髄液が低信号のＴ２強調像が得られ、脳溝や脳室に接する病変の診断に役立つ。

分野	略語	正式名称	意味
脳・神経	**FLM**【エフエルエム】	ファシキュラス ロンジトゥディナリス メディアリス fasciculus longitudinalis medialis	内側縦束（ないそくじゅうそく）　中脳前端から脊髄下端にわたって中心管を含む脳室系の腹内方で正中線の両側に位置する神経線維束。
病理	**flu**【エフエルユー】	インフルーエンザ influenza	インフルエンザ　インフルエンザウイルスによる流行性疾患で、高熱を伴う。子どもは急性脳症、高齢者は肺炎を併発することがある。
産婦人	**FM**【エフエム】	フィートル ムーブメント fetal movement	胎動（たいどう）　妊婦が妊娠17〜19週目ころから感じる胎児の体の動き。分娩期になるとおさまる。
脳・神経	**FMD**【エフエムディー】	ファイブロマスキュラー ディスプレイジア fibromuscular dysplasia	線維筋形成不全（せんいきんけいせいふぜん）　腎動脈、頭部の動脈などで狭窄の原因となる。バルーン血管形成などで治療する。
脳・神経	**f-MRI**【エフエムアールアイ】	ファンクショナル マグネティック レゾナンス イミジング functional magnetic resonance imaging	機能的磁気共鳴撮影（きのうてきじききょうめいさつえい）　MRIで、脳内の血流を画像化することによって、脳の機能や活動状態を測定する装置。
脳・神経	**FMS**【エフエムエス】	フィブロマイアルジア シンドロウム fibromyalgia syndrome	線維性筋痛症（せんいせいきんつうしょう）　全身の筋肉に恒常的な痛みが続く症状。原因は不明。
一般	**FNA**【エフエヌエー】	ファイン ニードル アスピレイション fine needle aspiration	穿刺吸引細胞診（せんしきゅういんさいぼうしん）　細い針で組織を吸引し生検を行うこと。 同 FNAB［針吸引生検］➡P.133 同 FNAC［穿刺吸引細胞診］➡P.133 同 NAR［針吸引生検］➡P.235
一般	**FNAB**【エフナブ】	ファイン ニードル アスピレイション バイアプシ fine needle aspiration biopsy	針吸引生検（しんきゅういんせいけん） 同 FNA［穿刺吸引細胞診］➡P.133
一般	**FNAC**【エフナック】	ファイン ニードル アスピレイション サイトロジ fine needle aspiration cytology	穿刺吸引細胞診（せんしきゅういんさいぼうしん） 同 FNA［穿刺吸引細胞診］➡P.133

＊ラテン語

| 外 | **FND**【エフエヌディー】
ファンクショナル ネク ディセクション
functional neck dissection | きのうてきけいぶかくせいじゅつ
機能的頸部郭清術 頭頸部の癌手術に際して行うリンパ節郭清術で、胸鎖乳突筋、副神経及び内頸静脈などの機能を残すよう保存する方法。 |

| 消化器 | **FNH**【エフエヌエイチ】
フォウカル ノジュラー ハイパープレイジア
focal nodular hyperplasia | げんきょくせいけっせつせいかけいせい
限局性結節性過形成 肝臓の良性腫瘍。確定診断がつけば切除の必要はない。 |

| 血液 | **FNHTR**【エフエヌエイチティーアール】
フェブライル ナンヒーモリティク トランスフュージョン リアクション
febrile nonhemolytic transfusion reaction | はつねつせいひようけつせいゆけつはんのう
発熱性非溶血性輸血反応 輸血後に起きる副反応のひとつ。非溶血性の場合は、白血球組織適合抗原に対する抗体が原因として考えられる。 |

| 脳・神経 | **FNS**【エフエヌエス】
フェモラル ナーヴ ストレッチング テスト
femoral nerve stretching test | だいたいしんけいしんてん
大腿神経伸展テスト 腹臥位になり膝関節を90°曲げ、医療者が把持した下腿を上方に引き上げるテスト。 |

図-30 大腿神経伸展テストの方法

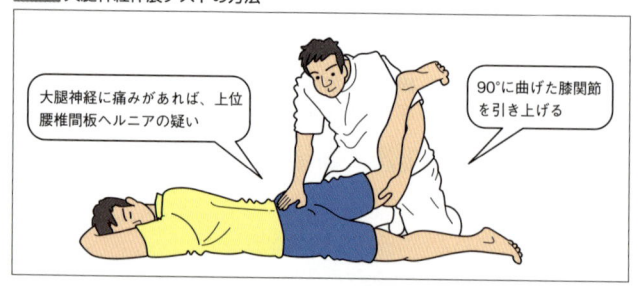

大腿神経に痛みがあれば、上位腰椎椎間板ヘルニアの疑い

90°に曲げた膝関節を引き上げる

| 消化器 | **FOB**【エフオービー】
フィーカル オカルト ブラド
fecal occult blood | べんせんけつ
便潜血 大便に含まれる血液。ヒトヘモグロビン抗体を利用して微量の血液を検出する検査は大腸癌早期発見に役立つ。 |

| 整形 | **FOP**【エフオーピー】
ファイブロディスプレイジア アシフィカンス プログレシヴァ
fibrodysplasia ossificans progressiva | しんこうせいこっかせいせんいけいせいしょう
進行性骨化性線維異形成症 筋肉、周辺の腱、靱帯が硬くなって骨に変化する。常染色体優性遺伝だが突然変異でも起こる難病。 |

FPB【エフピービー】
外
フェモロパプリティアルバイパス
femoro-popliteal bypass

大腿・膝窩動脈バイパス 大腿動脈よりバイパスを作り、閉塞した膝窩動脈へつなげる手術。
図 FFB [大腿・大腿動脈バイパス] ➡ P. 129

FPB【エフピービー】
整形
フレクサー ポリシス プレビス
flexor pollicis brevis *

短母指屈筋 大菱形骨・小菱形骨などにより起こり、母指の基節骨底の掌側に停止する筋肉。母指を屈曲・回旋させるはたらきをもつ。
図 ADM [小指外転筋] ➡ P. 13

FPC【エフピーシー】
消化器
ファミリアル パリポウシス コウリ
familial polyposis coli

家族性大腸ポリポーシス
同 APC [(家族性)大腸腺腫症] ➡ P. 27

FPD【エフピーディー】
産・婦人
フィートペルヴィク ディスプロポーション
feto-pelvic disproportion

胎児骨盤不均衡
同 CPD [児頭骨盤不均衡] ➡ P. 76

FPL【エフピーエル】
整形
フレクサー ポリシス ロングス
flexor pollicis longus *

長母指屈筋 橈骨前面などから起こり、母指末節骨底の掌側で停止する筋肉。母指を伸展・外転する機能をもつ。図 ADM [小指外転筋] ➡ P. 13

fPSA【エフピーエスエー】
腎・泌尿器
フリー ピーエスエー
free PSA

遊離型前立腺特異抗原 血液中の蛋白とは結合していない遊離PSA。
関 F/T [遊離型PSA総PSA比] ➡ P. 136

FRC【エフアールシー】
呼吸器
ファンクショナル リジジュアル キャパシティ
functional residual capacity

機能的残気量 安静呼気時に肺の中に残存しているガス量。
図 IRV [予備吸気量] ➡ P. 187

frem【フレム】
呼吸器
フレミトゥス ヴォカリス
fremitus vocalis *

音声振盪 患者の背中に手を当て、音声振動を胸壁で感知する触診法。肺炎などでは増強、胸水貯留、気胸などでは減弱する。

FRH【エフアールエイチ】
内分泌・代謝
ファリクルスティミュレイティング ホルモンリリーシング ホルモン
follicle-stimulating hormone-releasing hormone

卵胞刺激ホルモン放出ホルモン 思春期近くから、脳の視床下部から分泌され、卵胞刺激ホルモンの分泌を促すホルモン。
関 FSH [卵胞刺激ホルモン] ➡ P. 136

*ラテン語

| 循環器 | **FRP** 【エフアール】 ファンクショナル リフラクトリ ピリオド functional refractory period | **機能的不応期** 2つの興奮の伝導路のうち、最短の間隔。 |

| 眼 | **FRT** 【エフアールティー】 フィクセイション リーフレクステスト fixation reflex test | **固視反射テスト** 眼球は、網膜上で視力が最高となる中心窩で物を見ようとする。その反射性眼球運動の検査。 |

| 一般 | **FS** 【エフエス】 フェイス スケイル face scale | **フェイススケール** 痛みの度合いを、何段階かの苦痛を現す顔のイラストで示したもの。患者の痛みを客観視する指標。表**VAS**［視覚的評価尺度］ ➡P.371 |

| 放射線 | **FSE** 【エフエスイー】 ファスト スピン エコウ fast spin echo | **高速スピンエコー** MRIの手法のひとつ。強度のT2強調画像が得られ、通常のスピンエコー法より撮像時間が短縮できる。 |

| 腎・泌尿器 | **FSGS** 【エフエスジーエス】 フォウカル セグメンタル focal segmental グロメルロスクリロウシス glomerulosclerosis | **巣状分節性糸球体硬化症** 糸球体の濾過機能が損なわれるネフローゼ症候群のひとつ。糸球体が部分的に硬化した病変がみられることからこの病名がある。連**NS**［ネフローゼ症候群］ ➡P.244 |

| 内分泌・代謝 | **FSH** 【エフエスエイチ】 ファリクルスティミュレイティング follicle-stimulating ホアモウン hormone | **卵胞刺激ホルモン** 下垂体前葉から分泌され、卵巣内で未成熟の卵胞の成長を促すホルモン。 |

| 整形 | **FSHD** 【エフエスエイチディー】 フェイシオスカピュロヒューメラル facioscapulohumeral マスキュラー ディストロフィ muscular dystrophy | **顔面・肩甲・上腕型筋ジストロフィー** 顔面筋、肩・首の筋肉に症状が出る筋ジストロフィー。表情が少なくなる、手が上がらないなどから判明することが多い遺伝病。 |

| 小児 | **FSS** 【エフエスエス】 ファミリアル ショート スタチャー familial short stature | **家族性低身長** 体質的低身長のひとつで、両親の身長が低いときに現れる。遺伝的要因だが、特に病気とは認められない。 |

| 腎・泌尿器 | **F/T** 【エフティー】 フリー ピーエスエー トウトル ピーエスエー free PSA/total PSA | **遊離型PSA総PSA比** 血液中の総PSAに対する遊離PSAの割合。PSAの量とあわせて前立腺癌の診断に用いられる。 |

内分泌・代謝	**FT₃**【エフティースリー】 フリー トライアイオウドサイロニーン free triiodothyronine	遊離トリヨードサイロニン　甲状腺ホルモン。血中でタンパク質と結合していないトリヨードサイロニン。
内分泌・代謝	**FT₄**【エフティーフォー】 フリー サイラクシーン free thyroxine	遊離サイロキシン　甲状腺ホルモン。血中でタンパク質と結合していないサイロキシン。
整形	**FTA**【エフティーエー】 フェモロティビアル アングル femoro-tibial angle	大腿脛骨角　大腿骨と脛骨のなす角。膝外側角ともいう。

図-31 大腿脛骨角

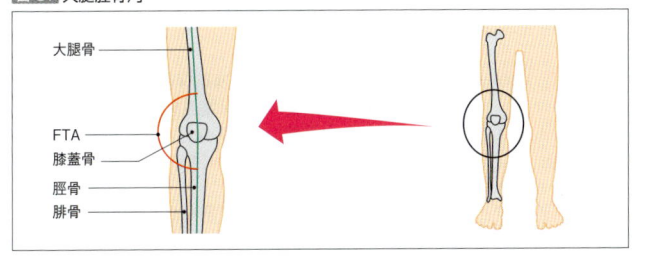

- 大腿骨
- FTA
- 膝蓋骨
- 脛骨
- 腓骨

産・婦人	**FTA**【エフティーエー】 フィートル トランク エリア fetal trunk area	胎児躯幹横断面積　胎児の腹部横断面積。エコー検査による腹部縦横の幅から算出、推定体重を推算に利用する。
病理	**FTA-ABS**【エフティーエーエービーエス】 フルオレスント トレポニーマル fluorescent treponemal アンティバディ アブソープション テスト antibody absorption (test)	梅毒トレポネーマ蛍光抗体吸収試験　梅毒の診断法。血清中の特異抗体を蛍光抗体間接法で検出する方法。
脳・神経	**FTDP-17**【エフティーディーピー】 フロントテムポラル ディメンシャ アンド frontotemporal dementia and パーキンソニズム リンクト トゥー クロウモソウム 17 parkinsonism linked to chromosome 17	家族性前頭側頭型認知症　前頭葉側頭葉の萎縮があり、性格の変化や行動異常を伴う認知症。17番染色体上のタウ遺伝子の変異がある遺伝病。

産・婦人	**FTND**	[エフティーエヌディー] フル ターム アンド ノーマル ディリヴァリ full term and normal delivery	満期正常分娩	妊娠38週から41週までの間に自発的な陣痛をもって、帝王切開など医学的処置をせずに終了した自然分娩。同 FTNSD［満期正常自然分娩］➡P.138 同 FTNVD［満期正常経腟分娩］➡P.138
産・婦人	**FTNSD**	[エフティーエヌエスディー] フル ターム ノーマル スパンティニアス ディリヴァリ full term, normal, spontaneous delivery	満期正常自然分娩	同 FTND［満期正常分娩］➡P.138
産・婦人	**FTNVD**	[エフティーエヌブィディー] フル ターム ノーマル ヴァジナル ディリヴァリ full term normal vaginal delivery	満期正常経腟分娩	同 FTND［満期正常分娩］➡P.138
血液	**FTRC**	[エフティーアールシー] フロウズン ソード レド セルズ frozen thawed red cells	解凍赤血球濃厚液	凍結保存した赤血球濃厚液を解凍した後、凍害保護液を洗浄除去した液剤。まれな血液型の血液の保存などに利用。表 WB［全血液］➡P.382
皮膚	**FTSG**	[エフティーエスジー] フル シクネス スキン グラフト full thickness skin graft	全層植皮術	真皮まで含んだ皮膚全層の植皮術。表 STG［分層植皮術］➡P.337
一般	**F/U**	[エフユー] ファロウアップ follow up	経過観察	治療中、治療後または無治療で状態を注意深く観察すること。
病理	**FUO**	[エフユーオー] フィーヴァー オブ アンノウン オリジン fever of unknown origin	不明熱	原因が特定できずに発熱が長く続く状態。
呼吸器	**FVC**	[エフブイシー] フォーストヴァイタルキャパシティ forced vital capacity	努力肺活量	最大限に空気を吸った状態からできる限り一気に吐き出した肺活量。スパイロメーターで測定する。図 IRV［予備吸気量］➡P.187
呼吸器	**FV curve**	[エフブイカーヴ] フロウヴァリュム カーヴ flow-volume curve	フローボリューム曲線	最大努力肺活量の息を吐くスピードと量を記録した曲線。肺や気道の状態がわかり、喘息などの診断に使われる。

FWB 【エフダブリューピー】
フル ウェイト ベアリング
full weight bearing
整形
全荷重 骨折後にリハビリなどで、下肢に全体重をかけること。回復につれて荷重を増やし、この状態となる。

Fx 【エフエクス】
フラクチャー
fracture
整形
骨折 骨が壊れること。ヒビや、骨の一部分が欠ける場合も骨折という。

G

G 【ジー】
グラヴィダ
Gravida
産婦人
妊娠歴 妊娠回数。G1：妊娠1回などと記す。
関連 P [出産歴] ➡ P. 253

G6PD 【ジーシックスピーディー】
グルーコウス ファスフェイト
glucose-6-phosphate
ディーハイドロジェネイス
dehydrogenase
血液
グルコース・6・リン酸脱水素酵素 NADPHの供給源となる細胞質酵素。遺伝的欠損症では、特定の薬剤服用後に溶血性貧血を起こすことがある。

G.A. 【ジーエー】
ジンジャイヴァル アブセス
gingival abscess
歯口腔
歯肉膿瘍 歯肉が膿瘍を形成すること。

GA 【ジーエー】
ジェステイショナル エイジ
gestational age
産婦人
妊娠週数 最終月経の開始日を妊娠0日とし、排卵日となる14日目を妊娠2週0日とする数え方。

GABA 【ギャバ】
ガマアミーノビュティリク
γ-aminobutyric
アシド
acid
脳神経
γ-アミノ酪酸 アミノ酪酸の3つある異性体のひとつ。抑制系の神経伝達物質。
表 BNT [脳神経伝達物質] ➡ P. 47

GAD 【ガッド】
グルータミク アシド
glutamic acid
ディーカルボクシレイス
decarboxylase
薬理
グルタミン酸脱炭酸酵素 グルタミン酸の脱炭酸によって、γ-アミノ酪酸を合成する酵素。脳と膵ランゲルハンス島細胞に多く存在する。

GAF 【ジーエーエフ】
ジェネラル アセスメント
general assessment
オブ ファンクショニング
of functioning
精神
機能の全体的評定 精神疾患を症状から分類した評定のひとつ。心理的・社会的・職業的機能を1～100点の間で考慮する。

GALT 【ガルト】
ガトアソウシエイティド
gut-associated
リムフォイド ティシュー
lymphoid tissue
血液
腸管関連リンパ組織 腸管に備わっている免疫組織の総称。病原体が侵入しやすい消化管には身体の70％に当たる免疫組織が集まっている。

分類	略語	読み / 原語	日本語	説明

| 消化器 | **GB** | [ジービー] ゴールブラダー gallbladder | 胆囊(たんのう) | 肝臓で産生した胆汁を蓄積し、胆管を通して十二指腸に放出する臓器。図MPD［主膵管］ ➡ P. 226 |

| 消化器 | **GBD** | [ジービーディー] ゴールブラダー ディズィーズ gallbladder disease | 胆囊疾患(たんのうしっかん) | 胆囊の代表的な疾患は胆石。胆囊炎、胆囊癌などがある。 |

| 脳・神経 | **GBM** | [ジービーエム] グリーオブラストマ マルティフォーム glioblastoma multiforme | 多形性神経膠芽腫(たけいせいしんけいこうがしゅ) | 悪性度の高い脳腫瘍。手術後多くが数か月以内に再発するため、術後の化学療法や放射線療法が必要とされる。 |

| 腎・泌尿器 | **GBM** | [ジービーエム] グロメルラー ベイスメント メムブレイン glomerular basement membrane | 糸球体基底膜(しきゅうたいきていまく) | 糸球体内皮細胞外側に位置する細胞外組織で、血液濾過において重要な役割を担う。関GN［糸球体腎炎］ ➡ P. 146 |

| 小児 | **GBS** | [ジービーエス] グループ ビー ストレプトカカス group B streptococcus | B群溶血性連鎖球菌(ぐんようけつせいれんさきゅうきん) | 皮膚や腟に存在する常在菌のひとつだが、分娩時に新生児が感染すると細菌性髄膜炎や敗血症を起こす。 |

| 脳・神経 | **GBS** | [ジービーエス] ギランバレー シンドロウム Guillain-Barré syndrome | ギラン・バレー症候群(しょうこうぐん) | 急に手足にしびれや麻痺が起こる自己免疫疾患。 |

| 消化器 | **GC** | [ジーシー] ギャストリク キャンサー gastric cancer | 胃癌(いがん) | 同MK［胃癌］ ➡ P. 222 |

| 脳・神経 | **GCA** | [ジーシーエー] ジャイアント セル アーテライティス giant cell arteritis | 巨細胞性血管炎（側頭動脈炎）(きょさいぼうせいけっかんえん そくとうどうみゃくえん) | 血管の炎症で、組織検査では2つ以上の核をもつ巨細胞を含む肉芽腫が認められる。原因は不明。 |

| 脳・神経 | **GCI** | [ジーシーアイ] グライアル サイトプラズミク インクルージョン glial cytoplasmic inclusion | グリア細胞質内封入体(さいぼうしつないふうにゅうたい) | 多系統萎縮症の病理学的特徴で、グリア細胞内に封入体がみられること。関MSA［多系統萎縮症］ ➡ P. 230 |

| 消化器 | **GCLS** | [ジーシーエルエス] ギャストリク カーシノウマ ウィズ リムフォイド ストロウマ gastric carcinoma with lymphoid stroma | リンパ球浸潤胃癌(きゅうしんじゅんいがん) | EBウイルスに感染した上皮細胞にできる胃癌で胃癌全体の10％を占める。リンパ球浸潤を伴う例が多い。 |

GCP [ジーシーピー]
薬理
good clinical practice

医薬品の臨床試験の実施に関する基準 医薬品の臨床試験が、被験者の人権と安全を守り、科学的に適正であるよう国が定めた基準。

GCS [ジーシーエス]
脳・神経
Glasgow coma scale

グラスゴーコーマスケール 英グラスゴー大が発表した、国際的に広く使われる意識障害の評価方法。日本ではジャパンコーマスケールも用いられている。

表-29 グラスゴーコーマスケールとジャパンコーマスケール

〈グラスゴーコーマスケール〉

E	Eye Opening	開眼：1点～4点
V	Best Verbal Response	言葉の応答：1点～5点
M	Best Motor Response	運動機能：1点～6点

〈ジャパンコーマスケール〉

I	刺激がなくても覚醒している状態：1点、2点、3点
II	刺激すると覚醒する状態：10点、20点、30点
III	刺激しても覚醒しない状態：100点、200点、300点

G-CSF
血液
granulocyte-colony stimulating factor

顆粒球コロニー刺激因子 サイトカインのひとつ。顆粒球の産出を促し、白血球、なかでも好中球の機能を高める作用がある。
同 hG-CSF［ヒト顆粒球コロニー刺激因子］ ➡P.160

GCT [ジーシーティー]
病理
giant cell tumor

巨細胞腫 良性の骨腫瘍。2つ以上の核をもつ巨細胞がみられることが特徴。

GCT [ジーシーティー]
内分泌・代謝
glucose challenge test

ブドウ糖負荷試験 糖尿病の診断として、50gのブドウ糖を摂り血糖値の推移を検査するもの。
同 GTT［ブドウ糖負荷試験］ ➡P.150

GCT [ジーシーティー]
病理
granular cell tumor

顆粒細胞腫 皮膚、食道など全身の臓器に発生する良性の神経系腫瘍。好酸性の微細顆粒をもつ大型の腫瘍細胞で構成される。

分野	略語	読み / 原語	日本語	説明

放射線 — **Gd**【ジーディー】 ギャドリニウム gadolinium
ガドリニウム　希土類金属。X線フィルムの感度増強やMRIの造影剤に使用される。

循環器 — **GDA**【ジーディーエー】 ギャストロデューオディナール アーテリ gastroduodenal artery
胃十二指腸動脈（いじゅうにしちょうどうみゃく）　総肝動脈から分枝する部分。図 AIPD［前下膵十二指腸動脈］ ➡ P. 19

脳・神経 — **GDC**【ジーディーシー】 グリエルミ ディタチャブル コイル Guglielmi detachable coil
ググリエルミ離脱式（りだつしき）コイル　脳動脈瘤の治療として、カテーテルで動脈瘤にコイルを挿入し塞栓を形成する方法。

産・婦人 — **GDM**【ジーディーエム】 ジェスティショナル ダイアビーティーズ メリタス gestational diabetes mellitus
妊娠糖尿病（にんしんとうにょうびょう）　妊娠を契機に糖尿病が発症すること。巨大児の原因となる。表 DM［糖尿病］ ➡ P. 97

血液 — **G/E**【ジーイー】 グラニュロイド イリスロイドレイショウ granuloid/erythroid ratio
顆粒球系赤芽球系細胞比（かりゅうきゅうけいせきがきゅうけいさいぼうひ）　骨髄細胞の、G（顆粒球系細胞：好中球＋好酸球＋好塩基球など）とE（赤芽球）の比率。

消化器 — **GE**【ジーイー】 グリセリン エネマ glycerin enema
グリセリン浣腸（かんちょう）　便秘など排便が困難なときに、肛門からグリセリン溶液を注入して排便を促すこと。

放射線 — **GE**【ジーイー】 グレイディエント エコウ gradient echo
グラディエントエコー法（ほう）　MRI撮影法のひとつ。高速撮影が可能。

消化器 — **GERD**【ガード】 ギャストロイサファジーアル リーフラックス ディズィーズ gastroesophageal reflux disease
胃食道逆流症（いしょくどうぎゃくりゅうしょう）　胃酸の逆流を防ぐ食道下端部の括約筋がゆるみ、胃酸が食道へと逆流する状態。胸やけなどの症状がある。

消化器 — **GF**【ジーエフ】 ギャストリック フィスチュラ gastric fistula
胃瘻（いろう）　直接栄養を投与するため、胃に開けられた穴。図 GT［胃瘻造設術］ ➡ P. 149

脳・神経 — **GFAP**【ジーファップ】 グライアル ファイブリラリ アシディック プロウティーン glial fibrillary acidic protein
神経膠原線維性酸性蛋白（しんけいこうげんせんいせいさんせいたんぱく）　中間径フィラメントの構成蛋白。星状神経膠細胞のマーカーとして使われる。

GFR 【ジーエフアール】
glomerular filtration rate
グロメラリー フィルトレイション レイト

腎・泌尿器

糸球体濾過率（しきゅうたいろかりつ） 血液が単位時間帯当たりに糸球体で濾過される量。慢性腎臓病の病期分類の指標となる。関 CKD［慢性腎臓病］ ➡ P. 69

GFS 【ジーエフエス】
gastrofiberscope
ギャストロファイバースコウプ

消化器

胃ファイバースコープ（い） 胃や食道、十二指腸などの内部を検査する柔軟な光ファイバーでできた内視鏡。ポリープ切除などの手術も可能。

GFX 【ジーエフエクス】
glucose-fructose-xylitol (therapy)
グルーコウス フラクトウス ザイリトール セラピイ

薬理

ブドウ糖・フルクトース・キシリトール液（えき） 高カロリー輸液として使用する基本輸液。グルコース、フルクトース、キシリトールの電解質と糖が成分。

GGT 【ジージーティー】
γ-glutamyl transpeptidase
ガンマグルータミル トランスペプティデイス

薬理

γ-グルタミルトランスペプチダーゼ（がんま）
同 γ-GT、γ-GTP［γ-グルタミルトランスフェラーゼ］ ➡ P. 387

GH 【ジーエイチ】
growth hormone
グロウス ホアーモウン

内分泌・代謝

成長ホルモン（せいちょう） 脳下垂体前葉から分泌されるホルモン。

表-30 下垂体のホルモン

前葉	成長ホルモン（GH）	筋肉や骨の成長を促し、代謝を促進
	副腎皮質刺激ホルモン（ACTH）	副腎皮質ホルモンの分泌を刺激
	甲状腺刺激ホルモン（TSH）	甲状腺ホルモンの量を一定に保つ
	乳腺刺激ホルモン（MTH）	乳腺の発達及び乳汁の分泌を促進
	卵胞刺激ホルモン（FSH）	卵胞を刺激し排卵を促す
	黄体化ホルモン（LH）	排卵を刺激し、黄体を形成させる
後葉	オキシトシン（OT）	子宮を収縮、乳汁の分泌
	抗利尿ホルモン（ADH）	尿量を調節

GHD 【ジーエイチディー】
growth hormone deficiency
グロウス ホアーモウン ディフィシェンシィ

内分泌・代謝

成長ホルモン分泌不全症（せいちょう ぶんぴつ ふぜんしょう） 成長過程においては下垂体性小人症として低身長となる。成人においては、代謝異常で生活習慣病になりやすくQOLが低下する。

GHRH 【ジーエイチアールエイチ】
growth hormone-releasing hormone
グロウス ホアーモウン リリーシング ホアーモウン

内分泌・代謝

成長ホルモン放出ホルモン（せいちょう ほうしゅつ） 成長ホルモンの分泌を促すホルモン。視床下部から分泌される。
同 GRH［成長ホルモン放出ホルモン］ ➡ P. 148

分類	略語	正式名称	意味
内分泌・代謝	**GHRIH**【ジーエイチアールアイエイチ】 グロウス ホアーモウン リリース growth hormone release インヒビティング ホアーモウン inhibiting hormone	成長ホルモン放出抑制ホルモン（せいちょうホルモンほうしゅつよくせい）	ソマトスタチン。視床下部から放出され、成長ホルモンの分泌を抑制する。
消化器	**GI**【ジーアイ】 ギャストロインテスティナル gastrointestinal	胃腸（いちょう）	胃と腸。胃、小腸、大腸だけではなく、消化管の総称としても用いられる。
産・婦人	**GI**【ジーアイ】 ジェストウシス インデクス gestosis index	妊娠中毒症指数（にんしんちゅうどくしょうしすう）	妊娠高血圧症候群（妊娠中毒症）の重症度を表現する指数。浮腫、蛋白尿、収縮期血圧、拡張期血圧を点数化して算出する。
内分泌・代謝	**GI**【ジーアイ】 グルーコウスインスリン セラピ glucose-insulin therapy	ブドウ糖・インスリン療法（とうりょうほう）	血中電解質異常である高カリウム血症の治療法。インスリンの作用でブドウ糖とカリウムを一緒に細胞内に取り込む。
内分泌・代謝	**GI**【ジーアイ】 グライセミク インデクス glycemic index	血糖指数（けっとうしすう）	食品摂取後の血糖上昇率を、同量のブドウ糖摂取後の血糖上昇率を100として比較した数値。GI値が高いほど食後の血糖値を上げやすい。
消化器	**GIA**【ジーアイエー】 ギャストロインテスティナル アナストモウシス gastrointestinal anastomosis	胃腸吻合（いちょうふんごう）	膵臓癌などで十二指腸が浸潤された場合などに、胃と小腸を直接つないでバイパスを作る方法。
精神	**GID**【ジーアイディー】 ジェンダー アイデンティティ ディスオーダー gender identity disorder	性同一性障害（せいどういつせいしょうがい）	遺伝子、身体、社会生活や戸籍上の性別と、自分が属すると認識する性との精神的性別不一致が生じる適応の障害。
消化器	**GIF**【ジーアイエフ】 ギャストロインテスティナル ファイバースコウプ gastrointestinal fiberscope	上部消化管ファイバースコープ（じょうぶしょうかかん）	食道、胃、十二指腸などの上部消化管を検査・処置をするために使われる内視鏡。
産・婦人	**GIFT**【ギフト】 ギャミート イントラファロウピアン チューブ トランスファー gamete intrafallopian tube transfer	配偶子卵管内移植（はいぐうしらんかんないいしょく）	精子と卵子を混合して受精前の状態のまま、カテーテルで卵管に戻す人工授精法。

消化器	**GIH**　【ジーアイエイチ】 ギャストロインテスティナル gastrointestinal ヘモリジ hemorrhage	胃腸管出血（いちょうかんしゅっけつ）　消化管に起きる出血。胃・十二指腸潰瘍、胃静脈瘤、出血性胃炎、マロリーワイス症候群、胃癌が考えられる。	
薬理	**GIK**　【ジーアイケー】 グルコースインスリンケイリアム glucose-insulin-kalium セラピ therapy	ブドウ糖（とう）・インスリン・カリウム療法（りょうほう）　グルコース、インスリン、カリウムを同時に用いる療法。心筋保護の目的で行われる。	
薬理	**GIO**　【ジオ】 ジェネラル インストラクショナル general instructional オブジェクティヴ objective	一般目標（いっぱんもくひょう）　一定のカリキュラムで、学習終了時に期待される成果。学習前に学習者に明示されていなければならない。	
内分泌代謝	**GIP**　【ジップ】 ギャストリック インヒビトリー gastric inhibitory パリペプタイド polypeptide	胃酸分泌抑制ポリペプチド（いさんぶんぴつよくせい）　胃酸分泌抑制作用のある小腸で産生されるホルモン。糖の存在下でインスリン分泌を刺激する作用もある。	
呼吸器	**GIP**　【ジップ】 ジャイアント セル インタースティシャル giant cell interstitial ニューモニア pneumonia	巨細胞性間質性肺炎（きょさいぼうせいかんしつせいはいえん）　間質性肺炎の中で、明確な原因をもたない特発性間質性肺炎の5分類のひとつ。 連IIP［特発性間質性肺炎］　➡ P.182	
消化器	**GIST**　【ジーアイエスティー】 ギャストロインテスティナル gastrointestinal ストロウマル テューマー stromal tumor	消化管間質腫瘍（しょうかかんかんしつしゅよう）　消化器腫瘍の多くが粘膜などの上皮に発生するが、粘膜下の平滑筋などに発生する腫瘍。	
消化器	**GIT**　【ジーアイティー】 ギャストロインテスティナル トラクト gastrointestinal tract	消化管（しょうかかん）　消化器官のうち、肝臓や膵臓のような付属の器官を除いた口から肛門に至る筒状の部分。	
内分泌代謝	**glu**　【グル】 グルーコウス glucose	ブドウ糖（とう）　グルコース。生物が活動するエネルギーとなる糖。	
内分泌代謝	**GLUT**　【ジーエルユーティー】 グルーコウス トランスポーター glucose transporter	ブドウ糖輸送担体（とうゆそうたんたい）　ブドウ糖を細胞内に輸送する膜内在性蛋白。	
血液	**GM-CSF**　【ジーエムシーエスエフ】 グラニュロウサイトマクロフェイジ granulocyte-macrophage コロニスティミュレイティング ファクター colony-stimulating factor	顆粒球マクロファージコロニー刺激因子（かりゅうきゅう）（しげきいんし）　顆粒球・マクロファージの分化・成熟を促進するサイトカイン。寒天培地上のコロニー形成を促進するのでこう呼ばれる。	

GMS 【ジーエムエス】
グロコット メシーナミーン
Grocott methenamine
シルヴァー ストレイン
silver strain
病理

グロコットメテナミン銀染色（ぎんせんしょく）　真菌の菌壁をメテナミン銀を反応させて黒く染色する技法。

Gn 【ジーエヌ】
ゴウナドトロウピン
gonadotropin
内分泌・代謝

ゴナドトロピン　下垂体前葉より分泌される黄体化ホルモンと卵胞刺激ホルモンの2つのホルモン。性発育に伴って分泌は増加、加齢で低下する。
同**GTH**［性腺刺激ホルモン］　➡P. 149

GN 【ジーエヌ】
グロメルロニフライティス
glomerulonephritis
腎・泌尿器

糸球体腎炎（しきゅうたいじんえん）　糸球体が炎症を起こし、蛋白尿や血尿が出る症状の総称。

図-32 糸球体の構造

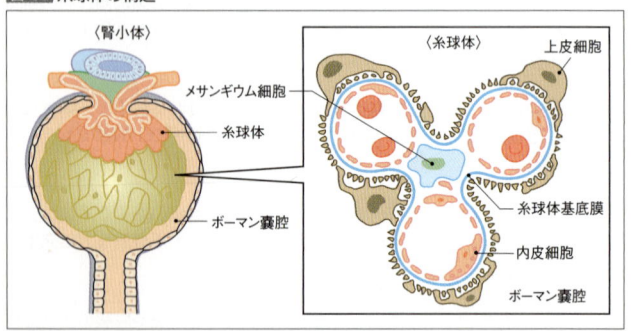

〈腎小体〉
- メサンギウム細胞
- 糸球体
- ボーマン嚢腔

〈糸球体〉
- 上皮細胞
- 糸球体基底膜
- 内皮細胞
- ボーマン嚢腔

GNB 【ジーエヌビー】
グラムネガティヴ バシラス
gram-negative bacillus
病理

グラム陰性桿菌（いんせいかんきん）
同**GNR**［グラム陰性桿菌］　➡P. 146

GNC 【ジーエヌシー】
グラムネガティヴ カカス
gram-negative coccus
病理

グラム陰性球菌（いんせいきゅうきん）　グラム染色陰性で赤色に染まる丸い形状の菌。淋菌や髄膜炎菌などがある。

GNR 【ジーエヌアール】
グラムネガティヴ ラド
gram-negative rod
病理

グラム陰性桿菌（いんせいかんきん）　グラム染色陰性で赤色に染まる細長い棒状の菌。大腸菌などの腸内細菌、緑膿菌などがある。同**GNB**［グラム陰性桿菌］　➡P. 146

分類	略語	読み・原語	日本語訳・解説

内分泌・代謝 **GnRH** 【ジーエヌアールエイチ】
ゴウナドトロピンリリーシング ホアーモウン
gonadotropin-releasing hormone
ゴナドトロピン放出ホルモン 視床下部で合成・分泌されるホルモンで、卵胞刺激ホルモンと黄体形成ホルモンの分泌を促している。

内分泌・代謝 **GOD** 【ジーオーディー】
グルーコウス アクシデイス
glucose oxidase
ブドウ糖酸化酵素 グルコースを酸化してグルコラクトンを生成、その過程で酸素を過酸化水素にする。過酸化水素により天然の殺菌剤となる。

薬理 **GOE** 【ゴエ】
ギャスアクシジェンエンフルレイン
gas-oxygen-enflurane
笑気エンフルラン麻酔 笑気ガスとエンフルランを混合した麻酔法。痙攣が起きやすいため使用されなくなった。

薬理 **GOF** 【ジーオーエフ】
ギャスアクシジェンフローサン
gas-oxygen-fluothane
笑気ハロセン麻酔 笑気ガスとハロセン(ハロタンとも呼ぶ)を混合した麻酔法。肝炎を起こすため使用されなくなった。

薬理 **GOI** 【ジーオーアイ】
ギャスアクシジェンアイソフルレイン
gas-oxygen-isoflurane
笑気イソフルラン麻酔 笑気ガスとイソフルランを混合した麻酔法。現在日本で主に使用される麻酔法のひとつ。

呼吸器 **GOLD** 【ゴールド】
グロウバル イニシャティヴ フォー クラニク オブストラクティヴ ラング ディズィーズ
Global Initiative for Chronic Obstructive Lung Disease
慢性閉塞性肺疾患のためのグローバルイニシアティブ 肺気腫や慢性気管支炎などの慢性閉塞性肺疾患を深刻と見てWHOなどが作った国際機関。診断や治療のガイドラインを作成している。

薬理 **GOS** 【ジーオーエス】
ギャスアクシジェンセヴォフルレイン
gas-oxygen-sevoflurane
笑気セボフルラン麻酔 笑気ガスとセボフルランを混合した麻酔法。導入・覚醒が早く、日本で主に使われている麻酔法のひとつ。

脳・神経 **GOS** 【ゴス】
グラスゴウ アウトカム スケイル
Glasgow outcome scale
グラスゴーアウトカムスケール 重症脳損傷の予後評価指標。良好な回復、中等度障害、重度障害、植物状態、死亡の5段階に分類。

消化器 **GOT** 【ジーオーティー】
グルタミク アクサロウアシーティク トランスアミネイス
glutamic oxaloacetic transaminase
グルタミン酸オキサロ酢酸トランスアミナーゼ
同 AST [アスパラギン酸アミノトランスフェラーゼ]
→ P.33

分類	略語	正式名称	意味・説明
脳・神経	**GOTS**【ゴッツ】 グレイト オクシピタル トライジェミナル シンドロウム great occipital trigeminal syndrome	大後頭三叉神経症候群	大後頭神経や三叉神経の神経痛。後頭部、眼の奥に痛みや眼の疲れを感じる。
脳・神経	**GP**【ジーピー】 ジェネラル パリーシス general paresis	進行性麻痺	梅毒の感染後数年経って現れる神経症状。頭痛、めまい、人格障害、血管障害から麻痺、痙攣で死に至る。
一般	**GP**【ジーピー】 ジェネラル プラクティショナー general practitioner	一般医、家庭医	幅広く初期診療を行い、地域の中で継続して家族の健康を支援する医師。
薬理	**GPB**【ジーピービー】 グラムパジティヴ バシラス gram-positive bacillus	グラム陽性桿菌	同 GPR［グラム陽性桿菌］ ➡P.148
薬理	**GPC**【ジーピーシー】 グラムパジティヴ カクサイ gram-positive cocci	グラム陽性球菌	グラム染色陽性で紫色に染まる球菌。黄色ブドウ球菌などがある。
薬理	**GPR**【ジーピーアール】 グラムパジティヴ ラド gram-positive rod	グラム陽性桿菌	グラム染色陽性で紫色に染まる桿菌。細長い形状。ヒトの皮膚などに常在するものが多く、日和見感染する場合がある。 同 GPB［グラム陽性桿菌］ ➡P.148
消化器	**GPT**【ジーピーティー】 グルータミック パイルヴィック トランスアミネイズ glutamic pyruvic transaminase	グルタミン酸ピルビン酸トランスアミナーゼ	同 ALT［アラニンアミノトランスフェラーゼ］ ➡P.22
耳鼻	**GRBAS**【ジーアールビーエーエス】 グレイド ラフ ブレシ アスセニック ストレインド grade rough breathy asthenic strained	音声評価検査	声質の異常を評価する方法。嗄声度、粗造性、気息性、無力性、努力性の5項目を4段階で評価する。
内分泌・代謝	**GRF**【ジーアールエフ】 グロウス ホアーモウン リリーシング ファクター growth hormone-releasing factor	成長ホルモン放出因子	主として視床下部で作られるホルモンで、脳下垂体前葉の成長ホルモンの分泌を促す。
内分泌・代謝	**GRH**【ジーアールエイチ】 グロウス ホアーモウン リリーシング ホアーモウン growth hormone-releasing hormone	成長ホルモン放出ホルモン	同 GHRH［成長ホルモン放出ホルモン］ ➡P.143

消化器	**GS**【ジーエス】 ゴールストゥン gallstone	<ruby>胆石<rt>たんせき</rt></ruby> 胆汁に溶けたコレステロールが結晶化して、肝臓、胆嚢、胆管の中にできる結石。
産婦人	**GS**【ジーエス】 ジェスティショナル サク gestational sac	<ruby>胎嚢<rt>たいのう</rt></ruby> 受精卵が着床し、妊娠すると、子宮内にできる胎児を包む袋状の組織。表 EFBW［推定胎児体重］ ➡P.110
薬理	**GSH**【ジーエスエイチ】 グルタチオン リデュースト glutathione (reduced)	<ruby>還元型グルタチオン<rt>かんげんがた</rt></ruby> 3つのアミノ酸で構成されたトリペプチド。毒物・薬物・伝達物質などを細胞外に排出する生理機能を有する。
薬理	**GST**【ジーエスティー】 グルタチオン glutathione エストランスフェラィス S-transferase	グルタチオンSトランスフェラーゼ グルタチオンが薬物や毒物と結合する作用を触媒する転移酵素。
消化器	**GT**【ジーティー】 ギャストロストミ gastrostomy	<ruby>胃瘻造設術<rt>いろうぞうせつじゅつ</rt></ruby> 脳卒中などで経口摂取ができない場合に、腹部に穴を開け胃とチューブで結び、経腸栄養を行う。

図-33 造設された胃瘻

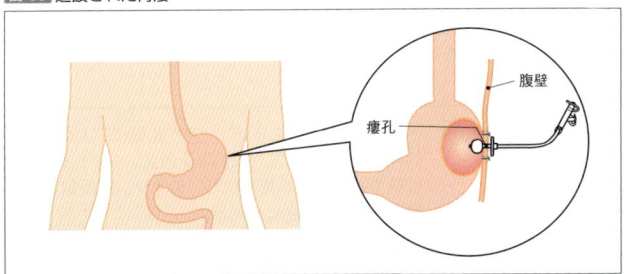

<!-- figure: anatomical illustration with labels 腹壁 and 瘻孔 -->

脳・神経	**GTC**【ジーティーシー】 ジェネラライズド generalized タニククロウニク シージャー tonic-clonic seizure	<ruby>全般性強直間代発作<rt>ぜんぱんせいきょうちょくかんたいほっさ</rt></ruby> てんかんの発作。意識を失い全身の筋肉が強直した後、手足の弛緩と震えが混入する間代性痙攣を起こす。
内分泌代謝	**GTH**【ジーティーエイチ】 ゴナドトロピク ホアモウン gonadotropic hormone	<ruby>性腺刺激ホルモン<rt>せいせんしげき</rt></ruby> 同 Gn［ゴナドトロピン］ ➡P.146

| 内分泌代謝 | **GTT**【ジーティーティー】
グルーコウス タレランス テスト
glucose tolerance test | ブドウ糖負荷試験
同 GCT［ブドウ糖負荷試験］ ➡P.141 |

| 消化器 | **GU**【ジーユー】
ギャストリック アルサー
gastric ulcer | 胃潰瘍　胃酸や消化酵素によって胃壁に欠損が生じた状態。同 MG［胃潰瘍］➡P.220　同 UV［胃潰瘍］➡P.369 |

| 血液 | **GVHD**【ジーブイエイチディー】
グラフトヴァーサスホウスト ディズィーズ
graft-versus-host disease | 移植片対宿主病　骨髄移植などで移植されたドナーの免疫細胞が、レシピエントの細胞を攻撃する病態。
同 GVHR［移植片対宿主反応］➡P.150 |

| 血液 | **GVHR**【ジーブイエイチアール】
グラフトヴァーサスホウスト リアクション
graft-versus-host reaction | 移植片対宿主反応
同 GVHD［移植片対宿主病］➡P.150 |

| 血液 | **GVL**【ジーブイエル】
グラフトヴァーサスルーキーミア
graft-versus-leukemia | 移植片対白血病効果　造血幹細胞移植で、ドナー由来の免疫担当細胞などが宿主の白血病細胞の増殖を抑制する効果。 |

| 産婦人 | **Gyn**【ギネ】
ガイニカロジ
gynecology | 婦人科　子宮、卵巣、卵管、膣などに起こる女性の疾病を扱う婦人科。 |

H

| 病理 | **H&E**【エイチアンドイー】
ヒーマトクシリン
hematoxylin
アンド イーオシン ステイン
and eosin (stain) | ヘマトキシリン・エオジン　光学顕微鏡による組織学的検査において最も一般的な染色法。ヘマトキシリンは核や石灰沈着を青紫色に、エオジンは細胞質、線維、赤血球を赤色に染める。 |

| 消化器 | **H1**【エイチ】
ヒーリング ステイジ
healing stage 1 | 治癒期胃潰瘍1　胃潰瘍の治癒過程期1。
表 H3［治癒期胃潰瘍3］➡P.150 |

| 消化器 | **H2**【エイチ】
ヒーリング ステイジ
healing stage 2 | 治癒期胃潰瘍2　胃潰瘍の治癒過程期2。
表 H3［治癒期胃潰瘍3］➡P.150 |

| 消化器 | **H3**【エイチ】
ヒーリング ステイジ
healing stage 3 | 治癒期胃潰瘍3　胃潰瘍の治癒過程期3。 |

表-31 胃潰瘍のステージ

活動期：A	A1	潰瘍底に厚い白苔がみられる
	A2	潰瘍辺縁が白くなり充血がみられる
治癒過程期：H	H1	潰瘍辺縁に再生上皮ができる
	H2	白苔は薄く縮小し、再生上皮が拡大
	H3	糸屑状または点状の白苔が残る
瘢痕期：S	S1	胃潰瘍がおさまり、赤い瘢痕がみられる
	S2	胃潰瘍がさらに回復し、白い瘢痕がみられる

消化器
HA 【エイチエー】
ヘパタイティス エー
hepatitis A

A型肝炎　A型肝炎ウイルスに感染することにより発症する急性肝炎。表HC［C型肝炎］ ➡P.154
連HAV［A型肝炎ウイルス］ ➡P.152

薬理
HA 【エイチエー】
ハイドラクシアパタイト
hydroxyapatite

ハイドロキシアパタイト　脊椎動物の歯や骨の主成分であるリン酸カルシウム。歯科治療、人工骨、化学工業材料などに利用される。

消化器
HAAb 【エイチエーエービー】
ヘパタイティス エー アンティバディ
hepatitis A antibody

A型肝炎抗体　A型肝炎ウイルスに対する抗体。IgM抗体で診断し、IgG抗体は疫学調査に使われる。日本では若年層の保有者が極めて少ない。

整形
HAAP 【ハープ】
エイチティーエルブイワン アソウシエイティド アースロパシ
HTLV-1 associated arthropathy

HTLV-1関連関節症　成人T細胞白血病原因ウイルスであるHTLV-1の感染者に発生するリウマチ様の関節症。

精神
HADS 【エイチエーディーエス】
ハスピトル アングザイエティ アンド ディプレション スケール
Hospital Anxiety and Depression Scale

不安・抑うつ測定尺度　不安と抑うつについて、7つの質問項目を4段階で自己評価して得点化する指標。

消化器
HAI 【エイチエーアイ】
ヒパティク アーテリアル インフュージョン
hepatic arterial infusion

肝動注薬物療法　肝臓癌の治療法。カテーテルを用いて肝動脈に薬剤を注入する。一般の静注に比べて癌の病巣を集中的に薬剤で攻撃できる。

血液
HAIR 【ヘア】
ヒーマグルーティネイション インヒビション リアクション
hemagglutination inhibition reaction

血球凝集阻止反応　赤血球を凝集するウイルスは、血液中に抗体があると抗原抗体反応で凝集が抑制される。感染や抗体の検査に利用される。

科	略語	正式名称・説明
外	**HALS**【エイチエーエルエス】 ハンドアシステッド ラパロスコピック サージェリ hand-assisted laparoscopic surgery	用手補助下腹腔鏡下手術　腹腔鏡手術で、約7cmの傷から執刀医の左手のみを腹腔内に挿入して補助する方法。開腹手術より患者への負担が少ない。
血液	**HAM**【ハム】 エイチティーエルブイ アソウシエイティド マイエロパシ HTLV-1 associated myelopathy	ヒトT細胞白血病ウイルス1型関連脊髄症　成人T細胞白血病原因ウイルスであるHTLV-1の感染者に発生する慢性進行性の両下肢麻痺、排尿排便障害などの脊髄障害。
循環器	**hANP**【ハンプ】 ヒューマン エイトリアル ネイトリユレティク ペプタイド human atrial natriuretic peptide	ヒト心房性ナトリウム利尿ペプチド　心房で合成・貯蔵されるホルモン。利尿、降圧作用があり、心不全で高値となる。
呼吸器	**HAP**【エイチエーピー】 ハスピトル アクワイアード ニューモニア hospital-acquired pneumonia	院内肺炎　入院中の患者に発生する肺炎。日和見感染によるものが多い。 関 CAP［市中肺炎］ ➡ P. 57
一般	**HASTE**【ヘイスト】 ハーモナイズド アラート センシング テクナロジ harmonized alert sensing technology	ヘイスト（患者監視装置）　患者の心電図、体温、血圧などのバイタルサインを連続的にモニターする装置。近年は、生体情報モニターと呼び、手術や透析中にも役立つ。
消化器	**HAV**【ハブ】 ヘパタイティス エー ヴァイラス hepatitis A virus	A型肝炎ウイルス　A型肝炎の原因となるウイルス。水や貝類などから経口感染するが、慢性化することはあまりない。関 HA［A型肝炎］ ➡ P. 151
血液	**Hb**【ヘモグロビン、ハーベー】 ヒーモグロウビン hemoglobin	ヘモグロビン　赤血球に含まれる血色素。酸素と結合して血液中を移動して各組織へ送る鉄と蛋白の複合体。
消化器	**HB**【エイチビー】 ヘパタイティス ビー hepatitis B	B型肝炎　B型肝炎ウイルスの感染による肝炎。持続感染者は慢性肝炎となる。性的接触や医療器具などから血液や体液を通して感染する。 表 HC［C型肝炎］ ➡ P. 154 関 HBV［B型肝炎ウイルス］ ➡ P. 154

分野	略語	読み・正式名称	意味

内分泌・代謝 — **HbA₁c**【ヘモグロビンエーワンシー】
ヒーモグロビン エー シー
hemoglobin A₁c
ヘモグロビンエーワンシー ヘモグロビンが血液中のブドウ糖と結合したひとつの形態。血糖値の平均値を知る指標となる。

消化器 — **HBc**【エイチビーシー】
ヘパタイティス ビー ヴァイラス コアー
hepatitis B virus core
B型肝炎ウイルスコア 二重構造をしたウイルスのコア粒子の表面を構成する蛋白がHBc抗原蛋白。

消化器 — **HBcAb**【エイチビーシーエービー】
ヘパタイティス
hepatitis
ビー コアー アンティバディ
B core antibody
B型肝炎抗体(抗HBc抗体) B型肝炎ウイルスが体内に侵入して、それを攻撃するために産生される抗体。
関 **HBV** [B型肝炎ウイルス] ➡ P.154

血液 — **HbCO**【エイチビーシーオー】
カーボキシヒーモグロウビン
carboxyhemoglobin
一酸化炭素ヘモグロビン 一酸化炭素がヘモグロビンと結びついたもの。酸素より約250倍もヘモグロビンと結合しやすく、一酸化炭素中毒を起こす。

消化器 — **HBe**【エイチビーイー】
ヘパタイティス
hepatitis
ビー ヴァイラス イー
B virus e
B型肝炎ウイルスe 経口感染するB型肝炎。人獣共通感染症として知られる唯一の肝炎ウイルス。
関 **HB** [B型肝炎] ➡ P.152

循環器 — **HBE**【エイチビーイー】
ヒズ バンドル
His bundle
イレクトロカーディオグラム
electrocardiogram
ヒス束心電図 心室間の壁から分岐してインパルスを伝える心筋の束であるヒス束の電位を心腔内で記録した心電図。

血液 — **HbF**【ヘモグロビンエフ】
ヒーモグロウビン エフ
hemoglobin F
胎児ヘモグロビン 胎児の血液中にある酸素との結合効率のよいヘモグロビン。成長後も残ると血液障害となる。

消化器 — **HBF**【エイチビーエフ】
ヒパティク ブラッド フロウ
hepatic blood flow
肝血流量 肝臓へ流れ込む血流量。門脈と肝動脈からの2つの流れがある。

放射線 — **HBI**【エイチビーアイ】
ハーフ バディ イレイディエイション
half body irradiation
半身照射 癌が全身の骨などに転移して広範囲の疼痛がある場合に行う照射線療法。上半身と下半身など、半身を一度に照射する。

血液	**HbO** 【エイチビーオー】 アクシヘモグロウビン oxyhemoglobin	酸化ヘモグロビン 同 HbO₂ ［酸素ヘモグロビン］ ➡P.154	

救急	**HBO** 【エイチビーオー】 ハイパーバリク hyperbaric アクシジェネイション oxygenation	高圧酸素療法　大気圧より高圧なカプセルで生体に多量の酸素を取り込ませる療法。一酸化炭素中毒や脳浮腫などに用いる。 同 OHP ［高圧酸素療法］ ➡P.250	

血液	**HbO₂** 【エイチビーオーツー】 アクシヒーモグロウビン oxyhemoglobin	酸素ヘモグロビン　赤血球中のヘモグロビンに酸素が結合した状態。 同 HbO ［酸化ヘモグロビン］ ➡P.154	

循環器	**HBP** 【エイチビーピー】 ハイ ブラド プレシャー high blood pressure	高血圧 同 HT ［高血圧］ ➡P.169	

消化器	**HBs** 【エイチビーエス】 ヘパタイティス ビー ヴァイラス サーフィス hepatitis B virus surface	B型肝炎ウイルス表面　HBVの表面にある殻状の部位でHBs抗原となっている。	

消化器	**HBsAg** 【エイチビーエスアンチゲン】 ヘパタイティス ビー サーフィス アンティジェン hepatitis B surface antigen	B型肝炎表面抗原　B型肝炎ウイルス起源のタンパク質。 関 HBV ［B型肝炎ウイルス］ ➡P.154	

消化器	**HBV** 【エイチビーブイ】 ヘパタイティス ビー ヴァイラス hepatitis B virus	B型肝炎ウイルス　B型肝炎の原因ウイルス。AからHの8つの遺伝子型がある。 関 HB ［B型肝炎］ ➡P.152	

消化器	**HC** 【エイチシー】 ヘパタイティス シー hepatitis C	C型肝炎　C型肝炎の感染による急性肝炎。	

表-32 急性肝炎の特徴

A型肝炎（HA）	汚染された水や食物による経口感染
B型肝炎（HB）	輸血、外傷、性行為などによる血液感染
C型肝炎（HC）	輸血による血液感染。70％が慢性化する

消化器	**HCC**【エイチシーシー】 ヘパトセリュラー カーシノウマ hepatocellular carcinoma	<ruby>肝細胞癌<rt>かんさいぼうがん</rt></ruby> 肝細胞が癌化して起こる癌。ウイルス性肝炎や慢性肝炎、肝硬変などから癌が発生することが多い。
脳・神経	**HCCA**【エイチシーシーエー】 ヘレディテリ コーティカル セレベラー アトロフィ hereditary cortical cerebellar atrophy	<ruby>遺伝性皮質性小脳萎縮症<rt>いでんせいひしつせいしょうのういしゅくしょう</rt></ruby> 遺伝性の小脳萎縮症で、変性が小脳に限られ、大脳基底核や自律神経系に変性が進まないもの。
血液	**HCD**【エイチシーディー】 ヘヴィ チェイン ディジーズ heavy chain disease	<ruby>H鎖病<rt>さびょう</rt></ruby>、<ruby>重鎖病<rt>じゅうさびょう</rt></ruby> 形質細胞のクローンによって、H鎖という異常な抗体の断片が大量に産生される形質細胞の癌。
産・婦人	**hCG, HCG**【エイチシージー】 ヒューマン コーリアニク ゴウナドトロウピン human chorionic gonadotropin	ヒト絨毛性ゴナドトロピン 受胎をすると胎盤の一部で産生されるホルモン。
産・婦人	**HCG-β**【エイチシージーベータ】 ヒューマン コーリオニク ゴウドトロウピン ベイタ サブユニット human chorionic gonadotropin β subunit	HCG-<ruby>β<rt>ベータ</rt></ruby>サブユニット hCGを構成する2つのサブユニットのひとつ。βサブユニットはHCG独自のもので、妊娠検査に用いられる。
脳・神経	**HCHWA**【エイチエイチダブリューエー】 ヘレディテリ セリーブラル ヘモリジ ウィズ アミロイドウシス hereditary cerebral hemorrhage with amyloidosis	アミロイド<ruby>沈着<rt>ちんちゃく</rt></ruby>を<ruby>伴う<rt>ともな</rt></ruby><ruby>遺伝性脳出血<rt>いでんせいのうしゅっけつ</rt></ruby> 線維構造蛋白アミロイドが沈着して起こる脳出血。常染色体優性遺伝病疾患。
血液	**HCL**【エイチシーエル】 ヘアリー セル ルーキーミア hairy cell leukemia	ヘアリー<ruby>細胞白血病<rt>さいぼうはっけつびょう</rt></ruby> 毛状の突起を有する異常な白血球が大量に作られる慢性リンパ球性白血病。
循環器	**HCM**【エイチシーエム】 ハイパートロウフィク カーディオマイオパシ hypertrophic cardiomyopathy	<ruby>肥大型心筋症<rt>ひだいがたしんきんしょう</rt></ruby> 高血圧や弁膜症などがなく、心筋の肥大が起こる病気。左室心筋の異常な肥大で左室の拡張機能の障害が生じる。
一般	**HCO3-**【エイチシーオースリー】 バイカーボネイト アイオン bicarbonate ion	<ruby>重炭酸イオン<rt>じゅうたんさん</rt></ruby>、<ruby>炭酸水素イオン<rt>たんさんすいそ</rt></ruby> 重炭酸イオンは血液中で緩衝効果をもち血液中の酸塩基平衡を保つ。過剰になるとアルカローシスで、しびれや痙攣を起こすこともある。

分野	略語	正式名称	日本語名・説明
産・婦人	**HCS, hCS** [エイチシーエス]	human chorionic somatomammotropin (ヒューマン コーリアニック ソマトマモトロピン)	**ヒト絨毛性ソマトマモトロピン** ヒト胎盤性ラクトゲンの別名。胎盤から産生されるホルモン。胎児に送るため、母体のグルコースの取り込みを抑える作用がある。
一般	**HCU** [エイチシーユー]	high care unit (ハイ ケア ユニット)	**高度治療部** 集中治療ユニットをもち、集中治療室から一般病棟への移行治療を行う部署。
消化器	**HCV** [エイチシーブイ]	hepatitis C virus (ヘパタイティス シー ヴァイラス)	**C型肝炎ウイルス** C型肝炎の原因ウイルス。慢性肝炎、肝硬変、肝癌患者の75%がHCV感染者。
循環器	**HCVD** [エイチシーブイディー]	hypertensive cardiovascular disease (ハイパーテンシヴ カーディオヴァスキュラー ディズィーズ)	**高血圧性心血管疾患** 高血圧が続き、心臓や血管に負担がかかることで起こる心不全などの心臓血管の疾患。
腎・泌尿器	**HD** [エイチディー]	hemodialysis (ヒーモダイアリシス)	**血液透析** 腎機能が極端に落ちた場合などに行う。血液の老廃物除去などの目的で、体外の機器へ血液を導き半透膜で濾過し、体内へ戻す。
血液	**HD** [エイチディー]	Hodgkin's disease (ホジキンズ ディズィーズ)	**ホジキン病** ホジキン細胞など、特徴的な大型細胞が認められる悪性リンパ腫。
脳・神経	**HD** [エイチディー]	Huntington's disease (ハンティントンズ ディズィーズ)	**ハンチントン病** 遺伝性の神経変性疾患。舞踏運動などの不随意運動、精神症状、行動異常、認知障害などを特徴とする。
血液	**HDAC** [エイチディーエーシー]	high-dose Ara-C (ハイドウス アラシー)	**キロサイド大量療法** 急性白血病の治療法のひとつ。キロサイド（シタラビン）を通常の用量より大量に処方する。
血液	**HDCY** [エイチディーシーワイ]	high-dose cyclophosphamide (ハイドウス サイクロフォスファマイド)	**エンドキサン大量療法** 悪性リンパ腫の治療法のひとつ。シクロホスファミド（商品名エンドキサン）を通常の用量より大量に処方する。
腎・泌尿器	**HDF** [エイチディーエフ]	hemodiafiltration (ヒーモダイアフィルトレイション)	**血液透析濾過** 血液透析と濾過を同時に行う。血圧低下を起こしにくいため、透析困難症、透析アミロイド症の治療に向く。

HDL【エイチディーエル】
high-density lipoprotein
（内分泌・代謝）

高密度リポ蛋白 末梢組織から余剰のコレステロールを肝臓に転送する作用があり、抗動脈硬化作用をもつ。

表-33 リポ蛋白の種類

種類	粒子の大きさ（nm）	比重（g/mL）
超低比重リポ蛋白（VLDL）	30〜80	0.96〜1.006
低密度リポ蛋白（LDL）	26〜30	1.006〜1.019
中間密度リポ蛋白（IDL）	20〜26	1.019〜1.063
高密度リポ蛋白（HDL）	7〜13	1.063〜1.21

HDL-C【エイチディーエルシー】
high-density lipoprotein cholesterol
（内分泌・代謝）

高密度リポ蛋白コレステロール 動脈硬化の原因となるコレステロールを引き抜いて、肝臓に運ぶ。「善玉コレステロール」といわれる。

HDN【エイチディーエヌ】
hemorrhagic disease of the newborn
（産・婦人）

新生児出血性疾患 血液凝固因子欠乏で出産後数日で体のあちこちに出血が起こる症状。吐血やタール便がみられる。

HDR【エイチディーアール】
high-dose rate
（放射線）

高線量率 単位時間当たりの放射線の線量が高いこと。

HDS【エイチディーエス】
Hasegawa dementia scale
（脳・神経）

長谷川式認知症スケール 広く使われている認知検査のための質問表。

HDS-R【エイチディーエスアール】
Hasegawa dementia scale-revised
（脳・神経）

改訂長谷川式簡易知能評価スケール HDSの改訂版。

HDV【エイチディーブイ】
hepatitis D virus
（消化器）

D型肝炎ウイルス D型肝炎の原因ウイルス。不完全ウイルスでHBVと共存しなければ増殖できない。

HE【エイチイー】
hereditary elliptocytosis
（血液）

遺伝性楕円赤血球症 常染色体優性疾患で、赤血球が楕円形になる。脾腫や溶血性貧血がみられることがある。

精神	**HEE**【エイチイーイー】 ハイ イクスプレスト イモウション high expressed emotion	こうかんじょうひょうしゅつ 高感情表出　精神疾患の患者に家族から強い感情表出が向けられること。批判、敵意、過保護・過干渉で、再発に関係するといわれる。
産・婦人	**HELLP**【ヘルプ】 ヒマリシス エレヴェイティド リヴァー エンザイムス アンド ロウ プレイトリト カウント hemolysis, elevated liver enzymes, and low platelet count	HELLP症候群　妊娠高血圧症候群（旧妊娠中毒症）の患者にみられる溶血、肝酵素の上昇、血小板減少を呈する症候群。
脳神経	**hemi**【ヘミ】 ヘミプリージア hemiplegia	へんまひ 片麻痺　身体の片側に上下肢の運動麻痺がみられること。

図-34 麻痺の分類

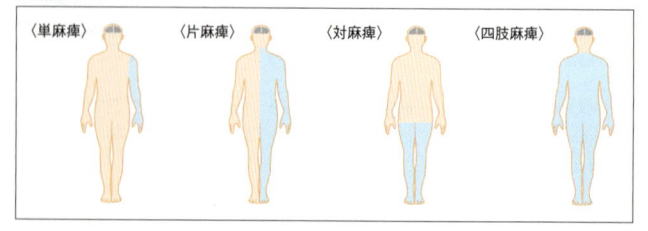

〈単麻痺〉　〈片麻痺〉　〈対麻痺〉　〈四肢麻痺〉

栄養	**HEN**【エイチイーエヌ】 ホウム エンテラル ニュートリション home enteral nutrition	ざいたくけいちょうえいよう 在宅経腸栄養　退院した在宅の患者に、胃瘻などの方法で行う経腸栄養。
一般	**HEPA (filter)**【ヘパ フィルター】 ハイ イフィシェンシ パーティキュリティ エアー フィルター high efficiency particulate air (filter)	こうせいのうびりゅうし 高性能微粒子エアフィルター　空気中の微細な粒子をとらえるフィルター。医療施設、クリーンルームなどに使用。
薬理	**HER2**【ハーツー】 ヒューマン エピダーマル グロウス ファクター レセプター タイプ human epidermal growth factor receptor type 2	じょう さいぼうせいちょういんし じゅようたい がた ヒト上皮細胞成長因子受容体2型　正常細胞の増殖に関与する蛋白。一部の乳癌細胞では、その細胞表面上に多くみられる。
血液	**HES**【ヘス】 ハイパーイーオシノフィリク シンドロウム hypereosinophilic syndrome	こうさんきゅうぞうた しょうこうぐん 好酸球増多症候群　末梢血中好酸球数が増加し、450/μLを超えるもの。

消化器	**HEV** 【ヘブ】 ヘパタイティス イー ヴァイラス hepatitis E virus	E型肝炎ウイルス　E型肝炎の原因となるウイルス。

| 腎・泌尿器 | **HF** 【エイチエフ】
ヒーモフィルトレイション
hemofiltration | 血液濾過　老廃物の除去と電解質の補充を行う治療法。血液透析とは異なり、急激な血漿浸透圧変化が起こりにくい。
圓HD［血液透析］ ➡ P.156 |

| 循環器 | **H-FABP** 【エイチエフエービービー】
ヒューマン ハート ファティ
human heart fatty
アシッドバインディング プロティーン
acid-binding protein | ヒト心臓由来脂肪酸結合蛋白　心筋細胞に存在する蛋白で、遊離脂肪酸の細胞内輸送で心筋細胞へのエネルギー供給を行う。心筋梗塞の診断マーカーでもある。 |

| 産婦人 | **HFD** 【エイチエフディー】
ヘヴィフォーデイツ インファント
heavy-for-dates (infant) | 不当重量児　同じ在胎週数で生まれた新生児体重の90％以上の児。圓HGA［不当重量児］ ➡ P.160 |

表-34　新生児の発育分類

妊娠期間に比して小さい新生児（SFD）	標準体重の10パーセンタイル未満
妊娠期間に比して小さい新生児（SGA）	標準身長の10パーセンタイル未満
不当軽量児（LFD）	標準体重の10パーセンタイル未満
妊娠期間に比して軽い新生児（LGA）	
相当体重児（AFD）	標準体重の10～90パーセンタイル未満
相当体重児（AGA）	
不当重量児（HFD）	標準体重の90パーセンタイル未満
不当重量児（HGA）	
妊娠期間に比して大きい新生児（LFD）	標準体重の90パーセンタイル未満
妊娠期間に比して大きい新生児（LGA）	標準身長の90パーセンタイル未満

| 呼吸器 | **HFJV** 【エイチエフジェイブイ】
ハイフリークェンシジェット
high-frequency jet
ヴェンティレイション
ventilation | 高頻度ジェット換気　カテーテルから高圧のガスを、1～6Hzの高速度で遮断・開放を繰り返し、ジェット流を作り行う換気。 |

| 腎・泌尿器 | **HFK** 【エイチエフケー】
ハロウ ファイバー キドニ
hollow fiber kidney | 中空糸型人工腎臓　ストロー状に整形した半透膜を使用した人工腎臓。 |

| 呼吸器 | **HFO** 【エイチフォー】
ハイフリークェンシ アシレイション
high-frequency oscillation | 高頻度振動
圓HFOV［高頻度振動換気］ ➡ P.160 |

呼吸器	**HFOV**【エイチフオブ】 ハイフリークェンシ high-frequency アンシレイトリ ヴェンティレイション oscillatory ventilation	こうひんどしんどうかんき 高頻度振動換気　解剖学的死腔より小さい1回換気量をピストンポンプなどで陰陽圧を交互に発生させて行う換気。同 HFO［高頻度振動］➡P. 159
呼吸器	**HFPPV**【エイチエフピーピーブイ】 ハイフリークェンシ パズィティヴ high-frequency positive プレッシャー ヴェンティレイション pressure ventilation	こうひんどようあつかんき 高頻度陽圧換気　3〜5mL/kgの小さい1回換気量で、1〜2Hzの呼吸数を行う間欠的陽圧換気。
皮膚	**HFS**【エイチエフエス】 ハンドフト シンドロウム hand-foot syndrome	てあしょうこうぐん 手足症候群　抗癌剤治療で手や足の皮膚にみられる一連の症状。皮膚の乾燥、赤み・腫れ、しびれ、痛み、爪の変形などがある。
呼吸器	**HFV**【エイチエフブイ】 ハイフリークェンシ high-frequency ヴェンティレイション ventilation	こうひんどかんき 高頻度換気　生理的呼吸回数の4倍以上の換気回数と、非常に小さな1回換気量の人工呼吸の総称。
一般	**Hg**【エイチジー】 ハイドラージラム hydrargyrum	すいぎん 水銀　常温で液体状態の金属。血圧計などに使われる。
産・婦人	**HGA**【エイチジーエー】 ヘヴィ フォー ジェステイショナル エイジ インファント heavy for gestational age (infant)	ふとうじゅうりょうじ 不当重量児 同 HFD［不当重量児］➡P. 159
血液	**hG-CSF**【エイチジーシーエスエフ】 ヒューマン グラニュロウサイト human granulocyte コロニーステイミュレイティング ファクター colony-stimulating factor	ひとかりゅうきゅうコロニーしげきいんし ヒト顆粒球コロニー刺激因子 同 G-CSF［顆粒球コロニー刺激因子］➡P. 141
薬理	**HGF**【エイチジーエフ】 ヘパトサイト hepatocyte グロウス ファクター growth factor	かんさいぼうぞうしょくいんし 肝細胞増殖因子　肝細胞は強い増殖性をもつが、その増殖活性をもつ蛋白をいう。劇症肝炎患者の血液中に多く存在する。関 FH［劇症肝炎］➡P. 131
産・婦人	**HG factor**【エイチジー ファクター】 ハーピーズ ジェステイショナイズ ファクター herpes gestationis factor	にんしんせいほうしんいんし 妊娠性疱疹因子　妊娠末期から産褥期に、全身に浮腫性紅斑と水疱が現れることがある。IgGである抗表皮基底膜部抗体が妊娠性疱疹因子となる。
内分泌・代謝	**HGH**【エイチジーエイチ】 ヒューマン グロウス ホアーモウン human growth hormone	せいちょう ヒト成長ホルモン　脳下垂体前葉部から分泌され、タンパク質の合成や代謝の促進を行うホルモン。

HGPRT 【エイチジーピーアールティー】
薬理
ハイポザンシンーグァニーニン
hypoxanthine-guanine
ファスフォリボシルトランフェラレス
phosphoribosyltransferase

ヒポキサンチン・グアニンホスホリボシルトランスフェラーゼ　イノシン酸合成酵素。レッシュ・ナイハン症候群で顕著な欠乏がみられる。X染色体上に病因遺伝子があることが知られる。

HHD 【エイチエイチディー】
循環器
hypertensive heart disease

高血圧性心疾患　高血圧が原因で生じる各種心疾患。うっ血性心不全や虚血性心疾患など。

HHM 【エイチエイチエム】
内分泌・代謝
ヒューモラル ハイパーカルシミア
humoral hypercalcemia
オブ マリグナンシー
of malignancy

悪性腫瘍に伴う高Ca血症　癌細胞で産生されたPTHrPなどの液性因子が骨と腎に作用して起きる高カルシウム血症。

HHS 【エイチエイチエス】
内分泌・代謝
ハイパーグライセミック
hyperglycemic
ハイパーアズモウラー シンドローム
hyperosmolar syndrome

高血糖高浸透圧症候群　いわゆる糖尿病性昏睡の病型のひとつ。高血糖と脱水に基づく高浸透圧血症。

HHS 【エイチエイチエス】
内分泌・代謝
ハイポサラミック
hypothalamic-
ハイポフィジアル システム
hypophyseal system

視床下部・下垂体系　多くのホルモンが産生される脳下垂体は、視床下部にコントロールされている。これらが神経分泌系として体の反応を制御している。

HHV 【エイチエイチブイ】
病理
ヒューマン ハーピーズ ヴァイラス
human herpes virus

ヒトヘルペスウイルス　人が感染するヘルペスを起こすウイルス。表KS［カポジ肉腫］ ➡ P.193

HI 【エイチアイ】
外
ヘド インジャリ
head injury

頭部外傷　頭部に衝撃が加わったことによる外傷。傷や、いわゆるこぶから脳挫傷、硬膜内外の血腫、脳血管損傷などを総称していう。

HI 【エイチアイ】
病理
ヒーマグルティネイション
hemagglutination
インヒビション テスト
inhibition test

赤血球凝集抑制試験　赤血球凝集の抑制度からウイルスの抗体の存在を調べる。HI法として、インフルエンザや麻疹、風疹のウイルス抗体測定に使用する。

HID 【エイチアイディー】
整形
ハーニエイティド
herniated
インターヴァーティブラル ディスク
intervertebral disc

椎間板ヘルニア　脊椎の椎間板が飛び出して神経を圧迫した状態。下位腰椎に起こりやすく、激しい腰痛や下肢痛を伴う。
同NPH［椎間板ヘルニア］ ➡ P.243

外	**HIFU**【エイチアイエフユー】 ハイ インテンシティ フォウカスト high intensity focused アルトラサウンド ultrasound	こうみつ どしょうてんちょうおんぱ りょうほう **高密度焦点超音波療法** 体外から超音波を焦点を結ぶようにポイントに集中させ、約90℃で癌などの病巣を焼き切る治療法。
脳・神経	**HIH**【エイチアイエイチ】 ハイパーテンシヴ イントラセリーブラル hypertensive intracerebral ヘモリジ hemorrhage	こうけつあつせいのうないしゅっけつ **高血圧性脳内出血** 高血圧が持続し、脳血管壁に血管壊死が起こることで血管が破裂したために起こる脳内出血。
放射線	**HIL**【エイチアイエル】 ハイ インテンシティ リージョン high intensity lesion	こうしんごういき **高信号域** MRIの撮影で白く見える領域。
精神	**HIS**【エイチアイエス】 ハチンスキー イスキーミク Hachinski ischemic スコアー score	きょけつひょうてん **ハチンスキー虚血評点** 血管性認知症と変性性認知症（アルツハイマー病）を見分けるためのハチンスキーによる評定スコア。 **連AD**［アルツハイマー病］ ➡P. 11 **連VD**［血管性認知症］ ➡P. 374
血液	**HIT**【ヒット】 ヘパリンインデュースト heparin-induced スロムボサイトピニア thrombocytepenia	きせいけっしょうばんげんしょうしょう **ヘパリン起因性血小板減少症** 抗凝固薬であるヘパリンの副作用で起こる血小板の急激な減少。血管の塞栓を伴うことがある。
栄養	**HIT**【ヒット】 ホウム インフュージョン セラピ home infusion therapy	ざいたくちゅうにゅうりょうほう **在宅注入療法** 患者が自宅において、静脈カテーテルや経腸栄養法で薬剤投与や栄養分を摂る在宅ケアの方法。 **連EN**［経腸栄養法］ ➡P. 115
病理	**HIV**【ヒブ】 ヒューマン human イミュノディフィシェンシ ヴァイラス immunodeficiency virus	めんえき ふ ぜん **ヒト免疫不全ウイルス** ヒトのCD4陽性Tリンパ球に感染して免疫細胞を破壊し、後天的な免疫不全を起こすウイルス。AIDSウイルスとして知られる。
呼吸器	**H-J**【エイチジェイ】 ヒュージョーンズ Hugh-Jones	ぶんるい **ヒュージョーンズ分類** 呼吸困難について、客観的に比較できるようにした評価スコア。

表-35 ヒュージョーンズ分類

Ⅰ度	同年齢の健康者と同様の仕事ができる。歩行・階段昇降は健康者なみにできる。
Ⅱ度	平地では、同年齢の健康者と同様に歩行できる。坂・階段は健康者なみに昇降できない。
Ⅲ度	平地でも、健康者なみには歩けない。自分のペースなら1.6km以上歩ける。
Ⅳ度	休みながらでなければ50m以上歩けない。
Ⅴ度	会話や衣服の着脱の際にも息切れがする。

HLA [エイチエルエー]
ヒューマン ルーコサイト
human leukocyte
アンティジェン
antigen
血液

ヒト白血球抗原　白血球の表面にあるタンパク質。移植手術の際に生じる拒絶反応の原因となるため、血液型と同様に、抗原型を合わせなければならない。

HLHS [エイチエルエイチエス]
ハイポプラスティック レフト
hypoplastic left
ハート シンドローム
heart syndrome
循環器

左心形成不全症候群　左室と上行大動脈の形成不全や大動脈弁と僧帽弁の発育異常などが複合する心臓の奇形。
同 **HLVS** [左室低形成症候群] ➡P.163

HLLT [エイチエルエルティー]
ハイ リアクティヴ レヴェル
high reactive level
レイザー トリートメント
laser treatment
外

高反応レベルレーザー療法　レーザー照射で、組織が炭化・蒸化・血液凝固・蛋白変性となる効果を期待した治療。

HLP [エイチエルピー]
ハイパーリポプロティニーミア
hyperlipoproteinemia
内分泌・代謝

高リポ蛋白血症　リポ蛋白に運ばれるコレステロール、中性脂肪などの脂質が、血液中で異常に高い濃度になっている状態。

HLS [エイチエルエス]
ハイパートニック ラクテイティド
hypertonic lactated
セイリーン ソリューション
saline solution
薬理

高張乳酸加ナトリウム液　人の体液より高い浸透圧のリンゲル液。重度熱傷や出血性ショックの輸液として有効。

HLVS [エイチエルブイエス]
ハイポプラスティック レフト
hypoplastic left
ヴェントリクル シンドローム
ventricle syndrome
循環器

左室低形成症候群
同 **HLHS** [左心形成不全症候群] ➡P.163

眼	**h.m.** 【エイチエム】 ハンド モウション hand motion	手動弁　同 HM［手動弁］ ➡P.164
眼	**HM** 【エイチエム】 ハンド モウション hand motion	手動弁　眼の前で手を振って判別できる程度の極端に低い視力。光覚弁と指数弁の中間に当たる。 同 h.m.［手動弁］ ➡P.164　同 m.m.［手動弁］ ➡P.223
循環器	**HM** 【エイチエム】 ハート マーマー heart murmur	心雑音　本来の心臓鼓動音以外の音。器質的な異常がある場合の雑音とそうでない機能性のものがある。
呼吸器	**HME** 【エイチエムイー】 ヒート モイスチャー heat moisture イクスチェインジャー exchanger	人工鼻、温室交換器　紙製のフィルターなどを用い、気管切開などを行った際、吸気に加温加湿を行う機能をもつ。
産・婦人	**hMG** 【エイチエムジー】 ヒューマン メノポーザル human menopausal ゴウナドトゥロウピン gonadotropin	ヒト閉経期ゴナドトロピン　性腺刺激ホルモン。閉経期の女性の尿から生成されて不妊治療に使われる。
薬理	**HMG-CoA** 【エイチエムジーシーオーエー】 ハイドラクシメルチルグルタリル hydroxymethylglutaryl- コウエンザイム エー coenzyme A	ヒドロキシメチルグルタリル補酵素A　コレステロールの合成を促進する補酵素。HMG-CoAの阻害薬は血中コレステロールを減らす作用をもつ。
呼吸器	**HMV** 【エイチエムブイ】 ホウム メカニカル home mechanical ヴェンティレイション ventilation	在宅人工呼吸療法　筋ジストロフィーなど、呼吸障害のある重い疾患の患者が、自宅で人工呼吸器を使用する療法。
内分泌・代謝	**HNKC** 【エイチエヌケーシー】 ハイパーアズモウラー hyperosmolar ナンキートティク コウマ nonketotic coma	高浸透圧性非ケトン性昏睡　糖尿病の合併症。高血糖性昏睡で、高度の脱水と嘔吐、腹痛、昏睡などを起こす。現在はHHS（高血糖高浸透圧症候群）と呼ばれる。 連 HHS［高血糖高浸透圧症候群］ ➡P.161
脳・神経	**HNPP** 【エイチエヌピーピー】 ヘレディタリニューロパシィ ウィズ hereditary neuropathy with ライアビリティ トゥ プレッシャー ポールズィズ liability to pressure palsies	遺伝性圧迫性ニューロパチー　末梢神経幹に圧力や伸展が加わることにより生じる遺伝性の疾患。神経の過敏性が亢進し、知覚障害が生じる。

循環器	**HOCM**【ホックム】 ハイパートロフィク オブストラクティヴ **h**ypertrophic **o**bstructive カーディオマイオパシ **c**ardio**m**yopathy	閉塞性肥大型心筋症　心筋の異常で起きる心臓の機能障害。収縮期に左室から血液が出ていく流出路が狭くなる肥大型心筋症。 **関**HCM［肥大型心筋症］　→P.155
呼吸器	**HOT**【ホット】 ホウム アクシジェン **h**ome **o**xygen セラピ **t**herapy	在宅酸素療法　慢性呼吸不全患者などが、自宅に設置した酸素供給装置で酸素吸入をする療法。入院を減らし、在宅療養や社会復帰を可能とする。
血液	**Hp**【エイチピー】 ハプトグロビン **h**ap**t**oglobin	ハプトグロビン　肝臓で作られる血漿蛋白。血中に遊離したヘモグロビンと結合し肝臓に戻して処理するはたらきを担う。
消化器	**HP**【エイチピー】 ヘリコバクター **H**elico**b**acter パイロウリ ***p**ylori*	ヘリコバクター・ピロリ　らせん状の細菌で、胃や十二指腸の粘膜を傷つけて潰瘍を作る。また胃癌の原因としても知られている。
一般	**HP**【エイチピー】 ヒーモパーフュージョン **h**emo**p**erfusion	血液灌流　体外循環によって血液の病因物質を吸着器で除去し、再び体内に戻す方法。
内分泌・代謝	**HPA**【エイチピーエー】 ハイポサラミク **h**ypothalamic- ピチューイテリアドリーナル アクシス **p**ituitary-**a**drenal (axis)	視床下部・下垂体・副腎系　ストレスに関わるホルモンの分泌に関与する、視床下部、下垂体、副腎皮質により形成される系統をいう。
一般	**HPF**【エイチピーエフ】 ハイ パウアー フィールド **h**igh **p**ower **f**ield	高倍率視野　光学顕微鏡の高倍率で観察したときの一視野。
内分泌・代謝	**hPG**【エイチピージー】 ヒューマン ピチューイテリ **h**uman **p**ituitary ゴナドトロウピン **g**onadotropin	ヒト下垂体性ゴナドトロピン　下垂体が産生する性腺刺激ホルモン。性腺の成長・機能を促進する作用がある。卵胞刺激ホルモン、黄体形成ホルモンなど。
内分泌・代謝	**HPG**【エイチピージー】 ハイポサラミク **h**ypothalamic- ピチューイテリゴウナダル アクシス **p**ituitary-**g**onadal (axis)	視床下部・下垂体・性腺系　生殖に関わるホルモンの分泌に関与する、視床下部、下垂体、性腺系により形成される系統をいう。

分野	略語	意味

産・婦人 **HPL, hPL**【エイチピーエル】
ヒューマン プラセントル ラクトジン
human placental lactogen
ヒト胎盤性ラクトゲン 胎盤で産生されるホルモン。妊娠母体の胎児発育に関与する。hPL測定値は胎盤機能の管理などに有用。

薬理 **HPLC**【エイチピーエルシー】
ハイパーフォーマンス リキィッド クロマトグラフィ
High-performance liquid chromatography
高速液体クロマトグラフィ 有機化合物の分離・定量の代表的な手法。水や有機溶媒などの液体の移動相にサンプルを流し成分分離を行う。

栄養 **HPN**【エイチピーエヌ】
ホウム パレンテラル ニュートリション
home parenteral nutrition
在宅静脈栄養 経口的に食事の摂れない患者が、在宅で経静脈的に高カロリー輸液の投与を行うこと。入院生活から解放されるという利点がある。

内分泌・代謝 **HPr**【エイチピーアール】
ヒューマン プロラクティン
human prolactin
ヒトプロラクチン 脳下垂体前葉から分泌されるホルモン。乳汁分泌刺激作用がある。

血液 **HPT**【エイチピーティー】
ヘパプラスティン テスト
hepaplastin test
ヘパプラスチンテスト 肝臓で合成される凝固因子の活性を測定することで、肝の蛋白合成能、ビタミンK不足状態、肝・胆道疾患の機能障害度を見る検査。

耳鼻 **HPT**【エイチピーティー】
ハイポファリンジーアル テューマー
hypopharyngeal tumor
下咽頭腫瘍 喉ぼとけの後ろの部分である下咽頭の腫瘍。

図-35 喉の構造

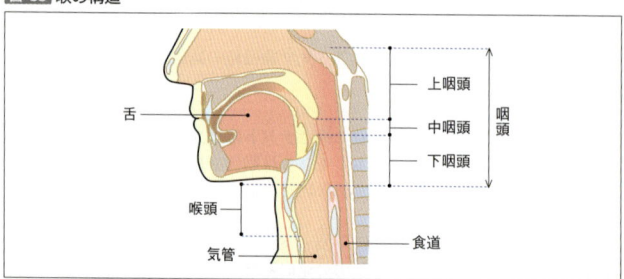

舌、上咽頭、中咽頭、下咽頭、咽頭、喉頭、気管、食道

内分泌・代謝 **HPT**【エイチピーティー】
ハイポサラミク ピチューイテリサイロイド アクシス
hypothalamic-pituitary-thyroid (axis)
視床下部・下垂体・甲状腺系 甲状腺のホルモン分泌機能を制御する、視床下部・下垂体・甲状腺系の連携経路をいう。

病理	**HPV**【エイチピーブイ】 ヒューマン パピローマ ヴァイラス human papilloma virus	ヒト乳頭腫ウイルス	性行為などで伝染するウイルス。100種類以上あるが、高リスク種は子宮頸癌に発展する。ヒトパピローマウイルスとも呼ぶ。
病理	**HPV**【エイチピーブイ】 ハイポクシック プルモナリ ヴァソコンストリクション hypoxic pulmonary vasoconstriction	低酸素性肺血管収縮	低酸素状態になった肺胞の周囲の血管が収縮し、ガス交換を酸素の豊富な近傍の肺胞で行って肺内シャントを減らすようにする機能。
循環器	**HR**【エイチアール】 ハートレイト heart rate	心拍数	一定時間に心臓が拍動する回数。通常は1分間でカウントし、60～80が正常値といわれる。
一般	**HRA**【エイチアールエー】 ヘルスリスク アプレイザル health risk appraisal	健康危険度評価	喫煙や生活習慣情報に基づき、その人の健康評価指標を算出するもの。成人病の危険因子を遠ざけることでその予防に役立つとされる。
放射線	**HRCT**【エイチアールシーティー】 ハイレゾルーション コンピューティド トモグラフィ high-resolution computed tomography	高分解能コンピュータ断層撮影	X線断層撮影で、より分解能を高くし、薄いスライス厚を可能としたもの。臓器の細部まで撮影、癌診断などに役立つ。
循環器	**HREH**【エイチアールイーエイチ】 ハイリーニン イセンシャル ハイパーテンション high-renin essential hypertension	高レニン本能性高血圧症	原因不明の高血圧で血中レニンが高い場合を指す。
循環器	**HRmax**【エイチアールマックス】 マクシマム maximum ハートレイト heart rate	最大心拍数	運動で負担を与えて拍動が最も速くなった場合の限界値的な心拍数。個人差があり、年齢が高くなると下がる。
一般	**HRQOL**【エイチアールキューオーエル】 ヘルスリレイテッド クオリティオブライフ health-related quality of life	健康関連QOL	身体や精神など健康に関するQOL。 **関QOL**［生活の質］ ➡P.297
腎泌尿器	**HRS**【エイチアールエス】 ヘパトリーナルシンドローム hepatorenal syndrome	肝腎症候群	重篤な肝疾患に伴って起こる腎不全。予後は極めて悪く死亡例が多い。
精神	**HRSD**【エイチアールエスディー】 ハミルトン レイティング スケール フォー ディプレション Hamilton rating scale for depression	ハミルトンうつ病評価尺度	うつ病の重症度を見るためのスケール。17項目版と21項目版がある。

分野	略語	原語	日本語・説明
産・婦人	**HRT**【エイチアールティー】 hormone replacement therapy	ホルモン補充療法	女性ホルモンを投与して更年期障害の緩和や骨粗鬆症の予防を図る療法。
循環器	**HS**【エイチエス】 heart sound	心音	心臓の拍動によって発生する可聴域の音。弁の開閉や心室の動きから生じる。
血液	**HS**【エイチエス】 hereditary spherocytosis	遺伝性球状赤血球症	赤血球の形状異常を起こす常染色体優性疾患。溶血性貧血の症状がある。
病理	**HS**【エイチエス】 herpes simplex	単純ヘルペス	単純ヘルペスウイルスが原因となって起こる水疱や発疹。関 HSV [単純ヘルペスウイルス] ➡ P.169
血液	**HSCT**【エイチエスシーティー】 hematopoietic stem cell transplantation	造血幹細胞移植	白血病、再生不良性貧血などの患者に骨髄中や臍帯血の造血幹細胞をドナーから移植する手術。
薬理	**HSE**【エイチエスイー】 hypertonic saline epinephrine	高張食塩水・エピネフリン	アドレナリン(エピネフリン)添加の高張食塩水。内視鏡手術での局注で止血に使われる。
産・婦人	**HSG**【エイチエスジー】 hysterosalpingography	子宮卵管造影法	子宮口から造影剤を注入し、子宮や卵管を撮影するX線検査。子宮の奇形、卵管の閉塞などがわかる。
薬理	**HSP**【エイチエスピー】 heat shock protein	熱ショック蛋白	熱や虚血などのストレスにさらされた際に作られて細胞を保護するタンパク質。免疫系で重要な役割を果たしている。
アレルギー	**HSP**【エイチエスピー】 Henoch-Schönlein purpura*	ヘノッホ・シェーンライン紫斑病	紫斑などの皮膚症状、関節炎様症状、消化器症状が現れる自己免疫性のアレルギー性血管炎。同 SHP [シェーンライン・ヘノッホ紫斑病] ➡ P.325
脳神経	**HSP**【エイチエスピー】 hereditary spastic paraparesis	遺伝性痙性対麻痺	脚の痙攣、反射過大、筋力低下などで徐々に歩行困難となるまれな遺伝病。

*ドイツ語

HSPN 【エイチエスピーエヌ】
腎・泌尿器

Henoch-Schönlein purpura nephritis

ヘノッホ・シェーンライン紫斑病腎炎 ヘノッホ・シェーンライン紫斑病の症状のひとつとして起きる糸球体腎炎。 関 HSP［ヘノッホ・シェーンライン紫斑病］ ➡P. 168

HS-PSA 【エイチエスピーエスエー】
腎・泌尿器

high sensitive prostate specific antigen

高感度前立腺特異抗原 前立腺腫瘍マーカーであるPSAを、より高感度で検出する方法。前立腺癌全摘後の再発発見に効果がある。

HSR 【エイチエスアール】
病理

homogeneously staining region

染色体均質領域 分染法によっても染色体の一部が均一に淡染してバンドを示さない領域。均一染色領域ともいう。

HSV 【エイチエスブイ】
病理

herpes simplex virus

単純ヘルペスウイルス ヘルペスウイルスの一種で、単純ヘルペスの原因となるもの。 表 KS［カポジ肉腫］ ➡P. 193 関 HS［単純ヘルペス］ ➡P. 168

Ht 【エイチティー】
一般

height

身長 直立時の床面から頭頂までの長さ。

Ht 【エイチティー】
血液

hematocrit

ヘマトクリット 血液中に占める血球の容積の割合。ほぼ赤血球の全血液に対する容積比となる。

HT 【エイチティー】
循環器

hypertension

高血圧 血圧が高い状態が続き、動脈硬化などの原因となる。 同 HBP［高血圧］ ➡P. 154

HTLV-1 【エイチティーエルブイ1】
血液

human T-cell leukemia virus type 1

ヒトT細胞白血病ウイルス 成人T細胞白血病の原因となるヒトレトロウイルス。

HTO 【エイチティーオー】
整形

high tibial osteotomy

高位脛骨骨切り術 変形性膝関節症の手術による治療法。脛骨を切って接触面の傾斜を変化させ、膝関節の負担を軽減する。

図-36 高位脛骨骨切り術の方法

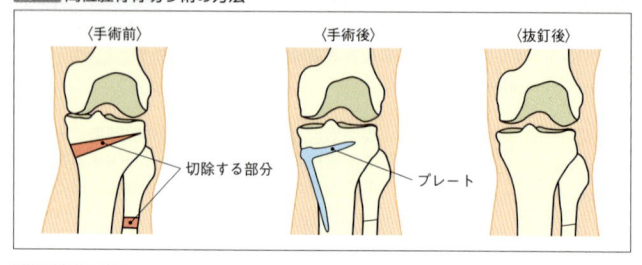

〈手術前〉 切除する部分　〈手術後〉 プレート　〈抜釘後〉

| 腎・泌尿器 | **HUS** [エイチユーエス]
ヘモリティク ユリーミク シンドロウム
hemolytic **u**remic **s**yndrome | ようけつせいにょうどくそしょうこうぐん
溶血性尿毒素症症候群　微小血管性溶血性貧血、急性腎不全、血小板減少症の3症状からなる症候群。腸管出血性大腸菌感染などから起こり、急性腎不全で尿毒症となる。 |

| 整形 | **HV** [エイチブイ]
ハラックス ヴァルガス
hallux **v**algus | がいはんぼし
外反母趾　足の親指が小指側に15度以上曲がっていく症状。 |

| 呼吸器 | **HVS** [エイチブイエス]
ハイパーヴェンティレイション シンドロウム
hyper**v**entilation **s**yndrome | かかんきしょうこうぐん
過換気症候群　不安やパニックなど心理的な要因から過呼吸となり、手足の痙攣、めまいなどの症状が出ること。 |

| 消化器 | **HVWP** [エイチブイダブリュービー]
ヒパティク ヴェイン ウェジ プレッシャー
hepatic **v**ein **w**edge **p**ressure | かんじょうみゃくせつにゅうあつ
肝静脈楔入圧　カテーテルを右肝静脈に入れ、先端を膨らませたときの内圧。門脈圧の測定法。 |

| 一般 | **Hx** [エイチエクス]
ヒストリ
history | びょうれき
病歴　カルテに記載される患者の履歴。既往症、現症、経過、検査所見、入退院、治療、家族歴、社会歴など。 |

| 眼 | **Hy** [エイチワイ]
ハイパーロピア
hyper**o**pia | えんし
遠視　眼軸が短いため、網膜より奥で焦点が合ってしまう屈折異常。**関My** [近視] **→ P. 233** |

| 皮膚 | **HZ** [エイチズィー]
ハーピーズ ゾウスター
herpes **z**oster | たいじょうほうしん
帯状疱疹　初感染は水痘、その後潜伏感染したウイルスが再活化したもの。 |

170

病理 **HZV**【エイチズィーブイ】
ハーピーズ ゾウスター ヴァイラス
herpes zoster virus
水痘・帯状疱疹ウイルス（すいとう・たいじょうほうしん） ヘルペスウイルスの一種。水痘と帯状疱疹を起こす。
同VZV［水痘・帯状疱疹ウイルス］➡P. 381

I

外 **I&D**【アイアンドディー】
インシジョン アンド ドレイニジ
incision and drainage
切開排膿（せっかいはいのう） 化膿した病巣部分をメスなどで切開して中の膿を排出すること。

眼 **I/A**【アイエー】
イリゲイション アスピレイション
irrigation/aspiration
灌流／吸引（かんりゅう／きゅういん） 白内障手術で、破砕した水晶体の吸引と前房が潰れないように灌流液で補充すること。

内分泌・代謝 **IAA**【アイエーエー】
インスリン オートアンティバディ
insulin autoantibody
インスリン自己抗体（じここうたい） ヒトインスリン製剤などを投与していないのに産生されるインスリン抗体。

循環器 **IAA**【アイエーエー】
インタラプション オブ エイオーティク アーチ
interruption of aortic arch
大動脈弓離断症（だいどうみゃくきゅうりだんしょう） 大動脈弓に遮断・離断のある心臓奇形。

循環器 **IABP**【アイエービーピー】
イントラエイオーティク バルーン パムピング
intra-aortic balloon pumping
大動脈バルーンパンピング法（だいどうみゃく…ほう） 心臓が機能不全となった場合、大動脈内でバルーンをポンプのように膨らませて、血液の流れを促進する方法。

一般 **IADL**【アイエーディーエル】
インストルメントル アクティヴィティーズ オブ デイリ リヴィング
instrumental activities of daily living
手段的日常生活動作（しゅだんてきにちじょうせいかつどうさ） 日常生活を送るのに必要な動作のうち、ADLより複雑で高次な動作。
連ADL［日常生活動作］➡P. 12

図-37 ADLとIADLの項目

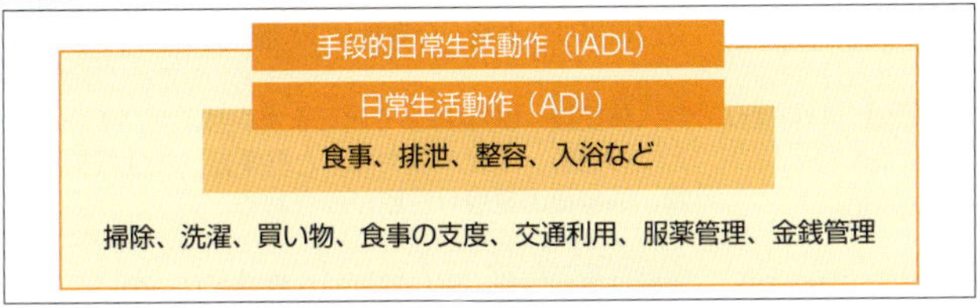
手段的日常生活動作（IADL）
日常生活動作（ADL）
食事、排泄、整容、入浴など
掃除、洗濯、買い物、食事の支度、交通利用、服薬管理、金銭管理

循環器 **IADSA**【アイエーディーエスエー】
イントラアーティリアル ディジトル サブトラクション アンジオグラフィ
intra-arterial digital subtraction angiography
経動脈性血管造影（けいどうみゃくせいけっかんぞうえい） 動脈からカテーテルを入れ、ターゲットとする組織の血管に造影剤を注入するX線撮影法。

分類	略語	読み・正式名称	意味
アレルギー	**IAHA**【アイエーエイチエー】	イミューン アドヒアランス ヒーマグルティネイション immune adherence hemagglutination	**免疫付着血球凝集反応**（めんえき ふちゃくけっきゅうぎょうしゅうはんのう）　ウイルスと反応したIgG抗体が補体を活性化させ、赤血球を凝集。その有無でウイルス抗体の存在が判明する。型特異性が高く、高感度。
アレルギー	**IAR**【アイエーアール】	イミディエイト アズマティック リアクション immediate asthmatic reaction	**即時型喘息反応**（そくじ がたぜんそくはんのう）　アレルゲンを吸い込んで数分から30分前後に喘息症状を示す即時型反応。
循環器	**IAS**【アイエーエス】	インターエイトリアル セプタム interatrial septum	**心房中隔**（しんぼうちゅうかく）　心臓の右心房と左心房を隔てる壁。 図ECD[心内膜床欠損症]　➡P.106
呼吸器	**IAV**【アイエーブイ】	インターミトント アシスティド ヴェンティレイション intermittent assisted ventilation	**間欠的補助換気**（かんけつてきほじょかんき）　自発呼吸がある状態で患者の吸気のタイミングで換気を行う人工呼吸法。
消化器	**IBD**【アイビーディー】	インフラマトリー バウエル ディジィーズ inflammatory bowel disease	**炎症性腸疾患**（えんしょうせいちょうしっかん）　潰瘍性大腸炎とクローン病、下痢や腹痛、血便、発熱などの症状で腸の粘膜に炎症や潰瘍を生じる原因不明の慢性疾患の総称。
消化器	**I-Bil**【アイビル】	インディレクト ビリルビン indirect bilirubin	**間接型ビリルビン**（かんせつがた びりるびん）　肝臓でのグルクロン酸抱合前のビリルビン。赤血球崩壊により生成される。 運D-Bil[直接型ビリルビン]　➡P.89
血液	**IBL**【アイビーエル】	イミュノブラスティック リムファデノパシー immunoblastic lymphadenopathy	**免疫芽球性リンパ節症**（めんえき がきゅうせい りんぱせっしょう）　T細胞性で非ホジキンリンパ腫のひとつの病態。肝腫、脾腫、多クローン性高ガンマグロブリン血症、全身性リンパ節腫脹を症状とする。
アレルギー	**IBM**【アイビーエム】	インクルージョン ボディ マイオサイティス inclusion body myositis	**封入体筋炎**（ふうにゅうたいきんえん）　50歳以上で起こる炎症性ミオパチーのひとつの病態。手足の筋力低下と筋萎縮、炎症性細胞浸潤、筋線維の縁取り空胞がみられる。
消化器	**IBS**【アイビーエス】	イリタブル バウエル シンドロウム irritable bowel syndrome	**過敏性腸症候群**（かびんせいちょうしょうこうぐん）　腸に器質的な異常がないのに、下痢や便秘を慢性的に繰り返す疾患。主にストレスに起因しているとみられる。

分類	略語	用語	説明
一般	**IBW**【アイビーダブリュー】 アイディーアル バディ ウエイト ideal body weight	標準体重	体重(kg)÷身長(m)^2＝BMI(体格指数)が22となる体重。統計的に最も病気になることが少ないとされる。関 BMI［体格指数］ ➡P. 46
薬理	**i.c.**【アイシー】 インター inter チボス cibos*	食間	食事と食事の間、服薬のタイミングを示す。食後2時間後が目安。関 a.c.［食前］ ➡P. 8　関 p.c.［食後］ ➡P. 259
アレルギー	**IC**【アイシー】 イミューン immune カムプレクス complex	免疫複合体	抗原と抗体が互いに結合したもの。血流に乗って腎臓などの内臓に沈着すると、組織を傷害、全身にわたるものを血清病と呼ぶ。
一般	**IC**【アイシー】 インフォームド informed コンセント consent	インフォームドコンセント	医師が患者に、病状や治療法などについて正しい理解のために十分な説明を行い、患者が納得して同意すること。
腎・泌尿器	**IC**【アイシー】 インタースティシャル シスタイティス interstitial cystitis	間質性膀胱炎	頻尿、尿意切迫感、疼痛などの症状がある慢性膀胱炎。細菌性ではなく、原因もわかっていない。
病理	**IC**【アイシー】 インヴェイシヴ カーシノウマ invasive carcinoma	浸潤癌	上皮内癌が上皮から基底膜を破って下部の組織に食い込むようになる状態。
循環器	**ICA**【アイカ】 インターナル カラティド internal carotid アーテリ artery	内頸動脈	左右の総頸動脈から分かれる主要な動脈のひとつ。頭部、頸部、脳へ血液を送る。図 CAG［頸動脈造影］ ➡P. 56
内分泌・代謝	**ICA**【アイカ】 アイレット セル アンティバディ islet cell antibody	膵島細胞抗体	膵島細胞の細胞質に対する自己抗体。1型糖尿病の初期に顕著に検出される。
薬理	**ICAM**【アイキャム】 インターセルラー intercellular アドヒージョン マリキュール adhesion molecule	細胞間接着分子	細胞間接着を行う膜タンパク質。カドヘリン、インテグリンが代表的。
眼	**ICCE**【アイシーシーイー】 インラキャプスラー キャタラクト intracapsular cataract イクストラクション extraction	水晶体嚢内摘出術	水晶体の一部ではなく、白く濁っている水晶体を包んでいる前嚢と後嚢の全部を取り除く手術。

*ラテン語

| 循環器 | **ICD**【アイシーディー】
イムプランタブル カーディアク
implantable **c**ardiac
ディーフィブリレイター
defibrillator | **植え込み型除細動器**　不整脈を自動的に感知して心臓の中で電気刺激を発して不整脈を止める装置。体内に本体と心臓を結ぶ電極リードを植え込む。
同 **AICD**［植え込み型自動除細動器］　➡P.18 |

図-38　植え込まれた自動除細動器

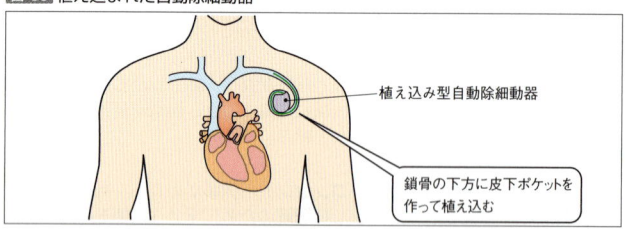

- 植え込み型自動除細動器
- 鎖骨の下方に皮下ポケットを作って植え込む

| 眼 | **ICE**【アイス】
イリドーコーニアル エンドウシリアル
irido**c**orneal **e**ndothelial
シンドロウム
syndrome | **虹彩角膜内皮症候群**　角膜内皮細胞が虹彩面に異常増殖して起きる。角膜不全、虹彩萎縮、緑内障を特徴とする。 |

| 一般 | **ICF**【アイシーエフ】
インターナショナル クラシフィケイション オブ
international **c**lassification of
ファンクショニング ディサビリティ アンド ヘルス
functioning, disability and health | **国際生活機能分類**　WHOの定めた国際分類。人間の生活機能と障害に関して約1500項目に分類したもの。 |

図-39　ICFの構成要素

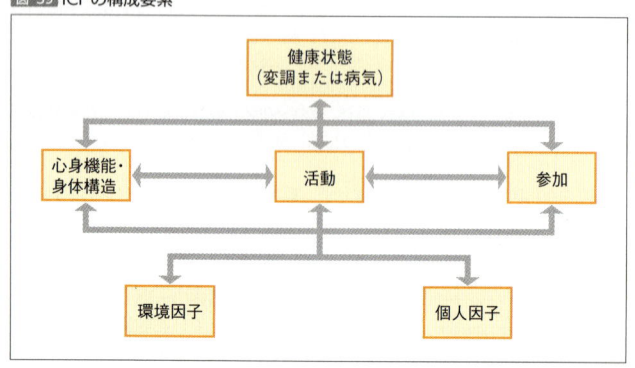

- 健康状態（変調または病気）
- 心身機能・身体構造
- 活動
- 参加
- 環境因子
- 個人因子

一般	**ICF** 【アイシーエフ】 イントラセルラー フルイド intracellular fluid	細胞内液	細胞の内側に存在する体液。体重の約40％を占める。 関ECF［細胞外液］ ➡P.107
消化器	**ICG** 【アイシージー】 インドサイアニーン グリーン indocyanine green	インドシアニングリーン	肝臓の機能検査に用いる緑色色素。
消化器	**ICG** 【アイシージー】 インドサイアニーン グリーン テスト indocyanine green test	インドシアニングリーン試験	インドシアニングリーンは静注後、血液から肝臓に取り込まれ胆汁へ排出される。その排出量から肝臓の解毒能力をはかる検査。
脳神経	**ICH** 【アイシーエイチ】 イントラセレブラル ヒマトウマ intracerebral hematoma	頭蓋内血腫	脳の硬膜と頭蓋骨の間、あるいは脳の内部に血液が溜まった状態をいう。
脳神経	**ICH** 【アイシーエイチ】 イントラセレブラル ヘモリジ intracerebral hemorrhage	脳内出血	脳血管が破裂して、脳の内部に出血した状態。 裏CVD［脳血管疾患］ ➡P.85
腎泌尿器	**ICI** 【アイシーアイ】 イントラキャヴァナス インジェクション intracavernous injection	海綿体注射	陰茎海綿体に血管拡張薬を注射し、血管の検査や勃起不全の治療を行うもの。
循環器	**ICM** 【アイシーエム】 イディオパシック カーディオマイオパシ idiopathic cardiomyopathy	特発性心筋症	原因不明の心筋症で、拡張型と肥大型がある。拡張型の方が肥大型より予後が悪い。
一般	**ICN** 【アイシーエヌ】 インフェクション コントロール ナース infection control nurse	感染管理看護師	院内感染防止などの感染症対策を担当する看護師。(社)日本看護協会が資格認定を行っている。
一般	**ICP** 【アイシーピー】 インフェクション コントロール プラクティショナー infection control practitioner	感染対策実践家	感染症対策の専門家。医師、看護師と連携した感染制御チームを構成して、予防や治療にあたる。感染制御専門家ともいう。 関ICT［感染制御チーム］ ➡P.176
脳神経	**ICP** 【アイシーピー】 イントラクレニアル プレシャー intracranial pressure	頭蓋内圧	脳実質や血管、髄液による頭蓋骨内部の圧力の総和。

循環器	**ICPC** 【アイシーピーシー】 インターナル カラティドパスティリアー internal carotid-posterior コミューニケイティング アーテリ communicating (artery)	内頸動脈・後交通動脈分岐部　内頸動脈と後交通動脈の分岐する部分で、動脈瘤の好発部位として知られる。
循環器	**ICS** 【アイシーエス】 イムパルス コンダクティング impulse conducting システム system	刺激伝導系　心臓の拍動をコントロールする伝達経路。自律神経の支配で心臓が動いている。洞房結節と房室結節などからなる。
内分泌・代謝	**ICSA** 【アイシーエスエー】 アイリット セル サーフィス islet cell surface アンティバディ antibody	膵島細胞膜抗体　膵臓細胞膜に対する抗体。インスリン依存型糖尿病患者の血清に多くみられ、指標となる。
内分泌・代謝	**ICSH** 【アイシーエスエイチ】 インタースティシャル interstitial セル スティミュレイティング ホアーモウン cell stimulating hormone	間質細胞刺激ホルモン　下垂体前葉から分泌される性腺刺激ホルモン。男性では、精巣の間細胞にはたらきかけ男性ホルモンの分泌を促進する。
産・婦人	**ICSI** 【アイシーエスアイ】 イントラサイトプラズミク intracytoplasmic スパーム インジェクション sperm injection	卵細胞質内精子注入法　重症精子減少症、精子無力症などで受精能力が低い場合に、ピペットなどで卵子に1個の精子を送り込む体外受精の方法のひとつ。
外	**ICT** 【アイシーティー】 インダクション induction キーモセラピ chemotherapy	術前化学療法　化学療法で癌を小さくしておき、手術による切除を容易にする治療法。他部位の未発見の微小癌にも効果が期待される。
一般	**ICT** 【アイシーティー】 インフェクション コントロウル infection control ティーム team	感染制御チーム　院内感染防止の目的で、医療現場の監視を行い、情報収集・指導などを行う、医師、看護師、臨床検査技師などから構成するチーム。
循環器	**ICT** 【アイシーティー】 イントラコロネリ intracoronary スロムボリシス thrombolysis	冠動脈内血栓溶解療法　手足の静脈やカテーテルを通して血栓を溶かす酵素を冠動脈の中に送り込む治療法。
一般	**ICU** 【アイシーユー】 インテンシヴ ケアー intensive care ユーニット unit	集中治療室　重篤症状の患者を24時間体制で管理・治療を行う病院内の施設。特定の診療科に属さず独立した組織となることもある。

ID 【アイティー】
薬理
イントラダーマル インジェクション
intradermal injection
皮内注射 表皮と真皮の間に注射する方法。ツベルクリン反応、アレルゲンテストなど診断の目的に使われる。

IDA 【アイティーエー】
血液
アイアン ディフィシェンシ アニーミア
iron-deficiency anemia
鉄欠乏性貧血 鉄の欠乏により、十分なヘモグロビン合成ができなくなったことによる貧血。

IDCT 【アイティーシーティー】
血液
インディレクト クームズ テスト
indirect Coombs' test
間接クームス試験 抗免疫グロブリン抗体を用いて、血清中に存在する抗赤血球抗体を検出する試験。

IDDM 【アイティーディーエム】
内分泌・代謝
インスリンディペンデント ダイアビーティーズ メリタス
insulin-dependent diabetes mellitus
インスリン依存性糖尿病 膵臓のインスリンの分泌が減少して起こる糖尿病。1型糖尿病とも呼ばれる。小児期に発症する。
裏DM [糖尿病] ➡ P.97

IDK 【アイティーケー】
整形
インターナル ディレインジメント オブ ザ ニー
internal derangement of the knee
膝関節内障 膝関節を補強する半月板、側副靱帯、十字靱帯などが損傷された状態の総称。

IDL 【アイティーエル】
内分泌・代謝
インターミーディエトデンシティ リポプロウティーン
intermediate-density lipoprotein
中間密度リポ蛋白 肝臓で合成された超低密度リポ蛋白が、中間密度になったもの。VLDLレムナントとも呼ばれ、動脈硬化促進因子のひとつ。
裏HDL [高密度リポ蛋白] ➡ P.157

IDM 【アイティーエム】
産婦人
インファンツ オブ ザ ダイアベティック マザー
infants of the diabetic mother
糖尿病母胎児 妊娠で血糖値が高くなると、巨大児などの可能性がある。

IDPA 【アイティーピーエー】
循環器
イディオパシック ディラテイション オブ プルモネリ アーテリ
idiopathic dilatation of pulmonary artery
特発性肺動脈拡張 先天性心奇形のひとつ。肺動脈が拡張する症状で、予後はよい。右室圧や肺動脈圧は正常で無症状。

IDUS 【アイティーユーエス】
消化器
イントラダクタル アルトラサグラフィ
intraductal ultrasonography
管腔内超音波断層検査 超音波プローブの付属した内視鏡を用いて体腔内を超音波で断層検査する方法。消化管、胆管膵管の検査に用いる。

| 呼吸器 | **I/E** 【アイイー】 inspiration/expiration (ratio) | **吸気時間・呼気時間比** 人工呼吸器の動作サイクルで、吸気時間と呼気時間の比を表す。 |

| 循環器 | **IE** 【インフェクシャス エンドウカーダイティス】 infectious endocarditis | **感染性心内膜炎** 心臓の内側に細菌が感染し、これにより心臓弁が炎症を起こし、弁不全や穿孔などの症状や重篤な合併症を伴う疾患。 |

| 循環器 | **IEA** 【アイイーエー】 inferior epigastric artery | **下腹壁動脈** 外腸骨動脈から分岐し、下腹部で腹直筋の裏を走行する動脈。臍の上方で上腹壁動脈となる。 |

| 一般 | **IEP** 【アイイーピー】 immunoelectrophoresis | **免疫電気泳動** 電気泳動と抗原抗体反応との組み合わせで微量蛋白成分を分析する手法。 |

| アレルギー | **IF** 【アイエフ】 immunofluorescence (test) | **蛍光抗体法** 蛍光色素を標識した抗体を用いて標的抗原を反応させ、蛍光発色を蛍光顕微鏡で観察して抗原を特定する検査法。 |

| アレルギー | **IFA** 【アイエフエー】 indirect fluorescent antibody (technique) | **間接蛍光抗体法** 抗体免疫法で、抗原に結合する一次抗体に対する二次抗体を蛍光標識し、抗原の検出を行う手法。 |

| 薬理 | **IFN** 【アイエフヌ】 interferon | **インターフェロン** ウイルスなどの侵入に対し細胞が分泌するタンパク質。抗ウイルス薬、抗癌剤として用いられ、免疫系の調節などの作用をもつ。
同**INF** [インターフェロン] ➡P.183 |

| 消化器 | **IFOBT** 【アイエフオービーティー】 immunological fecal occult blood test | **免疫学的便潜血検査** 大便中の微量の血液を、ヘモグロビンに対する免疫反応で検出する手法。下部消化管の癌検診に用いられる。 |

| 一般 | **Ig** 【アイジー】 immunoglobulin | **免疫グロブリン** 血液中や組織液中に存在し、免疫に大きな役割を担う抗体蛋白。 |

表-36 免疫グロブリンの種類

IgA	分泌型を有し、粘膜において細菌やウイルス感染の予防としてはたらく
IgD	IgDの機能についてははっきりわかっていない
IgE	寄生虫に対する免疫反応、気管支喘息やアレルギーに関与していると考えられる
IgG	さまざまなウイルスや細菌に対してはたらく
IgM	感染初期に作られる。5個のY字型が結合した形

IgA　[アイジーエー]
イミュノグラビュリン エー
immunoglobulin A（一般）

免疫グロブリンA　腸管、気道などの粘膜や母乳などに含まれる。　表Ig［免疫グロブリン］ ➡P.178

IgA-NP　[アイジーエーエヌピー]
イミュノグラビュリン エー ネフロパシー
immunoglobulin A nephropathy（腎・泌尿器）

IgA腎症　免疫グロブリンAが腎臓の糸球体に沈着して起こる慢性の糸球体腎炎。腎生検で診断する。

IgD　[アイジーディー]
イミュノグラビュリン ディー
immunoglobulin D（一般）

免疫グロブリンD　免疫グロブリンの中でIgEの次に少ない。産生細胞は骨髄、リンパ節などに分布する。　表Ig［免疫グロブリン］ ➡P.178

IgE　[アイジーイー]
イミュノグラビュリン イー
immunoglobulin E（一般）

免疫グロブリンE　免疫グロブリンの中では極微量な存在。　表Ig［免疫グロブリン］ ➡P.178

IGF　[アイジーエフ]
インスリンライク グロウス ファクター
insulin-like growth factor（内分泌・代謝）

インスリン様成長因子　インスリンと構造が非常によく似たポリペプチド。骨成長の促進、細胞増殖、分化促進、タンパク質同化などに関与している。

IgG　[アイジージー]
イミュノグラビュリン ジー
immunoglobulin G（一般）

免疫グロブリンG　血液中に最も多く含まれる。　表Ig［免疫グロブリン］ ➡P.178

IgM　[アイジーエム]
イミュノグラビュリン エム
immunoglobulin M（一般）

免疫グロブリンM　感染時、最初に作られる抗体。　表Ig［免疫グロブリン］ ➡P.178

IGT　[アイジーティー]
インペアード グルーコウス トレランス
impaired glucose tolerance（内分泌・代謝）

耐糖能障害　糖尿病の前段階。インスリン分泌不全やインスリン抵抗性の増大により、ブドウ糖の代謝能力が落ちている状態。

内分泌代謝	**IGTT**【アイジーティーティー】 イントラヴィーナス グルーコウス intravenous glucose タランランステスト tolerance test	経静脈的ブドウ糖負荷試験　耐糖能検査のひとつ。経口的な方法よりも、消化管因子の影響を受けにくい。
アレルギー	**IHA**【アイエイチエー】 インディレクト indirect ヒーマグルーティネイション テスト hemagglutination (test)	間接赤血球凝集反応　赤血球細胞膜に結合する免疫グロブリンの検査。赤血球凝集反応により、血清中に存在する抗赤血球抗体を検出する。
消化器	**IHBD**【アイエイチビーディー】 イントラパティック バイル ダクト intrahepatic bile duct	肝内胆管　肝臓内部にある胆管。 図CBD［総胆管］ ➡ P. 58
血液	**IHBT**【アイエイチビーティー】 インコンパティブル ヒーモリティク incompatible hemolytic ブラッド トランスフュージョン blood transfusion	不適合溶血性輸血　血液型不適合の輸血をしたために起こる溶血。輸血副作用。
耳鼻	**IHC**【アイエイチシー】 イナー ヘアー セル inner hair cell	内有毛細胞　内耳にある聴覚細胞。基底膜の振動を電気信号にして内耳神経へ伝達する。

図-40 蝸牛の構造

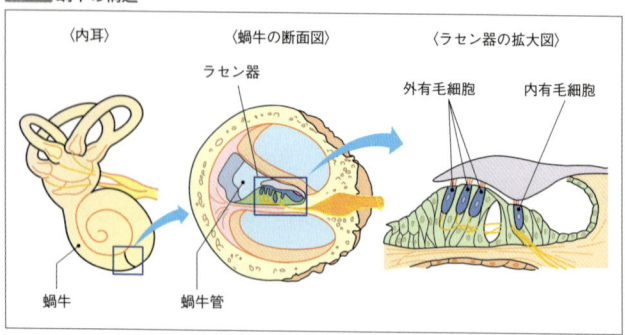

〈内耳〉　〈蝸牛の断面図〉　〈ラセン器の拡大図〉

ラセン器　外有毛細胞　内有毛細胞

蝸牛　蝸牛管

| 循環器 | **IHD**【アイエイチディー】
イスキーミク ハート
ischemic heart
ディズィーズ
disease | 虚血性心疾患　冠動脈の狭窄などで、心筋に血液が不足して起きる疾患。狭心症や心筋梗塞の総称。
同CAD［冠動脈疾患］ ➡ P. 55
同IMD［虚血性心筋障害］ ➡ P. 183 |

IHP 【アイエイチピー】
idiopathic hypoparathyroidism
〔イディオパシック ハイポパラサイロイディズム〕

特発性副甲状腺機能低下症 副甲状腺ホルモンの分泌異常で、血中カルシウムが減少、リンが増加する疾患。

IHPH 【アイエイチピーエイチ】
intrahepatic portal hypertension
〔イントラヘパティックポートル ハイパーテンション〕

肝内門脈高血圧 肝内に原因があり、門脈圧亢進が引き起こす高血圧。肝硬変や寄生虫などの原因が考えられる。

IHS 【アイエイチエス】
idiopathic hypereosinophilic syndrome
〔イディオパシック ハイパーイーオシノフィリク シンドロウム〕

特発性好酸球増多症候群 末梢血好酸球増加が6か月以上1500/μLを超え、心不全、リンパ節の腫れなどの全身症状を示す。

IHSS 【アイエイチエスエス】
idiopathic hypertrophic subaortic stenosis
〔イディオパシック ハイパートロウフィク サブエイオーティック スティノウシス〕

特発性肥大型大動脈弁下狭窄症 左室心筋が肥大して左室流出路が狭窄する肥大型心筋症の一種。収縮時に狭さが著しくなる。特発性肥大性大動脈弁下狭窄症ともいう。

II 【アイアイ】
insulinogenic index
〔インスリーノジェニク インデクス〕

インスリノジェニックインデックス インスリン分泌能力の指標。経口ブドウ糖負荷試験などで算出する。インスリン分泌指数ともいう。

IICP 【アイアイシーピー】
increased intracranial pressure
〔インクリースト イントラクレイニアル プレシャー〕

頭蓋内圧亢進 普段は一定な頭蓋骨内部圧力が高まった状態。原因は、脳出血、頭部外傷、脳腫瘍など多数。

IIDM 【アイアイディーエム】
insulin-independent diabetes mellitus
〔インスリンインディペンデント ダイアビーティーズ メリタス〕

インスリン非依存性糖尿病 インスリンが分泌されていても、分泌遅延や作用低下で徐々に症状が進む糖尿病。2型糖尿病とも呼ぶ。
同 NIDDM［インスリン非依存性糖尿病］ ➡P.239
裏 DM［糖尿病］ ➡P.97

IIEF5 【アイアイイーエフ】
international index of erectile function 5
〔インターナショナル インデクス オブ イレクタイル ファンクション〕

国際勃起機能スコア 勃起不全の指標のひとつ。ED診断のセルフチェックなどに用いられる。

呼吸器	**IIP**【アイアイピー】 イディオパシック インタースティシャル idiopathic interstitial ニューモウニア pneumonia	**特発性間質性肺炎（とくはつせいかんしつせいはいえん）** 肺胞壁の炎症で、線維化を起こすなどしてガス交換が困難となる難病。原因が特定できないものを特発性という。
血液	**IL**【アイエル】 インタールーキン interleukin	**インターロイキン** 白血球が産生するサイトカイン。極微量で免疫反応を調節する機能がある。
血液	**IL-2R**【アイエルツーアール】 インタールーキン リセプター interleukin-2 receptor	**インターロイキン2レセプター** IL-2の受容体。遊離した可溶性の受容体は、造血器腫瘍やレトロウイルス感染症など自己免疫系疾患のマーカーとして有用。
循環器	**ILBBB**【アイエルビービービー】 インコンプリート レフト バンドル incomplete left bundle ブランチ ブラック branch block	**不完全左脚ブロック（ふかんぜん さきゃく）** 左脚内で伝導障害があったとき、心電図でみられる伝導異常。電気の伝播遅延で、途絶えれば完全左脚ブロック。
病理	**IM**【アイエム】 インフェクシャス infectious マノニュークリオシス mononucleosis	**伝染性単核球症（でんせんせいたんかくきゅうしょう）** EBウイルス（ヒトヘルペスウイルス）の感染で起こる。発熱、咽頭炎、頸部リンパ節腫脹の症状がある。同 IMN［伝染性単核症］ ➡P.183
薬理	**IM**【アイエム】 イントラマスキュラー インジェクション intramuscular injection	**筋肉注射（きんにくちゅうしゃ）** 筋肉中に薬液を注入する注射法。皮下注射より吸収が早い。連 SC［皮下注射］ ➡P.319

図-41 筋肉注射の角度と部位

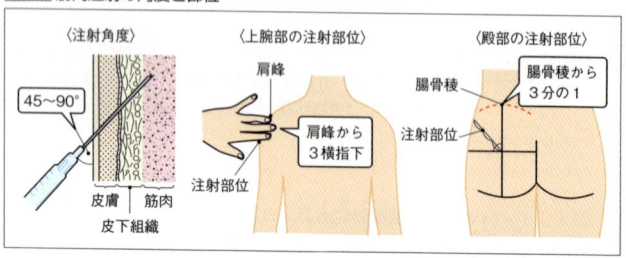

〈注射角度〉 45〜90° 皮膚 皮下組織 筋肉

〈上腕部の注射部位〉 肩峰 肩峰から3横指下 注射部位

〈殿部の注射部位〉 腸骨稜 腸骨稜から3分の1 注射部位

循環器	**IMA**【アイエムエー】 インフィリアー メセンテリク inferior mesenteric アテリ artery	**下腸間膜動脈（かちょうかんまくどうみゃく）** 腹部臓器へ血液を供給している動脈のひとつ。腹大動脈から分枝している。図 AIPD［前下膵十二指腸動脈］ ➡P.19

分類	略語	読み/原語	日本語	説明

IMC【アイエムシー】
intimal-medial complex
インティマル-メディアル カムプレックス

内膜中膜複合体（ないまくちゅうまくふくごうたい）
血管の内膜と中膜。頸動脈のIMC厚をエコーで測定することで、全身の血管の動脈硬化の進行度を推定する。
循環器

IMD【アイエムディー】
ischemic myocardial damage
イスキーミク マイオカーディアル ダミジ

虚血性心筋障害（きょけつせいしんきんしょうがい）
同 IHD［虚血性心疾患］ ➡P.180
循環器

IMF【アイエムエフ】
intermaxillary fixation
インターマクシレリ フィクセイション

(上)顎間固定（じょうがくかんこてい）
上顎骨骨折や顎変形症の治療。上下顎をワイヤーやゴムで固定する。
整形

IMN【アイエムエヌ】
infectious mononucleosis
インフェクシャス マノニュークリオシス

伝染性単核症（でんせんせいたんかくしょう）
同 IM［伝染性単核球症］ ➡P.182
病理

IMRT【アイエムアールティー】
intensity modulated radiotherapy
インテンシティ モジュレイティド レイディオセラピ

強度変調治療（きょうどへんちょうちりょう）
放射線治療で、腫瘍の形状に合わせたビームの強度と形状で3次元的に照射する方法。正常組織の被曝を低くできる。
放射線

IMT【アイエムティー】
intima-media thickness
イティマミーディア シクネス

内膜・中膜肥厚度（ないまく・ちゅうまくひこうど）
頸動脈の内膜と中膜を合わせた厚み。エコーで評価する。
循環器

IMV【アイエムブイ】
intermittent mandatory ventilation
インターミトント マンダトーリ ヴェンティレイション

間欠的強制換気（かんけつてききょうせいかんき）
自発呼吸が弱いときに、人工呼吸器を通して自発呼吸しつつ、設定された換気量を強制換気させる呼吸法。
表 CMV［持続強制換気］ ➡P.72
呼吸器

INF【インフ】
interferon
インターフィアラーン

インターフェロン
同 IFN［インターフェロン］ ➡P.178
薬理

inj, Inj【インジェイ】
injection
インジェクション

注射（ちゅうしゃ）
注射器の針を通じて、皮下、筋肉、静脈などに薬液を注入する方法。
薬理

Innom【アイエヌエヌオーエム】
innocent murmur
イノセント マーマー

無害性心雑音（むがいせいしんざつおん）
多くは子どもに聞かれるもので、心雑音だが明らかな病気はなく、成長とともに消える。
循環器

薬理	**INR**　【アイエヌアール】 international normalized ratio	**国際正常化指数**　プロトロンビン時間の測定において、試薬による値の違いを補正するために定められた標準化指数。
眼	**IO**　【アイオー】 inferior oblique muscle	**下斜筋**　眼窩床前方部から起こり、外側直筋の筋膜に停止する筋肉。眼球を上外側に回転する筋肉。 図**EOM**［外眼筋運動］　➡P. 117
眼	**IOFB**　【アイオーエフビー】 intraocular foreign body	**眼内異物**　眼内に異物が入ったもの。多くは外傷性白内障、網膜剥離などを合併する。
眼	**IOL**　【アイオーエル】 intraocular lens	**眼内レンズ**　白内障で水晶体を取り去った後に挿入する人工レンズ。
整形	**ION**　【アイオーヌ】 idiopathic osteonecrosis of femoral head	**特発性大腿骨頭壊死**　血流障害で大腿骨頭が壊死、陥没変形する。股関節痛と跛行が急に始まるのが特徴。
眼	**IOP**　【アイオーピー】 intraocular pressure	**眼圧**　通常は一定に保たれている眼球の内圧。高い場合は緑内障など、低い場合は網膜剥離などの可能性がある。
放射線	**IOR**　【アイオーアール】 intraoperative radiotherapy	**術中放射線療法**　手術中、癌に放射線を照射する治療法。通常の体外照射より高線量を照射できる。
放射線	**IORT**　【アイオーアールティー】 intraoperative radiation therapy	**術中照射療法**　手術中に、癌が残っている部位に放射線を照射する治療法。
整形	**IP**　【アイピー】 interphalangeal	**指節間関節** 同**IPJ**［指節間関節］　➡P. 185
呼吸器	**IP**　【アイピー】 interstitial pneumonia	**間質性肺炎**　肺胞壁の炎症で、線維化を起こすなどしてガス交換が困難となる難病。関節リウマチ、膠原病、職業上の粉塵の慢性的な吸入などが原因とされる。

薬理	**IP**　【アイピー】 イントラペリトニアル intraperitoneal インジェクション (injection)	ふくこうないちゅうしゃ 腹腔内注射　腹腔内への薬液の注射。小動物に行われることが多いが、ヒトでも卵巣癌の化学療法で用いられる。
呼吸器	**IPA**　【アイピーエー】 インベイシブ プルモネリ invasive pulmonary アスパージロウシス aspergillosis	しんしゅうせいはい 侵襲性肺アスペルギルス症　アスペルギルス属の真菌 による日和見感染症。血管などを侵襲するが、抗癌化学療法や臓器移植の免疫抑制薬投与時に起こりやすい。
呼吸器	**IPAP**　【アイパップ】 インスパイラトリー ポジティブ エアーウェイ プレシャー inspiratory positive airway pressure	きゅうき きどうないようあつ 吸気気道内陽圧　呼吸を補助するために、吸気時に気道に供給される陽圧。
一般	**IPC**　【アイピーシー】 インターミントント ニューマティク intermittent pneumatic コムプレション compression	かんけつてきくうき あっぱくそうち 間欠的空気圧迫装置　足底、大腿部などを機器や弾性ストッキングを用いて圧迫することで行う、深部静脈血栓及びそれに続発する肺塞栓症の予防法。
呼吸器	**IPF**　【アイピーエフ】 イディオパシック idiopathic プルモネリ ファイブロウシス pulmonary fibrosis	とくはつせいはいせんいしょう 特発性肺線維症　肺胞の壁(間質)が厚くなってガス交換がうまくできなくなる症状。肺線維症のうち発症原因がわからないもの。
消化器	**IPH**　【アイピーエイチ】 イディオパシック ポータル idiopathic portal ハイパーテンション hypertension	とくはつせいもんみゃくあっこうしんしょう 特発性門脈圧亢進症　門脈圧が上昇し、食道静脈瘤の発生や脾臓の腫大などの症状が出る。
薬理	**IPHP**　【アイピーエイチピー】 イントラペリトニアル intraperitoneal ハイパーサーミック パフュージョン hyperthermic perfusion	ふくくうないおんねつかんりゅう 腹腔内温熱灌流 同 CHPP [持続温熱腹膜灌流]　➡P.67
整形	**IPJ**　【アイピージェイ】 インターファランジアル ジョイント interphalangeal joint	しせつかんかんせつ 指節間関節　各指の指節の骨の間の関節。 同 IP [指節間関節]　➡P.184 図 TM [足根中足関節]　➡P.352
消化器	**IPMN**　【アイピーエムエヌ】 イントラダクタル パピラリー intraductal papillary- ミューシナス ニーオウプラズム mucinous neoplasm	すいかんないにゅうとうねんえきせいしゅよう 膵管内乳頭粘液性腫瘍　粘液を多く産生する腫瘍。主に男性に起こり、部位は膵頭部が多い。良性から膵管内乳頭腫瘍由来の浸潤癌まである。

呼吸器	**IPPB**【アイピーピービー】 インターミットント パズィティヴ intermittent positive プレシャー ブリージング pressure breathing	**間欠的陽圧呼吸**　人工呼吸器を補助的に使う方法。吸気時に陽圧を加え、呼気時に圧を開放して、受動的に呼気を排出する。
呼吸器	**IPPV**【アイピーピーブイ】 インターミットント パズィティヴ intermittent positive プレシャー ヴェンティレイション pressure ventilation	**間欠的陽圧換気**　吸気時に陽圧を加え、呼気時に圧を開放して、受動的に呼気を排出する。人工気道下に連続的に行う方法。 表**CMV**［持続強制換気］　➡P.72
腎・泌尿器	**I-PSS**【アイピーエスエス】 インターナショナル プラスティト International Prostate シムプタム スコアー Symptom Score	**国際前立腺症状スコア**　前立腺肥大症の症状の程度を点数化した指標。排尿の状態からセルフチェックできる。
精神	**IQ**【アイキュー】 インテリジェンス intelligence クウォシェント quotient	**知能指数**　知能検査の結果を標準偏差で表した数値。実年齢と精神年齢の比または同年齢集団内での位置を基準として表す。
眼	**IR**【アイアール】 インフェリアー レクタス inferior rectus マスル muscle	**下直筋**　総腱輪より起きて角膜後方の強膜に停止する筋肉。眼球を下方外側へ回転させる。 図**EOM**［外眼筋運動］　➡P.117
循環器	**IRBBB**【アイアールスリービー】 インコムプリート ライト バンドル incomplete right bundle ブランチ ブロック branch block	**不完全右脚ブロック**　心室の右側に分布する右脚内の伝導異常で心電図に現れる。電気伝導の遅れで、途絶えれば完全右脚ブロックとなる。
小児	**IRDS**【アイアールディーエス】 インファンタイル レスピラトリー infantile respiratory ディストレス シンドロウム distress syndrome	**新生児呼吸窮迫症候群**　出産後2〜3時間の新生児に起こる呼吸不全。極低体重児、早産児などでみられることが多い。
内分泌・代謝	**IRI**【アイアールアイ】 イミュノリアクティヴ immunoreactive インシュリン insulin	**免疫反応性インスリン**　血中インスリン濃度。インスリンの分泌と感受性を測定する検査。
腎・泌尿器	**IRRT**【アイアールアールティー】 インターミットント リーナル intermittent renal リプレイスメント セラピィ replacement therapy	**間欠的腎機能代替療法**　定期的に行う血液透析。 運**CRRT**［持続的腎機能代替療法］　➡P.80

血液	**IRSA** 【アイアールエスエー】 イディオパシック リフラクトリ シデロブラスティック アニーミア idiopathic refractory sideroblastic anemia	**本態性不応性鉄芽球性貧血** 十分な鉄量があるのに、骨髄でヘモグロビン合成のための鉄をうまく利用できずに起きる原因の明らかでない貧血。
呼吸器	**IRV** 【アイアールブイ】 インスパイラトリー リザーヴ ヴァリューム inspiratory reserve volume	**予備吸気量** 最大吸気量から安静時の吸気量を引いた値。

図-42 肺気量分画

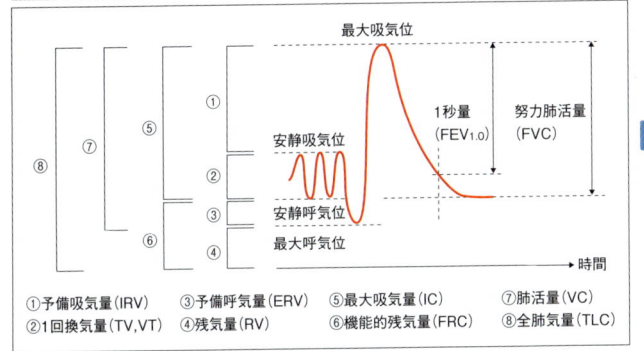

```
                                 最大吸気位
           ①
    ⑤              安静吸気位                 1秒量      努力肺活量
⑦                                            (FEV1.0)    (FVC)
           ②
⑧          ③      安静呼気位
    ⑥
           ④      最大呼気位
                                                          → 時間
```

①予備吸気量(IRV)   ③予備呼気量(ERV)   ⑤最大吸気量(IC)   ⑦肺活量(VC)
②1回換気量(TV,VT) ④残気量(RV)   ⑥機能的残気量(FRC) ⑧全肺気量(TLC)

一般	**IS** 【アイエス】 インターナショナル システム オブ ユーニッツ International System of Units	**国際単位系** 国際的に統一した計量標準の単位。SI。
血液	**ISF** 【アイエスエフ】 インタースティシャル フルーイド interstitial fluid	**間質液、組織間液** 血液とリンパ液以外の細胞外液。酸素やタンパク質などを組織内の細胞へと運ぶ役割をもつ。
薬理	**ISO** 【アイエスオー】 アイソフルレイン isoflurane	**イソフルラン** 吸入麻酔薬。麻酔の導入及び覚醒は早い。
循環器	**ISR** 【アイエスアール】 イン ステント レステノウシス in stent restenosis	**ステント内再狭窄** 冠動脈など動脈を広げるために留置したステント内に再び狭窄が起きること。
救急	**ISS** 【アイエスエス】 インジュリ セヴェリティ スコアー injury severity score	**外傷重症度スコア** 簡易式外傷指数をもとに算出する多発外傷患者の重症度を評価する指標。

表-37 外傷重症度スコアによる死亡率

身体の損傷部位
・頭頸部　・顔面　・胸部 ・腹部及び骨盤内臓器 ・四肢及び骨盤　・体表

ISS 25〜35	ISS > 35
30%強	50%を超える

【AISによる障害度区分】
1：軽傷　2：中等症
3：重症　4：重篤
5：瀕死　6：救命不能

IST【アイエスティー】
インスリン シャック セラピ
insulin shock therapy
〈内分泌・代謝〉
インスリンショック療法　向精神薬が開発される以前に行われていた精神障害の治療法。インスリン注射で低血糖昏睡を起こす。

ITA【アイティーエー】
インターナル ソラシック アーテリ
internal thoracic artery
〈循環器〉
内胸動脈　胸骨の裏側を縦走する動脈。取り去っても影響はないとされ、冠動脈へのバイパスグラフトに広く利用される血管。

IT knife【アイティー ナイフ】
インスレイションティプド ダイアサーミック ナイフ
insulation-tipped diathermic knife
〈外〉
先端部絶縁高周波針状ナイフ　高周波電流で病変部を切除する針状電極部をもつナイフ。内視鏡下の手術で用いる。

ITP【アイティービー】
イディオパシック スロムボウサイトペニック パーピュラ
idiopathic thrombocytopenic purpura
〈血液〉
特発性血小板減少性紫斑病　自己免疫機序により、血小板数が減少し出血しやすくなる疾患。急性型は小児に多く、慢性型は成人に多い。

ITT【アイティーティー】
インスリン タレランス テスト
insulin tolerance test
〈内分泌・代謝〉
インスリン負荷試験　インスリンを静脈注射し、血糖値を数分おきに測定、血糖値の低下スピードからインスリン抵抗性を調べる方法。

IU【アイユー】
インターナショナル ユニット
international unit
〈一般〉
国際単位　ビタミン、ホルモン、酵素など、生体に対する効力を国際的に統一して示す際に用いる単位。

IUD【アイユーディー】
イントラユーテライン カントラセプティヴ ディヴァイス
intrauterine contraceptive device
〈産婦人〉
子宮内避妊器具　受精卵の着床を防ぐため、子宮内に留置する避妊器具。

IUFD 【アイユーエフディー】
産・婦人
intrauterine fetal death
イントラユーテラインフィートルデス

子宮内胎児死亡 母胎または胎児の問題で胎児が死亡しているが、胎児や付属物が娩出されない状態。

IUGR 【アイユージーアール】
産・婦人
intrauterine growth retardation
イントラユーテラインググロウスリーターデイション

子宮内発育遅滞 胎児の、在胎週数に応じた発育が遅延している状態。胎児発育曲線上で10パーセンタイル以下の出生体重。

IV 【アイブイ】
皮膚
ichthyosis vulgaris*
イクシオウシスヴルガリス

尋常性魚鱗癬 全身の皮膚が極度に乾燥し、魚のうろこ状の鱗屑ができる角化症。常染色体優性遺伝で乳幼児期に発症する。

IV 【アイブイ】
薬理
intravenous injection
イントラヴィーナス インジェクション

静脈注射 静脈を経由して薬液を注入する注射。

IVC 【アイブイシー】
循環器
inferior vena cava
インフィリアー ヴィーナ カーヴァ

下大静脈 下肢、骨盤部、腹部内臓など下半身からの血液を集めて、腹腔の後部で脊柱の右側を上行、右下方の後面から右心房に入る静脈。

IVCG 【アイブイシージー】
放射線
inferior venacavography
インフィリアー ヴィーナヴォグラフィ

下大静脈造影 大腿静脈から挿入したカテーテルから造影剤を注入して行う大静脈のX線撮影。塞栓や深部静脈血栓などの診断に用いる。

IVCT 【アイブイシーティー】
循環器
intravenous coronary thrombolysis
イントラヴィーナス コロネリ スロムボリシス

経静脈的冠動脈血栓溶解療法 心筋梗塞の治療として、静脈から血栓溶解薬を注入するもの。

IVDSA 【アイブイディーエスエー】
放射線
intravenous digital subtraction angiography
イントラヴィーナス ディジタル サブトラクション アンジオグラフィ

経静脈性デジタルサブトラクション血管造影 コンピュータ処理で骨などを消し、静脈からカテーテルで造影剤を注入して行う動脈のX線血管造影撮影。

IVF 【アイブイエフ】
産・婦人
in vitro fertilization
インヴィトロ ファーティリゼイション

体外受精 卵巣から取り出した卵子と精子を培養液中で受精させること。

＊ラテン語

産・婦人	**IVF-ET**【アイブイエフイーティー】 インヴィトロ ファーティリゼイション アンド in vitro fertilization and エムブリオ トランスファー embryo transfer	<ruby>体外受精胚移植<rt>たいがいじゅせいはいいしょく</rt></ruby> 体外で受精した卵子を培養し、分割した胚盤胞をカテーテルで子宮に注入する。不妊治療として行われる。
薬理	**IVH**【アイブイエイチ】 イントラヴィーナス intravenous ハイパーアリメンテイション hyperalimentation	<ruby>経中心静脈高カロリー輸液<rt>けいちゅうしんじょうみゃくこうカロリーゆえき</rt></ruby> 中心静脈からカテーテルで行う高カロリーの輸液。静脈内高カロリー輸液療法とも呼ぶ。
脳・神経	**IVM**【アイブイエム】 インヴァランテリ ムーヴメント involuntary movement	<ruby>不随意運動<rt>ふずいいうんどう</rt></ruby> 自分の意思とは関係なく起こる筋肉の異常運動。
腎・泌尿器	**IVP**【アイブイピー】 イントラヴィーナス intravenous パイエログラフィ pyelography	<ruby>静脈性腎盂造影<rt>じょうみゃくせいじんうぞうえい</rt></ruby> ヨード系造影剤を静脈に注射し、腎臓、膀胱などをX線撮影することによる、腎機能や腎盂などの検査。 同 IVU［経静脈性（排泄性）尿路造影法］ ➡P. 191
放射線	**IVR**【アイブイアール】 インターヴェンショナル interventional レイディオロジ radiology	<ruby>侵襲的放射線療法<rt>しんしゅうてきほうしゃせんりょうほう</rt></ruby> 血管造影などのX線撮影による画像誘導下で、カテーテルなどを使って行う診断手法や治療の総称。インターベンショナルラジオロジー。
循環器	**IVS**【アイブイエス】 インターヴェントリキュラー セプタム interventricular septum	<ruby>心室中隔<rt>しんしつちゅうかく</rt></ruby> 心臓の右室と左室を隔てる心筋でできた壁。

図-43 心臓の断面

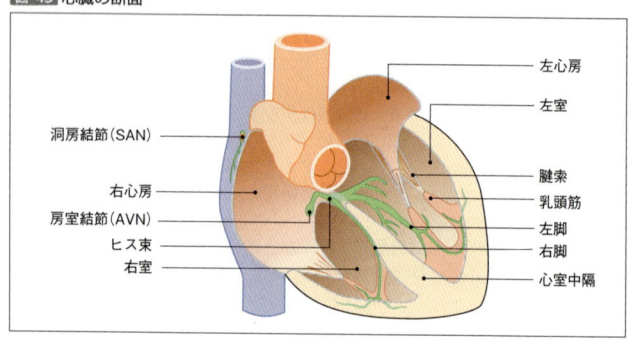

洞房結節(SAN)／右心房／房室結節(AVN)／ヒス束／右室／左心房／左室／腱索／乳頭筋／左脚／右脚／心室中隔

分野	略語	正式名称	日本語訳・解説
脳・神経	**IVT**【アイブイティー】 intravenous thrombolysis	点滴静注血栓溶解療法	脳梗塞などで血栓を溶解する薬剤を、点滴静注で注入する治療法。
腎・泌尿器	**IVU**【アイブイユー】 intravenous urography	経静脈性（排泄性）尿路造影法	同 IVP［静脈性腎盂造影］ ➡ P.190
循環器	**IVUS**【アイブイユーエス】 intravascular ultrasound	血管内超音波法	超音波探触子の付属したカテーテルで、肝動脈壁内のプラークを血管内からエコー画像により検査する方法。

J

分野	略語	正式名称	日本語訳・解説
救急	**JCS**【ジェイシーエス】 Japan Coma Scale	ジャパンコーマスケール	意識障害の深度を判定するスケール。覚醒度を3段階に分け、さらにそれぞれを3段階に分類。3・3・9度方式とも呼ばれる。 表 GCS［グラスゴーコーマスケール］ ➡ P.141
小児	**JDDST-R**【ジェイディーディーエスティーアール】 revised Japanese version of Denver Developmental Screening Test	日本版デンバー式発達スクリーニング検査（改訂版）	幼児の発達状態を調べ、発達障害や精神遅滞を早期に発見するための検査。デンバーで作られた検査を日本向けに標準化したもの。
小児	**JEB**【ジェブ】 junctional epidermolysis bullosa	接合部型表皮水疱症	表皮や真皮上層、粘膜に水疱やびらんを生じる遺伝性の疾患。水疱のできる部位などで4型に大別される難病。
内分泌・代謝	**JOD**【ジェイオーディー】 juvenile onset diabetes mellitus	若年型糖尿病	膵β細胞が自己免疫により破壊され、血糖値を下げるインスリンの産生がなくなる疾患。1型糖尿病と呼ばれ多くが20歳未満で発症する。 表 DM［糖尿病］ ➡ P.97
循環器	**JPC**【ジェイピーシー】 junctional premature contraction	房室接合部性期外収縮	房室接合部から出た期外収縮による不整脈。 同 PJC［房室結節性期外収縮］ ➡ P.271
消化器	**JPD**【ジェイピーディー】 jejunal pouch double tract	空腸パウチ・ダブルトラクト再建術	胃の全摘手術後、空腸を袋状にして胃の再建を行う手術。

分野	略語	読み/原語	意味
アレルギー	**JRA**【ジェイアールエー】 juvenile rheumatoid arthritis	ジューヴナイル ルーマトイド アースライティス	若年性関節リウマチ　16歳以下で発症する原因不明の慢性関節炎。
循環器	**JVP**【ジェイブイピー】 jugular venous pressure	ジャギュラー ヴィーナス プレシャー	頸静脈圧　右心房の位置を示すLouis角から内頸静脈の拍動の最高点までの距離。中心静脈の推定に用いる。

K

内分泌代謝	**K**【カリウム】 kalium[potassium]	ケイリアム ポタシウム	カリウム　電解質で、神経細胞機能調節や膵臓でのインスリン分泌などに関わる。
整形	**KAFO**【ケーエーエフオー】 knee-ankle-foot orthosis	ニーアンクルフット オーソウシス	膝・踵・足整形　同 LLB［長下肢装具］　→ P. 203
整形	**KBM**【カーベーエム】 Kondylen Bettung Münster (prosthesis)＊	コンディレン ベトゥング ミュンスター プラシーシス	ミュンスター式顆部下腿義足　下腿切断の場合に用いる義足。切断部を支えるソケット構造と膝関節部分に特徴がある。ベルト固定が不要で外観のよい義足。
眼	**KCS**【ケーシーエス】 keratoconjunctivitis sicca	ケラトコンジャンクティヴァイティス シカ	乾性角結膜炎　ドライアイ。結膜と角膜を覆う涙液層に十分な量の涙を分泌できないために生じる。
小児	**KD**【ケーディー】 Kawasaki disease	カサワキ ディズィーズ	川崎病　幼児・小児がかかる、全身の血管に炎症が出る病気。39℃以上の高熱、舌の腫れ、発疹がみられる。
薬理	**KI**【ケーアイ】 kalium[potassium] iodide	ケイリアム ポタシウム アイオダイド	ヨウ化カリウム　甲状腺機能低下症やバセドウ病などの甲状腺機能亢進症に用いる薬剤。原子力災害時のヨウ素剤もヨウ化カリウム。
消化器	**KICG**【ケーアイシージー】 plasma clearance rate of ICG	プラズマ クリアランス レイト オブ アイシージー	血漿消失率　色素のインドシアニングリーンを静注し、胆汁中へ排泄され減少する度合いから肝機能をはかる検査。
産婦人	**KK**【カーカー】 Korpuskrebs＊	コーパスクレープス	子宮体癌　子宮内膜に発生する癌。子宮の筋肉に発生する病気の子宮肉腫とは異なる。

＊ドイツ語

KP【ケーピー】
眼 / ケラティック プリシピテイト
keratic precipitates

角膜後面沈着物 ブドウ膜炎で角膜後面に炎症細胞が付着して形成する物質。肉芽腫性ブドウ膜炎では大型沈着物で豚脂様角膜後面沈着物と呼ばれる。

KPE【ケーピーイー】
眼 / ケルマン ファコイマルシフィケイション
Kelman phacoemulsification

ケールマン水晶体乳化吸引術 同**PEA**［水晶体超音波乳化吸引術］ ➡P.265

KPS【ケーピーエス】
眼 / ケラタイティス パンクタータ スーパーフィシャリス
keratitis punctata superficialis*

表層点状角膜炎 角膜の表面の細胞が壊死する病気。感染症や紫外線、コンタクトレンズの刺激、アレルギーなどさまざまな原因が考えられる。

KS【ケーエス】
病理 / カポウジズ サーコウマ
Kaposi's sarcoma

カポジ肉腫 ヘルペスウイルス8型による皮膚の悪性腫瘍。AIDS患者など免疫の低下した患者にみられる。

表-38 ヘルペスウイルスの種類と疾患

名称	種類	感染症と関連疾患
HHV-1	単純疱疹ウイルス1型（HSV-1）	口唇ヘルペス、角膜ヘルペスなど
HHV-2	単純疱疹ウイルス2型（HSV-2）	性器ヘルペス
HHV-3	水痘・帯状疱疹ウイルス（VZV）	水痘、帯状疱疹
HHV-4	エプスタイン・バー・ウイルス（EBV）	伝染性単核球症など
HHV-5	サイトメガロウイルス（CMV）	巨細胞封入体症、CMV単核症
HHV-6	ヒトヘルペスウイルス6	突発性発疹
HHV-7	ヒトヘルペスウイルス7	突発性発疹
HHV-8	ヒトヘルペスウイルス8	カポジ肉腫

KSD【ケーエスディー】
眼 / ケラタイティス スーパーフィシャリス ディフューゼ
keratitis superficialis diffusa*

びまん性表層角膜炎 角膜の最表層にある角膜上皮に、多発性の上皮欠損が点状に生じる症状。さまざまな原因で発生する。びまん性角膜上皮症とも呼ぶ。

KTPP【ケーティーピーピー】
皮膚 / ケラトダーミア タイロウズ パルマリス プログレシヴァ
keratoderma tylodes palmaris progressiva

進行性指掌角皮症 皮膚が乾燥し落屑、角化や指紋がなくなるなどの症状。手あれ、主婦湿疹とも呼ばれる。

*ラテン語

腎・泌尿器	**KUB**　[ケーユービー] キドニ ユレター kidney, ureter アンド ブラダー and bladder	じんにょうかんぼうこう ぶ たんじゅんさつえい 腎尿管膀胱部単純撮影	腎臓から膀胱までの腹部をX線で単純撮影すること。主に結石・石灰化などの有無を調べる検査に用いる。

L

循環器	**LA**　[エルエー] レフト エイトリアム left atrium	さ しんぼう 左心房	肺でガス交換された血液が流れ込む場所。 圏LV［左室］ ➡ P. 209　　 連RA［右心房］ ➡ P. 298
循環器	**LAA**　[エルエーエー] レフト エイトリアル アペンディジ left atrial appendage	さ しん じ 左心耳	左心房にある三角状の突起。血栓を生じることもある。
一般	**Lab**　[ラボ] ラボラトーリ laboratory	けん さ しつ 検査室	病院内で、血液、細菌、組織など、さまざまな検査を行う部門・部屋。
消化器	**LAC**　[エルエーシー] ラパロスコピク アシステド laparoscopic-assisted コレクトミ colectomy	ふくくうきょうほ じょ か けっちょうせつじょじゅつ 腹腔鏡補助下結腸切除術	4〜5か所の穴から腹腔鏡カメラを入れ、モニターしながら病変部を切除する大腸癌の手術。
循環器	**LAD**　[ラッド] レフト アクシス left axis ディーヴィエイション deviation	さ じくへん い 左軸偏位	心電図上で、心筋収縮時電流の電気軸が正常範囲よりも左側に向いていること。高血圧症などで左室が肥大している場合などにもみられる。 連RAD［右軸偏位］ ➡ P. 299
外	**LADG**　[エルエーディージー] ラパロスコピク アシステド laparoscopy-assisted ディスタル ギャストレクトミ distal gastrectomy	ふくくうきょうか ゆうもんそく い せつじょじゅつ 腹腔鏡下幽門側胃切除術	腹腔鏡カメラでモニターしながら胃の幽門側を切除する低侵襲の手術。
循環器	**LAH**　[エルエーエイチ] レフト アンティリアー left anterior ヘミブラク hemiblock	さ きゃくぜんし 左脚前枝ブロック	心臓電気信号の伝導異常。QRS終期ベクトルが左上方に向かい、著しい左軸偏位を示す。左室の病変を示唆している。
薬理	**LAIR**　[エルエーアイアール] レイテクス アグルーティネイション latex agglutination インヒビション リアクション inhibition reaction	ぎょうしゅうそ はんのう ラテックス凝集阻止反応	検体に反応する抗体を試薬として用い、免疫複合体を形成させて凝集反応を阻害させることで検体の濃度をはかる方法。

呼吸器	**LAM** [エルエーエム] リムファンジオライオマイオマトウシス lymphangioleiomyomatosis	リンパ管平滑筋腫症	女性に起こる進行性の肺疾患。異常増殖した平滑筋細胞が、気道や血管など肺組織に侵入して増殖する。呼吸不全から死に至る。
放射線	**LAO** [ラオ] レフト アンティリアー オブリーク left anterior oblique	左前斜位	X線撮影における体位と撮影方向のひとつ。第2斜位ともいう。

図-44 斜位撮影（胸部）

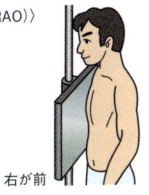

〈右前斜位（RAO）〉　右が前　　　〈左前斜位（LAO）〉　左が前

外	**lap** [ラップ] ラパロトミ laparotomy	開腹術	腹壁を切り開き、腹腔を開放して病変部の切除などを行う手術方法。
外	**LAP** [エルエーピー] ラパロスコピー laparoscopy	腹腔鏡下手術	観察診断に用いる腹腔鏡カメラを手術に用いたもの。開腹を回避するため、術後の疼痛が減少、入院期間も短くなる。同**LS**［腹腔鏡下手術］ ➡P. 207
外	**Lap-C** [ラップシー] ラパロスコピク laparoscopic コウレシステクトミ cholecystectomy	腹腔鏡下胆嚢摘出術	胆石ができたため胆嚢を切除するのに、腹部に開けた4か所の小さな穴から腹腔鏡カメラと手術鉗子などを入れ、胆嚢を摘出する手術。同**L(S)C**［腹腔鏡下胆嚢摘出術］ ➡P. 208
消化器	**LAPG** [エルエーピージー] ラパロスコピクアシスティド laparoscopic-assisted プロキシマル ギャストレクトミ proximal gastrectomy	腹腔鏡下噴門側胃切除術	腹腔鏡下で胃の噴門側を切除する手術。食道と残った胃を吻合する。
一般	**LAR** [エルエーアール] レイテクス アグルーティネイション リアクション latex agglutination reaction	ラテックス凝集反応	同**LAT**［ラテックス凝集反応］ ➡P. 196

消化器	**LAR**【エルエーアール】 ロウ アンティリアー low anterior リセクション resection	低位前方切除（ていいぜんぽうせつじょ）	直腸癌の手術法。前方切除よりも肛門に近い側で切除、吻合する方法。自動吻合器で肛門を温存することが可能。
眼	**LASIK**【レーシック】 レイザー アシスティド イン シトゥ laser-assisted *in situ* ケラトミルーシス keratomileusis	レーザー生体内角膜切開術（せいたいないかくまくせっかいじゅつ）	レーザーで切開し角膜の曲率を変える手術。近視の矯正のために行う。
一般	**LAT**【ラット】 レイテクス latex アグルーティネイション agglutination テスト test	ラテックス凝集反応（ぎょうしゅうはんのう）	抗体でコーティングしたラテックス粒子を用いて、液相中の抗原物質を検出する検査法。粒子凝集を濁度から読み取る。 同 LAR［ラテックス凝集反応］ ➡ P. 195
消化器	**LATG**【エルエーティージー】 ラパロスコピクアシスティド laparoscopic-assisted トウタル ギャストレクトミ total gastrectomy	腹腔鏡下胃全摘術（ふくくうきょうかいぜんてきじゅつ）	腹腔鏡下で行う、胃の全部を摘出する手術。開腹するより低侵襲性の手術であり、社会復帰も早くなる。
内分泌・代謝	**LATS**【ラッツ】 ロング アクティング サイロイド long acting thyroid スティミュレイター stimulator	持続性甲状腺刺激物質（じぞくせいこうじょうせんしげきぶっしつ）	下垂体からの甲状腺刺激ホルモンより持続性のある活性物質。TSHレセプター抗体で、バセドウ病の診断や治療に用いる。
産・婦人	**LAVH**【エルエーブイエイチ】 ラパロスコピクアシスティド ヴァジナル ヒステレクトミ laparoscopic-assisted vaginal hysterectomy	腹腔鏡下腟式子宮全摘術（ふくくうきょうかちつしきしきゅうぜんてきじゅつ）	腹腔鏡下で行う子宮全摘手術。
循環器	**LBBB**【エルビービービー】 レフト バンドル ブランチ left bundle branch ブロック block	左脚ブロック（さきゃく）	心臓の電気信号の伝導異常。左室の活動電位が遅れるため、右室よりも左室の収縮が遅れる。心電図から読み取る。
一般	**LBM**【エルビーエム】 リーン バディ lean body マス mass	除脂肪体重（じょしぼうたいじゅう）	体重から脂質の重量を引いたもの。コッククロフト式で糸球体濾過率を推定するのに使用する体重は正確にはLBMである。 同 FFM［除脂肪体重］ ➡ P. 130
小児	**LBW**【エルビーダブリュー】 ロウ バース low birth ウェイト インファント weight infant	低出生体重児（ていしゅっせいたいじゅうじ）	早産や、胎児または母胎の異常により発育が阻害され、2500g以下で生まれる新生児。表 ELBW［超低出生体重児］ ➡ P. 113

LAR~LBW／LC~LCG

| 消化器 | **LC** 〔エルシー〕
レサー カーヴァチュアー
lesser curvature | 小彎(しょうわん) 胃の内側（肝臓側）にある彎曲した部分。
図U ［胃上部］ ➡ P. 362 |

| 消化器 | **LC** 〔エルシー〕
リヴァー
liver
シロウシス
cirrhosis | 肝硬変(かんこうへん) 肝臓の細胞が線維化して、肝臓全体が硬く縮んだ状態。肝機能が低下し、さまざまな症状が起きる。
同LZ ［肝硬変］ ➡ P. 211 |

| 呼吸器 | **LC** 〔エルシー〕
ラング キャンサー
lung cancer | 肺癌(はいがん)
同LK ［肺癌］ ➡ P. 203 |

| 循環器 | **LCA** 〔エルシーエー〕
レフト コロネリ
left coronary
アーテリ
artery | 左冠動脈(ひだりかんどうみゃく) 心筋に血液を運び、酸素と栄養を送る血管。左前下行枝と左回旋枝に分枝する。
図LCX ［左回旋枝］ ➡ P. 198 |

| 一般 | **LCAP** 〔エルシーエーピー〕
ルーコサイタフェリーシス
leukocytapheresis | 白血球除去療法(はっけっきゅうじょきょりょうほう) 潰瘍性大腸炎や関節リウマチの治療として、体外循環で血液中の活性化した白血球を取り除く方法。 |

| 内分泌代謝 | **LCAT** 〔エルキャット〕
レシシンコレステロール
lecithin-cholesterol
アシルトランスフェラーゼ
acyltransferase | レシチン・コレステロールアシルトランスフェラーゼ 血漿中に存在する酵素。HDLと結合し、HDLのコレステロールをエステル化してLDLに渡す。 |

| 呼吸器 | **LCC** 〔エルシーシー〕
ラージ セル
large cell
カーシノウマ
carcinoma | 大細胞癌(だいさいぼうがん) 扁平上皮癌、腺癌への分化がない非小細胞肺癌。末梢気道に発生する場合が多い。 |

| 小児 | **LCC** 〔エルシーシー〕
ラクセイショウ カクシー カンゲニータ
luxatio coxae congenita* | 先天性股関節脱臼(せんてんせいこかんせつだっきゅう) 出生時または生後数か月に、大腿骨の骨頭が寛骨臼から脱臼した状態。
同CDH ［先天性股関節脱臼］ ➡ P. 62 |

| 脳・神経 | **LCCA** 〔エルシーシーエー〕
レイト コーティカル セレベラー
late cortical cerebellar
アトロフィ
atrophy | 晩発性小脳皮質萎縮症(ばんぱつせいしょうのうひしついしゅくしょう) 脊髄小脳変性症のひとつで、小脳の病変で起こる運動失調症群。中年以降に発症する非遺伝性の病気。 |

| 血液 | **LCG** 〔エルシージー〕
ランゲルハンス セル
Langerhans cell
グラニュロウマトウシス
granulomatosis | ランゲルハンス細胞肉芽腫症(さいぼうにくげしゅしょう) 肺などでランゲルハンス細胞が増加し、肉芽腫が形成される症状。 |

＊ラテン語

血液	**LCH**【エルシーエイチ】 ランゲハンス セル Langerhans cell ヒスティオサイトウシス histiocytosis	**ランゲルハンス細胞組織球症** ランゲルハンス細胞が増殖する、細胞肉芽腫症、レテラー・シーベ病などの総称。
整形	**LCL**【エルシーエル】 ラテラル コラテラル lateral collateral リガメント ligament	**外側側副靱帯** 肘、膝関節の外側にあり、関節の安定を保つ主要な靱帯。 図ACL［前十字靱帯］ ➡P.9
一般	**LCP**【エルシーピー】 リムフォサイタフェリーシス lymphocytapheresis	**リンパ球除去療法** 白血球除去療法のひとつ。体外で遠心分離してリンパ球を選択的に取り除く方法。 題LCAP［白血球除去療法］ ➡P.197
消化器	**LCS**【エルシーエス】 ラパロソニック laparosonic コウアギュレイティング シアズ coagulating shears	**腹腔鏡下超音波凝固切開装置** 腹腔鏡下手術で用いる手術機器。プローブから超音波を発生させ、摩擦熱で止血凝固しながら組織の切開を行うもの。
薬理	**LCT**【エルシーティー】 ロング チェイン long chain トライグリセライド triglyceride	**長鎖脂肪酸** 炭素数が11以上の脂肪酸で、エイコサペンタエン、リノール酸、オレイン酸などに含まれる。
血液	**LCV**【エルシーブイ】 ルーコサイトクラスティク leukocytoclastic ヴァスキュライティス vasculitis	**白血球破砕性血管炎** 細血管が急性の炎症を示し、白血球の破砕像がみられる症状。全身的な症状がなく皮膚症状のみが現れる血管炎。
循環器	**LCX**【エルシーエクス】 レフト サーカムフレクス left circumflex	**左回旋枝** 左冠動脈主管部を経て回旋枝と前下行枝の2本に分かれる分枝血管。

図-45 心臓の血管（前面）

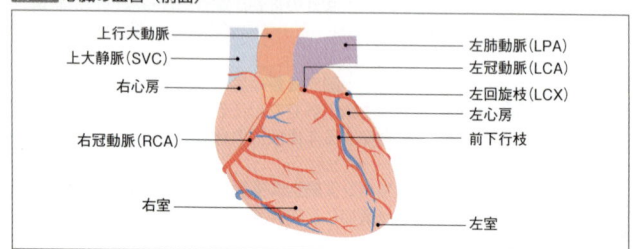

- 上行大動脈
- 上大静脈（SVC）
- 右心房
- 右冠動脈（RCA）
- 右室
- 左肺動脈（LPA）
- 左冠動脈（LCA）
- 左回旋枝（LCX）
- 左心房
- 前下行枝
- 左室

LD〔エルディー〕
小児 / ラーニング ディザビリティ / learning disability

学習障害（がくしゅうしょうがい） 学習能力の取得に著しく困難がある状態。知的発達の遅れではなく、中枢神経系の機能障害と推定される。

LD〔エルディー〕
薬理 / リーサル ドウス / lethal dose

致死量（ちしりょう） 特定の生物種に特定の摂取方法で与えた場合に死亡する物質量。

LD, LDH〔エルディー、エルディーエイチ〕
病理 / ラクテイト デーハイドロゲネース / lactate dehydrogenase

乳酸脱水素酵素（にゅうさんだっすいそこうそ） 肝臓、心筋、骨格筋、腎臓や細胞質部分に存在する酵素で、ピルビン酸と乳酸の相互変換に関与する。

LD₅₀〔エルディー〕
薬理 / リーサル ドウス 50% / lethal dose 50%

50%致死量（ちしりょう） 半数致死量ともいい、実験群の50%が死亡する物質量。致死量を厳密に決めることは困難なため、一般的に目安として使われる。

LDA〔エルディーエー〕
放射線 / ロウ デンシティ エリア / low density area

低濃度領域（ていのうどりょういき） CT撮影で、X線吸収が低く、画像上黒くなる部分。低吸収域ともいう。

LDH〔エルディーエイチ〕
整形 / ラムバー ディスク ハーニア / lumbar disc hernia

腰椎椎間板ヘルニア（ようついついかんばん） 線維輪と髄核からなる椎間板の一部がはみ出て、神経を圧迫した状態。腰の痛みや足のしびれなどがある。

LDL〔エルディーエル〕
内分泌・代謝 / ロウ デンシティ リポプロウティーン / low density lipoprotein

低密度リポ蛋白（ていみつどたんぱく） 末梢組織にコレステロールを運ぶが、血管壁などに蓄積すると動脈硬化の原因となる。低比重リポ蛋白、悪玉コレステロールとも呼ばれる。
表 HDL［高密度リポ蛋白］ ▶P.157

LDLA〔エルディーエルエー〕
一般 / ロウ デンシティ リポプロウティーン アフェリーシス / low density lipoprotein apheresis

低密度リポ蛋白アフェレーシス（ていみつどたんぱく） 家族性高コレステロール血症などの治療として、体外で血液からLDLを取り除き、再び体内に戻す方法。LDL吸着療法ともいう。

LDL-C〔エルディーエルシー〕
内分泌・代謝 / ロウ デンシティ リポプロウティーン コレステロール / low density lipoprotein cholesterol

低密度リポ蛋白コレステロール（ていみつどたんぱく） LDLに含まれるコレステロール。リポ蛋白の中でもコレステロール含有量が高いため、悪玉コレステロールと呼ばれる。

| 消化器 | **LDLT**【エルディーエルティー】 living donor liver transplantation | 生体肝移植術　脳死患者ではなく、健康な人から肝臓の一部を取り出し、レシピエントに移植する手術。 |

| 薬理 | **L-DOPA, L-dopa**【エルドーパ】 3, 4-dihydroxyphenyl-L-alanine | ジヒドロキシフェニルアラニン　ドーパミンの前駆物質。パーキンソン病の治療に使われる。一般にレボドパと呼ばれる。 |

| 放射線 | **LDR**【エルディーアール】 low dose rate | 低線量率　医療では、低線量率の小線源を体内に留置する癌治療に関して使われる用語で、放射線の線量率が低いこと。 |

| 皮膚 | **LE**【エルイー】 lupus erythematosus | 紅斑性狼瘡　膠原病のひとつで、皮膚に炎症性の紅斑が現れる。狼の嚙み痕に似たことからこの名がある。病名としてはエリテマトーデス。 |

| 消化器 | **LEIT**【エルイーアイティー】 laparoscopic ethanol injection therapy | 腹腔鏡下エタノール注入療法　肝臓癌の治療として、癌病巣部へのエタノール注入を腹腔鏡下で行うもの。 |

| 脳・神経 | **LEMS**【エルイーエムエス】 Lambert-Eaton myasthenic syndrome | ランバート・イートン筋無力症候群　肺癌などに伴う筋無力症。神経末端部位に対する抗体ができ、アセチルコリンを放出できなくなって起こる。 |

| 消化器 | **LES**【レス】 lower esophageal sphincter | 下部食道括約筋　食道の最下部に位置して胃からの逆流を防いでいる輪状の筋肉。 |

図-46 食道括約筋のはたらき

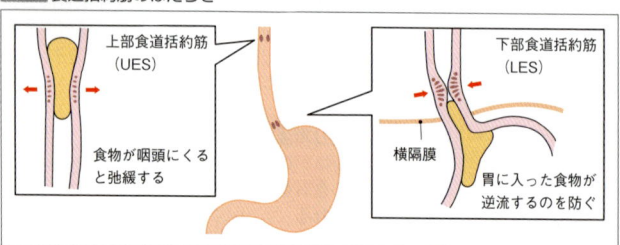

上部食道括約筋（UES）
食物が咽頭にくると弛緩する

下部食道括約筋（LES）
横隔膜
胃に入った食物が逆流するのを防ぐ

整形	**LFA** [エルエフエー] ロウ フリクション low friction アースロプラスティ arthroplasty	低摩擦人工関節置換　変形性関節症など関節の不全に対する治療で、摩擦の少ない人工関節に入れかえる手術。
小児	**LFD** [エルエフディー] ライトフォーデイツ インファント light-for-dates (infant)	不当軽量児　在胎週数に比べて軽い新生児。 表HFD［不当重量児］ ➡ P.159
一般	**LFT** [エルエフティー] レイテクス フィクセイション テスト latex fixation test	ラテックス結合試験 同LPAT［ラテックス粒子凝集試験］ ➡ P.206
小児	**LGA** [エルジーエー] ラージフォージェステイショナル large-for-gestational エイジ インファント age (infant)	妊娠期間に比して大きい新生児　在胎期間に比べ体重が重い新生児。 表HFD［不当重量児］ ➡ P.159
眼	**LGB** [エルジービー] ラテラル ジェニキュリット lateral geniculate バディ body	外側膝状体　視覚神経と脳を結ぶ部位。網膜に映った像は、視覚情報として、視神経、視交叉、視索からLGBを通って大脳の視覚野へと届く。
消化器	**LGI** [エルジーアイ] ロウワー ギャストロインテンスティナル lower gastrointestinal	下部消化管　消化管のうち、小腸、大腸、直腸、肛門をいう。
循環器	**LGL** [エルジーエル] ローン ギャノング Lown-Ganong- レヴァイン シンドロウム Levine syndrome	ローン・ギャノング・レヴァイン症候群　不整脈のひとつ。心房と心室に副伝導路が生じて、心房興奮が早目に心室に伝達され、発作性上頻脈症が生じる。
脳・神経	**LGMD** [エルジーエムディー] リム ガールド マスキュラー limb girdle muscular ディストロフィ dystrophy	肢帯型筋ジストロフィー　多因性の筋ジストロフィー。四肢の近位筋に筋萎縮があり、心筋や延髄性筋に症状があまり出ない。多くは常染色体劣性遺伝。
産・婦人	**LH** [エルエイチ] ラパロスピク laparoscopic ヒステレクトミ hysterectomy	腹腔鏡下子宮摘出術　子宮の靭帯を腹腔鏡下で切断し、膣を経膣的に切開して子宮を摘出する手術。

内分泌・代謝	**LH**	【エルエイチ】 luteinizing hormone	黄体化ホルモン　下垂体前葉から分泌され排卵、黄体形成に関わる性腺刺激ホルモン。黄体形成ホルモンともいう。 同 LSH［黄体刺激ホルモン］ ➡ P. 208 同 LTH［黄体刺激ホルモン］ ➡ P. 208
循環器	**LHC**	【エルエイチシー】 left heart catheterization	左心カテーテル法　末梢血管からカテーテルを心臓まで挿入して検査などを行う方法。大動脈圧、大動脈弁、左室機能の評価に有用。
循環器	**LHF**	【エルエイチエフ】 left-sided heart failure	左心不全　左室機能不全による心不全。血液を送り出す左室の機能低下で、諸臓器の血流低下、血圧低下がみられる。運 RHF［右心不全］ ➡ P. 305
消化器	**LHL**	【エルエイチエル】 left hepatic lobectomy	肝左葉切除術　肝臓の3分の1に当たる左葉を切除する手術。
内分泌・代謝	**LHRF**	【エルエイチアールエフ】 luteinizing hormone-releasing factor	黄体形成ホルモン放出因子 同 LHRH［黄体形成ホルモン放出ホルモン］ ➡ P. 202
内分泌・代謝	**LHRH**	【エルエイチアールエイチ】 luteinizing hormone-releasing hormone	黄体形成ホルモン放出ホルモン　視床下部で作られ、脳下垂体前葉からの黄体形成ホルモンの分泌を促すホルモン。 同 LHRF［黄体形成ホルモン放出因子］ ➡ P. 202
眼	**LID**	【エルアイディー】 laser iridotomy	レーザー虹彩切開術　閉塞隅角緑内障の治療として、虹彩周辺部にレーザーで穴を開け、房水の流れる水路を作り、眼圧を下げる方法。
循環器	**LIF**	【エルアイエフ】 local intra-arterial fibrinolysis	局所動脈内溶解療法　脳の血管閉塞の治療として、病変部の動脈近位部より血栓溶解剤を投与して血栓を溶かす方法。
放射線	**LIL**	【エルアイエル】 low intensity lesion	低信号域　MRIで黒く見える領域。発信された信号の弱い部分。

放射線	**linac**【ライナック】 リニアー アクセレレイター linear accelerator	**直線加速器** 高エネルギー放射線を発生させ、癌治療に用いる装置。ライナック、リニアックとも呼ぶ。
呼吸器	**LIP**【エルアイピー】 リムフォシティク インタスティシャル ニューモウニア lymphocytic interstitial pneumonia	**リンパ球性間質性肺炎** 肺胞の間質をリンパ球が浸潤する間質性肺炎。HIV感染児や自己免疫疾患を伴う場合にみられる。
呼吸器	**LK**【エルカー】 ルンゲンクレープス Lungenkrebs*	**肺癌** 肺に発生する癌。大きく肺門型と肺野型に分けられる。同 LC［肺癌］　→ P.197
眼	**LKP**【エルケーピー】 ラメラー ケラトプラスティ lamellar keratoplasty	**表層角膜移植** 変形、混濁、外傷で像を結べなくなった角膜の表層を交換する移植手術。
整形	**LLB**【エルエルビー】 ロング レグ ブレイス long leg brace	**長下肢装具** 大腿部から足底までをカバーする装具。膝と足の動きを補助し、立位時に安定するよう作られている。同 KAFO［膝・踵・足整形］　→ P.192 同 SKAO［膝・踵上部装具］　→ P.327
整形	**LLC**【エルエルシー】 ロング レグ キャスト long leg cast	**長下肢ギプス包帯** 膝部の骨折などに用いる、ガラス繊維または石膏と包帯を組み合わせ、大腿部から脚を固定する医療材料。
呼吸器	**LLL**【スリーエル】 レフト ロウアー ロウブ オブ ラング left lower lobe (of lung)	**左肺下葉** 上葉と下葉からなる左肺の下側の部位。同 RLL［右肺下葉］　→ P.307
脳・神経	**LLLT**【スリーエルティー】 ロウ リアクティヴ レヴェル レイザー トリートメント low reactive level laser treatment	**低反応レベルレーザー療法** 低出力のレーザーの鎮痛や生体の恒常性維持などの効果を利用した治療法。各種疼痛治療に用いる。
一般	**LLN**【エルエルエヌ】 ロウアー リミット オブ ノーマル lower limit of normal	**正常下限** 正常とされる数値範囲の下限値。
整形	**LLS**【エルエルエス】 ロング レグ スプリント long leg splint	**長下肢副子** 膝部の骨折などに用いる、金属やプラスチックの長下肢用の固定用具。かつては副木と呼ばれた。

*ドイツ語

循環器	**LLSB**	【エルエルエスビー】レフト リミト オブ スターナル ボーダー left limit of sternal border	胸骨下部左縁	心音聴取のための聴診部位を記述するときに用いる表現。
整形	**LLWC**	【エルエルダブリューシー】ロングレッグ ウォーキング キャスト long leg walking cast	長下肢歩行用ギプス包帯	ゴム製の足底部を付けて、ギプス包帯のまま歩行できるもの。
産・婦人	**LM**	【エルエム】ラパロスコピク マイオメクトミ laparoscopic myomectomy	腹腔鏡下子宮筋腫摘出術	すべて腹腔鏡下で、子宮の切開、筋腫の核出、子宮の縫合を行う手術。切開が小さく術後の回復が早い。
呼吸器	**LMA**	【エルエムエー】ラリンジアル マスク エアーウェイ laryngeal mask airway	ラリンジアルマスク	換気用のチューブ。声門に向かい喉頭をカバーする構造で、気管まで挿管する必要がない。
消化器	**LMCT**	【エルエムシーティー】ラパロスコピク マイクロウェイヴ コウグュレイション セラピ laparoscopic microwave coagulation therapy	腹腔鏡下マイクロ波凝固療法	腹腔鏡下で肝臓癌などの病変部をマイクロ波で凝固壊死させる治療。
皮膚	**LMDF**	【エルエムディーエフ】ループス ミリアリス デセミナトゥス ファチエイ lupus miliaris disseminatus faciei＊	顔面播種状粟粒性狼瘡	顔面に1～3mmの紅色丘疹や膿疱が数個から数十個できる。類上皮細胞性肉芽腫で自己免疫反応が原因と考えられている。
皮膚	**LMM**	【エルエムエム】レンタイゴウ マリグナ メラノマ lentigo maligna melanoma	悪性黒子黒色腫	メラニン色素を産生する色素細胞が癌化した悪性の皮膚癌で、黒くほくろのように見える。
産・婦人	**LMP**	【エルエムピー】ラスト メンストルアル ピリオド last menstrual period	最終月経期	最終標準月経期。妊娠週数の判定に用いる。
循環器	**LMT**	【エルエムティー】レフト メイン トランク left main trunk	左冠動脈主幹部	左冠動脈の最初の部分で、左冠動脈回旋枝と左冠動脈前下行枝に分枝するまでをいう。
薬理	**LMWH**	【エルエムダブリューエイチ】ロウ モレキュラー ウェイト ヘパリン low molecular weight heparin	低分子量ヘパリン	血液凝固を阻止する体内物質。製剤として、血栓塞栓症などに使われる。低分子ヘパリンはトロンビンを阻害しにくく副作用も少ない。

＊ラテン語

血液	**LN** [エルエヌ] リムフ ノウド lymph node	リンパ節	リンパ管系のところどころにあるソラマメ状の組織。リンパ球の産生や細菌、癌細胞などの異物を処理する生体防御の器官。
一般	**LOM** [ロム] リミテイション オブ モウション limitation of motion	運動制限	骨、筋肉、関節、神経などの不全や外傷などにより運動機能が阻害され、十分な動きができない状態。
循環器	**LOS** [ロス] ロウ アウトプット シンドロウム low output syndrome	低心拍出量症候群	心臓手術後などに、心収縮力低下で拍出量が低下した状態で、心係数が2.2L/分/m²以下の場合をいう。
産・婦人	**LOT** [ロット] レフト アクシプット トランスヴァース ポジション left occiput transverse (position)	第1頭位	胎児の背中が母体の左にある状態。関ROT［第2頭位］ ➡ P.309
循環器	**LP** [エルピー] レイト ポテンシャル late potential	遅発電位	体表面心電図上から検出できる伝導遅延。
眼	**LP** [エルピー] ライト パーセプション light perception	光覚弁	極端な視力低下で明暗を感知することだけが可能な状態。 同 l.s.［光覚弁］ ➡ P.207　同 s.l.［光覚弁］ ➡ P.327
薬理	**LP** [エルピー] リポプロウティーン lipoprotein	リポ蛋白	血液中を移動するために、コレステロールなどの脂質がアポ蛋白と結合したもの。

図-47 リポ蛋白の構造

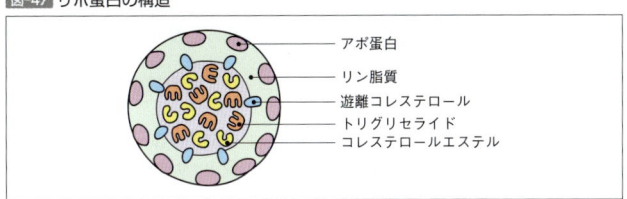

- アポ蛋白
- リン脂質
- 遊離コレステロール
- トリグリセライド
- コレステロールエステル

脳神経	**LP** [エルピー] ラムバー パンクチャー lumbar puncture	腰椎穿刺	脳脊髄液の採取のほか、薬剤や造影剤の注入を目的として、腰椎部のクモ膜下腔に穿刺針を刺すこと。

循環器	**LPA**【エルピーエー】 レフト プルモナリ left pulmonary アーテリ artery	左肺動脈	右室から静脈血を肺へ送り出す肺動脈の左肺への分枝。図**LCX**［左回旋枝］➡P. 198 連**RPA**［右肺動脈］➡P. 309
一般	**LPAT**【エルピーエーティー】 レイテクス パーティクル latex particle アグルーティネイション テスト agglutination test	ラテックス粒子凝集試験	ラテックス粒子に抗原を吸着させ、ラテックス粒子の凝集反応により特異的な抗体を検出する検査。 同**LFT**［ラテックス結合試験］➡P. 201
循環器	**LPH**【エルピーエイチ】 レフト ポスティリアー left posterior ヘミブラク hemiblock	左脚後枝ブロック	心電図上で、左軸偏位を呈する。心室の左側の興奮が遅れ、心臓の興奮の軸が左方向に向かう。左室肥大からも起こる。
内分泌・代謝	**LPH**【エルピーエイチ】 リポトロウピー lipotropic ホアーモウン hormone	脂肪親和性ホルモン	下垂体前葉などで産生され、脂肪の分解に関わるホルモン。脂肪動員ホルモンとも呼ばれる。
薬理	**LPL**【エルピーエル】 リポプロウティーン lipoprotein ライペイス lipase	リポ蛋白分解酵素	リポ蛋白リパーゼ。リポ蛋白内の中性脂肪を分解する脂質分解酵素。分解によって、VLDLがIDLへとリポ蛋白の粒を小さくする。
血液	**LPRC**【エルピーアールシー】 ルーコサイト プアー leukocyte poor レド セルズ red cells	白血球除去赤血球浮遊液	白血球が原因で起こる輸血副作用を予防するため、フィルターで白血球を除去したもの。裏**WB**［全血液］➡P. 382
消化器	**LPRD**【エルピーアールディー】 ラリンゴファリンジアル laryngopharyngeal リーフラクス ディズィーズ reflux disease	咽喉頭逆流症	胃食道逆流症が原因で、咽喉頭異常感、声のかすれ、喉の痛み、慢性の咳などの症状が起こるもの。 連**GERD**［胃食道逆流症］➡P. 142
皮膚	**LPS**【エルピーエス】 ライオフィライズド ポーサイン スキン lyophilized porcine skin	凍結乾燥豚皮	豚の皮から作った皮膚保護剤。損傷した皮膚や粘膜を一時的に保護する。
脳・神経	**L-P shunt**【エルピー シャント】 ラムボペリトニーアル lumbo-peritoneal シャント shunt	腰椎クモ膜下腔・腹腔短絡術	水頭症などで亢進した頭蓋脳圧を下げるために、腰椎クモ膜下腔から腹腔へチューブで髄液を導く手術。L-Pシャント手術ともいう。

LP-TAE 【エルピーティーエーイー】
循環器
リピドール トランスアーテリアル エムボリゼイション
lipiodol transarterial embolization

リピオドール動脈塞栓術　油性の造影剤であるリピオドールと抗癌剤を混合、カテーテルで癌を栄養する肝動脈に注入、その後塞栓物質を注入する治療法。

LQTS 【エルキューティーエス】
循環器
ロング キューティー シンドローム
long QT syndrome

QT延長症候群　遺伝性の病気で、心電図上のQT間隔が延長し脈の乱れや意識を失う発作が起こる。

LR 【エルアール】
眼
ラテラル レクタス マッスル
lateral rectus muscle

外直筋　眼球を動かす外眼筋のひとつ。外側に外転させる筋肉で外側直筋ともいう。
図EOM［外眼筋運動］ ➡ P.117

LR 【エルアール】
眼
ライト リフレクス
light reflex

対光反射　光が網膜に当たると縮瞳する反応。瞳孔反射ともいう。

表-39 対光反射

直接対光反射	直接光を当てた眼の瞳孔が収縮
間接対光反射	直接光を当てていない対側の眼の瞳孔が収縮

LRFA 【エルアールエフエー】
消化器
ラパロスコピック レイディオフリークェンシ サーマル アブレイション
laparoscopic radiofrequency thermal ablation

腹腔鏡下ラジオ波焼灼療法　腹腔鏡下で、癌組織に電極を刺してラジオ波を流して加熱、癌細胞を凝固壊死させる治療法。

l.s. 【エルエス】
眼
ライト センス
light sense

光覚弁
同LP［光覚弁］ ➡ P.205

L/S 【エルエス】
産・婦人
レシチン スフィンゴマイエリン レイショウ
lecithin sphingomyelin ratio

レシチン／スフィンゴミエリン比　肺胞を保持する肺サーファクタントの欠乏で、新生児に起こる呼吸窮迫症候群の診断の目安となる指標。

LS 【エルエス】
外
ラパロスコピック サージュリ
laparoscopic surgery

腹腔鏡手術
同LAP［腹腔鏡下手術］ ➡ P.195

皮膚	**LSA**【エルエスエー】	ライケン スクレロッスス エト アトロフィクス lichen sclerosus et atrophicus	こうかせいいしゅくせいたいせん **硬化性萎縮性苔癬** 外陰性器に激しいかゆみ、また丘疹が集中した硬化局面を生じる疾患。躯幹・四肢にも発症する。
外	**L(S)C**【エルエスシー】	ラパロスコピック コレシステクトミ laparoscopic cholecystectomy	ふくくうきょうかたんのうてきしゅつじゅつ **腹腔鏡下胆嚢摘出術** 同**Lap-C**［腹腔鏡下胆嚢摘出術］ ➡ P.195
整形	**LSCS**【エルエスシーエス】	ランバー スパイナル カナル ステノウシス lumbar spinal canal stenosis	ようぶせきちゅうかんきょうさくしょう **腰部脊柱管狭窄症** 脊椎を収めた脊柱管が狭窄する疾患。加齢や、脊椎椎間板ヘルニアや腫瘍で起こる。間欠性跛行がみられる。
血液	**LSG**【エルエスジー】	リムフォウマ スタディ グループ Lymphoma Study Group	あくせいリンパしゅけんきゅうグループぶんるい **悪性リンパ腫研究グループ分類** 悪性リンパ腫病理組織診断研究グループによる悪性リンパ腫の分類。日本の実情に即した分類といわれる。
内分泌・代謝	**LSH**【エルエスエイチ】	ルーテインスチミュレイティング ホアーモウン lutein-stimulating hormone	おうたいしげき **黄体刺激ホルモン** 同**LH**［黄体化ホルモン］ ➡ P.202
呼吸器	**LTC**【エルティーシー】	ラングソーラックス コムプライアンス lung thorax compliance	はいきょうかく **肺胸郭コンプライアンス** 肺や胸郭の膨らみやすさを表す指標。圧変化に対する容量変化の割合であり、高いと膨らみやすい。肺炎、心不全などで低下する。
内分泌・代謝	**LTH**【エルティーエイチ】	ルーティオトロウピク ホアーモウン luteotropic hormone	おうたいしげき **黄体刺激ホルモン** 同**LH**［黄体化ホルモン］ ➡ P.202
呼吸器	**LTOT**【エルトット】	ロングターム アクシジェン セラピィ long-term oxygen therapy	ちょうきさんそりょうほう **長期酸素療法** 慢性呼吸不全などの治療として、在宅で長期にわたる酸素療法を行うこと。
眼	**LTP**【エルティーピー】	レーザー トラベキュロプラスティ laser trabeculoplasty	レーザーせんいたいけいせいじゅつ **レーザー線維柱帯形成術** 開放隅角緑内障で亢進した眼圧を下げる治療。房水の流れをよくするために、隅角にある線維柱帯にレーザーを照射する方法。
皮膚	**LTR**【エルティーアール】	ライケノイド ティシュー リアクション lichenoid tissue reaction	たいせんようそしきはんのう **苔癬様組織反応** 真皮上層のリンパ球を中心とした細胞浸潤と、それに伴う表皮基底層の変性などが特徴の組織反応。

＊ラテン語

| 外 | **LUS**【エルユーエス】
ラパロスコピック アルトラソノグラフィ
laparoscopic ultrasonography | **超音波腹腔鏡** 腹腔鏡下で行う超音波検査。エコー画像により体内部位が把握しやすい。 |

| 腎・泌尿器 | **LUTS**【エルユーティーエス】
ロウアー ユリネリトラクト
lower urinary tract
シムプトム
symptom | **下部尿路症状** 膀胱から尿道までが下部尿路。排尿困難、排尿開始遅延など排尿や、頻尿、尿意切迫感、尿失禁など蓄尿に関する症状をいう。 |

| 循環器 | **LV**【エルブイ】
レフト ヴェントリクル
left ventricle | **左室** 肺でガス交換された血液が左心房から左室に流れ込み、左室は大動脈を経て全身に血液を送り出す。 |

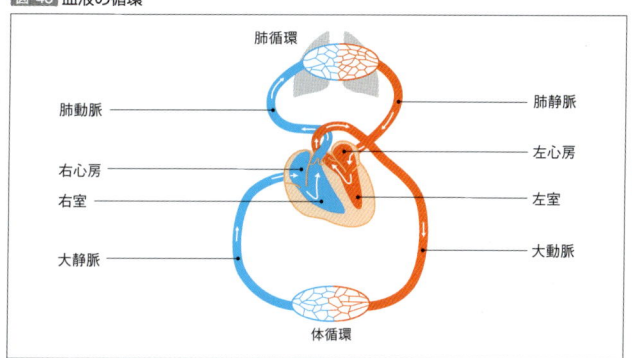

図-48 血液の循環

(図：肺循環・体循環を示す心臓と血管の模式図。肺循環、肺動脈、肺静脈、右心房、右室、左心房、左室、大静脈、大動脈、体循環)

| 循環器 | **LVAD**【エルバド】
レフト ヴェントリキュラー アシスト ディヴァイス
left ventricular assist device | **左心補助人工心臓**
同**LVAS**［左心補助人工心臓］ ➡P.209 |

| 循環器 | **LVAS**【エルブイエーエス】
レフト ヴェントリキュラー
left ventricular
アシスト システム
assist system | **左心補助人工心臓** 心移植や心機能自然回復までの橋渡し、または恒久使用する人工心臓。自己の心臓を温存したうえで、血液ポンプとしての機能を代行する。
同**LVAD**［左心補助人工心臓］ ➡P.209 |

| 循環器 | **LVD**【エルブイディー】
レフト ヴェントリキュラー ディメンション
left ventricular dimension | **左室径** 左室の内径のことで、心臓超音波検査などで測定する。 |

循環器	**LVEDD**　【エルブイイーディーディー】 レフト ヴェントリキュラー エンドダイアスタリク デイメンション left ventricular end-diastolic dimension	左室拡張終期径（さしつかくちょうしゅうきけい）	左室の拡張しきった時点の内径。心エコーなどで計測する。
循環器	**LVEDP**　【エルブイイーディーピー】 レフト ヴェントリキュラー エンドダイアスタリク プレシャー left ventricular end-diastolic pressure	左室拡張終期圧（さしつかくちょうしゅうきあつ）	左室の拡張しきった時点の内圧。左室カテーテルなどで計測する。
循環器	**LVEDV**　【エルブイイーディーブイ】 レフト ヴェントリキュラー エンドダイアスタリク ヴァリューム left ventricular end-diastolic volume	左室拡張終期容量（さしつかくちょうしゅうきようりょう）	左室の拡張しきった時点の容量。心エコーなどで計測する。
循環器	**LVEF**　【エルブイイーエフ】 レフト ヴェントリキュラー イジェクション フラクション left ventricular ejection fraction	左室駆出分画、左室駆出率（さしつくしゅつぶんかく、さしつくしゅつりつ）	1回の拍動で送り出される血液量を、心臓が拡張したときの左室容積で割った数値。機能評価の指標として使われる。
循環器	**LVESP**　【エルブイイーエスピー】 レフト ヴェントリキュラー エンドシスタリク プレシャー left ventricular end-systolic pressure	左室収縮終期圧（さしつしゅうしゅくしゅうきあつ）	左室が縮みきった時点の内圧。左室カテーテルなどで計測する。
循環器	**LVESV**　【エルブイイーエスブイ】 レフト ヴェントリキュラー エンドシスタリク ヴァリューム left ventricular end-systolic volume	左室収縮終期容量（さしつしゅうしゅくしゅうきようりょう）	左室が縮みきった時点の容量。心エコーなどで計測する。
循環器	**LVET**　【エルブイイーティー】 レフト ヴェントリキュラー イジェクション タイム left ventricular ejection time	左室駆出時間（さしつくしゅつじかん）	大動脈弁の開口から閉鎖までの時間。頸動脈や手首の拍動から計測できる。
循環器	**LVF**　【エルブイエフ】 レフト ヴェントリキュラー フェイリャー left ventricular failure	左室不全（さしつふぜん）	左室の機能不全による心不全。諸臓器の血流低下、肺うっ血や血圧の低下がみられる。
循環器	**LVG**　【エルブイジー】 レフト ヴェントリキュログラフィ left ventriculography	左室造影（さしつぞうえい）	カテーテルで左室に造影剤を注入し、心筋の動きなどを見る検査。
循環器	**LVH**　【エルブイエイチ】 レフト ヴェントリキュラー ハイパートロフィ left ventricular hypertrophy	左室肥大（さしつひだい）	X線撮影や心エコー検査で、左室の肥大が認められた状態。スポーツ心臓、高血圧による左心肥大などがある。

循環器	**LVOT** 【エルボット】 レフト ヴェントリキュラー left ventricular アウトフロゥ トラクト outflow tract	左室流出路	左室から大動脈に血液が流れ出す部位。肥大型心筋症で、流出路狭窄が起きると拍出が阻害される。
呼吸器	**LVRS** 【エルブイアールエス】 ラング ヴァリューム リダクション lung volume reduction サージェリ surgery	肺容量減少術	慢性閉塞性肺疾患で重症の肺気腫がある患者などに行う手術。肺の最も重症な部分を切除し、残存部の機能改善を期待する。 同VRS［容量減少手術］ ➡P. 379
循環器	**LVSW** 【エルブイエスダブリュー】 レフト ヴェントリキュラー left ventricular ストロウク ワーク stroke work	左室1回仕事量	左室の駆出力と1回拍出量の積。左室圧と容量の変化を積分しても算出できる。
循環器	**LVSWI** 【エルブイエスダブリューアイ】 レフト ヴェントリキュラー ストロウク left ventricular stroke ワーク インデクス work index	左室1回仕事係数	LVSWを個体の体表面積で割った値。心臓の仕事量から身体の大きさの差を均等化するための方法。
消化器	**LZ** 【エルズィー】 レーベルツィローゼ Leberzirrhose ＊	肝硬変	同LC［肝硬変］ ➡P. 197

M

消化器	**m** 【エム】 ミューコウサル レイアー mucosal layer	粘膜層	胃や腸の内壁の一部分。粘膜上皮と粘膜筋板の間。
病理	**M** 【エム】 マリグナント malignant	悪性	腫瘍などで性質が悪いもの。癌や肉腫を指す。
消化器	**M** 【エム】 ミドル サード オブ ザ スタマク middle third of the stomach	胃中部	3分の1に分けた胃の中部。 図U［胃上部］ ➡P. 362
消化器	**M** 【エム】 ミューコウサ mucosa	粘膜層の癌	粘膜層にとどまっている早期の癌。
血液	**MA** 【エムエー】 メガブラスティク megaloblastic アニーミア anemia	巨赤芽球性貧血	正常な血液を作るのに必要なビタミンB_{12}や葉酸の欠乏により、赤血球の前駆細胞が巨大になり、大球性貧血を起こす疾患。

＊ドイツ語

分類	略語	日本語	説明

内分泌代謝
MA【エムエー】
microsome antibody
マイクロソーム抗体（こうたい）　自己抗体のひとつ。橋本病で上昇する。

循環器
MA【エムエー】
mitral atresia
僧帽弁閉鎖症（そうぼうべんへいさしょう）　先天的に僧帽弁が閉鎖している疾患。

産・婦人
MAAS【マース】
massive amnion aspiration syndrome
羊水過度吸引症候群（ようすいかどきゅういんしょうこうぐん）
同 MAS［胎便吸引症候群］ ➡ P. 214

腎・泌尿器
MAB【エムエービー】
maximum androgen blockade
最大アンドロゲン遮断療法（さいだいアンドロゲンしゃだんりょうほう）　前立腺癌の薬物療法。男性ホルモンの影響を最大限にブロックするために、抗アンドロゲン薬を用いる。

循環器
MABP【エムエービーピー】
mean arterial blood pressure
平均動脈圧（へいきんどうみゃくあつ）
同 MAP［平均動脈圧］ ➡ P. 213

消化器
MAC【マック】
maximal acid concentration
最高酸濃度（さいこうさんのうど）　胃酸の濃度の最高値。

薬理
MAC【マック】
minimum anesthetic concentration
最小麻酔濃度（さいしょうますいのうど）　有害刺激を加えたときに、被験者のうち50％が体動を示さない、1気圧下での肺胞内の麻酔薬濃度。吸入麻酔薬の強さを表す指標となる。

病理
MAC【マック】
Mycobacterium avium complex
非定型抗酸菌複合体（ひていけいこうさんきんふくごうたい）　非定型抗酸菌の代表である一連の菌群。

血液
MAHA【エムエーエイチエー】
microangiopathic hemolytic anemia
細血管障害性溶血性貧血（さいけっかんしょうがいせいようけつせいひんけつ）　さまざまな疾患によって毛細血管壁が障害を受け、そのため赤血球が破砕され出現する溶血性貧血。

病理
MAHC【エムエーエイチシー】
malignancy-associated hypercalcemia
悪性腫瘍随伴性高カルシウム血症（あくせいしゅようずいはんせいこうカルシウムけっしょう）　悪性腫瘍に伴う高カルシウム血症。

消化器
MALT【モールト】
mucosa-associated lymphoid tissue
粘膜関連リンパ組織（ねんまくかんれんリンパそしき）　腸管などの粘膜に存在する免疫組織をいう。

| 病理 | **MAL Toma**【エムエール トーマ】
ミューコウサアソウエイティドリムフォイド
mucosa-associated lymphoid
ティシュー リムフォーマ
tissue lymphoma | 粘膜関連リンパ組織リンパ腫　粘膜組織の細胞から発生する癌の一種。 |

| 消化器 | **MAO**【マオ】
マクシマム
maximum
アシド アウトプット
acid output | 最大酸分泌量　胃液の分泌量を測定する検査。
同 MSVR［最大胃液分泌量］　➡ P. 231
同 PAO［最大酸分泌量］　➡ P. 256 |

| 脳・神経 | **MAO**【マオ】
モノアミーン
monoamine
アクシデイス
oxidase | モノアミン酸化酵素　セロトニンやノルアドレナリンなどのアミノ基を1個だけ含む神経伝達物質を酸化し、不活化する酵素。 |

| 血液 | **MAP**【マップ】
マニトール アデノシーン ファスフェイト
mannitol adenosine-phosphate | 赤血球M・A・P
同 RCC［赤血球濃厚液］　➡ P. 302 |

| 呼吸器 | **MAP**【マップ】
ミーン エアーウェイ プレシャー
mean airway pressure | 平均気道内圧　気道内圧の平均値。血液の酸素化と直接関係する。 |

| 循環器 | **MAP**【マップ】
ミーン
mean
アーティリアル
arterial
プレシャー
pressure | 平均動脈圧　収縮期圧（最高血圧）と拡張期圧（最低血圧）を平均した値。平均血圧。
同 MABP［平均動脈圧］　➡ P. 212
同 MBP［平均血圧］　➡ P. 215 |

| 病理 | **MAR**【エムエーアール】
ボウン マロウ メタスタシス
bone marrow metastasis | 骨髄転移　癌細胞が血液やリンパ液に乗り、骨髄に転移した病態。 |

| 精神 | **MAS**【マス】
マニフェスト アングザイエティ
manifest anxiety
スケイル
scale | 不安尺度　不安を測定するために開発された検査法。ミネソタ多面人格テストから50項目を選出したもの。日本版は65項目からなる。
運 MMPI［ミネソタ多面人格テスト］　➡ P. 224 |

| 耳鼻 | **MAS**【マス】
マクシマム アーティキュレイション
maximum articulation
スコアー
score | 最大明瞭度　言葉を発したときの音の大きさと、その言葉を正確に聞き取れたかどうかを調べる語音聴力検査の正答率をパーセンテージで表したものの最高値。 |

産・婦人	**MAS**【マス】 ミコウニアム アスピレイション meconium aspiration シンドロウム syndrome	胎便吸引症候群　胎児が胎便で汚染された羊水を吸引することによって起こる呼吸障害。 同 MAAS［羊水過度吸引症候群］　➡ P. 212
救急	**MAST**【マスト】 メディカル アンティシャク medical antishock トラウザーズ trousers	ショックパンツ　下半身に装着し、空気を送り込み圧迫し、血液を体幹に集めて血圧を保持したり、下肢を固定する器具。 同 PASG［ショックパンツ］　➡ P. 258
整形	**MB**【エムビー】 ミルウォーキー ブレイス Milwaukee brace	ミルウォーキーブレース　脊椎側彎症用の装具。 連 UAB［アンダーアームブレース］　➡ P. 363

図-49　ミルウォーキーブレース

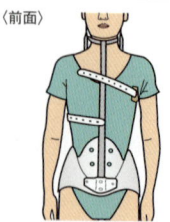

〈前面〉　〈後面〉

呼吸器	**MBC**【エムビーシー】 マクシマル ブリージング キャパシティ maximal breathing capacity	最大換気量 同 MVV［最大換気量］　➡ P. 233
薬理	**MBC**【エムビーシー】 ミニマム バクテリサイドル カンセントレイション minimum bactericidal concentration	最小殺菌濃度　抗菌剤が細菌を死滅させることができる最小の濃度。
産・婦人	**MBL**【エムビーエル】 メンストルアル ブラド ロース menstrual blood loss	経血量　月経時に体外へ排出される血液の量。
一般	**MBP**【エムビーピー】 メイジャー ベイシク major basic プロウティーン protein	主要塩基性蛋白　好酸性顆粒に含まれる塩基性蛋白で、寄生虫などの殺傷能力があるが、粘膜剥離、細胞傷害を引き起こす。

MBP【ミーンビーピー】
mean blood pressure
循環器
平均血圧
同 MAP［平均動脈圧］ ➡ P. 213

MC【エムシー】
minimal change
腎・泌尿器
微小変化群
同 MCNS［微小変化型ネフローゼ症候群］ ➡ P. 216
関 NS［ネフローゼ症候群］ ➡ P. 244

MC【エムシー】
mouth care
歯・口腔
口腔ケア、口腔清拭 口腔内や補綴物に付着した歯垢、バイオフィルムなどを除去し、嚥下機能を確認すること。

MCA【エムシーエー】
middle cerebral artery
脳・神経
中大脳動脈 大脳に栄養を送る動脈のひとつ。脳動脈瘤の好発部位。図 CAG［頸動脈造影］ ➡ P. 56

McB【エムシービー】
McBurney's point
消化器
マクバーニー圧痛点 急性虫垂炎の診断に用いる、右下腹部の押すと痛む部位。

MCCU【エムシーシーユー】
mobile coronary care unit
救急
移動CCU 循環器専門医、看護師らが同乗する、心疾患用の装備をした救急車。

MCE【エムシーイー】
myocardial contrast echocardiography
循環器
心筋コントラストエコー法 冠動脈血流に造影剤を注入し、超音波で心筋を画像診断する方法。

MC flap【エムシー フラップ】
myocutaneous flap
皮膚
筋皮弁 血流のある皮膚、皮下組織と筋肉組織を移植する手術方法。移植片を切り離す遊離皮弁と、部分的に切り離す有茎皮弁がある。

MCH【エムシーエイチ】
mean corpuscular hemoglobin
血液
平均赤血球ヘモグロビン量 赤血球1個当たりのヘモグロビンの量。小球性貧血で減少する。

MCHC【エムシーエイチシー】
mean corpuscular hemoglobin concentration
血液
平均赤血球ヘモグロビン濃度 赤血球1個当たりに含まれるヘモグロビン値をパーセンテージで表した値。貧血検査のひとつ。

分野	略語	正式名称	説明

精神 — **MCI**【エムシーアイ】 マイルド カグニティヴ イムペアメント mild cognitive impairment
軽度認知障害（けいどにんちしょうがい）　記憶力低下は認められるが、他の認知機能障害はなく日常生活に大きな支障をきたしていない、正常と認知症の間のグレーゾーンの病態。

整形 — **MCL**【エムシーエル】 ミーディアル コラテラル リガメント medial collateral ligament
内側側副靱帯（ないそくそくふくじんたい）　肘の上腕骨と尺骨、膝の大腿骨と脛骨を結ぶ、内側の靱帯。　図 ACL ［前十字靱帯］ ➡P.9

整形 — **MCLA**【エムシーエルエー】 ミューコキュテイニアス リムフノウド アースライティス mucocutaneous lymphnode arthritis
皮膚粘膜リンパ節関節炎（ひふねんまくリンパせつかんせつえん）　急性皮膚粘膜リンパ節症候群に付随する関節炎。　週 MCLS ［急性皮膚粘膜リンパ節症候群］ ➡P.216

小児 — **MCLS**【エムシーエルエス】 ミューコキュテイニアス リムフノウド シンドローム mucocutaneous lymphnode syndrome
急性皮膚粘膜リンパ節症候群（きゅうせいひふねんまくリンパせつしょうこうぐん）　全身の血管が炎症を起こす病気。川崎病ともいう。主に4歳以下の乳幼児がかかる。

消化器 — **MCN**【エムシーヌ】 ミューシナス システィク ニオプラズム mucinous cystic neoplasm
粘液性嚢胞腫瘍（ねんえきせいのうほうしゅよう）　嚢胞性腫瘍の一種で、嚢胞内に多量の粘液を貯留、将来癌化する可能性が高い疾患。

腎・泌尿器 — **MCNS**【エムシーヌエス】 ミニマル チェインジ ニフラティク シンドローム minimal change nephrotic syndrome
微小変化型ネフローゼ症候群（びしょうへんかがたネフローゼしょうこうぐん）　糸球体の変性が少ないネフローゼ症候群。小児に多い。　圓 MC ［微小変化群］ ➡P.215

皮膚 — **MCOS**【エムシーオーエス】 ミューコキュテイニアス オキュラー シンドローム mucocutaneous ocular syndrome
粘膜皮膚眼症候群（ねんまくひふがんしょうこうぐん）　圓 SJS ［スティーブンス・ジョンソン症候群］ ➡P.327

整形 — **MCP**【エムシーピー】 メタカーポファランジアル ジョイント metacarpophalangeal (joint)
中手指節関節（ちゅうしゅしせつかんせつ）　圓 MP ［中手指節関節］ ➡P.226

内分泌・代謝 — **MCT**【エムシーティー】 ミーディアム チェイン トライグリセリド medium chain triglyceride
中鎖中性脂肪（ちゅうさちゅうせいしぼう）　中性脂肪の一種。代謝が早く、体脂肪になりにくい。中鎖トリグリセリド。

アレルギー — **MCTD**【エムシーティーディー】 ミクスト コネクティブ ティシュー ディズィーズ mixed connective tissue disease
混合性結合組織病（こんごうせいけつごうそしきびょう）　全身性エリテマトーデス、強皮症、多発性筋炎の臨床症状が混在し、かつ血清中に抗U1-RNP抗体が高値で検出される膠原病類似疾患。

| 腎・泌尿器 | **MCU**【エムシーユー】
ミクチュレイティング シストユリースログラフィ
micturating cystourethrography | 排尿時膀胱尿道造影
同 VCG［排尿時膀胱尿道造影］ ➡ P.373 |

| 血液 | **MCV**【エムシーブイ】
ミーン コーパスキュラー ヴァリューム
mean corpuscular volume | 平均赤血球容積　赤血球1個当たりの平均容積（大きさ）。貧血検査のひとつ。 |

| 脳・神経 | **MCV**【エムシーブイ】
モウター ナーヴ
motor (nerve)
コンダクション ヴィラシティ
conduction velocity | 運動神経伝導速度　末梢神経の伝導速度。末梢神経を2点で刺激した際、2点間の距離を、それぞれから得られるM波の潜時の差で割った値。 |

図-50　運動神経伝導速度（MCV）の検査方法

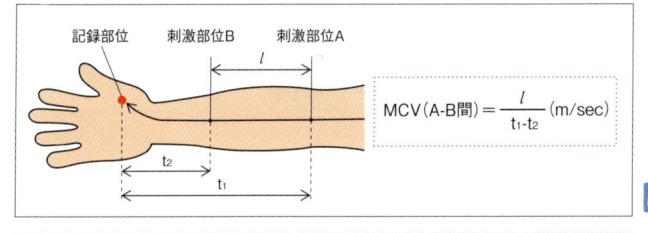

記録部位　刺激部位B　刺激部位A

$$MCV(A\text{-}B間) = \frac{l}{t_1 - t_2} \text{(m/sec)}$$

| 脳・神経 | **MD**【エムディー】
マスキュラー ディストロフィ
muscular dystrophy | 筋ジストロフィー
同 PMD［進行性筋ジストロフィー］ ➡ P.274 |

| 精神 | **MDI**【エムディーアイ】
マーニシュディプレシヴ イレゼリン
manisch-depressive Irresein* | 躁うつ病
同 BP［双極性障害］ ➡ P.48 |

| 薬理 | **MDI**【エムディーアイ】
ミータード ドウス インヘイラー
metered dose inhaler | 加圧式定量噴霧吸入器　一定量の薬剤を1回の噴射で吸入できる、スプレー式吸入器。 |

| 消化器 | **MDL**【エムディーエル】
マーゲンドゥルヒロイヒトゥンク
Magendurchleuchtung* | 胃透視　上部消化管のX線検査。バリウム検査。 |

| 薬理 | **MDMA**【エムディーエムエー】
3,4-メシリーンダイアクシメサムフェタミーン
3,4-methylenedioxymethamphetamine | 3,4メチレンジオキシメタンフェタミン　合成麻薬の一種。連用すると身体的・精神的な障害を起こす。 |

＊ドイツ語

薬理 **MDR**【エムディーアール】 マルチドラッグ リズィスタンス multidrug resistance
多剤耐性 細菌が変異し、多くの抗菌薬が効かなくなった状態。

薬理 **MDRP**【エムディーアールピー】 マルチドラッグ-リズィスタント スードモーナス エアルギノサ multidrug-resistant pseudomonas aeruginosa
多剤耐性緑膿菌 多くの抗菌薬が効かなくなった緑膿菌。院内感染を起こす細菌の一種。

薬理 **MDRTB**【エムディーアールティービー】 マルチドラッグリズィスタント テュバーキュロウシス multidrug-resistant tuberculosis
多剤耐性結核菌 結核の標準療法に使用される、リファンピシンとイソニアジドの抗結核薬に耐性をもつ結核菌。

血液 **MDS**【エムディーエス】 マイエロディスプラスティク シンドロウム myelodysplastic syndrome
骨髄異形成症候群 骨髄中で健常な赤血球、白血球、血小板が十分に作られない疾患。

表-40 骨髄異形成症候群のFAB分類とWHO分類

FAB分類	WHO分類
不応性貧血（RA）	不応性貧血（RA）
	多血球系異形成を伴う不応性血球減少症（RCMD）
環状鉄芽球性不応性貧血（RARS）	環状鉄芽球性不応性貧血（RARS）
	多血球系異形成と環状鉄芽球を伴う不応性血球減少症（RCMD-RS）
芽球増加を伴う（芽球増加型）不応性貧血（RAEB）	芽球増加を伴う不応性貧血-Ⅰ（RAEB-Ⅰ）
	芽球増加を伴う不応性貧血-Ⅱ（RAEB-Ⅱ）
移行期RAEB（RAEB-T）	
慢性骨髄単球性白血病（CMMoL）	
	5q-症候群（5q-syndrome）
	分類不能型（MDS-U）

腎・泌尿器 **MDV**【エムディーブイ】 マクシマム ディザイアー トゥ ヴォイド maximum desire to void
最大尿意 これ以上我慢できないときの尿意。

血液 **M/E**【エムイー】 マイエロイド イリスロイド レイショウ myeloid erythroid ratio
骨髄球系赤芽球系細胞比 骨髄検査で、骨髄球系細胞と赤芽球系細胞の比率。

分類	略語	日本語	説明

一般 — **ME**【エムイー】 メディカル エンジニアリング medical engineering — 医用工学 医療に工学的な理論や技術手法を取り入れた学問領域。

内分泌代謝 — **MEA**【エムイーエー】 multiple endocrine adenomatosis — 多発性内分泌腺腫症 同 MEN［多発性内分泌腺腫症］ ➡ P.219

薬理 — **MED**【メッド】 ミニマル イフェクティヴ ドウス minimal effective dose — 最小有効量 薬物効果が現れる最小の投与量。

皮膚 — **MED**【エムイーディー】 ミニマル エリシーマ ドウス minimal erythema dose — 最少紅斑量 皮膚が赤くなるための最小の紫外線量。

小児 — **MED**【エムイーディー】 マルチプル エピフィズィアル ディスプレイジア multiple epiphyseal dysplasia — 多発性骨端異形成症 管状骨の骨端部に異形成を認める骨系統疾患。常染色体優性遺伝を示す。

脳・神経 — **MELAS**【メラス】 mitochondrial myopathy, encephalopathy, lactic acidosis, stroke-like episode — ミトコンドリア脳筋症・乳酸アシドーシス・脳卒中様発作症候群 脳卒中様発作を伴うミトコンドリア病の一種。遺伝子疾患。

内分泌代謝 — **MEN**【メン】 マルチプル エンドクリン ニーオウプレイジア multiple endocrine neoplasia — 多発性内分泌腺腫症 複数の内分泌臓器に良性、悪性の腫瘍が多発する遺伝性疾患。 同 MEA［多発性内分泌腺腫症］ ➡ P.219

呼吸器 — **MEP**【メップ】 マクシマム イクスパイラトーリー プレシャー maximum expiratory pressure — 最大呼気圧 できる限り息を吸い、吐き出したときの圧力。呼気筋力を測定する。 同 PEmax［最大呼気圧］ ➡ P.266

脳・神経 — **MEP**【メップ】 モーター イヴォクト ポテンシャル motor evoked potential — 運動誘発電位 大脳皮質運動野を頭皮上から磁気刺激して、手や足の筋肉から誘発される反応。大脳から末梢神経に至るまでの運動神経の機能の検査に用いる。

脳・神経 — **MERRF**【マーフ】 マイオクロウニク エピレプシィ ウィズ ラギドレド ファイバーズ myoclonic epilepsy with ragged-red fibers — 赤色ぼろ線維を伴うミオクローヌスてんかん ミトコンドリア脳筋症のひとつで、母系遺伝する疾患。主症状として、ミオクローヌス、全身性のてんかん発作、小脳性失調がある。

分野	略語	日本語 / 説明
腎・泌尿器	**MesPGN** 【メスピージーエヌ】 メサンジアル mesangial プロリファレイティヴ proliferative グロメルロネフライティス glomerulonephritis	**メサンギウム増殖性糸球体腎炎** メサンギウム細胞の増殖、メサンギウム基質の増加を主体とする糸球体腎炎。IgA腎症も含まれる。 同 MPN ［メサンギウム増殖性糸球体腎炎］ ➡ P.227 関 GN ［糸球体腎炎］ ➡ P.146
血液	**MetHb** 【メットエイチビー】 メトヘモグロビン methemoglobin	**メトヘモグロビン** 2価の鉄イオンをもつヘモグロビンが酸化されて3価の鉄イオンになったもの。酸素結合・運搬能力が失われた状態。
内分泌・代謝	**METS** 【メッツ】 メタボリック metabolic イクィヴァレンツ equivalents	**代謝当量** 座って安静にしている状態のエネルギー消費を1METSとし、これを基準として活動時のエネルギー消費を数値化した指標。
皮膚	**MF** 【エムエフ】 マイコウシス ファンゴイデス mycosis fungoides *	**菌状息肉症** 皮膚に発生する悪性リンパ腫の一種。
血液	**MF** 【エムエフ】 マイエロファイブロウシス myelofibrosis	**骨髄線維症** 骨髄の線維化が起こる血液腫瘍。原発性のものと、他の疾患が原因となるものがある。
薬理	**MFD** 【エムエフディー】 ミニマム フェイトル ドウス minimum fatal dose	**最小致死量** 生体を死亡させるのに要する物質の最小量。化学物質の毒性を表す基準値。
病理	**MFH** 【エムエフエイチ】 マリグナント ファイブラス ヒスティオウサイトウマ malignant fibrous histiocytoma	**悪性線維性組織球腫** 骨と軟部の両方に発生する原発性悪性腫瘍（肉腫）。
消化器	**MG** 【エムゲー】 マーゲンゲシュヴューア Magengeschwür **	**胃潰瘍** 同 GU ［胃潰瘍］ ➡ P.150
消化器	**MG** 【エムゲー】 マイレングラハト ユーニット Meulengracht (unit) **	**モイレングラハト単位** 血清または血漿中の、胆汁の色素であるビリルビンの値。黄疸指数。
脳・神経	**MG** 【エムジー】 マイアスシーニア グラヴィス myasthenia gravis	**重症筋無力症** 神経筋接合部で、筋肉にある神経伝達物質アセチルコリンの受容体が自己抗体により攻撃される自己免疫疾患。症状は全身の筋力低下、眼瞼下垂など。

*ラテン語　**ドイツ語

腎・泌尿器	**MGN**	【エムジーエヌ】 メムブラナス グロメルロネフライティス membranous glomerulonephritis	膜性糸球体腎炎　糸球体に組織学的変化があるため、尿に赤血球や蛋白が漏れ出てくる慢性腎炎。糸球体腎炎の総称。**運** GN［糸球体腎炎］ ➡ P. 146
血液	**MGUS**	【エムガス】 マクロウナル ギャマパシ オブ monoclonal gammopathy of アンデターミンド シグニフィカンス undetermined significance	良性M蛋白血症　血中にM蛋白を認めるが、骨髄腫細胞の増加などの病的な変化は認められない状態。**同** BMG［良性M蛋白血症］ ➡ P. 46
救急	**MH**	【エムエイチ】 マリグナント malignant ハイパーサーミア hyperthermia	悪性高熱症　麻酔合併症の一種。主に吸入麻酔薬や脱分極性筋弛緩薬の使用時に、40℃以上の高熱、筋の硬直、頻脈を発現し、死に至ることもある。
血液	**MHA**	【エムエイチエー】 マイクロアンジオパシック microangiopathic ヒーモリティック アニーミア hemolytic anemia	微小血管症性溶血性貧血　柔軟性をなくした赤血球が微小血管を閉塞し、そのため赤血球が破砕され溶けて出現する貧血。
アレルギー	**MHC**	【エムエイチシー】 メイジャー ヒストコムパティビリティ major histocompatibility カムプレクス complex	主要組織適合抗原複合体　異物または非自己組織の拒絶に関与する遺伝子領域。ヒトではHLA抗原が該当。
循環器	**MI**	【エムアイ】 マイトラル インサフィシャンシ mitral insufficiency	僧帽弁閉鎖不全症　**同** MR［僧帽弁逆流症］ ➡ P. 228
循環器	**MI**	【エムアイ】 マイオカーディアル インファークション myocardial infarction	心筋梗塞　冠動脈内に血栓が生じ、閉塞によって心筋が壊死する疾患。
薬理	**MIBG**	【エムアイビージー】 メタアイオウドベンズィルグァーニディーン metaiodobenzylguanidine	メタヨードベンジルグアニジン　交感神経の機能を見る画像検査に用いる薬剤。静脈から注入し、心臓の筋肉に取り込ませる。
薬理	**MIBI**	【ミビ】 メサクシアイソビュートル methoxy-isobutyl アイソナイトリル isonitrile	メトキシイソブチルイソニトリル　心臓の交感神経の機能を見る画像検査に用いる薬剤。心疾患、神経芽腫、褐色細胞腫の判別に使われる。
病理	**MIC**	【ミック】 マイクロインヴェィシヴ カーシノウマ microinvasive carcinoma	微小浸潤癌　癌細胞が基底膜を破って間質組織に浸潤し始めた病態。

分類	略語	正式表記	日本語	説明

| 薬理 | **MIC**【ミック】 minimum inhibitory concentration | 最小発育阻止濃度 | 抗菌薬が発育阻止の効果を現す最も低い薬剤濃度。細菌などに対する抗菌力の強さを表す値。 |

| 脳・神経 | **MID**【ミッド】 multi-infarct dementia | 多発梗塞性認知症 | 多発性の小梗塞が起こり脳深部が広範囲にわたって傷害されることにより、認知機能が低下する疾患。脳血管障害により生じる血管性認知症。 同**DMIT**［多発性梗塞性認知症］ ➡P.97 |

| 循環器 | **MIDCAB**【エムアイディーシーエービー】 minimally invasive direct coronary artery bypass (grafting) | 低侵襲冠動脈バイパス術 | 人工心肺を使用しない、もしくは胸骨を全切開しない手術のどちらか、あるいは両方を実施しない心臓外科手術。 |

| アレルギー | **MIF**【ミフ】 migration inhibition factor | 遊走阻止因子 | マクロファージの遊走を制御し、炎症部位にマクロファージを集め、炎症、免疫反応を引き起こすサイトカインの一種。炎症や免疫反応のイニシエーター。 |

| 呼吸器 | **MIP**【ミップ】 maximum inspiratory pressure | 最大吸気圧 | できる限り息を吐き切ってから、最大努力して吸入できる気体の圧力。 |

| 外 | **MIS**【エムアイエス】 minimally invasive surgery | 低侵襲手術 | 体表創をできるだけ小さくする手術。開腹手術と比較して、内視鏡や腹腔鏡などの医療機器を使った手術を指す。 |

| 消化器 | **MK**【エムカー】 Magenkrebs＊ | 胃癌 | 胃粘膜の炎症などによって生じる癌。 同**GC**［胃癌］ ➡P.140 |

| 血液 | **ML**【エムエル】 malignant lymphoma | 悪性リンパ腫 | リンパ系の組織から発生する腫瘍。ホジキンリンパ腫と非ホジキンリンパ腫に分けられる。 連**NHL**［非ホジキンリンパ腫］ ➡P.239 |

| 病理 | **MLC**【エムエルシー】 mixed lymphocyte culture | 混合リンパ球培養 | 臓器移植の組織適合検査の指標。ドナーとレシピエントのリンパ球を混合培養し、移植後の拒絶反応や生着率を予測する。 |

＊ドイツ語

分類	略語	日本語	説明
脳・神経	**MLD**【エムエルディー】 メタクロマティック metachromatic ルーコディストロフィ leukodystrophy	異染性白質ジストロフィー	脳白質、末梢神経、腎臓などにスルファチドが蓄積し、中枢・末梢神経障害をきたす疾患。
脳・神経	**MLF syndrome** ミーディアル ロンジテューディナル medial longitudinal ファシキュラス シンドロウム fasciculus syndrome	内側縦束症候群	脳幹部の内側縦束の障害により、眼球の内外転運動が障害される疾患。多発性硬化症、脳腫瘍、脳血管障害時に併発することが多い。
放射線	**MLG**【エムエルジー】 マイエログラフィ myelography	脊髄造影法	脊髄腔内に造影剤を注入し、X線撮影する診断法。
血液	**MLL**【エムエルエル】 ミクスト リニイジ ルーキーミア mixed lineage leukemia	混合型白血病	リンパ性、骨髄性の両方の形質をもつ白血病。
耳鼻	**MLR**【エムエルアール】 ミドル レイトンシ middle latency リスパンス response	中間潜時反応	外部から音刺激をして聴覚神経脳幹部聴覚路から誘発される電位のうち、潜時10〜50msの中間成分として出現する反応。
眼	**m.m.**【エムエム】 モートゥス メナス motus manus ＊	手動弁	同HM［手動弁］ ➡ P.164
皮膚	**MM**【エムエム】 マリグナント メラノウマ malignant melanoma	悪性黒色腫	メラノサイトや母斑細胞が悪性化した腫瘍。皮膚癌の一種。
血液	**MM**【エムエム】 マルティプル multiple マイエロウマ myeloma	多発性骨髄腫	癌化した形質細胞が骨髄の至る所で増え、貧血や倦怠感など、さまざまな症状を引き起こす造血器腫瘍。
循環器	**MMA**【エムエムエー】 ミドル ミニンジーアル アーテリ middle meningeal artery	中硬膜動脈	側頭部、硬膜を走り、脳硬膜に栄養を送る動脈。
脳・神経	**MMD**【エムエムディー】 モヤモヤ ディズィーズ moyamoya disease	モヤモヤ病	ウィリス動脈輪閉塞症。動脈輪を中心とした脳血管に狭窄、閉塞が起こる疾患。不足した血液を補うように細い血管が発達し、脳血管造影検査では、もやもやして見える。

＊ラテン語

放射線	**MMG**　[エムエムジー] ママグラフィ **mam**mo**g**raphy	**乳腺撮影法**　乳房X線撮影装置、マンモグラフィーで乳房をはさんで撮影する。
産婦人	**MMK**　[エムエムカー] ママクレープス **Mam**ma**k**rebs＊	**乳癌**　乳腺などの乳房組織に発生する悪性腫瘍。

図-51 乳癌の部位別発生率

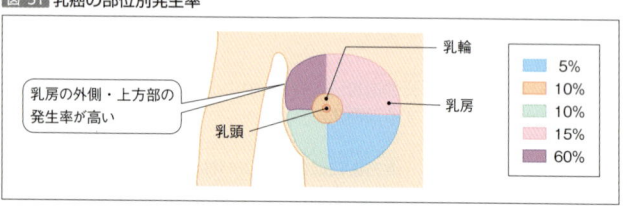

- 乳房の外側・上方部の発生率が高い
- 乳輪
- 乳房
- 乳頭

■	5%
■	10%
■	10%
■	15%
■	60%

血液	**MMM**　[スリーエム] マイエロファイブロウシス ウィズ **m**yelofibrosis with マイエロイド メタプレイジア **m**yeloid **m**etaplasia	**骨髄化生を伴う骨髄硬化症**　骨髄が線維組織に置きかわる進行性の慢性疾患。骨髄の代わりに肝臓や脾臓などで血液が作られる。
一般	**MMP**　[エムエムピー] メイトリクス **m**atrix メタロプロウティネイス **m**etallo**p**roteinase	**マトリックスメタロプロテアーゼ**　コラーゲンなど組織の細胞間に通常みられる蛋白を分解する酵素の一種。MMP-3は関節リウマチの診断法に用いる。
精神	**MMPI**　[エムエムピーアイ] ミネソタ マルティフェイズィク **M**innesota **m**ultiphasic パーソナリティ インヴェントリィ **p**ersonality **i**nventory	**ミネソタ多面人格テスト**　質問紙形式による人格検査。550問の質問項目からなり、多方面から被験者の特性をとらえることを目的としている。
一般	**MMR**　[エムエムアール] ミーズルマンプスルーベラ ヴァクシーン **m**easle-**m**umps-**r**ubella vaccine	**麻疹・流行性耳下炎・風疹混合ワクチン**　新三種混合ワクチン。
精神	**MMSE**　[エムエムエスイー] ミニメンタル ステイト **m**ini-**m**ental **s**tate イグザミネイション **e**xamination	**簡易精神状態検査**　認知機能評価の簡易検査法。見当識、記憶、計算、注意力、言語機能、構成能力などをスクリーニングする。ミニメンタルステート検査ともいう。
精神	**MMST**　[エムエムエスティー] ミニメンタル ステイト テスト **M**ini-**M**ental **S**tate **T**est	**簡易知能検査**　医師や保健医療福祉関係者が使用する簡便な知的機能検査。

分野	略語	日本語	説明
整形	**MMT**【エムエムティー】 マニュアル マスル テスト manual muscle test	徒手筋力テスト	筋力を、機械や道具を使わず医療者自身の手で判定する検査法。
呼吸器	**MMV**【エムエムブイ】 マンダトーリ ミニット mandatory minute ヴェンティレイション ventilation	強制分時換気	患者の分時換気量が一定値以下になった場合に、人工呼吸器が設定された強制換気を開始すること。
腎・泌尿器	**MN**【エムエヌ】 メムブラナス membranous ネフロパシ nephropathy	膜性腎症	ネフローゼ症候群のひとつ。免疫複合体が糸球体の基底膜に沈着し、蛋白尿や軽度の血尿がみられる。 連NS［ネフローゼ症候群］　➡ P.244
脳・神経	**MND**【エムエヌディー】 モーター ニューロン motor neuron ディズィーズ disease	運動ニューロン疾患	運動神経だけが障害される進行性の神経変性疾患。筋萎縮性側索硬化症が代表的。
整形	**MOB**【エムオービー】 マルティプライ アペレイテッド バク multiply operated back	腰椎多数回手術例	手術を何度行っても症状の改善がみられない腰痛患者。
呼吸器	**MOC**【エムオーシー】 マクシマム アクシジェン maximum oxygen コンサムプション consumption	最大酸素消費量	単位時間当たりに身体が取り込む最大の酸素量。値が大きいほど持久力があるとされる。
内分泌・代謝	**MOD**【モッド】 マチュリティ オンセット タイプ maturity onset type ダイアビーティーズ diabetes	成人型糖尿病	成人に多くみられるインスリン非依存型の糖尿病。2型糖尿病ともいう。 表DM［糖尿病］　➡ P.97
救急	**MODS**【モッズ】 マルティプル オーガン multiple organ ディスファンクション シンドローム dysfunction syndrome	多臓器機能不全症候群	重症傷病が原因となって起こる2つ以上の臓器・系の進行性の機能障害。
内分泌・代謝	**MODY**【モーディ】 マチュリティオンセット ダイアビーティーズ maturity-onset diabetes オブ ザ ヤング of the young	小児成人型糖尿病	2型糖尿病のひとつで、常染色体優性遺伝を示し、かつ25歳未満で発症するもの。

救急	**MOF** [エムオーエフ] マルティプル オーガン multiple organ フェイリャー failure	**多臓器不全** 生体が過大侵襲を受けた後などに、複数の重要臓器・系が同時または短期間に、連続的に機能不全に陥った病態。 同 MOSF［多臓器機能不全］ ➡ P. 226
血液	**Mono** [モノ] マノサイト monocyte	**単球** 白血球の一種で、異物を食し、免疫作用に関わる。血管外ではマクロファージに変化する。 連 MΦ［マクロファージ］ ➡ P. 233
救急	**MOSF** [エムオーエスエフ] マルティオーガン システム フェイリャー multiorgan system failure	**多臓器機能不全** 同 MOF［多臓器不全］ ➡ P. 226
整形	**MP** [エムピー] メタカーポファランジーアル ジョイント metacarpophalangeal (joint)	**中手指節関節** 手の指の付け根の関節。 同 MCP［中手指節関節］ ➡ P. 216
整形	**MP** [エムピー] メタターソファランジーアル ジョイント metatarsophalangeal (joint)	**中足趾節関節** 足の指の付け根の関節。 同 MTP［中足趾節関節］ ➡ P. 231 図 TM［足根中足関節］ ➡ P. 352
消化器	**MP** [エムピー] マスキュラリス プロウプリア muscularis propria*	**固有筋層** 癌が消化器の内壁から、固有筋層まで侵襲した状態をいう。 同 pm［固有筋層］ ➡ P. 273
循環器	**MPA** [エムピーエー] メイン プルモナリー アーテリ main pulmonary artery	**主肺動脈** 心臓から最初に出る1本の肺動脈。先で左右の肺動脈に分かれる。
アレルギー	**MPA** [エムピーエー] マイクロスコピック microscopic パリアーテライティス polyarteritis	**顕微鏡的多発動脈炎** 顕微鏡で観察できる太さの血管の血管壁に起こる炎症による出血や血栓のため、臓器や組織に血流障害や壊死が起こり、臓器機能が損なわれる疾患。
循環器	**MPAP** [ミーンピーエーピー] ミーン プルモナリー アーテリアル プレッシャー mean pulmonary arterial pressure	**平均肺動脈圧** 肺動脈圧の平均値。肺高血圧の指標。
消化器	**MPD** [エムピーディー] メイン パンクリアティック ダクト main pancreatic duct	**主膵管** 膵臓の中心部を走り、膵液を十二指腸に送る管。

*ラテン語

図-52 膵臓の構造

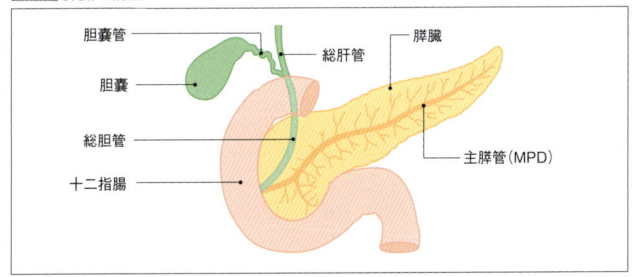

胆嚢管 / 胆嚢 / 総胆管 / 十二指腸 / 総肝管 / 膵臓 / 主膵管(MPD)

腎・泌尿器 | **MPGN**【エムピージーエヌ】
メムブラノプロリフェラティヴ グロメルロニフライティス
membranoproliferative glomerulonephritis
膜性増殖性糸球体腎炎（まくせいぞうしょくせいしきゅうたいじんえん） メサンギウム細胞と基質の増加と糸球体毛細血管壁の肥厚により起こる腎炎の総称。同GN［糸球体腎炎］ ➡ P.146

精神 | **MPI**【エムピーアイ】
モーズリー パーソナリティ インヴェントーリ
Maudsley personality inventory
モズリー性格検査（せいかくけんさ） 質問紙法の性格検査。「外向性・内向性」と「神経症的傾向」の２つの性格特性をはかる。

循環器 | **MPI**【エムピーアイ】
マイオカーディアル パーフュージョン イメイジング
myocardial perfusion imaging
心筋血流イメージング（しんきんけつりゅう） 放射性薬剤を使って心筋の血流を断層画像撮影する検査。

腎・泌尿器 | **MPN**【エムピーエヌ】
メサンジアル プロリフェラティヴ グロメルロニフライティス
mesangial proliferative glomerulonephritis
メサンギウム増殖性糸球体腎炎（ぞうしょくせいしきゅうたいじんえん） 同MesPGN［メサンギウム増殖性糸球体腎炎］ ➡ P.220

血液 | **MPO**【エムピーオー】
マイエロペラキシデイス
myeloperoxidase
ミエロペルオキシダーゼ 好中球に最も豊富に存在する酵素蛋白で、殺菌作用がある。

アレルギー | **MPO-ANCA**【エムピーオーアンカ】
マイエロペラキシデイス アンティニュートロフィル サイトプラズミック アンティバディ
myeloperoxidase antineutrophil cytoplasmic antibody
抗好中球細胞質ミエロペルオキシダーゼ抗体（こうこうちゅうきゅうさいぼうしつ〜こうたい） 好中球中のミエロペルオキシダーゼに対する自己抗体。

呼吸器 | **MPP**【エムピーピー】
マイコプラズマ ニューモウニア
mycoplasma pneumonia
マイコプラズマ肺炎（はいえん） マイコプラズマ・ニューモニエを病原体とする感染症。

一般	**MPQ**	[エムピーキュー] マクギル ペイン クエスチョネアー McGill pain questionnaire	マクギル痛み質問票	痛みの度合いや性質をはかる指標。痛みの性質を表す78の単語からなる。
脳・神経	**MPTP**	[エムピーティーピー] メシル フェニル テトラヒドロピリディーン 1-methyl-4-phenyl-1,2,3,6-tetrahydropyridine	メチルフェニルテトラハイドロピリジン	中脳の黒質にドーパミンを作るニューロンを選択的に壊す、自然界には存在しない神経毒。パーキンソン病の研究に使われる。
薬理	**MR**	[エムアール] ミーズルズ ルーベラ ヴァクシーン measles-rubella vaccine	麻疹、風疹	麻疹と風疹の混合ワクチン。
眼	**MR**	[エムアール] ミーディアル レクタス マスル medial rectus muscle	内直筋	眼球の動きを制する外眼筋のひとつで、内側に動かす筋肉。図EOM [外眼筋運動] ➡P. 117
薬理	**MR**	[エムアール] メディカル レプリゼンタティヴ medical representative	医薬品情報担当者	医薬情報を医療関係者に提供し、使用された医薬品の有効性や安全性の情報を収集して企業に報告する、製薬会社の専門職。
小児	**MR**	[エムアール] メンタル リターデイション mental retardation	精神遅滞	知的機能が全般的に平均よりも低く、遅滞した状態にとどまり、環境に適応することが困難な状態。知的障害。
循環器	**MR**	[エムアール] マイトラル リガージテイション mitral regurgitation	僧帽弁逆流症	左心房と左室の境界にある僧帽弁が正常に閉じず、左室から左心房に血液が逆流してしまう状態。同MI [僧帽弁閉鎖不全症] ➡P. 221 図ECD [心内膜床欠損症] ➡P. 106
アレルギー	**MRA**	[エムアールエー] マリグナント ルーマトイド アースライティス malignant rheumatoid arthritis	悪性関節リウマチ	血管炎などの関節外症状を認め、難治性もしくは重篤な臨床病態を伴う関節リウマチ。
消化器	**MRC**	[エムアールシー] マグネティック レゾナンス コウランジオグラフィ magnetic resonance cholangiography	磁気共鳴胆嚢胆管造影	胆嚢と胆管のMRIによる画像撮影。
放射線	**MRC**	[エムアールシー] マグネティック レゾナンス シスターノグラフィ magnetic resonance cisternography	磁気共鳴脳槽造影	水頭症などの診断のための、MRIによる脳槽の画像撮影。

消化器	**MRCP**【エムアールシーピー】	magnetic resonance cholangiopancreatography	磁気共鳴膵胆管造影 膵管と胆管のMRIによる画像撮影。
血液	**MRD**【エムアールディー】	minimal residual disease	微量残存腫瘍 白血病などの血液腫瘍患者で、治療後に骨髄に残存するわずかな腫瘍細胞。
内分泌代謝	**MRDM**【エムアールディーエム】	malnutrition-related diabetes mellitus	栄養不良関連糖尿病 タンパク質不足などが原因のひとつと考えられる糖尿病。
放射線	**MRI**【エムアールアイ】	magnetic resonance imaging	磁気共鳴撮影 水素が磁気に反応する性質を利用し、身体に電磁波をあて、体内の水素が反応して発した信号をコンピュータ解析で得た画像を用いる診断法。
一般	**MRM**【エムアールエム】	medical risk management	医療事故防止 医療行為によって患者に障害が引き起こされるのを防ぐこと。
一般	**mRNA**【エムアールエヌエー】	messenger RNA [ribonucleic acid]	伝令リボ核酸、メッセンジャーリボ核酸 DNAの遺伝情報、アミノ酸配列を決める部分を、DNAから転写したRNA。
放射線	**MRS**【エムアールエス】	magnetic resonance spectroscopy	磁気共鳴スペクトロスコピー MRIで用いる水素だけでなく、プロトンなどの数種類の生体内代謝物の原子核の共鳴周波数の違いを利用して電磁波で得た信号を画像化する手法。
病理	**MRSA**【エムアールエスエー】	methicillin-resistant *Staphylococcus aureus*	メチシリン耐性黄色ブドウ球菌 ペニシリンの一種であるメチシリンなど、多くの抗菌薬が効かなくなった黄色ブドウ球菌。代表的な院内感染菌。
病理	**MRSE**【エムアールエスイー】	methicillin-resistant *Staphylococcus epidermidis*	メチシリン耐性表皮ブドウ球菌 メチシリンなど、多くの抗菌薬が効かなくなった表皮ブドウ球菌。ヒトの表皮に常在する。

呼吸器	**MRV** 【エムアールブイ】 ミニットレスピラトリ ヴァリュム minute respiratory volume	**毎分呼吸量（まいふんこきゅうりょう）** 1分当たりの空気を吸い込む量。
耳鼻	**MS** 【エムエス】 メニエール シンドロウム Ménière syndrome	**メニエール症候群（しょうこうぐん）** 原因不明で、メニエール病のようなめまいを繰り返す病態の俗称。
循環器	**MS** 【エムエス】 マイトラル ステノシス mitral stenosis	**僧帽弁狭窄症（そうぼうべんきょうさくしょう）** 僧帽弁が狭窄して十分に開かなくなるため、左心房から左室への血液の流れが障害される疾患。
脳・神経	**MS** 【エムエス】 マルティプル スクリロウシス multiple sclerosis	**多発性硬化症（たはつせいこうかしょう）** 中枢神経系の脱髄疾患の一種。脳、脊髄、視神経などが侵され、再発と寛解を繰り返す。
脳・神経	**MSA** 【エムエスエー】 マルティプル システム multiple system アトロフィ atrophy	**多系統萎縮症（たけいとういしゅくしょう）** 錐体路、小脳及び自律神経の機能不全を起こす神経変性疾患。オリーブ橋小脳萎縮症、線条体黒質変性症、シャイ・ドレーガー症候群が含まれる。

表-41 多系統萎縮症の分類

病名	症状
オリーブ橋小脳萎縮症（OPCA）	小脳症状 ・MSA-Cとも呼ばれる
線条体黒質変性症（SND）	錐体外路症状（パーキンソニズム） ・MSA-Pとも呼ばれる
シャイ・ドレーガー症候群（SDS）	自律神経症状

呼吸器	**MSAS** 【エムエスエーエス】 ミクスト スリープ アプニア mixed sleep apnea シンドロウム syndrome	**混合型睡眠時無呼吸症候群（こんごうがたすいみんじむこきゅうしょうこうぐん）** 上気道の閉塞が原因の閉塞型と、呼吸中枢の機能障害が原因の中枢型が混合した睡眠時無呼吸症候群。
内分泌・代謝	**MSH** 【エムエスエイチ】 メラノサイト melanocyte スティミュレイティング ホアーモウン stimulating hormone	**メラニン細胞刺激ホルモン** 脳下垂体から分泌され、メラニン形成細胞を刺激し、皮膚を黒くするホルモン。
循環器	**MSI** 【エムエスアイ】 マイトラル ステノインサフィシャンシ mitral stenoinsufficiency	**僧帽弁狭窄兼閉鎖不全症（そうぼうべんきょうさくけんへいさふぜんしょう）** 同**MSR**［僧帽弁狭窄兼逆流症］ ➡ P.231

救急	**MSOF**【エムエスオーエフ】 multiple system organ failure	**多系統臓器不全** 生命維持に必要な7系統（腎臓、肺、肝臓、心臓、血管系、消化器、神経系）の臓器のうち、2つ以上が同時またはごく短時間に機能不全に陥った病態。
循環器	**MSR**【エムエスアール】 mitral stenosis and regurgitation	**僧帽弁狭窄兼逆流症** 僧帽弁狭窄症と僧帽弁逆流症を併発している状態。 同 MSI［僧帽弁狭窄兼閉鎖不全症］ ➡ P. 230 関 MR［僧帽弁逆流症］ ➡ P. 228 関 MS［僧帽弁狭窄症］ ➡ P. 230
病理	**MSSA**【エムエスエスエー】 methicillin sensitive *Staphylococcus aureus*	**メチシリン感受性黄色ブドウ球菌** 抗菌薬のメチシリンが効く黄色ブドウ球菌。
内分泌・代謝	**MSUD**【エムエスユーディー】 maple syrup urine disease	**楓糖尿症** 生まれつきロイシン、イソロイシン、バリンの必須アミノ酸を分解する酵素がないために起こる疾患。尿がメープルシロップ様に臭う。
消化器	**MSVR**【エムエスブイアール】 maximal secretion volume rate	**最大胃液分泌量** 同 MAO［最大酸分泌量］ ➡ P. 213
一般	**MSW**【エムエスダブリュー】 medical social worker	**医療ソーシャルワーカー** 医療施設に所属し、社会福祉の立場から、患者や家族の経済的、社会的、心理的な相談にのる専門職。
精神	**MT**【エムティー】 Mundtherapie*	**ムントテラピー** 患者との対話による、精神面からの治療。ムンテラともいう。
内分泌・代謝	**MTH**【エムティーエイチ】 mammotropic hormone	**乳腺刺激ホルモン** 脳下垂体から分泌され、乳汁分泌を促す。 同 PRL［プロラクチン］ ➡ P. 284 表 GH［成長ホルモン］ ➡ P. 143
整形	**MTP**【エムティーピー】 metatarsophalangeal (joint)	**中足趾節関節** 同 MP［中足趾節関節］ ➡ P. 226

＊ドイツ語

分類	略語	正式名称	意味

病理 — **muc**【エムユーシー】 mucinous adenocarcinoma
粘液癌　粘液を作る細胞から形成される癌。

腎・泌尿器 — **MUCP**【エムユーシーピー】 maximum urethral closure pressure
最高尿道閉鎖圧　尿道内圧と膀胱内圧の差の最大値。不随意な尿失禁をしないために必要な尿道内の圧。
同 UCPmax［最高尿道閉鎖圧］➡ P.364
図 UPP［尿道内圧曲線］➡ P.367

腎・泌尿器 — **MUP**【エムユーピー】 maximum urethral pressure
最高尿道内圧　カテーテルなどで尿道圧を測定する際、尿道の各部位を横軸、圧を縦軸とし尿道内圧曲線を作成したときの最高値。同 Upmax［最高尿道内圧］
➡ P.367　図 UPP［尿道内圧曲線］➡ P.367

整形 — **MUP**【エムユーピー】 motor unit potential
運動単位電位　1つの前角細胞と軸索に支配される筋線維群が興奮することにより発する筋電位。

脳・神経 — **MuSK**【エムユーエスケー】 muscle specific tyrosine kinase
筋特異的チロシンキナーゼ　重症筋無力症の自己免疫の標的分子。

呼吸器 — **MV**【エムブイ】 minute ventilation
分時換気量
同 VE［呼気分時換気量］➡ P.374

循環器 — **MV**【エムブイ】 mitral valve
僧帽弁　左心房と左室の間に存在する弁。開口時には肺から送られた血液を左心房から左室へ送り、閉鎖時にはそれが逆流するのを防ぐ。図 AV［大動脈弁］➡ P.36

脳・神経 — **MVD**【エムブイディー】 microvascular decompression
微小血管減圧術　三叉神経痛や片側顔面痙攣の原因となる、神経を圧迫する微小血管を取り除く手術法。

循環器 — **MV̇O₂**【エムブイオーツー】 myocardial oxygen consumption
心筋酸素消費量　1心拍数当たりの心筋の酸素消費量。

血液 — **MV̇OS**【エムブイオーエス】 mixed venous oxygen saturation
混合静脈血酸素飽和度
同 SvO₂［混合静脈血酸素飽和度］➡ P.339

MVP【エムブイピー】
循環器
マイトラル ヴァルヴ プロウラプス
mitral valve prolapse

僧帽弁逸脱 僧帽弁の変性により、僧帽弁が収縮期に左心房内に落ち込む病態。
同 MVP syndrome［僧帽弁逸脱症候群］ ➡P. 233
連 MV［僧帽弁］ ➡P. 232

MVP syndrome【エムブイピー シンドロウム】
循環器
マイトラル ヴァルヴ プロウラプス シンドロウム
mitral valve prolapse syndrome

僧帽弁逸脱症候群
同 MVP［僧帽弁逸脱］ ➡P. 233

MVR【エムブイアール】
循環器
マイトラル ヴァルヴ リプレイスメント
mitral valve replacement

僧帽弁置換術 機能が悪くなった僧帽弁を生体弁または人工の僧帽弁に置きかえる手術。

MVV【エムブイブイ】
呼吸器
マクシマム ヴァランテリ ヴェンティレイション
maximum voluntary ventilation

最大換気量 最大呼気量。最大努力して吸入できる、1分間当たりの気体量。
同 MBC［最大換気量］ ➡P. 214

My【エムワイ】
眼
マイオウピア
myopia

近視 屈折異常の一種。眼に入った光が網膜より手前で像を結び、物がぼやけて見える病態。
連 Hy［遠視］ ➡P. 170

MyD【ミッド】
脳・神経
マイオタニク ディストロフィ
myotonic dystrophy

筋緊張性ジストロフィー 常染色体優生遺伝の筋肉の疾患。筋萎縮、筋力低下、知能障害などが徐々に進行する。

MΦ【マクロファージ】
血液
マクロフェイジ
macrophage

マクロファージ 白血球の一種、単球から分化した細胞で、体内の異物や死んだ細胞を貪食する。取り込んだ異物を抗原として提示し、T細胞を活性化する。
連 Mono［単球］ ➡P. 226

N

N【エヌ】
脳・神経
ナーヴ
nerve

神経 中枢から身体各部へ興奮を伝え、身体各部から中枢へ刺激を伝達する経路。

図-53 神経伝達の流れ

中枢神経 → 末梢神経 → 自律神経 → 心筋、平滑筋、腺
　　　　　　　　　　　→ 運動神経 → 骨格筋
　　　　　　　　　　　← 感覚神経 ← 感覚器
脳、脊髄 ← 身体の各器官

― 遠心路（中枢〜末梢）
― 求心路（末梢〜中枢）

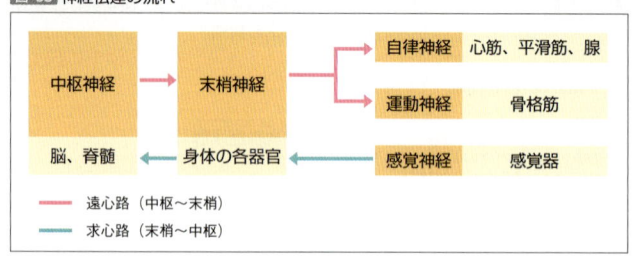

病理 | **N&V** [エヌアンドブイ]
ノージア アンド ヴァミティング
nausea and vomiting
悪心・嘔吐　吐き気があり、吐くこと。

薬理 | **N₂O** [エヌツーオー]
ナイトラス アクサイド
nitrous oxide
笑気　亜酸化窒素のこと。麻酔ガスのひとつで、全身麻酔に利用される。

病理 | **NA** [エヌエー]
ネクロタイズィング
necrotizing
アンジアイティス
angiitis
壊死性血管炎　血管壁に多核白血球や単核球が入り込んで炎症を起こし、血管壁を壊死させる病気。結節性多発動脈炎、肉芽腫性血管などで起こる。

脳・神経 | **NA** [エヌエー]
ノーラドレナリン
noradrenaline
ノルアドレナリン　神経伝達物質であると同時に、ストレスに関わるホルモン。副腎髄質から分泌される。
同 NE [ノルエピネフリン] ➡ P. 237
裏 BNT [脳神経伝達物質] ➡ P. 47

外 | **NAC** [エヌエーシー]
ニーオウアジュヴァント
neoadjuvant
キーモセラピ
chemotherapy
ネオアジュバント化学療法　癌を小さくして、外科手術の際に摘出しやすくする目的で行われる術前化学療法。

消化器 | **NAFLD** [ナッフルド]
ノンアルコホーリク
non-alcoholic
ファティ リヴァー ディズィーズ
fatty liver disease
非アルコール性脂肪肝　過栄養や肥満などが原因で起こる、アルコールによらない脂肪肝。約10%の人が非アルコール性脂肪性肝炎に至る。
裏 FL [脂肪肝] ➡ P. 132
連 NASH [非アルコール性脂肪性肝炎] ➡ P. 235

腎・泌尿器	**NAG** [ナグ] エヌアセチルベイタディー グルコサミニデイス N-acetyl-beta-D-glucosaminidase	アセチルグルコサミニダーゼ　近位尿細管上皮細胞や前立腺にあるライソゾーム酵素のひとつ。グルクロン酸の分解に関与する。尿細管障害や腎障害の検査に利用。
一般	**NAI** [ナイ] ニュートリショナル アセスメント インデックス nutritional assessment index	栄養評価指数（えいようひょうかしすう）　上腕の太さや血液検査の結果などから、栄養状態を総合的に評価し、治療計画などに役立てる。
血液	**NAP** [ナップ] ニュートロフィル アルカリン ファスファテイス neutrophil alkaline phosphatase	好中球アルカリホスファターゼ（こうちゅうきゅう）　好中球に含まれる酵素で、殺菌作用をもつ。
腎・泌尿器	**NAPlr** [エヌエーピーエルアール] ニフライティスアソウシェイティド プラズミン リセプター nephritis-associated plasmin receptor	腎炎関連プラスミンレセプター（じんえんかんれん）　腎炎惹起性の溶連菌関連抗原のひとつ。
一般	**NAR** [エヌエーアール] ニードル アスピレイション バイアプシ needle aspiration biopsy	針吸引生検（しんきゅういんせいけん） 同 FNA ［穿刺吸引細胞診］　→ P.133
呼吸器	**nasal CPAP** [ネイズル シーパップ] ネイザル コンティニュアス パズィティヴ エアーウェイ プレシャー nasal continuous positive airway pressure	ネーザルシーパップ　睡眠時無呼吸症候群の治療法。睡眠時に機器を使用し呼吸を整える。
消化器	**NASH** [エヌエーエスエイチ] ノンアルコホーリク スティーアトヘパタイティス non-alcoholic steatohepatitis	非アルコール性脂肪性肝炎（ひせいぼうせいかんえん）　非アルコール性脂肪肝から進行した状態。この後、肝硬変へ移行する人も5〜20％ほどいるといわれる。 裏 FL ［脂肪肝］　→ P.132 関 NAFLD ［非アルコール性脂肪肝］　→ P.234
小児	**NB** [エヌビー] ニューロブラストマ neuroblastoma	神経芽（細胞）腫（しんけいが さいぼう しゅ）　副腎や交感神経節から発生する小児癌。
小児	**NBAS** [エヌバス] ニーオウネイトル ビヘイヴィオラル アセスメント スケイル neonatal behavioral assessment scale	新生児行動評価（しんせいじこうどうひょうか）　出生後3日目から1か月までを対象とした行動調査。新生児の個性を見たり能力や可能性を評価したりして、育児の助けとする。
栄養	**NBM** [エヌビーエム] ナシング バイ マウス nothing by mouth	絶食（ぜっしょく） 同 NPO ［絶食］　→ P.243

小児	**NBN** 【エヌビーエヌ】 ニューボーン ナースリ newborn nursery	<u>新生児室</u>	分娩直後の新生児の健康管理のための部屋。
アレルギー	**NBT** 【エヌビーティー】 ナイトロブルー nitroblue テトラゾウリアム テスト tetrazolium (test)	<u>ニトロブルーテトラゾリウム試験</u>	好中球にニトロブルーテトラゾリウムを入れて、還元される（青になる）かどうかを見る検査。免疫不全症の診断の検査に用いられる。
循環器	**NBTE** 【エヌビーティーイー】 ナンバクテリアル スラムバティク nonbacterial thrombotic エンドウカーダイティス endocarditis	<u>非細菌性血栓性心内膜炎</u>	全身性の動脈塞栓症と似た症状を示す心内膜炎。治療には抗凝固薬を使用する。
眼	**n.c.** 【エヌシー】 ナン コリガント non corrigunt	<u>矯正不能</u>	視力測定で、どんなレンズでも矯正できない状態を表す。
血液	**NCC** 【エヌシーシー】 ニュークリエイティド セル カウント nucleated cell count	<u>有核細胞数</u>	骨髄液中の細胞のうち、核をもつものの数。
循環器	**NCCHD** 【エヌシーシーエイチディー】 ナンサイアノティク non-cyanotic カンジェニタル congenital ハート heart ディジーズ disease	<u>非チアノーゼ性先天性心疾患</u> 先天性心疾患のうち、チアノーゼをきたさない心房中隔欠損、心室中隔欠損症、動脈管開存症、心内膜床欠損症を指す。 連 ASD［心房中隔欠損症］ ➡ P. 32 連 ECD［心内膜床欠損症］ ➡ P. 106 連 PDA［動脈管開存症］ ➡ P. 264 連 VSD［心室中隔欠損症］ ➡ P. 379	
産・婦人	**NCF** 【エヌシーエフ】 ノーマル カルポスコピク normal colposcopic ファインディング finding	<u>コルポスコピー正常所見</u>	子宮頸部の検査のひとつであるコルポスコピー検査で異常がみられないこと。
腎・泌尿器	**NCGN** 【エヌシージーエヌ】 ネクロタイジング クレッセンティク necrotizing crescentic グロメルロニフライティス glomerulonephritis	<u>壊死性半月体形成性糸球体腎炎</u> 病理組織学的に急速進行性糸球体腎炎を見たときによくある状態。糸球体に細胞性や線維細胞性の半月体が形成されている。 連 GN［糸球体腎炎］ ➡ P. 146	

病理	**NCI-CTC** [エヌシーアイシーティーシー] ナショナル キャンサー インスティテュート カモン National Cancer Institute-Common タクシシティ クライテリア Toxicity Criteria	**NCI-CTC分類** アメリカの国立がん研究所による、抗癌剤の毒性を評価した「共通毒性基準」。世界的なものさし。
眼	**NCT** [エヌシーティー] ノンコンタクト non-contact トウメーター tonometer	**非接触型眼圧計** 眼に触れることなく、眼圧をはかるための機器。空気を眼に向かって発射したときの角膜の変形度から測定。
脳・神経	**NCU** [エヌシーユー] ニューロロジカル ケア ユニット neurological care unit	**神経病集中監視部** 脳神経外科の救急・集中治療室。
脳・神経	**NCV** [エヌシーブイ] ナーヴ コンダクション nerve conduction ヴィロシティ velocity	**神経伝導速度** 運動神経伝導速度と感覚神経伝導速度があり、しびれや力が入らないなど、末梢神経障害が疑われる場合に測定する。類**MCV**［運動神経伝導速度］ ➡P. 217　類**SCV**［感覚神経伝導速度］ ➡P. 322
眼	**n.d.** [エヌディー] ヌメルス ディジトールム numerus digitorum*	**指数弁** 同**c.f.**［指数弁］ ➡P. 63
脳・神経	**NE** [エヌイー] ノーレピネフリン norepinephrine	**ノルエピネフリン** 同**NA**［ノルアドレナリン］ ➡P. 234
消化器	**NERD** [エヌイーアールディー] ノン-エロウシヴ リフラクス ディズィーズ non-erosive reflux disease	**非びらん胃食道逆流症** 胃もたれ、胸やけがあるのに検査では潰瘍などが見つからない状態。
内分泌・代謝	**NESS** [エヌイーエスエス] ノンエンドクリン ショート ステチャー non-endocrine short stature	**非内分泌性低身長** 成長ホルモンなど内分泌の異常がない、原因不明の低身長。
脳・神経	**NET** [ネット] ナーヴ イクサイタビリティ テスト nerve excitability test	**神経興奮性検査** 顔面神経麻痺で行われる検査で、神経の障害の度合いを見る。
血液	**neutro** [ニュートロ] ニュートロフィル neutrophil	**好中球** 白血球の半分を占める顆粒球のうち中性の色素に染まりやすいものをいう。顆粒球は、ほかに好酸球、好塩基球がある。
循環器	**NEV** [エヌイーブイ] ネイティヴ ヴァルヴ エンドカーダイティス native valve endocarditis	**自己弁心内膜炎** 心臓の弁の感染症のうち、人工弁でなく自己弁が感染巣となったものを指す。

*ラテン語

脳・神経	**NF** 【エヌエフ】 ニューロフィブロマトウシス neurofibromatosis	**神経線維腫症**　神経線維腫ができる病気。皮膚に腫瘍やしみがみられる1型、聴神経に影響が出る2型などがある。遺伝によるものといわれる。
内分泌・代謝	**NF** 【エヌエフ】 ニュートラル ファット neutral fat	**中性脂肪**　トリグリセライドともいう。肝臓で作られたり食品から摂取されて脂肪細胞に蓄積され、必要に応じてエネルギーに変換される。

表-42 中性脂肪と主な関連疾患

高値の場合	糖尿病、動脈硬化症、ネフローゼ症候群、膵炎、痛風、甲状腺機能低下症など
低値の場合	慢性肝炎、肝硬変、甲状腺機能亢進症、アジソン病など

眼	**NFLD** 【エヌエフエルディー】 ナーヴ ファイバー レイヤー ディフェクト nerve fiber layer defect	**神経線維層欠損**　緑内障の症状のひとつで、神経線維が障害され、網膜神経線維が薄くなっている状態。
脳・神経	**NFT** 【エヌエフティー】 ニューロファイブリラリー タングル neurofibrillary tangle	**神経原線維変化**　アルツハイマー病で萎縮した脳で、神経細胞内に糸くずのような物質がみられる状態。
消化器	**NG** 【エヌジー】 ネイゾガストリック チューブ nasogastric (tube)	**経鼻胃チューブ** 同NGT, NG tube ［経鼻的胃チューブ］　➡ P.238
腎・泌尿器	**N(G)B** 【エヌジービー】 ニューロジェニック ブラダー neurogenic bladder	**神経因性膀胱**　神経の障害による頻尿、尿失禁などの排尿障害。
脳・神経	**NGF** 【エヌジーエフ】 ナーヴ グロウス ファクター nerve growth factor	**神経成長因子**　神経細胞の成長を促すタンパク質。アルツハイマー病や認知症の予防や治療に効果が期待される。
消化器	**NGT, NG tube** 【エヌジーティー エヌジー チューブ】 ネイゾガストリック チューブ nasogastric tube	**経鼻的胃チューブ**　口から食事が摂れない場合などに通す、鼻の穴から胃までの管。ここから水分や栄養を注入する。 同NG ［経鼻胃チューブ］　➡ P.238

腎・泌尿器	**NGU**【エヌジーユー】 ナンガノカカル ユリスライティス non-gonococcal urethritis	非淋菌性尿道炎	尿道炎のうち、淋病以外の細菌によるもの。クラミジア、マイコプラズマ、ウレアプラズマ、トリコモナスなど。
腎・泌尿器	**NH₃**【エヌエイチスリー】 アモウニア ammonia	アンモニア	刺激臭のある水素と窒素の化合物。体内では肝臓で作られ腎臓から排泄されているが、肝臓に障害が起こると血液中に増加する。
内分泌・代謝	**NHC**【エヌエイチシー】 ナンキートティク ハイパーアズモウラー コウマ non-ketotic hyperosmolar coma	非ケトン性高浸透圧性昏睡	高血糖性昏睡のひとつで、脱水症状、嘔吐、腹痛なども併発する。糖尿病の合併症。
血液	**NHL**【エヌエイチエル】 ナンホジキン リムフォウマ non-Hodgkin lymphoma	非ホジキンリンパ腫	血液やリンパの癌である悪性リンパ腫のうち、ホジキンリンパ腫以外をいう。B細胞型とT細胞型がある。 圓ML［悪性リンパ腫］➡P.222
脳・神経	**NIC**【ニック】 ニューロインテンシヴ ケア／ニューロサージカル インテンシヴ ケア neurointensive care／neurosurgical intensive care	神経集中治療	脳神経の病気の急性期における集中ケア。
小児	**NICU**【エヌアイシーユー】 ニーオウネイタル インテンシヴ ケア ユーニット neonatal intensive care unit	新生児集中治療室	低出生体重児や低体重の新生児を集中的にケアする部屋。
内分泌・代謝	**NIDDM**【エヌアイディーディーエム】 ナンインスリン ディペンデント ダイアビーティーズ メリタス non-insulin-dependent diabetes mellitus	インスリン非依存性糖尿病	圓IIDM［インスリン非依存性糖尿病］➡P.181
呼吸器	**NIPPV**【エヌアイピーピーブイ】 ナンインヴェイシヴ パズィティヴ プレシャー ヴェンティレイション noninvasive positive pressure ventilation	非侵襲的陽圧換気	気管切開などで気管を傷つけることなく行われる陽圧換気。 圓NIV［非侵襲的陽圧換気］➡P.239 圓NPPV［非侵襲的陽圧換気］➡P.243
脳・神経	**NIRS**【エヌアイアールエス】 ニアーインフラレド スペクトロスコピ near-infrared spectroscopy	近赤外線スペクトロスコピー	前頭葉の機能を見るための検査。近赤外線を用いて脳血流の変化を調べる。
呼吸器	**NIV**【エヌアイブイ】 ナンインヴェイシヴ パズィティヴ ヴェンティレイション noninvasive positive ventilation	非侵襲的陽圧換気	圓NPPV［非侵襲的陽圧換気］➡P.239

分野	略語	正式名称・説明
脳・神経	**NK-1R** 【エヌケーワンアール】 ニューロカイニン リセプター neurokinin-1 receptor	ニューロキニン1受容体　サブスタンスPなどによって刺激嘔気に関与。NK-1受容体拮抗薬は、制嘔気剤として使用される。
血液	**NK cell** 【エヌケー セル】 ナチュラル キラー セル natural killer cell	ナチュラルキラー細胞　リンパ球中の細胞で、NK細胞ともいい、ウイルス感染細胞や、腫瘍細胞などを攻撃する。
薬理	**NLA** 【エヌエルエー】 ニューロレプトアナルジージア neuroleptanalgesia	ニューロレプト麻酔　神経遮断薬と鎮痛薬を併用し、意識を保ちつつ手術を行える全身麻酔。
内分泌・代謝	**NLD** 【エヌエルディー】 ネクロバイオウシス リポイディカ ダイアベティコラム necrobiosis lipoidica diabeticorum*	糖尿病脂肪類壊死症　糖尿病に合併する症状で、下肢や前頸骨部などに萎縮斑ができる。
小児	**NLE** 【エヌエルイー】 ニーオネイトル ループス エラテマトーデス neonatal lupus erythematosus	新生児エリテマトーデス　新生児に全身性エリテマトーデスのような症状が現れる。エリテマトーデスの母体の抗体が胎盤を通じて移行したことによる病気。 関SLE［全身性エリテマトーデス］ ➡P.328
皮膚	**NLF** 【エヌエルエフ】 ネイソレイビアル フォウルド nasolabial fold	鼻唇溝　鼻の脇から唇の端にかけての深い溝。いわゆる「ほうれい線」。
眼	**NLP** 【エヌエルピー】 ノーライト パーセプション no light perception	光覚なし　物の形や明暗の認知ができない状態。 同no p.l.［光覚なし］ ➡P.242
皮膚	**NM** 【エヌエム】 ナジュラー メラノマ nodular melanoma	結節性黒色腫　皮膚癌である悪性黒色腫のひとつで、腫瘍部分の色合いはさまざまだが、盛り上がった形状が多い。
薬理	**NMDA** 【エヌエムディーエー】 エヌメシルディーアスパーテイト リセプター N-methyl-D-aspartate receptor	N・メチル・D・アスパラギン酸受容体　グルタミン酸受容体のひとつ。記憶や学習に関わるとされる。
脳・神経	**NMJ** 【エヌエムジェイ】 ニューロマスキュラー ジャンクション neuromuscular junction	神経筋接合部　運動神経線維と筋線維が接合する部分。

*ラテン語

脳・神経	**NMO** 【エヌエムオー】 ニューロマイエライティス アプティカ neuromyelitis optica	視神経脊髄炎 従来、多発性硬化症の亜型と考えられ、デビック病とも呼ばれる。女性に多く、血液中にアクアポリンに対する自己抗体があることが多い。 運 OS-MS［視神経脊髄型多発性硬化症］ ➡ P. 253
放射線	**NMR** 【エヌエムアール】 ニュークリアー マグネティック レゾナンス nuclear magnetic resonance	核磁気共鳴 磁場においた磁気モーメントをもつ原子核を含む物質に、特定の周波数の電磁波を加えたときに起こる共鳴現象。
脳・神経	**NMS** 【エヌエムエス】 ニューラリ ミーディエイティド シンコピ neurally mediated syncope	神経調節性失神 てんかんなどの脳の障害からではなく、自律神経失調、起立性調節障害などが原因で起こる一過性の失神。
救急	**NMS** 【エヌエムエス】 ニューロレプティク マリグナント シンドローム neuroleptic malignant syndrome	悪性症候群 向精神薬による副作用。高熱、発汗、振戦、頻脈などの症状をみせる。
血液	**NMSCT** 【エヌエムエスシーティー】 ナンマイエロアブレイティヴ ステム セル トランスプランテイション nonmyeloablative stem cell transplantation	骨髄非破壊的同種造血幹細胞移植 ミニ移植ともいう。骨髄を完全に破壊しない造血幹細胞移植。比較的弱い前処理でのぞむため、適用とする範囲が広い。
脳・神経	**NMU** 【エヌエムユー】 ニューロマスキュラー ユーニット neuromuscular unit	神経筋単位 1つの運動ニューロンとそれが支配する筋線維を1組とした単位。

図-54 ニューロンの基本構造

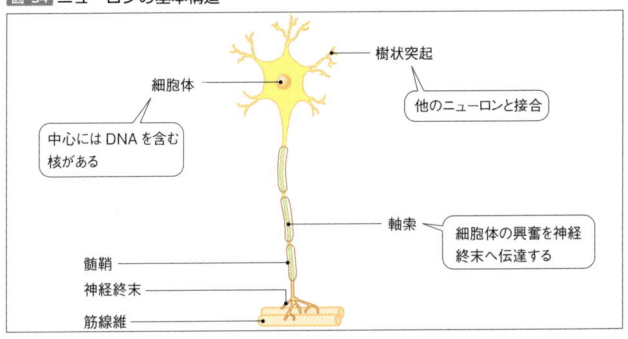

分類	略語	読み/原語	日本語	説明

NN [エヌエヌ]
ニューリノウマ / neurinoma
神経鞘腫（しんけいしょうしゅ） 神経を包む鞘の部分にできる良性腫瘍。
分類：脳・神経

NNT [エヌエヌティー]
ナムバー ニーディド トゥー トリート / number needed to treat
治療必要人数（ちりょうひつようにんずう） ある病気で1人に起こるできごとを防ぐために、どれくらいの人に治療すればよいかという、治療と効果を考えるための統計学的な数字。
分類：一般

NO [エヌオー]
ナイトリク アクサイド / nitric oxide
一酸化窒素（いっさんかちっそ） 血管内皮細胞から作られる。血管拡張作用などをもち、生体内ではたらく。
分類：薬理

NOC [ノック]
ナーシング アウトカムズ クラシフィケイション / Nursing Outcomes Classification
看護成果分類（かんごせいかぶんるい） 看護介入によって得られる成果を評価するためのものさし。それぞれの成果項目に対して5段階で評価する。
分類：一般

no p.l. [エヌオー ピーエル]
ノー パーセプション オブ ライト / no perception of light
光覚なし（こうかく） 同 NLP［光覚なし］ ➡ P.240
分類：眼

NOS [エヌオーエス]
ナイトリク アクサイド シンセイス / nitric oxide synthase
一酸化窒素合成酵素（いっさんかちっそごうせいこうそ） 一酸化窒素を合成するはたらきをもつ酵素。神経性NOS、内皮性NOS、誘導性NOSの3種類ある。
分類：薬理

n.p. [エヌピー]
ノー パーティキュラー / no particular
異常なし（いじょう） 診察や検査の結果、特に異常がみられないこと。同 o.B.［異常なし］ ➡ P.248
分類：一般

NP [エヌピー]
ナース プラクティショナー / nurse practitioner
ナースプラクティショナー 一定の医療処置や薬剤処方のできる上級看護師。アメリカの制度。
分類：一般

NPC [エヌピーシー]
ネイゾファリンジーアル カーシノウマ / nasopharyngeal carcinoma
鼻咽頭癌（びいんとうがん） 上咽頭にできる癌。初期は症状がほとんどなく、遠隔転移が比較的多い。
同 NPT［上咽頭腫瘍］ ➡ P.243
関 HPT［下咽頭腫瘍］ ➡ P.166
分類：耳鼻

NPD [エヌピーディー]
ナイト ペリトニーアル ダイアリシス / night peritoneal dialysis
夜間腹膜透析（やかんふくまくとうせき） 自動腹膜透析（APD）を使用して夜間に自宅で行う腹膜透析。自身の腹膜機能の維持、QOLの向上などがメリット。
関 APD［自動腹膜透析］ ➡ P.27
分類：腎・泌尿器

脳・神経	**NPE** [エヌピーイー]	neuropsychological evaluation	神経心理学的評価	高次脳機能評価とも呼ばれ、脳神経機能と心理的機能の両方をあわせて評価する方法。
脳・神経	**NPH** [エヌピーエイチ]	normal pressure hydrocephalus	正常圧水頭症	脳室が拡大しているのに脳脊髄圧は正常範囲の場合をいう。治療可能な認知症の原因のひとつ。髄液短絡術によって改善の可能性がある。関 CFVS [髄液流体無信号徴候] ➡ P. 64
整形	**NPH** [エヌピーエイチ]	nucleus pulposus herniation	椎間板ヘルニア	同 HID [椎間板ヘルニア] ➡ P. 161
病理	**NPL** [エヌピーエル]	neoplasm	新生物	良性と悪性があり、良性新生物は良性腫瘍、悪性新生物は悪性腫瘍を表す。
栄養	**NPO** [エヌピーオー]	non per oral	絶食	食事を摂らないこと。同 NBM [絶食] ➡ P. 235
脳・神経	**NPPB** [エヌピーピービー]	normal perfusion pressure breakthrough	正常灌流圧突破	脳動脈奇形の摘出手術の後、脳循環の自己制限機構が破綻し、周囲組織に出血や浮腫を起こすこと。
呼吸器	**NPPV** [エヌピーピーブイ]	non-invasive positive pressure ventilation	非侵襲的陽圧換気	同 NIPPV [非侵襲的陽圧換気] ➡ P. 239
耳鼻	**NPT** [エヌピーティー]	nasopharyngeal tumor	上咽頭腫瘍	同 NPC [鼻咽頭癌] ➡ P. 242
脳・神経	**NREM** [ノンレム]	non-rapid eye movement (sleep)	ノンレム睡眠	急速眼球運動が伴わない睡眠。脳も眠っている状態。関 REM [急速眼球運動] ➡ P. 304

表-43 レム睡眠とノンレム睡眠

	レム睡眠	ノンレム睡眠
眠りの状態	浅い眠り	深い眠り
脳	はたらいている	眠っている
眼球	動いている	動かない
身体	力が抜けている	筋肉がはたらいている
呼吸・脈拍	不規則	回数が少なくなる
夢	見る	ほとんど見ない

栄養
NRI【エヌアールアイ】
ニュートリショナル リスク インデックス
nutritional risk index
栄養学的手術危険指数 血液検査の値と体重から栄養不良状態を評価する。

一般
NRS【エヌアールエス】
ニュメリカ レイティング スケイル
numeric rating scale
数字評定尺度 痛みの度合いのものさしのひとつ。最大の痛みを10として、自身の痛みを数字で表す。
表 **VAS**［視覚的評価尺度］ ➡ P. 371

腎・泌尿器
NS【エヌエス】
ネフロティク シンドロウム
nephrotic syndrome
ネフローゼ症候群 尿中に大量のタンパク質が溶け出し、むくみが現れている状態。糸球体の異常からくるものとされる。

薬理
NS【エヌエス】
ノーマル セリーン
normal saline
生理食塩液 塩化ナトリウムを0.9％含有する食塩水のこと。人間の体液とほぼ等張となる食塩水の濃度。
同 **NSS**［生理(的)食塩水］ ➡ P. 245

脳・神経
NSE【エヌエスイー】
ニューランスペシフィク エノレイス
neuron-specific enolase
ニューロン特異的エノラーゼ 神経細胞に存在するγγ及びαγ型エノラーゼ。神経内分泌腫瘍や肺癌の腫瘍マーカーとして利用。

産婦人
NSFTD【エヌエスエフティーディー】
ノーマル スパンティニアス フル ターム デリヴァリ
normal spontaneous full term delivery
正常自然満期産 トラブルのない自然分娩での、妊娠37〜41週での出産のこと。

腎・泌尿器
NSGCT【エヌエスジーシーティー】
ナンセミノウマタス ジャーム セルチューマー
non-seminomatous germ cell tumor
非セミノーマ性胚細胞腫瘍 精巣胚細胞性腫瘍のうち、精子になる細胞以外から発生した非セミノーマタイプをいう。

呼吸器	**NSIP**【エヌエスアイピー】 ナンスペシフィク インタースティシャル nonspecific interstitial ニューモウニア pneumonia	非特異型間質性肺炎　原因不明の間質の炎症である特発性間質性肺炎のひとつ。非喫煙者に多い。 関 IIP［特発性間質性肺炎］ ➡P.182
循環器	**NSR**【エヌエスアール】 ノーマル サイナス normal sinus リズム rhythm	正常洞調律　洞結節が心臓のペースメーカーとなり、心拍が60〜100/分で、心電図のP波、QRS波、T波などが規則正しく現れ、それらがリズミカルに繰り返されている状態。
薬理	**NSS**【エヌエスエス】 ノーマル セイリーン ソルーション normal saline solution	生理(的)食塩水 同 NS［生理食塩液］ ➡P.244
産・婦人	**NST**【エヌエスティー】 ナンストレステスト non-stress test	ノンストレステスト　胎児にストレス(子宮収縮)のない状態で、心拍数などをはかって胎児の状態を調べること。妊娠32週以降に行われる。
一般	**NST**【エヌエスティー】 ニュートリション サポート nutrition support チーム team	栄養サポートチーム　医師、看護師、管理栄養士、薬剤師、言語聴覚士、歯科衛生士などによる、患者の栄養管理をするためのチーム。
病理	**NT**【エヌティー】 ニュートラリゼイション テスト neutralization test	中和試験　ウイルス抗体価の測定に使用する試験。
循環器	**NTG**【エヌティージー】 ナイトログリセリン nitroglycerin	ニトログリセリン　医療分野では血管拡張作用があることから、狭心症の治療に使われている。
眼	**NTG**【エヌティージー】 ノーマル テンション グローコウマ normal tension glaucoma	正常眼圧緑内障　眼圧に異常がないのに、緑内障と同様の症状が出る病気。
病理	**NTM**【エヌティーエム】 ナンテュバーキュラス non tuberculous マイコバクテリア mycobacteria	非結核性抗酸菌　抗酸菌(マイコバクテリウム)のうち結核菌以外のもの。非定型抗酸菌複合体、マイコバクテリウム・キャンサシーなどがある。 関 MAC［非定型抗酸菌複合体］ ➡P.212
腎・泌尿器	**NTN**【エヌティーエヌ】 ネフロタクシック ニフライティス nephrotoxic nephritis	腎毒性腎炎　腎毒性物質による副作用として起こる腎炎。

分野	略語	日本語	説明
消化器	**NUD**【エヌユーディー】 nonulcer dyspepsia	非潰瘍性消化管症状	胃もたれ、胸やけがあるのに検査では潰瘍などが見つからない状態。
眼	**Nv**【エヌブイ】 naked vision	裸眼視力	メガネやコンタクトレンズを着用しない状態ではかった視力。
脳・神経	**NVB**【エヌブイビー】 neurovascular bundle	神経血管束	前立腺の周りにある勃起神経と、細い血管の束をいう。
脳・神経	**NVC**【エヌブイシー】 neurovascular compression	神経血管圧迫	血管が脳神経を圧迫すること。それにより、三叉神経痛、片側顔面痙攣、舌咽神経痛などが起こる。
眼	**NVD**【エヌブイディー】 neovascularization on the disc	乳頭上血管新生	乳頭に発生した大型の新生血管。糖尿病網膜症でみられる。
外	**NVD**【エヌブイディー】 neurovascular decompression	神経血管減圧術	神経血管圧迫によって起こった症状をおさめるため、血管による圧迫を取り除く手術。
眼	**NVG**【エヌブイジー】 neovascular glaucoma	血管新生緑内障	糖尿病の患者に特有の緑内障。虹彩や前房隅角に新しい血管ができ、房水の流れをふさいで眼圧が上昇して起こる。
整形	**NWB**【エヌダブリュービー】 non-weight bearing	免荷	骨折などの後に使われる用語で、骨折またはケガをした足などに体重をかけないこと。
眼	**Nx**【エヌエクス】 nystagmus	眼振	眼球の不随意運動。 同Ny［眼振］ ➡ P. 246
眼	**Ny**【ニス】 nystagmus	眼振	同Nx［眼振］ ➡ P. 246
循環器	**NYHA**【ニーハ】 New York Heart Association (functional classification)	ニューヨーク心臓協会心疾患機能分類	ニューヨーク心臓協会による、心疾患の程度を表す分類。

表-44 NYHA心機能分類

Ⅰ度	日常の身体活動では症状なし
Ⅱ度	強い身体活動で症状が出る
Ⅲ度	弱い身体活動でも症状が出る。安静時は症状なし
Ⅳ度	あらゆる身体活動において症状が出る

O

一般 | **O**［オー］
オブジェクティヴ データ
objective data
客観的情報 患者の身体所見や検査結果など客観的な情報。運S［主観的情報］ ➡ P.316

消化器 | **O157**［オー O157］
ちょうかんしゅっけつせいだいちょうきん
腸管出血性大腸菌 腹痛や下痢、血便などを主な症状とする腸管感染症。

整形 | **OA**［オーエー］
アスティオアースライティス
osteoarthritis
変形性関節症 膝などの関節に痛みや腫れ、変形などが生じる病気。
同DJD［変形性関節症］ ➡ P.95

腎・泌尿器 | **OAB**［オーエービー］
オウヴァーアクティヴ ブラダー
overactive bladder
過活動膀胱 「急な尿意」「トイレが近い」「我慢ができないことによる尿漏れ」などを症状とする排尿障害。

耳鼻 | **OAE**［オーエーイー］
オトアクースティク イーミション
otoacoustic emission
耳音響反射 エコーを使った難聴の検査。

眼 | **OAG**［オーエージー］
アキュラー アンジアグラフィ
ocular angiography
眼底血管造影 インドシアニングリーンやフルオレセインなどの造影剤を前腕静脈内に投与して行うもの。運FA［フルオレセイン血管造影］ ➡ P.125
運ICG［インドシアニングリーン試験］ ➡ P.175

整形 | **OALL**［オーエーエルエル］
アシフィケイション オブ アンティリアー ランジテューディナル リガメント
ossification of anterior longitudinal ligament
前縦靱帯骨化症 脊椎の前方を縦に走る靱帯が骨化した状態。フォレステイル病とも呼ばれる。高齢の男性に多いが、治療が必要になる人は少ない。
図PLL［後縦靱帯］ ➡ P.273

分類	略語	読み・原語	意味

脳・神経 — **OA-PICA anastomosis** 【オーエーパイカ アナストモシス】
アクシピトル アーテリアスティリアー インフィリアー
occipital artery-posterior inferior
セレベラー アーテリ アナストモシス
cerebellar artery anastomosis
後頭動脈・後下小脳動脈吻合術　椎骨脳底動脈系の狭窄や閉塞の際の治療として、後頭動脈と後下小脳動脈を吻合する手術。

一般 — **o.B.** 【オーベー】
オーネ ベフント
ohne Befund*
異常なし
同 n.p.［異常なし］ ➡ P. 242

眼 — **Ob** 【オービー】
オブリーク
oblique
斜位　物を見るときに、両眼の視線を目標に合わせるために神経を緊張させている状態。

病理 — **OB** 【オービー】
オカルト ブラド
occult blood
潜血　尿や便に微量の血液が混じっていること。

産・婦人 — **OB-GYN** 【オービーギネ】
オブステトリクス アンド
obstetrics and
ガイナコロジ
gynecology
産科・婦人科　妊娠・出産、新生児を扱う産科と、子宮、卵巣、卵管、膣などに起こる女性の疾病を扱う婦人科。

脳・神経 — **OBS** 【オービーエス】
オーガニク ブレイン シンドロウム
organic brain syndrome
器質性脳症候群　脳の器質性障害や身体疾患により、脳がダメージを受けて起こる精神疾患。

消化器 — **OC** 【オーシー】
オプン
open
コウレシステクトミ
cholecystectomy
開腹胆嚢摘出術　開腹による胆嚢摘出手術。胆嚢癌が疑われる場合などは内視鏡下ではなく開腹による手術となることが多い。

病理 — **OCB** 【オーシービー】
アリゴクロウナル バンド
oligoclonal band
オリゴクロナル・バンド　免疫グロブリンが、電気泳動後にバンドとして検出されたものをいう。

精神 — **OCD** 【オーシーディー】
オブセシヴコンパルシヴ
obsessive-compulsive
ディスオーダー
disorder
強迫性障害　思い込みからくる不安から同じ行動を繰り返すこと。脳内でのセロトニンのはたらきの異常が原因といわれる。

整形 — **OCD** 【オーシーディー】
アスティオカンドライティス
osteochondritis
ディセカンス
dissecans
離断性骨軟骨症　関節軟骨の一部が壊死を起こし軟骨下骨からはがれる病気。膝関節、肘関節に多く起こり、股関節や足関節にもみられる。

248　＊ドイツ語

分類	略語	読み / 原語	日本語訳	説明
消化器	**OCG**	[オーシージー] operative cholangiography	術中胆道造影	開腹手術中に造影剤を胆道内に直接注入して、胆嚢管や総胆管の画像を確認すること。
精神	**OCPD**	[オーシーピーディー] obsessive-compulsive personality disorder	強迫性パーソナリティ障害	精神疾患の分類（DSM-4TR）では、不安と内向性をもつC群のパーソナリティ障害に分類される。「かたくなに秩序と完璧を求める」のが特徴。
脳・神経	**OCR**	[オーシーアール] oculocephalic reflex	頭位変換眼球反射	頭部を上下左右に動かしたとき、眼球が反射的に逆の方向に動く反射。意識のない人に対して行う検査。
眼	**O.D.**	[オーディー] oculus dexter *	右眼	右側の眼。
脳・神経	**OD**	[オーディー] orthostatic dysregulation	起立性調節障害	起立動作時の立ちくらみやめまいなどのほか、頭痛や腹痛、朝起きられないなど複合的な症状を示す、自律神経などの神経からくる不調。
皮膚	**ODT**	[オーディーティー] occlusive dressing technique	閉鎖密封療法	傷口をハイドロコロイドなどの保護材で完全に覆ってしまう治療法。
栄養	**OGA**	[オージーエー] objective global assessment	客観的包括的アセスメント	栄養アセスメントのひとつの方法で、身体計測数値、栄養状態、生化学的検査値など、客観的な数値で評価する。
整形	**O(G)I**	[オージーアイ] osteogenesis imperfecta	骨形成不全症	生まれつき骨の弱い状態で、すぐに骨が折れたり、曲がったりする。症状は人によって差があるが、成長すると改善されることが多い。
内分泌・代謝	**OGTT**	[オージーティーティー] oral glucose tolerance test	経口ブドウ糖負荷試験	糖尿病の検査のひとつ。ブドウ糖が含まれた飲み物を飲み、一定時間経過したら、採血し、血糖値を測定する。

*ラテン語

| 循環器 | **OH** [オーエイチ]
オーソスタティック
orthostatic
ハイポテンション
hypotension | きりつせいていけつあつしょう
起立性低血圧症　急に立ち上がったときに血圧が下がり、ふらつき、めまい、動悸、視野のかすみなどを起こす病気。 |

表-45 低血圧の種類

本態性低血圧	特定の原因がみられない低血圧
起立性低血圧	血圧を調節する自律神経の機能に障害がある低血圧
症候性低血圧	心血管や内分泌などの病気によって起こる低血圧

救急	**OHP** [オーエイチピー] アクシジェン アト ハイパーバリク プレッシャー oxygen at hyperbaric pressure	こうあつさんそりょうほう 高圧酸素療法 同 HBO［高圧酸素療法］ ➡P. 154
呼吸器	**OHS** [オーエイチエス] オウビーシティハイポヴェンティレイション obesity-hypoventilation シンドローム syndrome	ひまんていかんきしょうこうぐん 肥満低換気症候群　肥満のある人が、重度の睡眠時無呼吸症候群と同様の症状を示している状態。ピックウイック症候群ともいう。 連 SAS［睡眠時無呼吸症候群］ ➡P. 318
産・婦人	**OHSS** [オーエイチエスエス] オヴヴェリアン ハイパースティミュレイション ovarian hyperstimulation シンドローム syndrome	らんそうかじょうしげきしょうこうぐん 卵巣過剰刺激症候群　排卵誘発剤で卵巣が刺激されることによって、卵巣が腫れたり、腹水や胸水が溜まること。
薬理	**oint.** [オイント] オイントメント ointment	なんこう 軟膏　塗り薬。
眼	**OKN** [オーケーエヌ] アプトキネティク optokinetic ニスタグマス nystagmus	しうんどうせいがんしん 視運動性眼振　連続して通過する物体を見るときに現れる眼の動き。物体を追うゆっくりとした動きと、次の物体をとらえる速い動きが交互に起こる。
脳・神経	**OLG** [オリゴ] アリゴデンドログリオウマ oligodendroglioma	ぼうとつきこうしゅ 乏突起膠腫　神経膠腫のひとつ。比較的進行が緩やか。
耳鼻	**OM** [オーエム] オタイティス ミーディア otitis media	ちゅうじえん 中耳炎　中耳の炎症を起こし膿などを生じた状態。急性と慢性がある。
耳鼻	**OMA** [オーエムエー] オタイティス ミーディア アキュータ otitis media acuta ＊	きゅうせいちゅうじえん 急性中耳炎 同 AOM［急性中耳炎］ ➡P. 25

＊ラテン語

循環器	**OMC**【オーエムシー】 オープン マイトラル open mitral コミシュラトミ commissurotomy	直視下僧帽弁交連切開術	開胸下で心臓を一時的に止めて、人工心肺装置を使って行う僧帽弁狭窄症の手術。
精神	**OMD**【オーエムディー】 オーガニック メンタル organic mental ディスオーダー disorder	器質性精神疾患	精神疾患のうち、感染、外傷、血管損傷などで脳の器質的変化が原因となるもの。
耳鼻	**OME**【オーエムイー】 オタイティス ミーディア ウィズ イフュージョン otitis media with effusion	滲出性中耳炎 同SOM［滲出性中耳炎］ ➡P.332	
循環器	**OMI**【オーエムアイ】 オウルド マイオカーディアル インファークション old myocardial infarction	陳旧性心筋梗塞	急性期を過ぎて慢性期に入っている心筋梗塞。
放射線	**OM line**【オーエム ライン】 オービトウミータル orbitomeatal ライン line	眼窩外耳道線	眼の位置と外耳孔の位置を結ぶ線。頭部CTや頭部X線検査の際、このラインを基準として撮影する。
耳鼻	**OMPC**【オーエムピーシー】 オタイティス ミーディア ピュアルレンタ otitis media purulenta クロニカ chronica*	慢性化膿性中耳炎	急性中耳炎をこじらせた慢性中耳炎のひとつ。子ども時代の中耳炎の結果、大人になってみられることが多い。
整形	**ON**【オン】 アスティオネクロウシス osteonecrosis	骨壊死	骨組織が壊死すること。
呼吸器	**OP**【オーピー】 オーガナイジング organizing ニューモウニア pneumonia	器質化肺炎	特発性間質性肺炎のひとつで、肺胞腔内線維化を特徴とする。病理組織的分類による名称。 連IIP［特発性間質性肺炎］ ➡P.182
脳・神経	**OPCA**【オーピーシーエー】 オリヴォパントセレベラー olivopontocerebellar アトロフィ atrophy	オリーブ橋小脳萎縮症	多系統萎縮症のひとつ。オリーブ核、橋核、小脳神経細胞が萎縮し運動失調をきたす。 表MSA［多系統萎縮症］ ➡P.230
循環器	**OPCAB**【オーピーシーエービー】 オフパンプ コロナリー アーテリ off-pump coronary artery バイパス bypass	心拍動下冠動脈バイパス術	冠動脈疾患の治療として、人工心肺を使わずに行うバイパス術。

＊ラテン語

脳・神経	**OPDM**【オーピーディーエム】 アキュロファリンゴディストル oculopharyngodistal マイオパシ myopathy	眼咽頭遠位型ミオパチー	常染色体優性遺伝によって起こる病気で、眼咽頭型筋ジストロフィーと症状が似ているが、手足の先の筋肉が侵されているかどうかで見分ける。
整形	**OPLL**【オーピーエルエル】 アシフィケイション オブ ポスティリアー ossification of posterior ランジテューディナル リガメント longitudinal ligament	後縦靱帯骨化症	後縦靱帯が骨化することで、脊柱管が狭くなり神経根が圧迫されて神経障害を起こす難病。図PLL［後縦靱帯］ ➡ P. 273
脳・神経	**OPMD**【オーピーエムディー】 アキュロファリンジーアル マスキュラー oculopharyngeal muscular ディストロフィ dystrophy	眼咽頭型筋ジストロフィー	常染色体優性遺伝によって眼と咽頭部分の筋力が低下し、まぶたが下がったり嚥下障害が起こる。
外	**OR**【オーアール】 アペレイティング ルーム operating room	手術室	手術を行う部屋。 同 OT［手術室］ ➡ P. 253
整形	**ORIF**【オリフ】 オウプン リダクション アンド インターナル フィクセイション open reduction and internal fixation	観血的整復内固定術	骨折によってずれた骨をネジやワイヤーで固定する手術。
眼	**ORT**【オーアールティー】 オーソプティスト orthoptist	視能訓練士	眼科医の指示のもとに、視機能検査、斜視、弱視の訓練治療を行う医療技術者。
循環器	**OS**【オス】 オウプニング スナップ opening snap	僧帽弁開放音	弁の開放音。帽弁狭窄症では、特有の開放音が聞かれ、第2心音に続いて起こる。 関 S2［第2心音］ ➡ P. 316

図-55 僧帽弁開放音

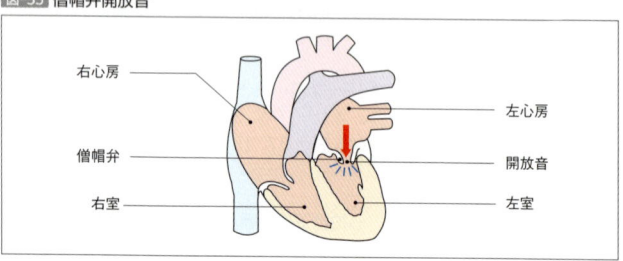

呼吸器	**OSAS**【オーサス】 オブストラクティヴ スリープ アプニア シンドロウム obstructive sleep apnea syndrome	閉塞型睡眠時無呼吸症候群（へいそくがたすいみんじむこきゅうしょうこうぐん）	睡眠時、上気道の閉塞によって呼吸が止まること。
一般	**OSCE**【オスキー】 オブジェクティヴ ストラクチャード クリニカル イグザミネイション objective structured clinical examination	客観的臨床能力試験（きゃっかんてきりんしょうのうりょくしけん）	診察と問診を中心とした診療参加型の実技試験。
脳・神経	**OS-MS**【オーエスエムエス】 オプティクスパイナル フォーム マルティプル スクリロウシス optic-spinal form multiple sclerosis	視神経脊髄型多発性硬化症（ししんけいせきずいがたたはつせいこうかしょう）	多発性硬化症のひとつで、日本人に多い。視神経と脊髄の症状がみられる。 類 MS [多発性硬化症] ➡ P. 230
一般	**OT**【オーティー】 アキュペイショナル セラピ occupational therapy, オキュペイショナル セラピスト occupational therapist	作業療法、作業療法士（さぎょうりょうほう、さぎょうりょうほうし）	病後の身体機能回復のために行われる作業や運動。それを指導する人を作業療法士という。
外	**OT**【オーティー】 オペレイティング シーアター operating theatre	手術室（しゅじゅつしつ）	同 OR [手術室] ➡ P. 252
薬理	**OTC**【オーティーシー】 オウヴァーザカウンター ドラッグズ over-the-counter (drugs)	一般用医薬品（いっぱんよういやくひん）	処方箋なしに、薬局で薬剤師の情報提供に基づいて、自己判断で購入する医薬品。
薬理	**O/W**【オーダブリュー】 オイル イン ウォーター oil in water	水中油滴型（すいちゅうゆてきがた）	水中に油分が微粒子として分散している状態。
整形	**OYL**【オーワイエル】 アシフィケイション オブ ossification of イエロウ リガメント yellow ligament	黄色靱帯骨化症（おうしょくじんたいこつかしょう）	脊柱管の後方にある上下の椎弓間を結ぶ黄色靱帯が骨化することで、脊柱管が狭くなって神経を圧迫してしまった状態。原因不明。

P

産婦人	**P**【ピー】 パラ para	出産歴（しゅっさんれき）	経産（出産）歴。経産1回はP-Ⅰ、2回はP-Ⅱと記す。 類 G [妊娠歴] ➡ P. 139
一般	**PA**【ピーエー】 パーティクル particle アグルーティネイション agglutination	微粒子凝集法（びりゅうしぎょうしゅうほう）	ウイルスなどの抗体検査法。調べたい抗原を結合させたゼラチンなどの粒子に測定対象を吸着させ、抗体を反応させる。凝集の有無で確認。

分野	略語	日本語	説明
循環器	**PA** [ピーエー] プルモナリ アーテリ pulmonary artery	肺動脈（はいどうみゃく）	右室の血液を肺に送る動脈。
脳・神経	**PA** [ピーエー] ピュアー pure エイキニージア akinesia	純粋無動症（じゅんすいむどうしょう）核上性麻痺	パーキンソン病関連疾患で、非定型の進行性核上性麻痺。歩行障害、すくみ足、易転倒性を特徴とするが、筋強剛や振戦を欠く。 運 **PD**［パーキンソン病］ ➡ P. 263
薬理	**PABA** [パバ] パラアミーノベンゾイック para-aminobenzoic アシド acid	パラアミノ安息香酸（あんそくこうさん）	ビタミンB群に属する有機化合物。葉酸の前駆体として生体内で合成されるほか、エチルエステル体は局所麻酔薬としても用いられる。
内分泌・代謝	**PAC** [ピーエーシー] プラズマ plasma アルドウステロン aldosterone カンセントレイション concentration	血漿（けっしょう）アルドステロン濃度（のうど）	副腎皮質で生成分泌されるホルモン、アルドステロンの血漿中の濃度。特に原発性アルドステロン症を疑うときに計測する。 運 **ALD**［アルドステロン］ ➡ P. 21
循環器	**PAC** [パック] プリマチュアー エイトリアル コントラクション premature atrial contraction	心房性期外収縮（しんぼうせいきがいしゅうしゅく）	同 **APB**［心房性期外収縮］ ➡ P. 26
循環器	**PAC** [ピーエーシー] プルモナリ アーテリ キャセター pulmonary artery catheter	肺動脈（はいどうみゃく）カテーテル	バルーン付きの右心カテーテル。心機能検査に使用する。
眼	**PACG** [パックジー] プライマリィ アングルクロウジャー primary angle-closure グローウマ glaucoma	原発性閉塞隅角緑内障（げんぱつせいへいそくぐうかくりょくないしょう）	房水の出口である隅角が虹彩によってふさがれ、房水が流出しなくなり、眼圧が高くなる緑内障のひとつ。
呼吸器	**PaCO₂** [ピーエーシーオーツー] アーティリアル カーボン ダイアクサイド arterial carbon dioxide プレシャー pressure	動脈血（どうみゃくけつ）二酸化炭素分圧（にさんかたんそぶんあつ）	動脈血液中に取り込まれている二酸化炭素の圧力のことで、血液ガス分析のひとつ。血液の肺胞換気の状態や酸・塩基平衡の状態を調べる。
呼吸器	**P$_A$CO₂** [ピーエーシーオーツー] アルヴィオーラー カーボン ダイアクサイド テンション alveolar carbon dioxide tension	肺胞気（はいほうき）二酸化炭素分圧（にさんかたんそぶんあつ）	肺胞内の二酸化炭素の圧力。図 **PaO₂**［肺胞気酸素分圧］ ➡ P. 257
外	**PACU** [ピーエーシーユー] ペリオペラティヴ アキュット ケアー ユーニット perioperative acute care unit	周術期急性期（しゅうじゅつききゅうせいき）ケア病棟（びょうとう）	手術の前後を含めた一連の時期の管理を行う病棟。

外	**PACU**【パキュ】 ポウストアニスィージァ ケアー ユーニット post-anesthesia care unit	麻酔回復室　手術室に併設された、手術後麻酔から覚めるのを待つ部屋。
外	**PAD**【ピーエーディー】 パーキュテイニアス アブセス ドレイニッジ percutaneous abscess drainage	経皮的膿瘍ドレナージ　皮膚から針を刺し、膿を排出する方法。
循環器	**PAD**【ピーエーディー】 ペリフェラル アーテリアル ディズィーズ peripheral arterial disease	末梢動脈疾患　手足の動脈である末梢動脈が動脈硬化を起こし、血流が阻害される疾患。

表-46　末梢動脈疾患の重症度分類

Ⅰ度	足の冷感やしびれがある
Ⅱ度	少しの歩行で痛みが出るが、休むとおさまる
Ⅲ度	安静時に足の痛みがある
Ⅳ度	潰瘍、壊死がみられる

救急	**PAD**【ピーエーディー】 パブリック アクセス public access ディーフィブリレイション defibrillation	市民による除細動　AEDを使って一般市民が行う心肺蘇生。 関 **AED**［自動体外除細動器］　→P.14
血液	**PAF**【ピーエーエフ】 プレイトリトアグリゲイティング ファクター platelet-aggregating factor	血小板凝集因子　止血に関わるタンパク質などのこと。12種類ある。血液凝固因子、止血因子ともいう。
放射線	**PAG**【パグ】 ペルヴィク アンジオグラフィ pelvic angiography	骨盤内血管造影　大腿動脈からカテーテルを挿入し、造影剤を注入して骨盤内血管のX線撮影をする検査。
放射線	**PAG**【パグ】 ペルヴィク アーテリオグラフィ pelvic arteriography	骨盤動脈造影　大腿動脈からカテーテルを挿入し、造影剤を注入して骨盤内動脈のX線撮影をする検査。
放射線	**PAG**【パグ】 プルモナリ アーテリオグラフィ pulmonary arteriography	肺動脈造影　肺動脈にカテーテルを挿入し、造影剤を注入してX線撮影をする検査。肺血栓塞栓症などの診断法。

呼吸器	**PAHS** [ピーエーエイチエス] primary alveolar hypoventilation syndrome	**原発性肺胞低換気症候群** 器質的疾患が中枢神経系に認められないものの、肺胞レベルでの有効換気が減少して、酸素の摂取と二酸化炭素の排出が十分に行われない状態の総称。
血液	**PAI-1** [ピーエーアイ] plasminogen activator inhibitor-1	**プラスミノゲンアクチベータインヒビタ1** 血管内の血栓を溶かすはたらきを調節する血液中のプラスミノゲン、アクチベータの阻害物質。血栓ができやすくなる。
血液	**PAIC** [ピーエーアイシー] tissue plasminogen activator-plasminogen activator inhibitor-1 complex	**組織プラスミノゲンアクチベータ・プラスミノゲンアクチベータインヒビタ複合体** 血管内皮細胞で産生された組織型プラスミノゲンアクチベータが、PAI-1と結合して複合体となったもの。
血液	**PAIgG** [ピーエーアイジージー] platelet-associated IgG	**血小板関連IgG** 小板に結合するIgG抗体。自己免疫性の血小板減少症で陽性となる。
アレルギー	**PAN** [パン] polyarteritis nodosa*	**結節性多発性動脈炎** 血管壁に炎症を生じる疾患。診断マーカーは存在せず、全身の臓器に分布する血管で血管炎が起こるため、多様な症状が出る。 同 PN［結節性多発性動脈炎］ ➡ P. 276
アレルギー	**p-ANCA** [ピーエーエヌシーエー] perinuclear anti-neutrophil cytoplasmic antibody	**核周囲型抗好中球細胞質抗体** 抗好中球細胞質抗体のひとつ。酵素であるミエロペルオキシダーゼを主要抗原とする。
精神	**PANSS** [ピーエーエヌエスエス] positive and negative syndrome scale	**陽性・陰性症状評価尺度** 主に統合失調症の精神状態の把握を目的に作成された評価尺度。各7項目の陽性尺度と陰性尺度、16項目の総合精神病理尺度で構成されている。
消化器	**PAO** [パオ] peak acid output	**最大酸分泌量** 同 MAO［最大酸分泌量］ ➡ P. 213
呼吸器	**PaO₂** [ピーエーオーツー] partial pressure of oxygen in arterial blood	**動脈血酸素分圧** 動脈血中の酸素分圧。

*ラテン語

呼吸器 **P$_A$O$_2$** [ピーエーオーツー]
アルヴィーオーラー アクシジェン プレシャー
alveolar oxygen pressure
肺胞気酸素分圧　肺胞の酸素分圧。

図-56 肺胞気酸素分圧と肺胞気二酸化炭素分圧

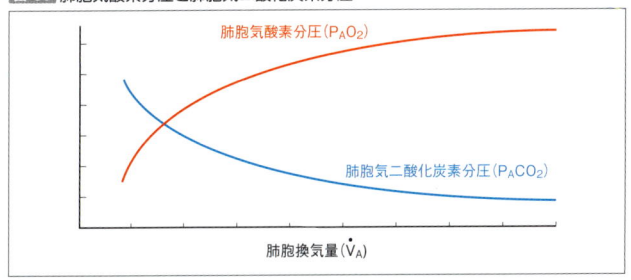

肺胞気酸素分圧（P$_A$O$_2$）

肺胞気二酸化炭素分圧（P$_A$CO$_2$）

肺胞換気量（$\dot{V}_A$）

循環器 **PAOP** [ピーエーオーピー]
プルモナリー アーテリ オクルージョン プレシャー
pulmonary artery occlusion pressure
肺動脈閉塞圧　同 PCWP[肺毛細血管楔入圧] ▶ P.263

病理 **pap** [パップ]
パピラリ アデノカーシノウマ
papillary adenocarcinoma
乳頭腺癌　甲状腺癌の一種。分化型甲状腺癌。

病理 **Pap** [パップ]
パピロウマ
papilloma
乳頭腫　皮膚や咽喉頭に生じる良性の腫瘍。

呼吸器 **PAP** [パップ]
ピーク エアーウェイ プレシャー
peak airway pressure
最高気道内圧　呼吸周期の中で気道内圧が最も高くなる値をいう。

呼吸器 **PAP** [パップ]
プライマリ エイティピカル ニューモウニア
primary atypical pneumonia
原発性非定型性肺炎　一般の細菌ではなく、マイコプラズマやクラミジア、レジオネラなどの微生物などを原因として発症する肺炎。

腎・泌尿器 **PAP** [パップ]
プラスタティック アシド ファスファテイス
prostatic acid phosphatase
前立腺性酸性ホスファターゼ　前立腺に存在するリン酸化合物の分解酵素。前立腺癌の腫瘍マーカーになる。
表 γ-Sm[ガンマセミノプロテイン] ▶ P.387

呼吸器 **PAP** [パップ]
プルモナリー アルヴィーオーラー プロティノウシス
pulmonary alveolar proteinosis
肺胞蛋白症　肺胞腔に脂質を含んだタンパク質が充満する疾病。

| 病理 | **Pap test** [パップテスト]
パーパニコラウ テスト
Papanicolaou test | パパニコロー試験 細胞診検査。細胞を擦り取って顕微鏡検査を行う。 |

| 病理 | **PAS** [パス]
ピリオディク アシド シフ ステイン
periodic acid Schiff stain | パス染色 多糖類や糖蛋白を紅色に染める検査。白血病や悪性リンパ腫などの診断に用いられる。 |

| 眼 | **PAS** [パス]
ペリフェラル アンティリアー シネキア
peripheral anterior synechia | 周辺虹彩前癒着 虹彩が前方に膨隆し、虹彩の周辺部が隅角に押しつけられ、癒着を起こしている状態。 |

| 救急 | **PASG** [ピーエーエスジー]
ニューマティク アンティショク ガーメント
pneumatic antishock garment | ショックパンツ
同 MAST [ショックパンツ] ➡ P. 214 |

| 皮膚 | **PASI** [パシ]
ソライアシス エリア アンド セヴェリティ インデクス
psoriasis area and severity index | 乾癬病巣範囲重症度指数 乾癬の重症度をはかるための指数。 |

| 循環器 | **PAT** [パット]
パロクシズマル エイトリアル タキカーディア
paroxysmal atrial tachycardia | 発作性心房頻拍 異所性自動能亢進のひとつで、心房を起源とする頻脈。 |

| 病理 | **Path** [パス]
パソロジカル イグザミネイション
pathological examination | 病理検査 組織を採取して顕微鏡レベルで組織を観察する検査。 |

| 循環器 | **PAV** [パブ]
プルモナリー アーテリー ヴァルヴ
pulmonary artery valve | 肺動脈弁 右室から肺動脈が出る部分にある弁。血液の逆流を防ぐ。図 AV [大動脈弁] ➡ P. 36 |

| 呼吸器 | **Paw** [ピーエーダブリュー]
エアーウェイ プレッシャー
airway pressure | 気道内圧 外気が肺胞に達するまでの気道の内圧。 |

| 循環器 | **PAWP** [ピーエーダブリューピー]
プルモナリー アーテリアル ウェッジ プレッシャー
pulmonary arterial wedge pressure | 肺動脈楔入圧
同 PCWP [肺毛細血管楔入圧] ➡ P. 263 |

| 一般 | **PB** [ピービー]
バロメトリク プレッシャー
barometric pressure | 大気圧 大気が重力によって引きつけられ地表を押す力。 |

整形	**PB**　[ピービー] ペロニアス ブレヴィス peroneus brevis*	短腓骨筋	腓骨の外側面から第5中足骨に至る筋肉。足底を曲げるときや足裏を外向きにする際に使う。
消化器	**PBC**　[ピービーシー] プライマリ ビリエリ シロウシス primary biliary cirrhosis	原発性胆汁性肝硬変	原因不明の慢性進行性の胆汁うっ滞性肝疾患。
呼吸器	**PBF**　[ピービーエフ] プルモネリ ブラド フロウ pulmonary blood flow	肺血流量	肺動脈内の血流量。
病理	**PBI**　[ピービーアイ] プラグナスティク prognostic バーン インデクス burn index	熱傷予後指数	バーンインデックス(BI)＋年齢で計算する熱傷の予後の目安。80〜100を重症熱傷、120以上は致命的熱傷となる。
血液	**PBSCT**　[ピービーエスシーティー] ペリフェラル ブラド ステム セル peripheral blood stem cell トランスプランテイション transplantation	末梢血幹細胞移植	顆粒球コロニー刺激因子をドナーに注射して増やした造血幹細胞を採取し、白血病などの患者に移植する方法。
血液	**PBSH**　[ピービーエスエイチ] ペリフェラル ブラド peripheral blood ステム セル ハーヴィスト stem cell harvest	末梢血幹細胞採取	顆粒球コロニー刺激因子をドナーに注射し、増やした造血幹細胞を採取すること。
薬理	**p.c.**　[ピーシー] ポウスト チブム ポウスト チボス post cibum [post cibos]*	食後	食事が終わってから20〜30分後までを指す。関 a.c. [食前] ➡ P. 8　関 i.c. [食間] ➡ P. 173
腎泌尿器	**PC**　[ピーシー] パーシャル システクトミ partial cystectomy	膀胱壁(部分)切除術	膀胱癌の手術のひとつ。膀胱の一部を摘出する。
内分泌代謝	**PC**　[ピーシー] フィーオクロモサイトウマ pheochromocytoma	褐色細胞腫	副腎髄質または脊髄に沿う交感神経節細胞にできる腫瘍。血圧や血糖の上昇、発汗、動悸、頭痛などの症状が出る。
眼	**PC**　[ピーシー] フォトコウグレイション photocoagulation	光凝固	糖尿病網膜症や網膜裂孔などの治療法。網膜にレーザー光を照射する。
血液	**PC**　[ピーシー] プレイトリト platelet カンセントレイト concentrate	血小板濃厚液	血小板製剤ともいう。血小板の量的・質的低下の際に、出血の予防や治療のために投与される。 表WB [全血液] ➡ P. 382

＊ラテン語

| 耳鼻 | **PC**
ポストクライコイド
postcricoid 【ピーシー】 | 輪状後部 (りんじょうこうぶ) 気道の裏側にある咽頭の前壁に当たる部分。 |

図-57 喉頭（後部）

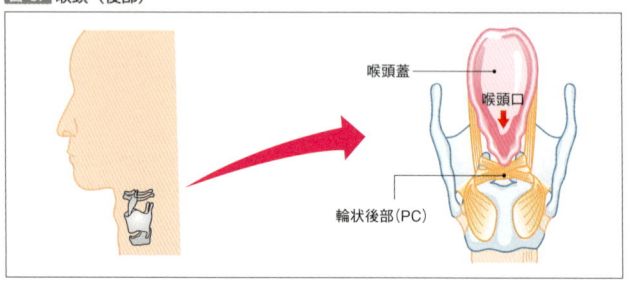

喉頭蓋
喉頭口
輪状後部(PC)

| 一般 | **PC**【ピーシー】
プライマリ
primary
ケア
care | プライマリケア　患者に医療、福祉、介護、保健を提供するヘルスケアサービスの理念。近接性、包括性、協調性、継続性、責任性の5つが掲げられている。 |

| 血液 | **PC**【ピーシー】
プロティーン シー
protein C | プロテインC　凝固制御系の因子。肝臓で合成される。 |

| 循環器 | **PC**【ピーシー】
プルモネリ キャピラリ
pulmonary capillary | 肺毛細血管 (はいもうさいけっかん)　肺動静脈末端の毛細血管。 |

| 腎・泌尿器 | **PCa**【ピーシーエー】
プラステイト キャンサー
prostate cancer | 前立腺癌 (ぜんりつせんがん)　同 CaP［前立腺癌］ ➡ P.57 |

| 病理 | **PCA**【ピーシーエー】
ペイシェント コントロウルド
patient controlled
アナルジージア
analgesia | 患者制御鎮痛法 (かんじゃせいぎょちんつうほう)　癌などで激しい痛みがある患者に用いる治療法。患者自身がスイッチを押して薬の量をコントロールできる器具を使い、薬剤量を制御して投与する。 |

| 脳神経 | **PCA**【ピーカ】
パスティリアー セリーブラル アーテリ
posterior cerebral artery | 後大脳動脈 (こうだいのうどうみゃく)　椎骨動脈から枝分かれしている動脈。図CAG［頸動脈造影］ ➡ P.56 |

脳・神経	**PCD**【ピーシーディー】 paraneoplastic cerebellar degeneration	傍腫瘍性小脳変性症	癌の存在自体によって、神経や筋の症状が出現する傍腫瘍性神経症候群のひとつ。癌の進行や転移、副作用とは関係がないものを指す。
耳鼻	**PCF**【ピーシーエフ】 pharyngoconjunctival fever	咽頭結膜熱	アデノウイルスによって起こる夏かぜの一種。プール熱ともいう。
血液	**PCH**【ピーシーエイチ】 paroxysmal cold hemoglobinuria	発作性寒冷ヘモグロビン尿症	寒さが引き金となって溶血発作が起き、頭痛や吐き気、熱などとともに、尿にヘモグロビンが排泄される疾病。血清中に二相性溶血素が検出。
循環器	**PCI**【ピーシーアイ】 percutaneous coronary intervention	経皮的冠動脈インターベンション	心臓カテーテル治療のこと。
放射線	**PCI**【ピーシーアイ】 prophylactic cranial irradiation	予防的全脳蓋照射	頭部に対する放射線療法で、脳に癌が転移するのを防ぐためにあらかじめ放射線を照射するもの。
眼	**PC-IOL**【ピーシーアイオーエル】 posterior chamber intraocular lens	後房レンズ	虹彩の後部に固定する眼内レンズのこと。
呼吸器	**PCIRV**【ピーシーアイアールブイ】 pressure-controlled inversed ratio ventilation	重圧式逆比調節換気	呼気時間よりも吸気時間を長くする逆比換気と、圧調節換気を組み合わせた換気法。週**PCV**［圧調節換気］ ➡ P. 263
腎・泌尿器	**PCK**【ピーシーケー】 polycystic kidney	多嚢胞腎	嚢胞形成を特徴とする腎嚢胞性疾患。常染色体劣性多発性嚢胞腎と、常染色体優性多発性嚢胞腎がある。
整形	**PCL**【ピーシーエル】 posterior cruciate ligament	後十字靱帯	膝関節の中で大腿骨と脛骨を結び、関節を安定させる役割を担う靱帯。図**ACL**［前十字靱帯］ ➡ P. 9

栄養	**PCM**［ピーシーエム］ プロティーン キャロリ マニュートリション protein calorie malnutrition	蛋白エネルギー低栄養　カロリーと蛋白の欠乏による栄養失調。 同 PEM［蛋白エネルギー栄養障害］　➡P.266
血液	**PCNSL**［ピーシーエヌエスエル］ プライマリ セントラル ナーヴ システム リムフォウマ primary central nerve system lymphoma	中枢神経系原発リンパ腫　脳や脊髄のリンパ腫。免疫機能が低下すると発症しやすい。
眼	**PCO**［ピーシーオー］ パスティリア キャプスル オパシフィケイション posterior capsule opacification	後嚢混濁　老人性白内障のひとつ。水晶体上皮細胞が水晶体線維を形成することをやめて増殖し、後嚢下で重層化した結果混濁するもの。
呼吸器	**PCO₂**［ピーシーオーツー］ パーシャル プレシャー オブ カーボン ダイアキサイド partial pressure of carbon dioxide	二酸化炭素分圧　肺胞換気が十分かどうかを見る指標。
脳・神経	**Pcom**［ピーコム］ ポスティリア コミューニケイティング アーテリ posterior communicating artery	後交通動脈　ウィリス動脈輪を形成する血管のひとつ。中大脳動脈と後大脳動脈をつなぐ。 図 CAG［頸動脈造影］　➡P.56
産・婦人	**PCOS**［ピーシーオーエス］ パリシスティク オヴァリ シンドロウム polycystic ovary syndrome	多嚢胞性卵巣症候群　卵巣内に嚢胞がたくさん存在し、無月経や肥満、卵巣の腫大、多毛などの病態を伴う。
循環器	**PCPS**［ピーシーピーエス］ パーキュテイニアス カーディオパルモネリ サポート percutaneous cardiopulmonary support	経皮的心肺補助装置　遠心ポンプと膜型人工肺を用いた心肺補助装置。
消化器	**PCPS**［ピーシーピーエス］ ペロラール コランジオパンクリアトスコピ peroral cholangiopancreatoscopy	経乳頭的胆膵管内視鏡検査　細いファイバースコープを乳頭開口部から膵・胆管へ挿入し、膵・胆管の内視鏡的観察を行う検査。
一般	**PCR**［ピーシーアール］ パリメレス チェイン リアクション polymerase chain reaction	ポリメラーゼ連鎖反応　DNA分子の特定の領域を増幅させる実験手法。
消化器	**PCS**［ピーシーエス］ ポータカヴァル シャント portacaval shunt	門脈下大静脈吻合術　食道静脈瘤などに適用される、門脈の血流を下大静脈に流す新しい経路を作成するシャント手術。門脈の血圧を下げることができる。

消化器	**PCS**　[ピーシーエス] ポウストコゥレシステクトミ シンドゥロウム postcholecystectomy syndrome	**胆嚢摘出後症候群**　胆嚢の摘出術後に、腹部の痛みや発熱、吐き気、黄疸など、胆石発作に類似した症状が持続・出没する状態。
一般	**PCT**　[ピーシーティー] パリエイティヴ ケアー ティーム palliative care team	**緩和ケアチーム**　緩和ケア専任のスタッフがチームとして緩和ケアを提供する形態。専門の医師や看護師、精神科医、栄養士、ソーシャルワーカーなど多職種で構成される。
一般	**PCU**　[ピーシーユー] パリエイティヴ ケアー ユーニト palliative care unit	**緩和ケア病棟**　悪性腫瘍などに罹患している患者の緩和ケアを担う専門病棟のこと。
呼吸器	**PCV**　[ピーシーブイ] プレシャーコントロウルド ヴェンティレイション pressure-controlled ventilation	**圧調節換気**　人工呼吸器の換気方式のひとつ。自発呼吸がない場合に使うモードで、呼気圧を指標とし、気道内圧が呼気圧を上回らないように送気する。
循環器	**PCWP**　[ピーシーダブリュービー] プルモネリ キャピラリ ウェッジ プレシャー pulmonary capillary wedge pressure	**肺毛細血管楔入圧**　肺動脈の毛細管部分にカテーテルを入れ、末梢の圧を測定したもの。左心房の圧が反映される。同 PAOP［肺動脈閉塞圧］ ➡ P. 257 同 PAWP［肺動脈楔入圧］ ➡ P. 258
消化器	**PD**　[ピーディー] パンクリアティコ デューオデーニネクトミ pancreatico-duodenectomy	**膵頭十二指腸切除術**　膵頭部、十二指腸、空腸の一部、胆管、胆嚢、胃の出口近くの約3分の1を切除する手術法。膵頭部癌、胆管癌、十二指腸乳頭部癌、十二指腸癌などに適用される。
脳神経	**PD**　[ピーディー] パーキンソンズ ディズィーズ Parkinson's disease	**パーキンソン病**　手の震え、歩行困難、筋のこわばりなどを主症状とする進行性の疾患。
腎泌尿器	**PD**　[ピーディー] ペリトニアール ダイアリシス peritoneal dialysis	**腹膜透析**　在宅で行う透析療法。腹膜を使って血液を浄化する。連続携行式腹膜透析と自動腹膜透析がある。
一般	**PD**　[ピーディー] プログレシヴ ディズィーズ progressive disease	**進行**　病状が悪化すること。

表-47 癌の治療効果判定

CR（完全奏功、完全寛解）	腫瘍消失が4週間以上持続
PR（部分有効）	腫瘍が30％まで縮小した状態が4週間以上持続
SD（安定）	PRとPDの間
PD（進行）	腫瘍が20％以上増大

循環器
PDA ［ピーディーエー］
パテント ダクタス
patent ductus
アーティリオウサス
arteriosus
動脈管開存症　先天性の心臓疾患。出生後には自然に閉鎖する動脈管が開存したままの状態になっているもの。

薬理
PDE ［ピーディーイー］
ファスフォダイエステレイス
phosphodiesterase
ホスホジエステラーゼ　ホスファターゼのひとつ。細胞内でcAMP・cGMPの分解を抑制するはたらきをもつ。

腎・泌尿器
Pdet ［ピーデット］
ディトルーサー プレッシャー
detrusor pressure
排尿筋圧　排尿筋収縮力を評価する指標。膀胱内圧と腹腔内圧の差から割り出す。

血液
PDGF ［ピーディージーエフ］
プレイトリット デライヴド
platelet-derived
グロウス ファクター
growth factor
血小板由来成長因子　細胞組織が傷ついた際に細胞遊走と細胞増殖によって修復を担うもので、血液が凝固する際に放出される。

脳・神経
PDPH ［ピーディーピーエイチ］
ポウストデュアラル パンクチャー
postdural puncture
ヘディク
headache
硬膜穿刺後頭痛　硬膜外麻酔の際、脳脊髄液が流出して脳脊髄圧の低下を招き、頭痛が起こること。

内分泌・代謝
PDR ［ピーディーアール］
プロリフェレイティヴ ダイアベティク
proliferative diabetic
レティノパシ
retinopathy
増殖糖尿病網膜症　糖尿病性網膜症が最終段階まで進行した状態。硝子体出血や網膜剥離が起きて視力が極端に低下する。

産・婦人
PDS ［ピーディーエス］
プラセントル ディスファンクション
placental dysfunction
シンドロウム
syndrome
胎盤機能不全症候群　胎盤の機能が低下し、胎児が低栄養や低酸素に陥って、さまざまな症状をきたすものの総称。

病理
PDT ［ピーディーティー］
フォウトウダイナミク
photodynamic
セラピ
therapy
光線力学的療法　レーザー治療法。癌など病変部位に集まる感光受性物質を利用し、正常組織にはダメージを与えずに病変だけを選んで治療するもの。

一般	**PE**	[ピーイー] フィジカル エグザミネイション physical examination	しんたいけんさ **身体検査** 身体の健康状態や病気の有無の確認、または発育を測定するために行う検査。
血液	**PE**	[ピーイー] プラズマ エクスチェインジ plasma exchange	けっしょうこうかん **血漿交換** 血漿を交換することにより、血漿中の有毒成分や多量の抗体などを除去する治療法。
循環器	**PE**	[ピーイー] パルモネリ エムボリズム pulmonary embolism	はいそくせん **肺塞栓** 下肢静脈や骨盤腔内静脈内にあった血栓が剥離し、肺動脈を閉塞して生ずる肺循環障害。 同 PTE［肺血栓塞栓症］ → P. 290
眼	**PEA**	[ピーイーエー] ファコイマルシフィケイション アンド アスピレイション phacoemulsification and aspiration	すいしょうたいちょうおんぱにゅうかきゅういんじゅつ **水晶体超音波乳化吸引術** 白内障手術のひとつ。濁った水晶体の核を超音波で砕いて吸い出し、水晶体嚢に眼内レンズを固定する。 同 KPE［ケールマン水晶体乳化吸引術］ → P. 193
呼吸器	**PEEP**	[ピープ] パズィティヴ エンド イクスパイラトリ プレシャー positive end-expiratory pressure	こきしゅうまつようあつ **呼気終末陽圧** 肺胞虚脱を防いで肺酸素化を改善する呼吸管理法。呼気終末に大気圧以上の圧力をかける。 表 CMV［持続強制換気］ → P. 72
呼吸器	**PEF**	[ペフ] ピーク イクスパイラトリ フロウ peak expiratory flow	**ピーク呼気フロー** 息を強く吐き出したときの息の速さの最大値。気管支の状態を知る指標となる。 同 PEFR［最大呼気速度］ → P. 265
呼吸器	**PEFR**	[ピーイーエフアール] ピーク イクスパイラトリ フロウ レイト peak expiratory flow rate	さいだいこきそくど **最大呼気速度** 同 PEF［ピーク呼気フロー］ → P. 265
消化器	**PEG**	[ペグ] パーキュテイニアス エンドスカピク ギャストロストミ percutaneous endoscopic gastrostomy	けいひてきないしきょうろうぞうせつじゅつ **経皮的内視鏡胃瘻造設術** 腹部に小さな穴を開けてそこから栄養補給を行うチューブを胃に固定する、内視鏡を使った手術。
薬理	**PEG-IFN**	[ペグアイエフエヌ] パリエシリーン ポリエチレン グライコル インターフィアラーン polyethylene glycol-interferon	**ペグ・インターフェロン** 従来のインターフェロンにポリエチレングリコールを結合させたもの。体内でゆっくり作用するため、効果が持続し、投与頻度を減らすことができる。

一般	**PEIT** 【ペイト】 パーキュテイニアス エサノール percutaneous ethanol インフュージョン セラピ infusion therapy	経皮エタノール注入療法（けいひ）	癌に99％のアルコールを直接注入する治療法。小さくて数の少ない肝臓癌や甲状腺癌に適用される。
消化器	**PEJ** 【ピーイージェイ】 パーキュテイニアス percutaneous エンドスカピク endoscopic ジジュノストミー jejunostomy	経皮的内視鏡腸瘻造設術（けいひてきないしきょうちょうろうぞうせつじゅつ）	腹部に穴を開けてそこから栄養補給を行うチューブを腸に固定する、内視鏡を使った手術。胃瘻からの栄養投与で肺炎などを繰り返す症例に適用される。
栄養	**PEM** 【ペム】 プロティーン エナージ マルニュートリション protein energy malnutrition	蛋白エネルギー栄養障害（たんぱく　えいようしょうがい） 同 **PCM**［蛋白エネルギー低栄養］ ➡ P. 262	
呼吸器	**PEmax** 【ピーイーマックス】 マクシマム イクスパイラトリ プレシャー maximum expiratory pressure	最大呼気圧（さいだいこきあつ） 同 **MEP**［最大呼気圧］ ➡ P. 219	
眼	**PEO** 【ピーイーオー】 プログレッシブ エクスターナル progressive external アフサルモプリージア ophthalmoplegia	進行性外眼筋麻痺（しんこうせいがいがんきんまひ）	眼瞼下垂と外眼筋麻痺による眼球運動の制限をきたす、進行性の疾患。
循環器	**PEP** 【ピーイーピー】 プリイジェクション ピリオド preejection period	前駆出時間（ぜんくしゅつじかん）	電気的心室収縮が開始してから大動脈弁開放時までの時間。
歯口腔	**Per** 【ピーイーアール】 ペリオダンタイティス periodontitis	歯周炎（ししゅうえん）	歯肉に炎症が起き、歯周組織が徐々に破壊されるもの。重症になると歯のぐらつきが起こる。
放射線	**PET** 【ペット】 パジトラン イーミッション positron emission コンピューティド トゥモグラフィ computed tomography	陽電子放出コンピュータ断層（ようでんしほうしゅつ　だんそう）	放射線を出す検査薬を体内に注射し、検査薬から発する放射線を検出することによって画像化する検査の方法。
整形	**PF** 【ピーエフ】 パテロフェモラル patellofemoral	膝蓋大腿（しつがいだいたい）	大腿骨と膝蓋骨が重なった関節部分。
血液	**PF-4** 【ピーエフ】 プレイトリト ファクター platelet factor 4	血小板第4因子（けっしょうばんだい　いんし）	血液凝固に関与するタンパク質。

科	略語	用語	説明
産・婦人	**PFA** [ピーエフエー] ペリフィムブリアル アドヒージョン perifimbrial adhesion	卵管采癒着（らんかんさい ゆちゃく）	卵管の先端部で卵子をとらえる卵管采が癒着している状態。卵子を卵管内に取り込むことができないため不妊の原因となる。 図BSO［両側卵管卵巣摘出術］ ➡ P. 52
一般	**PFC** [ピーエフシー] プラックフォーミング セル plaque-forming cell	プラーク形成細胞（けいせいさいぼう）	抗体産生細胞を見る方法のひとつ。
産・婦人	**PFO** [ピーエフオー] パトゥント フォレイメン オーヴェイル patent foramen ovale	卵円孔開存（らんえんこうかいぞん）	胎児のときに心房中隔に開いていた穴が、出生後、完全に閉じない状態。

図-58 卵円孔開存

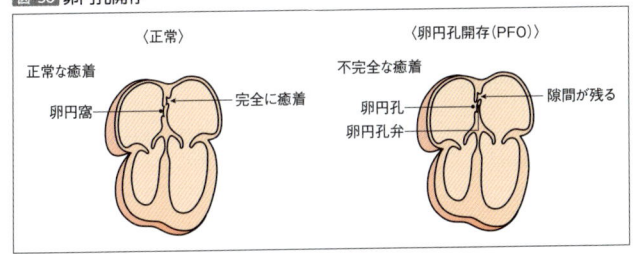

〈正常〉
正常な癒着
卵円窩 ─── 完全に癒着

〈卵円孔開存（PFO）〉
不完全な癒着
卵円孔
卵円孔弁 ─── 隙間が残る

科	略語	用語	説明
腎・泌尿器	**PFS** [ピーエフエス] プレシャー フロウスタディ pressure flow study	圧力尿流試験（あつりょくにょうりゅうしけん）	排尿時の下部尿路機能を評価することを目的に行う検査。排尿筋圧（膀胱内圧－腹圧）と尿流率の2つを同時に測定する。
呼吸器	**PFT** [ピーエフティー] プルモネリ ファンクション テスト pulmonary function test	肺機能検査（はい きのうけんさ）	肺の換気機能や容積を調べる検査。一般にスパイロメーターという計器を用いて行う。 同RFT［呼吸機能検査］ ➡ P. 305
薬理	**PG** [ピージー] プロスタグランディン prostaglandin	プロスタグランジン	アラキドン酸から生合成される生理活性物質。血圧、子宮筋の収縮、血管拡張、末梢神経作用、局所ホルモン様作用など、さまざまな生理作用をもつ。
皮膚	**PG** [ピージー] パイオダーマ ギャングリノーズム pyoderma gangrenosum	壊疽性膿皮症（えそせいのうひしょう）	慢性かつ進行性の皮膚壊死。全身疾患に伴って起こることが多い。

分類	略語	読み/原綴	日本語	説明

PGA [ピージーエー]
polyglandular autoimmune syndrome
ポリグランジュラー オートイミューン シンドローム
内分泌・代謝

多腺性自己免疫症候群 数種の内分泌腺機能の同時低下を特徴とする自己免疫疾患の総称。

PGD [ピージーディー]
preimplantation genetic diagnosis
プリインプランテーション ジェネティック ダイアグノウシス
産・婦人

着床前診断 受精卵が子宮に着床する前に、受精卵の染色体や遺伝子異常の有無を調べる検査。受精卵診断ともいう。

PGI₂ [ピージーアイツー]
prostaglandin I₂
プロスタグランディン アイ ツー
循環器

プロスタグランジンI₂ プロスタグランジンのひとつで、肺動脈性肺高血圧症の治療薬になる。血小板凝集抑制作用、血管拡張作用をもつ。

PGN [ピージーエヌ]
proliferative glomerulonephritis
プロリファレイティヴ グロメルロニフライティス
腎・泌尿器

増殖性糸球体腎炎 糸球体基底膜の肥厚と増殖性の変化を特徴とする免疫介在性疾患。
同**GN**［糸球体腎炎］➡ P. 146

PGR [ピージーアール]
psychogalvanic reflex
サイコガルヴァニク リーフレクス
精神

精神皮膚電流反射 緊張や動揺によって汗腺が活動することを利用し、汗腺活動による皮膚の電気抵抗の変化から精神状態の変化をはかること。

PGU [ピーグ]
post-gonococcal urethritis
ポストゴノコッカル ユリスライティス
腎・泌尿器

淋疾後尿道炎 淋菌感染症になった後にみられる尿道炎。

pH [ペーハー]
pondus hydrogenii＊
ポンダス ハイドロジーニアイ
一般

水素イオン指数 酸性・アルカリ性の程度を表すのに用いられる指数。中性が7、酸性は7より小さく、アルカリ性は7より大きくなる。

Ph [ピーエイチ]
Philadelphia chromosome
フィラデルフィア クロウモウソウム
血液

フィラデルフィア染色体 慢性骨髄性白血病に認められる異常な染色体。22番染色体の一部が9番染色体に転座し、白血病の原因となる。

PH [ピーエイチ]
past history
パスト ヒストリ
一般

既往歴 過去にかかった病気の情報。病歴。アレルギーの有無や持病、大きな外傷なども含む。
同**Px**［既往歴］➡ P. 296

PHA [ピーエイチエー]
proper hepatic artery
プロパー ヒパティック アーテリ
循環器

固有肝動脈 総肝動脈から右肝動脈と左肝動脈の分岐点までの肝動脈。

268　＊ラテン語

消化器	**PHC**	[ピーエイチシー] プライマリ ヘパトセリュラー カーシノーマ primary hepatocellular carcinoma	**原発性肝癌**（げんぱつせいかんがん）　肝臓から発生した癌。転移性の肝癌ではないもの。
脳神経	**PHN**	[ピーエイチエヌ] ポストハーペティック ニューラルジア postherpetic neuralgia	**帯状発疹後神経痛**（たいじょうほっしんご しんけいつう）　帯状疱疹の症状が出た後、長期にわたって痛みの症状が残るもの。
内分泌・代謝	**PHP**	[ピーエイチピー] プライマリ primary ハイパーパラサイロイディズム hyperparathyroidism	**原発性副甲状腺機能亢進症**（げんぱつせいふくこうじょうせん きのうこうしんしょう）　副甲状腺の異常により、副甲状腺ホルモンが過剰に分泌される状態のこと。骨病変や尿路結石、高カルシウム血症などの症状を伴うことがある。
内分泌・代謝	**PHP**	[ピーエイチピー] スードハイポパラサイロイディズム pseudohypoparathyroidism	**偽性副甲状腺機能低下症**（ぎせいふくこうじょうせん きのうていかしょう）　副甲状腺ホルモンの分泌は正常だが、標的臓器のPTHに対する先天的不応性により副甲状腺機能の低下状態を示す疾患の総称。
消化器	**PHT**	[ピーエイチティー] ポータル ハイパーテンション portal hypertension	**門脈圧亢進症**（もんみゃくあつこうしんしょう）　門脈圧の上昇をきたした状態。
小児	**PI**	[ピーアイ] プリマチュア インファント premature infant	**未熟児**（みじゅくじ）　出生体重が2500ｇ以下で生まれた身体の機能が未熟な新生児。
一般	**PI**	[ピーアイ] プレゼント イルネス present illness	**現病歴**（げんびょうれき）　現在かかっている病気の発症からの経過や治療法などの情報。
呼吸器	**PI**	[ピーアイ] プルモナリ pulmonary インファークション infarction	**肺梗塞**（はいこうそく）　肺血管に血栓などが詰まって肺への血流が途絶え、その部分から先の肺の組織が壊死してしまった状態。胸痛や呼吸困難が起こる。
循環器	**PI**	[ピーアイ] プルモナリ インサフィシャンシ pulmonary insufficiency	**肺動脈弁閉鎖不全**（はいどうみゃくべんへいさ ふぜん）　肺動脈弁の機能不全。肺動脈から右室への血液の逆流の原因となる。
血液	**PIC**	[ピーアイシー] プラスミン アルファ プラスミン plasmin-α₂-plasmin インヒビター カムプレクス inhibitor complex	**プラスミン・α₂プラスミンインヒビタ複合体**（ふくごうたい）　プラスミンとその阻止因子のα₂プラスミンインヒビタが結合した複合体。凝固活性化を知る指標となる。

分野	略語	正式名称	意味
脳・神経	**PICA**［パイカ］	posterior inferior cerebellar artery	**後下小脳動脈** 椎骨動脈から枝分かれした動脈のひとつ。 図**CAG**［頸動脈造影］ ➡P.56
薬理	**PICC**［ピック］	peripherally inserted central catheter	**末梢挿入中心静脈カテーテル** 中心静脈カテーテル法で使われるカテーテル挿入法のひとつ。カテーテル閉塞や合併症のリスクを低減し、簡便に輸液管理や採血を行うことができる。
精神	**PICU**［ピーアイシーユー］	psychiatric intensive care unit	**精神科集中管理室** 精神科病棟に設置された急性期の重症患者を受け入れる集中治療室。自殺や自傷行為など、危険性が高い緊急時の介入や治療が可能。
産・婦人	**PID**［ピーアイディー］	pelvic inflammatory disease	**骨盤内炎症性疾患** 細菌によって引き起こされる女性の上部生殖器の感染症。不妊症の原因にもなる。
呼吸器	**PIE**［ピーアイイー］	pulmonary infiltration with eosinophilia syndrome	**肺好酸球浸潤症候群** 肺や血流の中に多くの好酸球が現れる肺疾患の総称。好酸球性肺炎ともいう。
呼吸器	**PIF**［ピーアイエフ］	peak inspiratory flow	**最大吸気速度** 一定時間に空気を吸い込むことができる最大速度。
内分泌・代謝	**PIF**［ピーアイエフ］	prolactin inhibiting factor	**プロラクチン抑制因子** プロラクチンの放出を抑える因子。代表的なものにドーパミンがある。 関**DA**［ドーパミン］ ➡P.87
腎・泌尿器	**PIN**［ピーアイヌ］	prostatic intraepithelial neoplasia	**前立腺上皮内腫瘍** 前立腺上皮内に発生した腫瘍。悪性度が低いものと高いものがあり、高いものは浸潤癌に進行しやすい。
整形	**PIP**［ピップ］	proximal interphalangeal (joint)	**近位指節間関節** 指の根元から数えて2番目の関節。 図**TM**［足根中足関節］ ➡P.352

循環器	**PIPD**　【ピーアイピーディー】 ポステリアー インフィリアー パンクリアティック posterior inferior pancreatic デューオーディナール アーテリ duodenal artery	こうかすいじゅうにしちょうどうみゃく **後下膵十二指腸動脈**　胃十二指腸動脈から分岐。 圏AIPD［前下膵十二指腸動脈］　➡P.19
消化器	**PIPS**　【ピーアイピーエス】 パーキュテイニアス percutaneous イントラヒパティク intrahepatic ポートシステミック シャント portosystemic shunt	けいひてきかんじょうみゃくもんみゃくたんらくじゅつ **経皮的肝静脈門脈短絡術**　門脈圧亢進症の治療法のひとつ。経皮的手法により肝内で門脈と静脈の間にバイパスを作る。 圏PHT［門脈圧亢進症］　➡P.269
呼吸器	**PISP**　【ピーアイエスピー】 ペニシリン インセンシティヴ penicillin insensitive ストレプトカッカス *Streptococcus* ニューモウニア *pneumonia*	**ペニシリン低感受性肺炎球菌**　ペニシリンに耐性をもつペニシリン耐性肺炎球菌のうち、ペニシリンGに対する感受性試験結果が0.12～1.0μg/mLの株のもの。 圏PRSP［ペニシリン耐性肺炎球菌］　➡P.285
血液	**PIT**　【ピット】 プラズマ アイアーン ターンオウヴァー レイト plasma iron turnover rate	けっしょうてつこうたいりつ **血漿鉄交替率**　循環血液1dL中に含まれる鉄が、造血細胞や網内系に1日当たりに取り込まれる量。
放射線	**PIXE**　【ピクシー】 パーティクル particle インデュースト エックス レイ induced X ray イミッション emission	りゅうしゆうはつ　エックスせんほうしゃ **粒子誘発X線放射**　静電加速器やサイクロトロンなどにより加速した水素イオンやヘリウムイオンを照射した際に、放出される特性X線を測定することで元素分析する方法。
循環器	**PJC**　【ピージェイシー】 プリマチュアー ジャンクショナル premature junctional コントラクション contraction	ぼうしつけっせつせいきがいしゅうしゅく **房室結節性期外収縮** 同JPC［房室接合部性期外収縮］　➡P.191
消化器	**PK**　【ピーケー】 パンクレアスクレブス Pankreaskrebs＊	すいがん **膵癌**　膵臓にできる癌の総称。症状が出にくいため発見が遅れることが多い。
脳・神経	**PKC**　【ピーケーシー】 パロクシズマル キニーシジェニク paroxysmal kinesigenic コーリオアセトウシス choreoathetosis	ほっさせいうんどうゆうはつせいぶとう **発作性運動誘発性舞踏アテトーゼ**　運動開始時に突然アテトーゼなど不随意運動症状を起こすまれな神経系疾患。
消化器	**PKK**　【ピーケーケー】 パンクレアスコプフクレブス Pankreaskopfkrebs＊	すいとうぶがん **膵頭部癌**　膵臓癌のうち、膵頭部分に癌ができるもの。

＊ドイツ語

脳・神経	**PKN** 【ピーケーエヌ】 パーキンソニズム parkinsonism	パーキンソニズム　手足の震え、筋肉のこわばり、歩行障害など、パーキンソン病によくみられる症状のこと。パーキンソン病以外でも類似の症状を指して用いることがある。
眼	**PKP** 【ピーケーピー】 ペネトレイティング penetrating ケラトプラスティ keratoplasty	全層角膜移植（ぜんそうかくまく いしょく）　角膜移植の手術法のひとつ。5層構造になっている角膜のすべてを新しい角膜と交換する。

図-59 角膜の構造

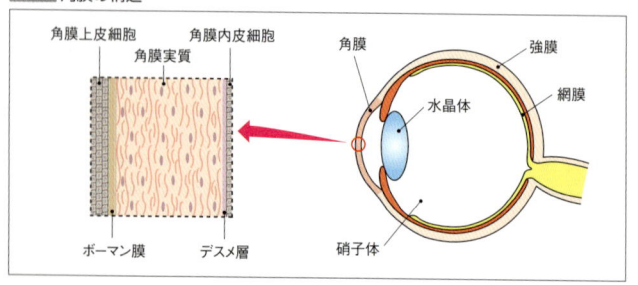

角膜上皮細胞　角膜内皮細胞　角膜実質　角膜　強膜　水晶体　網膜　ボーマン膜　デスメ層　硝子体

小児	**PKU** 【ピーケーユー】 フェニルキートヌリア phenylketonuria	フェニルケトン尿症（にょうしょう）　フェニルアラニンが代謝できず体内に溜まる常染色体劣性遺伝性疾患。子どもの脳の成熟に悪影響を与える。
血液	**PL** 【ピーエル】 プラスミン plasmin	プラスミン　血栓の主成分であるフィブリンを切断するタンパク質分解酵素。
整形	**PLF** 【ピーエルエフ】 パスティリアーラテラル フュージョン posterior-lateral fusion	後外側固定（こうがいそく こてい）　腰椎分離症などに適用される手術法。椎骨を固定し安定化させる。
血液	**Plg** 【ピーエルジー】 プラスミノゲン plasminogen	プラスミノゲン　血栓を分解するはたらきをもつプラスミンの前駆物質。
消化器	**PL(G)E** 【ピーエルジーイー】 プロウティンールーズィング protein-losing ギャストロエンテロパシ gastroenteropathy	蛋白漏出性胃腸症（たんぱくろうしゅつせいいちょうしょう）　アルブミンなどの血漿蛋白が消化管内に過剰に漏れることによって生じる低蛋白血症を主徴とする症候群。

整形	**PLIF**　[ブリフ] ポスティリアー ランバー posterior lumbar インターバディ フュージョン interbody fusion	**後方腰椎椎間固定術**　背中側から椎間板を摘出した後、椎体間を固定する脊椎手術。
整形	**PLL**　[ピーエルエル] ポスティリアー ランジチューディナル リガメント posterior longitudinal ligament	**後縦靱帯**　脊椎椎体の後面に沿って縦走し、脊柱を安定させる靱帯。

図-60 椎体を縦走する靱帯

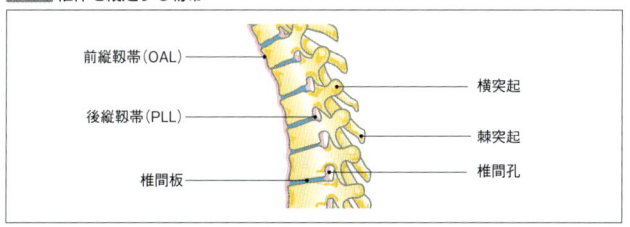

前縦靱帯（OAL）
後縦靱帯（PLL）
椎間板
横突起
棘突起
椎間孔

血液	**PLL**　[ピーエルエル] プロリムフォシティク prolymphocytic ルーキーミア leukemia	**前リンパ球性白血病**　血液中や骨髄中に前リンパ球が過剰に認められる、慢性リンパ性白血病の一種。
脳・神経	**PLPHA**　[ピーエルピーエイチエー] ポストランバー パンクチャー post-lumbar puncture ヘデイクス headaches	**腰椎穿刺後頭痛**　髄液採取などで腰椎穿刺を受けた後に生じる頭痛。髄液の漏れからくる低髄液圧が原因とされる。
救急	**PLS**　[ピーエルエス] プロロングド ライフ サポート prolonged life support	**長期救命装置**　心肺蘇生後に続けて長期の救命処置が必要な場合をいう。
循環器	**PLSVC**　[ピーエルエスブイシー] パーシステント レフト スピリアー persistent left superior ヴィーナ カーヴァ vena cava	**左上大静脈遺残**　出生前、心臓の静脈系の発生において、通常なら退縮するはずの左前主静脈が出生後も残っている状態。
血液	**PL(T)**　[ピーエルティー] プレイトリト platelet	**血小板**　血管の損傷に反応し、出血を止めるはたらきを担う血液成分のひとつ。
消化器	**pm**　[ピーエム] プロパー マスル レイアー proper muscle layer	**固有筋層** 同 **MP**［固有筋層］　➡ P. 226

| 循環器 | **PM**【ピーエム】 ペイスメイカー pacemaker | **ペースメーカー** 心臓の筋肉に電気刺激を送ることで、心臓に適切な拍動を起こす機器。 |

| 脳・神経 | **PM**【ピーエム】 プティマル petit mal* | **小発作**（しょうほっさ） 突然意識を失うが、すぐに回復するてんかんの症状。 |

| アレルギー | **PM**【ピーエム】 ポリマイオシティス polymyositis | **多発性筋炎**（たはつせいきんえん） 手足などの筋肉に原因不明の炎症が生じ、脱力や筋肉痛などの症状が起こる疾病のうち、皮膚筋炎とは異なり、皮疹などの皮膚症状が伴わないもの。 |

| 脳・神経 | **PMA**【ピーエムエー】 プログレッシヴ マスキュラー アトロフィ progressive muscular atrophy | **進行性筋萎縮症**（しんこうせいきんいしゅくしょう） 同PMD［進行性筋ジストロフィー］ ➡P.274 |

| 整形 | **PMA**【ピーエムエー】 プロステティク マンディビュラー アドヴァンスメント prosthetic mandibular advancement | **下顎前方移動スプリント**（かがくぜんぽういどう） 下顎の前方移動により気道を開放する歯科装具を用いた睡眠時無呼吸症候群の治療法。 |

| 呼吸器 | **Pmax**【ピーマックス】 マクシマム エアーウェイ プレッシャー maximum airway pressure | **最高圧**（さいこうあつ） 人工呼吸器における最高気道内圧。設定した気道内圧の最大値を超えるとアラームが作動。 |

| 消化器 | **PMC**【ピーエムシー】 スードメムブラナス コライティス pseudomembranous colitis | **偽膜性腸炎**（ぎまくせいちょうえん） 抗菌薬によって引き起こされる腸炎のひとつ。 |

| 一般 | **PMCT**【ピーエムシーティー】 パーキュテイニアス マイクロウェイヴ コウアギュレイション セラピ percutaneous microwave coagulation therapy | **経皮的マイクロ波凝固療法**（けいひてきはぎょうこりょうほう） 腫瘍に針を刺し、そこからマイクロ波を照射して癌組織を凝固させる癌の治療法。 |

| 循環器 | **PMD**【ピーエムディー】 プライマリ マイオカーディアル ディズィーズ primary myocardial disease | **原発性心筋症**（げんぱつせいしんきんしょう） 心筋症のうち、ほかに原因となる疾患がないもの。 |

| 脳・神経 | **PMD**【ピーエムディー】 プログレッシヴ マスキュラー ディストロフィ progressive muscular dystrophy | **進行性筋ジストロフィー**（しんこうせい） 筋脱力と筋組織の変性を主徴とする進行性の疾患群。 同DMP［進行性筋ジストロフィー］ ➡P.98 同MD［筋ジストロフィー］ ➡P.217 同PMA［進行性筋萎縮症］ ➡P.274 |

＊フランス語

脳・神経	**PME**【ピーエムイー】 progressive myoclonus epilepsy	進行性ミオクローヌスてんかん	身体の一部に筋痙攣が出る不随意運動症を起こすミオクローヌスの症状を伴う、脳の進行性疾患。
循環器	**PMI**【ピーエムアイ】 perioperative myocardial infarction	周術期心筋梗塞	心臓手術中に起こる冠動脈の攣縮やグラフトの閉塞による心筋梗塞。
循環器	**PMI**【ピーエムアイ】 post-myocardial infarction (syndrome)	心筋梗塞後症候群	急性心筋梗塞後2〜11週ころに起こる心膜炎及び心筋障害。ドレスラー症候群ともいう。
脳・神経	**PML**【ピーエムエル】 progressive multifocal leukoencephalopathy	進行性多巣性白質脳症	JCウイルスによって、脳内に多発性の脱髄病変をきたす進行性の脳症。
整形	**PMMA**【ピーエムエムエー】 polymethyl methacrylate	ポリメチルメタアクリル	チタン人工関節と骨とを接着する骨セメントとして利用されているアクリル樹脂。
整形	**PMMC**【ピーエムエムシー】 pectoralis major myocutaneous flap	大胸筋皮弁	胸三角筋部皮弁と並び、舌癌などの頭頸部の癌の術後の再建術に際して活用される有茎筋皮弁。
血液	**PMN**【ピーエムエヌ】 polymorphonuclear leukocyte	多形核白血球	白血球の中でも顆粒球に分類される好中球を指す。
アレルギー	**PMR**【ピーエムアール】 polymyalgia rheumatica	リウマチ性多発筋痛症	原因不明の肩・腰周囲の筋肉痛のほか、血液検査で炎症反応が認められる。
産・婦人	**PMS**【ピーエムエス】 premenstrual syndrome	月経前症候群	排卵から月経までの時期に現れる頭痛やイライラ、うつなどの不快な症状。
栄養	**PN**【ピーエヌ】 parenteral nutrition	静脈栄養 同 PPN［末梢静脈栄養］ ➡ P. 281	

| アレルギー | **PN**【ピーエヌ】
パリアーテリティス ノウドウサ
polyarteritis nodosa | **結節性多発性動脈炎**
同 PAN ［結節性多発性動脈炎］ ➡ P. 256 |

| 腎・泌尿器 | **PN**【ピーエヌ】
パイエロニフライティス
pyelonephritis | **腎盂腎炎** 細菌が下部尿路から上行し、腎盂に入った細菌が腎臓まで達して病変を起こした状態。 |

図-61 腎臓の断面

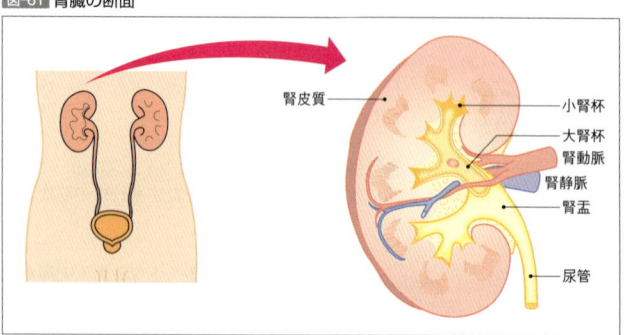

腎皮質／小腎杯／大腎杯／腎動脈／腎静脈／腎盂／尿管

| アレルギー | **PNC**【ピーエヌシー】
パリアーテリティス
polyarteritis
ノドウサ
nodosa
キュタニア
cutanea* | **皮膚結節性多発性動脈炎** 結節性多発性動脈炎のひとつ。皮膚の小動脈で起きた血管炎からくる色素沈着や潰瘍などの皮膚症状がメイン。筋や末梢神経に異常をきたすこともある。
通 PAN ［結節性多発性動脈炎］ ➡ P. 256 |

| 腎・泌尿器 | **PN-cutting**
【ピーエヌカティング】
パーキュテイニアス
percutaneous
ネフロストミカティング
nephrostomy-cutting | **経皮的腎盂尿管移行部切開** 腎盂尿管移行部狭窄や尿管狭窄に対して行われる治療。内視鏡を挿入して、狭窄部を切開し尿の流れを回復させる。 |

| 呼吸器 | **PND**【ピーエヌディー】
パロクシズマル
paroxysmal
ノクターナル ディスプニーア
nocturnal dyspnea | **発作性夜間呼吸困難** 就寝後、急に呼吸困難に陥ること。心不全を起こしていることが多い。 |

＊ラテン語

小児	**PNET**　［ピーネット］ プリミティヴ　primitive ニューロエクトダーマル　テューマー neuroectodermal tumor	原始神経外胚葉腫瘍	小児脳腫瘍のひとつ。大脳から発生し、悪性度が高く、治療も難しいタイプ。
脳・神経	**PNF**　［ピーヌエフ］ プロプリオセプティヴ　proprioceptive ニューロマスキュラー　ファシリテイション neuromuscular facilitation	固有受容体神経筋促進法	神経と筋肉を刺激して、疼痛緩和や消炎作用、筋肉の発達などを促進する治療法で、リハビリとして活用されている。
血液	**PNH**　［ピーヌエイチ］ パロキシズマル　ノクターナル　paroxysmal nocturnal ヒーモグロビヌリア　hemoglobinuria	発作性夜間血色素尿症	血管内溶血を引き起こす造血幹細胞の病気。発作性夜間ヘモグロビン尿症ともいう。
栄養	**PNI**　［ピーヌアイ］ プラグナスティク　ニュートリショナル　インデクス prognostic nutritional index	予後栄養指数	血清アルブミンと末梢血総リンパ球数から算出する、予後の栄養指数。
腎・泌尿器	**PNL**　［ピーヌエル］ パーキュテイニアス　percutaneous ネフロリソトリプシ　nephrolithotripsy	経皮的腎結石除去術	内視鏡を使った結石の治療法のひとつ。内視鏡の先端に取り付けられたレーザーを腎内に挿入し結石を破砕し、取り除く。
脳・神経	**PNP**　［ピーヌピー］ ペリフェラル　ニューロパシー peripheral neuropathy	末梢神経障害	末梢神経に障害が生じた状態をいう。障害の生じる場所によって症状が異なる。
脳・神経	**PNS**　［ピーヌエス］ パラシンパセティク　parasympathetic ナーヴァス　システム　nervous system	副交感神経系	無意識のうちにはたらく自律神経のうち、身体を「休息」方向へ向かわせる神経。 表SNS［交感神経系］　→ P. 331
腎・泌尿器	**PNS**　［ピーヌエス］ パーキュテイニアス　percutaneous ネフロストミー　nephrostomy	経皮的腎瘻造設術	尿管閉塞などで尿が膀胱へ流れなくなった場合に、尿を出すための管を設置する手術。
脳・神経	**PNS**　［ピーヌエス］ ペリフェラル　ナーヴァス　peripheral nervous システム　system	末梢神経系	中枢神経系と並ぶ神経系のひとつで、自律神経系と体性神経系からなる神経系の総称。
一般	**p/o**　［ピーオー］ ポインティド　アウト　pointed out	指摘	カルテに書く際に使われる語。

分類	略語	読み/原語	日本語	説明

一般
po, P.O. 【ピーオー】
パー オス
per os *
経口（けいこう）　口からの投与。

一般
PO 【ピーオー】
ポストアペラティヴ
postoperative
手術後（しゅじゅつご）　手術が終わった後。

呼吸器
PO₂ 【ピーオーツー】
パーシャル プレッシャー オブ アクシジェン
partial pressure of oxygen
酸素分圧（さんそぶんあつ）　気圧のうち、酸素の占める量。

消化器
POA 【ポア】
パンクリアティック アンコフィートル アンティジェン
pancreatic oncofetal antigen
膵癌胎児性抗原（すいがんたいじせいこうげん）　膵癌の腫瘍マーカーとして使われている抗原。

眼
POAG 【ピーオーエージー】
プライマリ オウプンアングル グローコウマ
primary open-angle glaucoma
原発性開放隅角緑内障（げんぱつせいかいほうぐうかくりょくないしょう）　緑内障のひとつの型。眼球内の房水の流れが滞ることで眼圧が上昇し、視神経が圧迫される。

一般
POD 【ポッド】
ポストアペラティヴ デイ
postoperative day
術後日数（じゅつごにっすう）　手術の後、経過した日数のこと。

脳・神経
POEMS 【ポエムス】
パリニューロパシ オーガノメガリ エンドウクリノパシ エムプロウティーン スキン チェインジズ シンドロウム
polyneuropathy, organomegaly, endocrinopathy, M-protein, skin changes (syndrome)
ポエムス症候群（しょうこうぐん）　形質細胞腫のうえに、末梢神経障害、臓器腫大、内分泌異常、皮膚の色素沈着、剛毛、血管腫、骨硬化病変などの症状を起こす症候群のこと。

表-48 ポエムス症候群

P	polyneuropathy	多発ニューロパチー
O	organomegaly	臓器腫大
E	endocrinopathy	内分泌異常
M	M-protein	M蛋白
S	skin changes	皮膚症状

産・婦人
POF 【ポフ】
プリマチュアー オウヴェリアン フェイリャー
premature ovarian failure
早発閉経（そうはつへいけい）　閉経には早い年齢で、卵巣が閉経状態になり月経がなくなること。

＊ラテン語

分類	略語	日本語・解説
脳・神経	**Polio**　[ポリオ] ポリオマイエライティス **polio**myelitis アンテリアー アキュータ anterior acuta＊	きゅうせいかいはくずいえん **急性灰白髄炎**　ポリオウイルス1〜3型による急性運動中枢神経感染症。重症になると麻痺などが起こる。届け出の必要な病気。
一般	**POMR**　[ピーオーエムアール] プラブレム オーリエンティド **p**roblem-**o**riented メディカル リコード **m**edical **r**ecord	もんだいしこうがたしんさつきろく **問題志向型診察記録**　問題志向型システムを実現するための記録の方法で、基礎データだけでなく患者の抱える問題点や解決計画も記載する。 運 **POS**［問題志向型システム］ ➡P.279
外	**PONV**　[ピーオーエヌブイ] ポウストペラティヴ ノージア アンド ヴァミティング **p**ostoperative **n**ausea and **v**omiting	じゅつごおしんおうと **術後悪心嘔吐**　手術や麻酔の後に起こる悪心や嘔吐。
病理	**por**　[ピーオーアール] プアーリー ディファレンシエイティド **p**oorly differentiated アデノカーシノウマ adenocarcinoma	ていぶんかせんがん **低分化腺癌**　腺癌のうち、組織構造の分化があまり進んでいない癌を指す。
眼	**PORN**　[ピーオーアールエヌ] プログレッシヴ アウター **p**rogressive **o**uter レティナル ネクロウシス **r**etinal **n**ecrosis	しんこうせいもうまくがいそうえし **進行性網膜外層壊死**　HIV患者にみられる感染症のひとつ。帯状疱疹ウイルスにより、網膜が壊死する。
一般	**POS**　[ポス] プラブレム オーリエンティド システム **p**roblem-**o**riented **s**ystem	もんだいしこうがたシステム **問題志向型システム**　患者の立場で患者の問題を解決するというスタンスの医療。
脳・神経	**PP**　[ピーピー] ピリオディック パラリシス **p**eriodic **p**aralysis	しゅうきせいししまひ **周期性四肢麻痺**　細胞膜のイオンチャンネルの異常によって、急に全身が脱力する麻痺症状を起こす病気。
血液	**PP**　[ピーピー] プラズマ パーフュージョン **p**lasma **p**erfusion	けっしょうかんりゅう **血漿灌流**　二重膜濾過血漿交換法といわれる血液浄化療法のうち、分離血漿を灌流する吸着方式のもの。
循環器	**PP**　[ピーピー] パルス プレッシャー **p**ulse **p**ressure	みゃくあつ **脈圧**　最高血圧の値から最低血圧を引いた値。
循環器	**PPA**　[ピーピーエー] ピュア プルモネリ アトリージア **p**ure **p**ulmonary **a**tresia	じゅんけいはいどうみゃくへいさ **純型肺動脈閉鎖**　先天性心疾患のひとつで、肺動脈弁が閉鎖したチアノーゼ性の病気。

＊ラテン語

内分泌代謝	**PPAR** 【ピーピーエーアール】 ペルオキシソム peroxisome プロリファレターアクティヴェイティド proliferator-activated リセプター receptor	ペルオキシソーム増殖因子活性化受容体	核内受容体のひとつ。ヒトにはα、β／δ、γのサブタイプが3つある。脂肪細胞のPPAR-γは、抗糖尿病作用があるチアゾリジン誘導体が活性化するターゲット。
一般	**PPC** 【ピーピーシー】 プログレシヴ ペイシェント ケア progressive patient care	段階的患者管理	看護の必要度に応じてその段階ごとに管理するシステム。
精神	**PPD** 【ピーピーディー】 ポウストサイケティク ディプレション postpsychotic depression	精神病後うつ病	統合失調症で、急性期の陽性症状がおさまったときに現れることがあるうつ状態。
一般	**PPD** 【ピーピーディー】 ピュリファイド プロウティーン purified protein デリヴァティヴ オブ テュバーキュリン derivative of tuberculin	精製ツベルクリン	ツベルクリン反応を見る目的で生成された結核菌毒素の抽出蛋白成分のこと。
眼	**PPDR** 【ピーピーディーアール】 プリープロリファレイティヴ preproliferative diabetic ダイアベティク レティノパシ retinopathy	前増殖糖尿病網膜症	糖尿病網膜剥離における初期段階である単純糖尿病網膜症が進行した増殖期網膜症への移行期。
一般	**PPE** 【ピーピーイー】 パーソナル プロテクティヴ personal protective イクウィプメント equipment	個人防護具	医療現場でのウイルスなどの感染防止のために、装着するマスク、エプロン、手袋など。

図-62 個人防護具の着脱

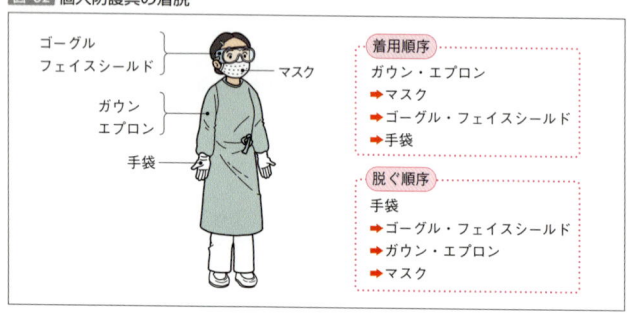

ゴーグル・フェイスシールド
マスク
ガウン・エプロン
手袋

着用順序
ガウン・エプロン
➡マスク
➡ゴーグル・フェイスシールド
➡手袋

脱ぐ順序
手袋
➡ゴーグル・フェイスシールド
➡ガウン・エプロン
➡マスク

消化器	**PPG**【ピーピージー】 パイローラスプリザーヴィング ギャストレクトミ pylorus-preserving gastrectomy	**幽門輪温存胃切除術**	胃癌に対し、胃を切除する方法のひとつ。胃と十二指腸の境目にある筋肉の輪を残すことで、胃の機能を最大限に生かす。
内分泌・代謝	**PPH**【ピーピーエイチ】 パスティアリアー ピチューイタリ ホアーモウン posterior pituitary hormone	**下垂体後葉ホルモン**	神経細胞で作られ、下垂体後葉から分泌されるホルモンで、尿の生成に関わるバソプレシンと子宮収縮に関与するオキシトシンの2つがある。
産婦人	**PPH**【ピーピーエイチ】 ポウストパータム ヘモリジ postpartum hemorrhage	**分娩後出血**	胎児や胎盤の娩出後の出血のこと。問題になるのは500mL以上の場合。
循環器	**PPH**【ピーピーエイチ】 プライマリ プルモネリ ハイパーテンション primary pulmonary hypertension	**原発性肺高血圧症**	肺小動脈に閉塞が起こり、肺動脈の血圧が上がること。原因不明。
産・婦人	**PPHN**【ピーピーエイチエヌ】 パーシステント プルモネリ ハイパーテンション オブ ニューボーン persistent pulmonary hypertension of the newborn	**新生児持続性肺高血圧症**	出生後、肺血管抵抗が高いことによって、肺高血圧が持続している状態を指す。
皮膚	**PPK**【ピーピーケー】 パルモプランター ケラトダーマ palmoplantar keratoderma	**掌蹠角化症**	原因不明の皮膚の壊死。赤い丘疹、膿疱が初期症状で、その後徐々に進行していく。
眼	**PPL**【ピーピーエル】 パーズ プラーナ レンゼクトミ pars plana lensectomy	**経毛様体扁平部水晶体切除術**	白内障の手術のひとつ。水晶体の後ろにある毛様体扁平部から水晶体にメスを入れる。
脳・神経	**PPMS**【ピーピーエムエス】 プライマリ プログレッヴ マルティプル スクリロウシス primary progressive multiple sclerosis	**一次進行型多発性硬化症**	発症後、コンスタントに症状が進むタイプの多発性硬化症。多発性硬化症の患者の約6%を占める。
栄養	**PPN**【ピーピーエヌ】 ペリフェラル パレンテラル ニュートリション peripheral parenteral nutrition	**末梢静脈栄養**	非経腸栄養法のひとつで、点滴で静脈から栄養を補給すること。 同 PN ［静脈栄養］ ➡ P. 275
血液	**PPO**【ピーピーオー】 プレイトリト ペラクスデイス platelet peroxidase	**血小板ペルオキシダーゼ**	急性白血病の病型診断のため、血小板及び骨髄巨核球に特有のPPO反応を見る検査が行われる。

分類	略語	読み・原語	日本語	説明

血液	**PPP**	【スリーピー】 platelet poor plasma	乏血小板血漿	遠心分離器で血小板をある程度除去した血漿のこと。
皮膚	**PPP**	【スリーピー】 pustulosis palmaris et plantaris *	掌蹠膿疱症	手のひらや足の裏に水ぶくれなどが数多くでき、かさぶたになって消失した後も同様の症状が繰り返し起こる慢性の病気。
消化器	**PPPD**	【ピーピーピーディー】 pylorus-preserving pancreatoduodenectomy	幽門輪温存膵頭十二指腸切除	膵頭部の癌などで膵頭十二指腸を切除する際に、胃と十二指腸の境目にある筋肉の輪を残す方法。QOLが比較的保たれる。
脳・神経	**PPRF**	【ピーピーアールエフ】 paramedian pontine reticular formation	傍正中橋網様体	眼球運動に関わる部位。
循環器	**PPS**	【ピーピーエス】 peripheral pulmonary stenosis	末梢性肺動脈狭窄	肺動脈弁性狭窄と並ぶ肺動脈狭窄のひとつ。肺動脈が細いことから起こる。
皮膚	**PPSM**	【ピーピーエスエム】 palmar-plantar-subungual melanoma	掌蹠爪下黒色腫	悪性黒色腫のひとつで、手のひらや足先、爪の下に発生し、予後が悪い。
循環器	**PQ**	【ピーキュー】 PQ time	PQ時間	心電図上で、P波の始まりからQ波の始まりまでの時間をいう。図QRS [QRS波] ➡ P.297
整形	**PQ**	【ピーキュー】 pronator quadratus *	方形回内筋	前腕を回内する筋肉。細かい作業で腕を回内するとき最も緊張する、前腕の前面に張り付いた、平らな四角形の筋肉。
一般	**PQRST**	【ピーキューアールエスティー】 Provocative/palliative factors, Quality, Region/radiation, Severity, Temporal factors	痛みの問診項目	患者の痛みの種類などを総合的に知るため、問診時に聞く項目。

*ラテン語

表-49 痛みの問診項目

P	provocative/palliative factors	痛みを増加させる、あるいは和らげるものは何か
Q	quality	どのような性質の痛みか
R	region/radiation	関連症状はないか
S	severity	痛みの程度はどのくらいか
T	temporal factors	痛みはいつごろからあるのか

眼 | **Pr** [ピーアール] プレスビオピア presbyopia | 老視（ろうし）　加齢によって、近くの物を見るのが不自由になった状態。いわゆる老眼。

病理 | **PR** [ピーアール] パーシャル リスパンス partial response | 部分有効（ぶぶんゆうこう）　癌その他の治療の成果について、「部分的に効果があった」を示す語。裏 PD［進行］ ➡ P.263

循環器 | **PR** [ピーアール] ピーアール インターヴァル PR interval | PR間隔　心房の興奮が心室に伝わるまでの時間。図 QRS［QRS波］ ➡ P.297

循環器 | **PR** [ピーアール] プルモナリ リガージテイション pulmonary regurgitation | 肺動脈弁逆流症（はいどうみゃくべんぎゃくりゅうしょう）　肺高血圧などによって、肺動脈弁がうまく機能せず、血液が逆流すること。

循環器 | **PR** [ピーアール] パルス レイト pulse rate | 脈拍数（みゃくはくすう）　1分間の脈拍数。

血液 | **PRA** [ピーアールエー] プラズマ レニン アクティヴィティ plasma renin activity | 血漿レニン活性（けっしょうレニンかっせい）　血漿中のアンジオテンシン量を調べることで、レニンのはたらきを知る検査。腎血管性高血圧などの診断に有用。

血液 | **PRC** [ピーアールシー] パクトレド セルズ packed red cells | 濃縮赤血球（のうしゅくせっけっきゅう）　輸血用の血液製剤のひとつ。血漿成分や白血球、血小板などを分離して、赤血球だけが濃縮して残った状態のもの。

内分泌代謝 | **PRC** [ピーアールシー] プラズマ レニン カンセントレイション plasma renin concentration | 血漿レニン濃度（けっしょうレニンのうど）　レニンのはたらきをより正確に調べる目的で、血中のレニン濃度を直接測定する検査。

血液	**PRCA**【ピーアールシーエー】 ピュー レド セル pure red cell アプレイジア aplasia	純赤血球形成不全、赤芽球癆　赤血球系のみ造血が障害され貧血を起こす疾患。胸腺腫を伴うことがある。
内分泌・代謝	**PRF**【ピーアールエフ】 プロラクティンリリーシング prolactin-releasing ファクター factor	プロラクチン放出因子　乳汁分泌刺激作用などをもつプロラクチンの放出を促進する物質。PRHと同じ。 同PRH［プロラクチン放出ホルモン］ ➡P. 284
内分泌・代謝	**PRH**【ピーアールエイチ】 プロラクティンリリーシング ホアーモウン prolactin-releasing hormone	プロラクチン放出ホルモン 同PRF［プロラクチン放出因子］ ➡P. 284
消化器	**P ring**【ピー リング】 パイロリック リング pyloric ring	幽門輪　十二指腸につながる胃の出口。 図U［胃上部］ ➡P. 362
眼	**PRK**【ピーアールケー】 フォウトウリフラクティヴ photorefractive ケラテクトミ keratectomy	レーザー屈折矯正角膜切除　レーザー生体内角膜切開術と並ぶ視力矯正手術のひとつ。 連LASIK［レーザー生体内角膜切開術］ ➡P. 196
内分泌・代謝	**PRL**【ピーアールエル】 プロラクティン prolactin	プロラクチン 同MTH［乳腺刺激ホルモン］ ➡P. 231
歯・口腔	**PROG**【ピーアールオージー】 マンディビュラー mandibular プラグナシズム prognathism	下顎前突症　顎変形症のひとつで、下顎が上顎よりも大きく突き出た状態。成長の過程で修正されるため、治療が必要な人は多くない。
産・婦人	**PROM**【プロム】 プリマチュアー ラプチャー オブ premature rupture of メムブレインズ membranes	前期破水　陣痛が起こる前に卵膜が破れて羊水が漏れ出ること。 連EROM［早期破水］ ➡P. 120
産・婦人	**PROST**【プロスト】 プロニュークリアー ステイジ pronuclear stage テューバル トランスファー tubal transfer	前核期胚卵管内移植　生殖補助技術のひとつ。腹腔鏡などで受精卵を卵管内に移植する。 同ZIFT［接合子卵管内移植］ ➡P. 386
眼	**PRP**【ピーアールピー】 パンレティナル panretinal フォウトウコウアギュレイション photocoagulation	汎網膜光凝固　糖尿病性網膜症などの治療法。黄斑部以外の網膜に、数回に分けてレーザーを照射する。

循環器	**PRP** [ピーアールピー] プレッシャー レイト pressure rate プロダクト product	ダブルプロダクト	心拍数と最高血圧を掛け合わせた数値で心臓負荷を見る方法。数値が低い方が心臓の負担が少ないとされる。
呼吸器	**PRSP** [ピーアールエスピー] ペニシリン リジスタント penicillin resistant ストレプトカスク ニューモウニア *Streptococcus pneumoniae*＊	ペニシリン耐性肺炎球菌	肺炎球菌のうち、ペニシリンに耐性のものをいう。
呼吸器	**PRVC** [ピーアールブイシー] プレッシャー レギュレイティド ヴァリュム pressure regulated volume コントロウル ヴェンティレイション control ventilation	圧補正従量式換気	人工呼吸器の換気モード。換気量を一定に保つために、吸気圧の設定が自動的に変動する。
循環器	**PS** [ピーエス] プルモネリ スティノウシス pulmonary stenosis	肺動脈弁狭窄症	肺動脈弁が狭いことによって血液の流れが悪い状態。
腎・泌尿器	**PSA** [ピーエスエー] プラステイト スペシフィク prostate specific アンティジェン antigen	前立腺特異抗原	前立腺から分泌される糖蛋白の一種。前立腺癌のマーカーとして使われる。 表 γ-Sm ［ガンマセミノプロテイン］ ➡ P. 387 連 CaP ［前立腺癌］ ➡ P. 57
腎・泌尿器	**PSA-ACT** [ピーエスエーシーティー] プラステイト スペシフィク アンティジェン prostate specific antigen アルファ アンティカイモウトリプシン カムプレクス α1-antichymotrypsin complex	前立腺特異抗原アンチキモトリプシン複合体	前立腺特異抗原のうち、ACTと結合しているものを指す。
腎・泌尿器	**PSAD** [ピーエスエーディー] プラステイト スペシフィク アンティジェン デンシティ prostate specific antigen density	前立腺特異抗原密度	前立腺特異抗原の密度。PSA値を前立腺体積で割って求める。
腎・泌尿器	**PSAGN** [ピーエスエージーエヌ] ポウストストレプトカルカル アキュート poststreptococcal acute グロメルロニフライティス glomerulonephritis	溶連菌感染後糸球体腎炎	咽頭炎や扁桃炎などの上気道炎後に、糸球体腎炎をきたした状態。 連 GN ［糸球体腎炎］ ➡ P. 146
腎・泌尿器	**PSAV** [ピーエスエーブイ] プラステイト スペシフィク アンティジェン ヴェラシティ prostate specific antigen velocity	前立腺特異抗原年間増加度	前立腺特異抗原の増加速度のこと。
消化器	**PSC** [ピーエスシー] プライマリ スクリロウズィング コウランジァイティス primary sclerosing cholangitis	原発性硬化性胆管炎	肝内・肝外の胆管が障害されて狭窄をきたす原因不明の疾患。

＊ラテン語

| 精神 | **PSD** 【ピーエスディー】
サイコソマティック ディジーズ
psychosomatic disease | 心身症(しんしんしょう) ストレスによって体の不調が起こる病気の総称。胃潰瘍など。 |

表-50 心身症と関連のある主な疾患

神経	片頭痛、自律神経失調症	整形	関節リウマチ
内分泌・代謝	神経性食欲不振症、過食症、肥満症	皮膚	アレルギー性皮膚炎、円形脱毛症
呼吸器	気管支喘息	産・婦人	月経困難症、不妊症
消化器	消化性潰瘍	眼	眼精疲労
循環器	神経性狭心症	耳鼻咽喉	アレルギー性鼻炎、めまい
腎・泌尿器	夜尿症、インンポテンス	口腔	口内炎、顎関節症

| 消化器 | **PSE** 【ピーエスイー】
パーシャル スプレニック エムボリゼイション
partial splenic embolization | 部分的脾動脈塞栓術(ぶぶんてきひどうみゃくそくせんじゅつ) 脾動脈の一部をふさぐことで、門脈圧を下げる治療法。 |

| 一般 | **PSG** 【ピーエスジー】
パリサムノグラフィ
polysomnography | 睡眠ポリグラフィ(すいみん) 睡眠中の脳波や眼球活動、心電図、筋電図、体温などの測定のほか、音声や映像記録なども行う、睡眠障害の検査。 |

| 整形 | **PSIS** 【ピーシス】
パスティリアー スピリアー イリアック スパイン
posterior superior iliac spine | 上後腸骨棘(じょうこうちょうこつきょく) 骨盤の腸骨の上、後ろにあるでっぱり。圓ASIS［上前腸骨棘］ ➡P.32 |

| 一般 | **PSM** 【ピーエスエム】
サイコソマティック メディシン
psychosomatic medicine | 心身医学(しんしんいがく) 身体と精神の両方の面からアプローチして患者を見る医学。 |

| 脳・神経 | **PSMA** 【ピーエスエムエー】
プログレシヴ スパイナル
マスキュラー アトロフィ
progressive spinal muscular atrophy | 進行性脊髄性筋萎縮症(しんこうせいせきずいせいきんいしゅくしょう) 圓SPMA［脊髄性進行性筋萎縮症］ ➡P.333 |

| 皮膚 | **PSO** 【ピーエスオー】
ソライアシス ヴァルガリス
psoriasis vulgaris* | 尋常性乾癬(じんじょうせいかんせん) 炎症性角化症のひとつで、皮膚の乾燥と鱗屑がみられ、強いかゆみを伴う。 |

| 脳・神経 | **PSP** 【ピーエスピー】
プログレシヴ
スープラニュークリアー ポールズィ
progressive supranuclear palsy | 進行性核上性麻痺(しんこうせいかくじょうせいまひ) 進行性の神経の病気。進行が早く、日常の動作ができなくなった後、平均5年弱で寝たきりになるといわれ、さまざまな精神症状も伴う。 |

＊ラテン語

分類	略語	正式名称	意味
循環器	**PSPD**【ピーエスピーディー】 パステリアー スピリアー パンクリアティコデューオディーナル アーテリ posterior superior pancreaticoduodenal artery	後上膵十二指腸動脈	膵臓の動脈枝。胃十二指腸動脈の分岐。図AIPD［前下膵十二指腸動脈］→P.19
皮膚	**PSS**【ピーエスエス】 プログレシブ システミック スクリロウシス progressive systemic sclerosis	全身性進行性硬化症	全身の皮膚と内臓が硬くなる、進行性の難病。
呼吸器	**PSSP**【ピーエスエスピー】 ペニシリン センシティヴ ストレプトカカス ニューモニア penicillin sensitive *Streptococcus pneumoniae*＊	ペニシリン感受性肺炎球菌	肺炎球菌のうちペニシリンに感受性をもつものをいう。
皮膚	**PSST**【ピーエスエスティー】 プレッシャー ソアー pressure sore ステイタス トゥール status tool	褥瘡状態判定用具	皮膚の褥瘡状態を判定するためのもので、13項目について採点し、褥瘡を数値で総合的に判定する。
消化器	**PSTI**【ピーエスティーアイ】 パンクリアティク シクリートリ pancreatic secretory トリプシン インヒビター trypsin inhibitor	膵分泌性トリプシンインヒビタ	膵臓から分泌されるタンパク質でトリプシンの活性調節に関与する。
産・婦人	**PSTT**【ピーエスティーティー】 プラセントル サイト placental site トロフォブラスティク チューマー trophoblastic tumor	胎盤部トロホブラスト腫瘍	妊娠を機に発症する絨毛性疾患のひとつ。着床部の中間型栄養膜細胞の増殖によって子宮内に腫瘍ができる。
呼吸器	**PSV**【ピーエスブイ】 プレッシャー サポート pressure support ヴェンティレイション ventilation	圧支持換気	患者自らが吸気しようとする動作によって吸気が始まり、設定した圧まで吸気圧を維持する換気モード。表CMV［持続強制換気］→P.72
循環器	**PSVT**【ピーエスブイティー】 パロクシズマル paroxysmal スープラヴェントリキュラー タキカーディア supraventricular tachycardia	発作性上室頻拍	心房内や房室接合部付近で、突如興奮が発生し頻脈が起こり、しばらく続いた後、突然止まる。リエントリーが関わる。
精神	**PSW**【ピーエスダブリュー】 サイキアトリク psychiatric ソウシャル ワーカー social worker	精神保健福祉士	精神保健福祉分野のソーシャルワーカーのこと。精神科の医療機関を中心とした医療チームの一員として活動する。国家資格。

＊ラテン語

| 精神 | **Psy** サイカイアトリ psychiatry | 精神科 精神疾患を扱う診療科目。 |

| 一般 | **Pt** [ピーティー] ペイシェント patient | 患者 病気やケガなどにより医師の治療を受ける人。 |

| 一般 | **PT** [ピーティー] フィジィカル セラピ physical therapy, フィジィカル セラピスト physical therapist | 理学療法、理学療法士 病気やケガなどによる運動機能の低下に対し、機能の維持や改善を目的に行う治療法。それを行う人を理学療法士という。 |

| 血液 | **PT** [ピーティー] プロウスラムビン prothrombin タイム time | プロトロンビン時間 血液中の止血に関わるプロトロンビンのはたらきを調べる検査。採取した血液に試薬を入れ何秒で凝固するかを見る。 |

| 循環器 | **PTA** [ピーティーエー] percutaneous トランスルーミナル アンジオプラスティ transluminal angioplasty | 経皮的経管血管形成術 血管にバルーンカテーテルを入れ、血管の細くなった箇所で膨らませて血管を拡張させる方法。 |

| 循環器 | **PTAC** [ピーティーエーシー] パーキュテイニアス トランスルミナル percutaneous transluminal エイオーティク コミシュロトミ aortic commissurotomy | 経皮的バルーン大動脈弁切開術 病巣をバルーンを用いて切開する大動脈弁狭窄症の手術。 |

| 消化器 | **PTAD** [ピータッド] パーキュテイニアス トランスヒパティク percutaneous transhepatic アブセス ドレイニジ abscess drainage | 経皮的経肝膿瘍ドレナージ
同 PTBD［経皮経肝胆道ドレナージ］ ➡ P. 288 |

| 整形 | **PTB** [ピーティービー] パテラー テンドン patellar tendon ベアリング bearing | 膝蓋腱支持 膝蓋骨のすぐ下の膝蓋腱とその周辺部分で荷重を受けるしくみのこと。義肢やギプス包帯、ギプスなどで使われる方式。 |

| 消化器 | **PTBD** [ピーティービーディー] パーキュテイニアス percutaneous トランスヒパティク transhepatic ビリエリ ドレイニジ biliary drainage | 経皮経肝胆道ドレナージ 皮膚から肝臓経由で胆管にステントを挿入し、体外に胆汁を流す方法。
同 PTAD［経皮的経肝膿瘍ドレナージ］ ➡ P. 288
同 PTCD［経皮経肝胆道ドレナージ］ ➡ P. 289 |

消化器	**PTC** [ピーティーシー] パーキュテイニアス トランスヒパティク percutaneous transhepatic コウランジオグラフィ cholangiography	経皮経肝胆道造影法　皮膚から肝臓内の胆管に針を挿入し造影剤を注入後、X線撮影し胆道を検査すること。
循環器	**PTCA** [ピーティーシーエー] パーキュテイニアス トランスルーミナル percutaneous transluminal コロナリ アンジオプラスティ coronary angioplasty	経皮経管冠動脈形成術　大腿動脈や上腕動脈からカテーテルを挿入し、冠動脈の狭窄部位を広げる手術。
消化器	**PTCC** [ピーティーシーシー] パーキュテイニアス トランスヒパティク percutaneous transhepatic コウシストグラフィ cholecystography	経皮経肝胆嚢造影　皮膚から肝臓を通り胆嚢に針を挿入し造影剤を注入後、X線撮影して検査すること。
消化器	**PTCD** [ピーティーシーディー] パーキュテイニアス トランスヒパティク percutaneous transhepatic コウランジオドレイニジ cholangiodrainage	経皮経肝胆道ドレナージ 同**PTBD**［経皮経肝胆道ドレナージ］ ➡ P.288
消化器	**PTCL** [ピーティーシーエル] パーキュテイニアス トランスヒパティク percutaneous transhepatic コウランジオスコピク リソトミ cholangioscopic lithotomy	経皮経肝胆道鏡切石術　肝内結石症の治療法のひとつ。経皮経肝的に内視鏡を挿入し、結石を摘出・除去する。
循環器	**PTCR** [ピーティーシーアール] パーキュテイニアス トランスルーミナル percutaneous transluminal コロナリ リーカナリゼイション coronary recanalization	経皮経管冠動脈血栓溶解術　急性心筋梗塞の治療法。カテーテルを使って冠動脈内に血栓を溶かす薬を流し込み、血流を回復させる。
循環器	**PTCRA** [ピーティーシーアールエー] パーキュテイニアス トランスルーミナル percutaneous transluminal コロナリ ロウテイショナル アセレクトミ coronary rotational atherectomy	ロータブレーター　動脈硬化を起こした冠動脈の病巣を削り取るための高速回転のドリル。先端にダイヤモンド粒子が埋め込まれている。

図-63 ロータブレーターを使った手術

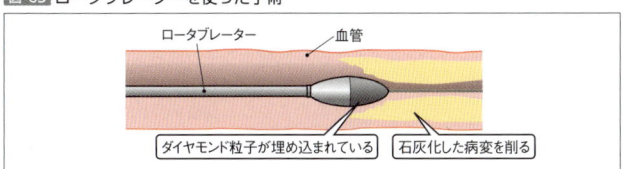

消化器	**PTCS**　【ピーティーシーエス】 パーキュテイニアス トランスヒパティク percutaneous transhepatic コウランジオスコピ cholangioscopy	経皮経肝胆管内視鏡検査　経皮経肝的に胆道に内視鏡を挿入して行う胆管内の検査。
救急	**PTD**　【ピーティーディー】 プリヴェンタブル トラウマ preventable trauma デス death	防げ得る外傷死　外傷で亡くなった人のうち、適切な処置を受けていたら助かったとされる人のこと。
呼吸器	**PTE**　【ピーティーイー】 プルモネリ スランボエムボリズム pulmonary thromboembolism	肺血栓塞栓症　同 PE［肺塞栓］　➡ P. 265
消化器	**PTEG**　【ピーティーイージー】 パーキュテイニアス トランスイサファジアル percutaneous transesophageal ギャストロチュービング gastro-tubing	経皮的経食道胃管挿入術　首の付け根に穴を開け、食道から管を入れて栄養を送り込む経管経腸栄養法。
眼	**ptery.**　【ピーティーイーアールワイ】 テリジアム pterygium	翼状片　結膜組織が増殖し、角膜に進入してくる結膜の病気。
消化器	**PTGBD**　【ピーティージーピーディー】 パーキュテイニアス トランスヒパティク percutaneous transhepatic ゴールブラダー ドレイニジ gallbladder drainage	経皮経肝胆嚢ドレナージ　胆嚢結石や胆嚢管の閉塞の治療として、皮膚から肝臓を通り胆嚢を穿刺して内容物を排出すること。
内分泌・代謝	**PTH**　【ピーティーエイチ】 パラサイロイド ホアーモウン parathyroid hormone	副甲状腺ホルモン　副甲状腺から分泌されるホルモンで、血液中のカルシウム濃度の調節に関わっている。
消化器	**PTH**　【ピーティーエイチ】 ポウストトランスフュージョン post-transfusion ヘパタイティス hepatitis	輸血後肝炎　輸血用血液中にあるB型肝炎ウイルス（HBV）やC型肝炎ウイルス（HCV）によって、術後発症する肝炎。
内分泌・代謝	**PTHrP**　【ピーティーエイチアールピー】 パラサイロイド ホアーモウン parathyroid hormone- リレイティド プロテイーン related protein	副甲状腺ホルモン関連蛋白　癌が作り出す副甲状腺ホルモンに似たタンパク質。高カルシウム血症の原因のひとつ。

血液	**PT-INR** [ピーティーアイエヌアール] プロウスラムビン タイム prothrombin time: インターナショナル ノーマライズド レイショウ International Normalized Ratio	プロトロンビン時間国際標準化比	血液凝固機能を示すもので、抗凝固薬（ワルファリン）の投与量を決めるために使用する。
循環器	**PTMC** [ピーティーエムシー] パーキュテイニアス トランスヴィーナス percutaneous transvenous マイトラル コミシュロトミ mitral commissurotomy	経皮経静脈的僧帽弁交連切開術	弁膜症の経皮的治療のひとつ。カテーテルの先端に付けた風船を僧帽弁のところでふくらませて、弁の狭窄を解消する。
消化器	**PTO** [ピーティーオー] パーキュテイニアス percutaneous トランスヒパティック オブリテレイション transhepatic obliteration	経皮経肝的塞栓術	食道や胃の静脈瘤に際して、経皮経肝的に管を挿入し、血液が瘤に届かないよう塞栓物質で遮断する治療法。
消化器	**PTP** [ピーティーピー] パーキュテイニアス percutaneous トランスヒパティック ポートグラフィ transhepatic portography	経皮経肝的門脈造影	エコーガイドのもと、肝内門脈に穿刺して造影剤を注入し、X線で撮影する検査。
一般	**PTP** [ピーティーピー] プレス スルー press through パク pack	圧出包装	錠剤形のくぼみのあるプラスチックのシートに薬を入れ、アルミニウムで蓋をしたもの。押し出して取り出す。
消化器	**PTPC** [ピーティーピーシー] パーキュテイニアス トランスヒパティック percutaneous transhepatic ポートル キャセテリゼイション portal catheterization	経皮的経肝門脈カテーテル法	インスリノーマの局在を見るために、カテーテルを用いて門脈血を採取し、インスリン濃度を測定する方法。
消化器	**PTPE** [ピーティーピーイー] パーキュテイニアス トランスヒパティック percutaneous transhepatic ポートル エムボリゼイション portal embolization	経皮的経肝門脈塞栓術	肝切除の前に、切除する門脈にカテーテルを使用して塞栓物質を詰めること。
脳・神経	**PTR** [ピーティーアール] パテララー テンドン patellar tendon リーフレクス reflex	膝蓋腱反射	膝蓋骨の下にある腱を叩くと膝関節が伸展する反射のこと。

腎・泌尿器	**PTRA** 【ピーティーアールエー】 パーキュテイニアス トランスルーミナル percutaneous transluminal リーナル アンジオプラスティ renal angioplasty	<ruby>経皮的経管腎血管形成術<rt>けいひてきけいかんじんけっかんけいせいじゅつ</rt></ruby>　腎動脈狭窄の治療法のひとつ。血管内にバルーンカテーテルを入れ、血管の細くなった箇所で膨らませて、血管を拡張させる。
精神	**PTSD** 【ピーティーエスディー】 ポストトラウマティク post-traumatic ストレス ディスオーダー stress disorder	<ruby>心的外傷後<rt>しんてきがいしょうご</rt></ruby><ruby>ストレス性障害<rt>せいしょうがい</rt></ruby>　精神的に大きな負担となるような出来事によって、それ以降、不眠、幻聴、集中力の低下などを起こすようになること。
循環器	**PTSMA** 【ピーティーエスエムエー】 パーキュテイニアス トランスルーミナル percutaneous transluminal セプタル マイオカーディアル アブレイション septal myocardial ablation	<ruby>経皮的中隔心筋焼灼術<rt>けいひてきちゅうかくしんきんしょうしゃくじゅつ</rt></ruby>　心臓カテーテルによる閉塞型肥大心筋症の治療法。カテーテルからエタノールを注入して病巣部を壊死させる。
血液	**PTT** 【ピーティーティー】 パーシャル スロムボプラスティン partial thromboplastin タイム time	<ruby>部分<rt>ぶぶん</rt></ruby>トロンボプラスチン<ruby>時間<rt>じかん</rt></ruby>　血漿が固まるまでの時間をはかることで、血液凝固機能を調べる検査。最近は精度のよいAPTTが主流。**関APTT**[活性化部分トロンボプラスチン時間] ➡P. 29
内分泌・代謝	**PTX** 【ピーティーエクス】 パラサイロイデクトミ parathyroidectomy	<ruby>副甲状腺摘出術<rt>ふくこうじょうせんてきしゅつじゅつ</rt></ruby>　二次性副甲状腺機能亢進症などの患者の副甲状腺を摘出する手術。**関SHP**[二次性副甲状腺機能亢進症] ➡P. 325

図-64 副甲状腺

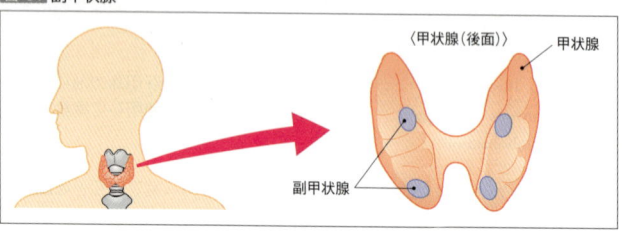

〈甲状腺(後面)〉
甲状腺
副甲状腺

呼吸器	**PTX** 【ピーティーエクス】 ニューモソーラクス pneumothorax	<ruby>気胸<rt>ききょう</rt></ruby>　肺から空気が漏れて胸腔内に空気が貯留し、肺が虚脱してしまった状態。

分野	略語	日本語	説明
消化器	**PUD** 【ピーユーディー】 ペプティック アルサー ディズィーズ peptic ulcer disease	消化性潰瘍	胃潰瘍や十二指腸潰瘍など、自身の胃酸や消化酵素によってできた潰瘍。
薬理	**PUFA** 【ピーユーエフエー】 ポリアンサチュレイティッド ファティ アシッド polyunsaturated fatty acid	多価不飽和脂肪酸	不飽和脂肪酸のひとつで、成長に必要なもの。ドコサヘキサエン酸など。
歯・口腔	**PuL** 【プル】 パルパイティス pulpitis	歯髄炎	歯髄神経と血管が通っている歯髄が炎症を起こした状態。痛みやしみるなどの自覚症状で発覚する。
産・婦人	**PUPPP** 【パップ】 プルーライティク アーティケリアル パピュールズ アンド プラクス オブ プレグナンシー pruritic urticarial papules and plaques of pregnancy	妊娠性瘙痒性蕁麻疹様丘疹兼局面症	妊娠中の蕁麻疹のうち、妊娠後期に腹部に出るものをいう。原因不明で、1回目の妊娠時にみられることが多い。
腎・泌尿器	**PUV** 【ピーユーブイ】 パスティアリアー ユリスラル ヴァルヴ posterior urethral valve	後部尿道弁	尿道の前後部の接合の不都合で、後部尿道の後壁に薄い膜ができること。排尿障害のほか、尿路感染などを起こしやすくなる。
皮膚	**PUVA therapy** 【プバ セラピ】 ソラレン アルトラヴァイオリト エー セラピ psoralen ultraviolet A therapy	ソラレン紫外線療法	PUVA療法ともいわれる乾癬などの治療法。紫外線を取り込みやすくするソラレンを使用し、長波紫外線を照射する。
皮膚	**PV** 【ピーブイ】 ペムフィガス ヴルガリス pemphigus vulgaris *	尋常性天疱瘡	自己免疫性の疾患である天疱瘡の1つの型。口腔粘膜の症状が目立ち、治りにくい。
血液	**PV** 【ピーブイ】 パリサイシーミア ヴェーラ polycythemia vera	真性多血症	低酸素環境など明らかな原因がないのに、赤血球数が増加する血液疾患。
循環器	**PV** 【ピーブイ】 ポートル ヴェイン portal vein	門脈	消化器や脾臓からの血液を肝臓に送り込む静脈。 図 CBD［総胆管］ ➡ P. 58
循環器	**PVC** 【ピーブイシー】 プリマチュアー ヴェントリキュラー コントラクション premature ventricular contraction	心室期外収縮	不整脈のひとつ。本来の拍動より速く、心室側で活動が始まることで起こる。 同 VPC［心室性期外収縮］ ➡ P. 378 表 APB［心房性期外収縮］ ➡ P. 26

*ラテン語

呼吸器	**PvCO₂** 【ピーブイシーオーツー】 パーシャル プレッシャー オブ ミクスト ヴィーナス カーボン ダイアオキサイド **p**artial **p**ressure of mi**x**ed **v**enous **c**arbon di**ox**ide	混合静脈血二酸化炭素分圧　混合静脈内の二酸化炭素分圧。
眼	**PVD** 【ピーブイディー】 ポステリアー ヴィトリアス ディタチメント **p**osterior **v**itreous **d**etachment	後部硝子体剥離　加齢などによって硝子体が変性し、網膜からはがれること。
脳・神経	**PVG** 【ピーブイジー】 ニューモベントリキュログラフィ **p**neumo**v**entriculo**g**raphy	気体脳室造影　脳室を撮影する検査。腰椎穿刺法で脳脊髄液内に気体を注入して行う。今はあまり行われていない。
脳・神経	**PVH** 【ピーブイエイチ】 ペリヴェントリキュラー ハイパーインテンシティ **p**eri**v**entricular **h**yperintensity	傍脳室高信号　MRIのT2強調画像において、脳室周囲で高信号を示すこと。
小児	**PVL** 【ピーブイエル】 ペリヴェントリキュラー ルーコウマラシア **p**eri**v**entricular **l**eukomalacia	脳室周囲白質軟化症　早期低出生体重児にみられる虚血性脳障害。脳血管が未熟で脳室の周辺に酸素がいきわたらないことによる。
脳・神経	**PVL** 【ピーブイエル】 ペリヴェントリキュラー ルーセンシ **p**eri**v**entricular **l**ucency	脳室周囲低吸収域　CTスキャンでよくみられる、脳室の周囲に淡い低吸収域がある状態。
脳・神経	**PVN** 【ピーブイエヌ】 パラヴェントリキュラー ニュークリアリス **p**ara**v**entricular **n**ucleus	傍室核　視床下部にあって、内分泌系と自律神経系の両方に関わる核。
呼吸器	**PvO₂** 【ピーブイオーツー】 パーシャル プレッシャー オブ ミクスト ヴィーナス アクシジェン テンション **p**artial **p**ressure of mi**x**ed **v**enous **o**xygen tension	混合静脈血酸素分圧　混合静脈内の酸素分圧。
循環器	**PVP** 【ピーブイピー】 ペリフェラル ヴィーナス プレッシャー **p**eripheral **v**enous **p**ressure	末梢静脈圧　末梢静脈の静脈圧のこと。
消化器	**PVP** 【ピーブイピー】 ポートル ヴェイン プレッシャー **p**ortal **v**ein **p**ressure	門脈圧　門脈内の血圧。高ければ門脈圧亢進症で肝臓の疾患を疑う。
脳・神経	**PVP** 【ピーブイピー】 パステロヴェントラル パリドトミー **p**ostero**v**entral **p**allidotomy	後腹側淡蒼球破壊術　パーキンソン病に対して行う手術。大脳の深部にある神経核である後腹側淡蒼球を破壊することで、最大数年間症状が軽減される。

泌尿器	**PVR** [ピーブイアール] ポストヴォイド リズィジュアル postvoid residual	<ruby>排尿後残尿<rt>はいにょうござんにょう</rt></ruby> 排尿後、膀胱に残っている尿量。 同 RU [残尿量] ➡ P. 313
眼	**PVR** [ピーブイアール] プロリフェレイティヴ proliferative ヴィトリオレティノパシ vitreoretinopathy	<ruby>増殖硝子体網膜症<rt>ぞうしょくしょうしたいもうまくしょう</rt></ruby> 糖尿病網膜症が悪化し、視野欠損や急激な視力の低下など症状が起きていること。 運 DR [糖尿病網膜症] ➡ P. 101
整形	**PVS** [ピーブイエス] ピグメンティド pigmented ヴィロノデュラー シノヴァイティス villonodular synovitis	<ruby>色素性絨毛結節性滑膜炎<rt>しきそせいじゅうもうけっせつせいかつまくえん</rt></ruby> 関節の滑膜組織が異常増殖する病気で、膝関節に多くみられる。良性。
消化器	**P-V shunt** [ピーブイ シャント] ペリトニーオヴィーナス シャント peritoneo-venous shunt	<ruby>腹腔静脈短絡術<rt>ふっくうじょうみゃくたんらくじゅつ</rt></ruby> 難治性の腹水に対する治療法。腹腔と静脈をシャントする。
循環器	**PVT** [ピーブイティー] パロクシズマル ヴェントリキュラー paroxysmal ventricular タキカーディア tachycardia	<ruby>発作性心室頻拍<rt>ほっさせいしんしつひんぱく</rt></ruby> 心室期外収縮などを引き金に突如、心室内に異常興奮が発生し、一定時間続く心室性頻脈が起こること。
消化器	**PVT** [ピーブイティー] ポータル ヴェイン スラムボウシス portal vein thrombosis	<ruby>門脈血栓症<rt>もんみゃくけっせんしょう</rt></ruby> 門脈の血管内に血栓ができた状態。
消化器	**PVTT** [ピーブイティーティー] ポータル ヴェイン トウタル スランバス portal vein total thrombus	<ruby>門脈内腫瘍栓<rt>もんみゃくないしゅようせん</rt></ruby> 進行した肝細胞癌が門脈に入り込んだ状態。
整形	**PWB** [ピーダブリュービー] パーシャル ウェイト ベアリング partial weight bearing	<ruby>部分荷重<rt>ぶぶんかじゅう</rt></ruby> 体重の一部をかけること。骨折の後などに加重をコントロールするときの用語。
整形	**PWC** [ピーダブリューシー] フィズィカル ワーキング キャパシティ physical working capacity	<ruby>身体作業能力<rt>しんたいさぎょうのうりょく</rt></ruby> 運動中の心拍数と酸素の摂取量で持久性を予測するもの。
脳 神経	**PWI** [ピーダブリューアイ] パーフュージョンウェイドイミジ perfusion-weighed image	<ruby>灌流強調画像<rt>かんりゅうきょうちょうがぞう</rt></ruby> MRI画像のひとつで、造影剤を注入し脳内の血流を診断する。
循環器	**PWV** [ピーダブリューブイ] パルス ウェイヴ ヴィラシティ pulse wave velocity	**(大動脈)**<ruby>脈波速度<rt>みゃくはそくど</rt></ruby> 脈が伝わる速度。動脈が硬くなると速度が速くなるとされ、動脈の硬化の測定に使用される。

一般	**Px**【ピーエクス】 パスト ヒストリ past history	**既往歴** 同 PH［既往歴］ ➡ P. 268
皮膚	**PXE**【ピーエクスイー】 スードウサントーマ pseudoxanthoma エラスティクム elasticum*	**弾力線維性仮性黄色腫** 弾力線維が異常をきたし、皮膚の黄色の丘疹、網膜の色素線条、血管の変性による全身の症状などが出る。遺伝性。
腎・泌尿器	**PZ**【ピーズィー】 ペリフェラル peripheral ゾウン zone	**（前立腺）辺縁領域** 前立腺の外側にある外腺のこと。前立腺を3つに分けて考えるときの名称で辺縁ゾーンとも呼ばれ、癌のできやすい部位。

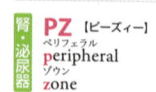

図-65 前立腺癌の発生部位

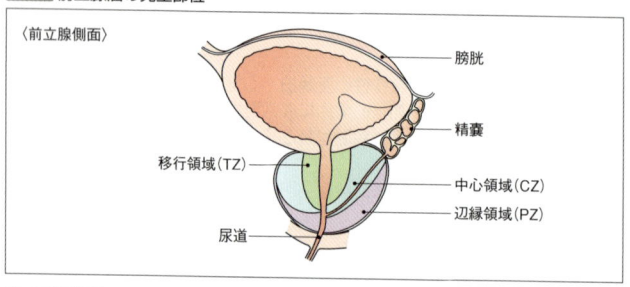

〈前立腺側面〉

移行領域（TZ）
中心領域（CZ）
辺縁領域（PZ）
膀胱
精嚢
尿道

産・婦人	**PZD**【ピーズィーディー】 パーシャル ゾウナ partial zona ディセクション dissection	**透明帯切開** 生殖補助医療のひとつである孵化補助法の中で行われる技術。精子が受精しやすいよう、卵細胞膜の外側の透明帯を切開すること。
薬理	**PZI**【ピーズィーアイ】 プロタミーン ズィンク protamin zinc インスリン insulin	**プロタミン亜鉛インスリン** インスリン製剤のひとつ。魚の精子から抽出した蛋白や亜鉛を加えることで、作用する時間が長くなったもの。

Q

腎・泌尿器	**Q**【キュー】 ユリネリ フロウ レイト (urinary) flow rate	**尿流率** 秒当たりの排尿量。mL/s で表す。前立腺肥大の診断の補助として活用。
腎・泌尿器	**Qave**【キューアベ】 アヴェリジ ユリネリ フロウ レイト average urinary flow rate	**平均尿流率** 単位時間当たりの尿量。排尿量÷排尿時間。

＊ラテン語

血液	**QB** 【キュービー】 ブラッド フロウ レイト blood flow rate	血液流量	血液の流れる量。
一般	**QOL** 【キューオーエル】 クァリティ オブ ライフ quality of life	生活の質	生活をしていくうえでその人自身が感じる満足度や充実度。
呼吸器	**QP/QS** 【キューピーキューエス】 レイシオウ オブ プルモナリー トゥー ratio of pulmonary to システミク ブラッド フロウ systemic blood flow	肺・体血流比	肺へいく血量と体へいく血流量の比。心臓手術の適応を判断するのに使われる。
循環器	**QRS** 【キューアールエス】 キューアールエス ウェイヴ QRS wave	QRS波	心室の興奮を表す心電図の波形。

図-66 心電図の基本波形

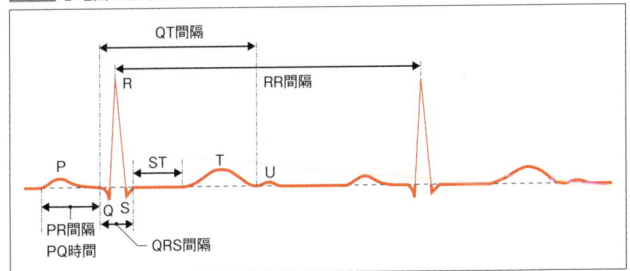

（QT間隔、R、RR間隔、P、ST、T、U、Q、S、PR間隔、QRS間隔、PQ時間）

脳・神経	**QSART** 【キューエスエーアールティー】 クァンティテイティヴ スードモーター quantitative sudomotor アクソン リフレクス テスト axon reflex test	定量的軸索反射性発汗試験	アセチルコリンで満たされた電極を手首と脚に置き、汗腺を刺激して発汗量を調べる。自律神経の機能を見るのに用いる。
呼吸器	**Q̇s/Q̇T** 【キューエスキューティー】 ライト トゥー レフト シャント レイシオウ right to left shunt ratio	肺内シャント率	肺を流れる血液のうち、ガス交換を受けないで左室へ流れ込む割合。
循環器	**Q̇t** 【キューティー】 トウタル ブラッド フロウ total blood flow	心拍出量 同 CO［心拍出量］ ➡P.73	

| 循環器 | **QT**【キューティー】 キューティー インターヴァル **QT interval** | **QT間隔** 心電図上で、Q波の始めからT波の終わりまでの時間。心室筋が興奮し始めてから終了するまでの時間をいう。図 QRS ［QRS波］ ➡ P. 297 |

R

| 一般 | **R,[Rp]**【アール アールピー】 レシピー **recipe** | **処方** 処置の方法。 |

| 呼吸器 | **R**【アール】 レスピレイション **respiration** | **呼吸** 生物が体内に酸素を取り込み炭酸ガスを排出すること。 |

| 呼吸器 | **R**【アール】 レスピラトリー イクスチェインジ レイシオ **respiratory exchange ratio** | **呼吸商** 同 RQ ［呼吸商］ ➡ P. 310 |

| 消化器 | **R15ICG**【アール アイシージー】 アイシージー リテンション **ICG retention** レイト アト ミニッツ **rate at 15 minutes** | **15分停滞率** 肝機能を見る血液検査。静脈にICGを注射し、15分後に残っている量を調べる。高い値なら肝機能の低下が疑われる。 |

| 消化器 | **Ra**【アールエー】 レクタム アバヴ **rectum above** ザ ペリトニーアル リフレクション **the peritoneal reflection** | **上部直腸** 直腸部分のうち、第2仙椎下縁の高さより腹膜反転部までを指す。直腸S状部と下部直腸の間。図 A ［上行結腸］ ➡ P. 3 |

| 血液 | **RA**【アールエー】 リフラクトリ アニーミア **refractory anemia** | **不応性貧血** 異髄異形成症候群のひとつで、難治性貧血。表 MDS ［骨髄異形成症候群］ ➡ P. 218 |

| アレルギー | **RA**【アールエー】 ルーマトイド アースライティス **rheumatoid arthritis** | **(慢性)関節リウマチ** 関節の炎症によって、関節が変形する自己免疫疾患。全身症状が伴うことも多く、QOLが低下する。 |

| 循環器 | **RA**【アールエー】 ライト エイトリアム **right atrium** | **右心房** 静脈血を右室に送るはたらきを担っている。図 LV ［左室］ ➡ P. 209 連 LA ［左心房］ ➡ P. 194 |

| 内分泌・代謝 | **RAA**【アールエーエー】 リーニンアンジオテンシン **renin-angiotensin-** アルドステロウン **aldosterone** | **レニン・アンジオテンシン・アルドステロン（系）** レニンがアンジオテンシンⅠに作用し、アンジオテンシンⅡがアルドステロン分泌を刺激することで、血圧と体液量を調節するしくみ。 |

QT~RAA / RAD~RALS

循環器 | **RAD** [アールエーディー] | **右軸偏位（うじくへんい）** 心電図で心臓の電気軸が右軸寄りの状態。右室が肥大したときに現れることが多い。
ライト アクシス ディーヴィエイション
right axis deviation
関LAD［左軸偏位］ ➡P.194

放射線 | **Rad Dx** [ラドディーエクス] | **放射線学的診断（ほうしゃせんがくてきしんだん）** 放射線を利用した検査による診断の総称。X線撮影、CTなどを指す。
レイディオロジカル ダイアグノウシス
radiological diagnosis

血液 | **RAEB** [ラエブ] | **芽球増加型不応性貧血（がきゅうぞうかかたふおうせいひんけつ）** 骨髄異形成症候群のひとつ。芽球が増加しているタイプ。
リフラクトリ アニーミア ウィズ イクセス オブ ブラスツ
refractory anemia with excess of blasts
表MDS［骨髄異形成症候群］ ➡P.218

血液 | **RAEB-T** [ラエブティー] | **移行型芽球増加型不応性貧血（いこうがたがきゅうぞうかかたふおうせいひんけつ）** 骨髄異形成症候群のひとつのうち、白血病に移行しつつある状態。
アールエービー イン トランスフォーメイション
RAEB in transformation
表MDS［骨髄異形成症候群］ ➡P.218

腎・泌尿器 | **RAG** [ラグ] | **腎動脈造影（じんどうみゃくぞうえい）** 腎動脈に造影剤を注入し、X線で撮影する検査。腎癌、腎動脈狭窄などの診断に使われる。
リーナル アーティリオグラフィ
renal arteriography

循環器 | **RAH** [アールエーエイチ] | **右房肥大（うぼうひだい）** 右心房が肥大した状態。X線や心電図で検査。
ライト エイトリアル ハイパートロフィ
right atrial hypertrophy

アレルギー | **RAHA** [ラハ] | **関節リウマチ凝集試験（かんせつリウマチぎょうしゅうしけん）** 血液中のリウマトイド因子の有無を調べる関節リウマチの血液検査のひとつで、ヒツジ赤血球を用いる。最近はあまり使われない。
ルーマトイド アースライティス ヒーマグルーティネイション
rheumatoid arthritis hemagglutination
関RF［リウマトイド因子］ ➡P.304

内分泌・代謝 | **RAIU** [ライユ] | **放射性ヨード摂取試験（ほうしゃせいヨードせっしゅしけん）** 検査用の放射性ヨードを服用し、甲状腺に取り込まれる量を調べる。バセドウ病など甲状腺の疾患の診断に使われる。
レイディオアクティヴ アイオダイン アプテイクテスト
radioactive iodine uptake (test)

放射線 | **RALS** [ラルス] | **遠隔操作式後装填法（えんかくそうさしきこうそうてんぽう）** 癌の治療法のひとつ。放射線を出す物質を体内に挿入し、直接病巣部に照射する治療法。
リモウトリ コントロウルド アフターロウディング システム
remotely controlled after-loading system

| 整形 | **RAO**【アールエーオー】ロウテイショナル アセタビュラー アスティアトミ rotational acetabular osteotomy | **寛骨臼回転骨切り術**　臼蓋形成不全によって起きた変形性股関節症の治療法。臼蓋を丸くくり抜き回転させ、股関節を再建する。 |

図-67 寛骨臼回転骨切り術の方法

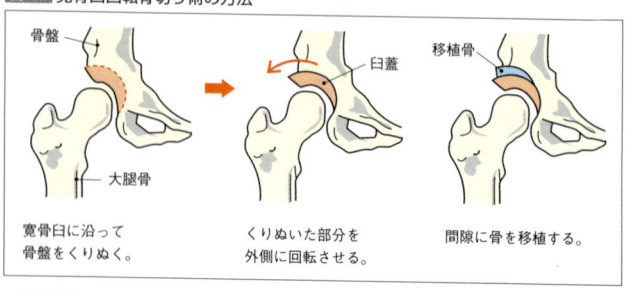

骨盤／大腿骨
寛骨臼に沿って骨盤をくりぬく。 → くりぬいた部分を外側に回転させる。 → 臼蓋／移植骨　間隙に骨を移植する。

循環器	**RAP**【ラップ】ライト エイトリアル プレッシャー right atrial pressure	**右房圧**　右心カテーテルで測定。平均圧は2〜8mmHg。
アレルギー	**RAPA**【ラパ】ルーマトイド rheumatoid アースライティス パーティクル arthritis particle アグルーティネイション テスト agglutination test	**リウマトイド因子粒子凝集法**　血液中のリウマトイド因子の有無を調べる関節リウマチの血液検査のひとつ。ブタ・ゼラチン粒子を用いる。RAHAにかわって使われるようになった。 **連RF**［リウマトイド因子］→P. 304
眼	**RAPD**【アールエーピーディー】レラティヴ アフェレント relative afferent ピュピラリ ディフェクト pupillary defect	**相対的入力瞳孔反射異常**　健常な瞳孔、異常のある瞳孔と順に光を当て、異常のある瞳孔が収縮後に散瞳すること。視神経の軽い障害が判別できる。
血液	**RARS**【ラルス】リフラクトリ アニーミア ウィズ refractory anemia with リングド シデロブラスツ ringed sideroblasts	**鉄芽球性貧血**　骨髄異形成症候群のひとつで、環状鉄芽球がみられるタイプ。 **表MDS**［骨髄異形成症候群］→P. 218
腎・泌尿器	**RAS**【ラス】リーナル アーテリ スティノウシス renal artery stenosis	**腎動脈狭窄**　腎動脈が狭くなってしまっている状態。腎血管性高血圧を引き起こす。

分類	略語	正式名称・説明
内分泌・代謝	**RAS**【アールエーエス】 レーニンアンジオテンシン renin-angiotensin システム system	レニン・アンジオテンシン系 血圧を調整するメカニズム。腎血流量低下によりレニンが腎の傍糸球体装置から分泌され、アンジオテンシンⅠに作用して、血圧上昇作用を有するアンジオテンシンⅡを産生する。
アレルギー	**RAST**【ラスト】 レイディオアラーゴソーベント radioallergosorbent テスト test	放射性アレルゲン吸着試験 アレルギー検査のひとつ。調べたい特定のアルゲンごとに検査をし、それぞれ反応する血清中の抗体(特異IgE抗体)をはかる。
アレルギー	**RA test**【アールエーテスト】 ルーマトイド rheumatoid アースライティステスト arthritis test	RA試験 血液中のリウマトイド因子の有無を調べる関節リウマチの血液検査のひとつでスクリーニングに使用。
呼吸器	**Raw**【ラウ】 エアーウェイレズィスタンス airway resistance	気道抵抗 吸い込んだ空気が気道を通るときの通りにくさ(抵抗)のこと。
消化器	**Rb**【アールビー】 レクタムビロウ rectum below ザペリトニアルリフレクション the peritoneal reflection	下部直腸 直腸部分のうち、腹膜反転部から恥骨直腸筋付着部あたりまでを指す。上部直腸S状部と肛門管の間。図A [上行結腸] ➡P.3
一般	**RB**【アールビー】 レギュラー ベベル regular bevel	レギュラーベベル 注射針の針先のタイプのひとつ。針先が斜め12度にカットされている。皮下注射や筋肉注射に使われる。
循環器	**RBBB**【アールスリービー】 ライト バンドル ブランチ ブロック right bundle branch block	右脚ブロック 心臓の刺激伝達路のうち、右脚の部分が障害されて興奮が伝わらない状態。
血液	**RBC**【アールビーシー】 レド ブラド ベル カウント red blood cell (count)	赤血球(数) 臨床検査として測定される赤血球数。
病理	**RBE**【アールビーイー】 レラティヴ バイオロジカル relative biological イフェクティヴネス effectiveness	生物学的効果比 核種ごとに体に与える影響のこと。この値が大きい核種は身体への効果が大きいとされる。
腎・泌尿器	**RBF**【アールビーエフ】 リーナル ブラド フロウ renal blood flow	腎血流(量) 1分間に腎臓を流れる血液の量。

分野	略語	正式名称	意味
呼吸器	**RB-ILD**【アールビーアイエルディー】	レスピラトリー ブロンキオライティス インタースティシャル ラング ディズィーズ respiratory bronchiolitis-interstitial lung disease	呼吸細気管支炎を伴う間質性肺炎　間質性肺炎のひとつで喫煙との関係が明らかになっている病気。呼吸細気管支炎関連性間質性肺疾患ともいう。
栄養	**RBP**【アールビーピー】	レティノール バインディング プロティーン retinol-binding protein	レチノール結合蛋白　レチノールと結合して血液に存在する、タンパク質の一種。肝臓で生成される。
循環器	**RCA**【アールシーエー】	ライト コロナリ アーテリ right coronary artery	右冠動脈　心臓にある3つの冠動脈のうちのひとつ。心臓の右側を走り、主に右室心筋に血液と酸素を運ぶ。 図 LCX［左回旋枝］ ➡ P.198
脳神経	**rCBF**【アールシービーエフ】	リージョナル セリブラル ブラッド フロウ regional cerebral blood flow	局所脳血流量　脳の局部の血流量。それぞれの部位での血流量によって神経活動を見る。
血液	**RCC**【アールシーシー】	レド セル カンセントレイト red cell concentrate	赤血球濃厚液　赤血球製剤のひとつ。白血球を除去した後、全血液から取り出した赤血球に、保存液を添加したもの。 同 MAP［赤血球M・A・P］ ➡ P.213 表 WB［全血液］ ➡ P.382
腎泌尿器	**RCC**【アールシーシー】	リーナル セル カーシノウマ renal cell carcinoma	腎細胞癌　腎尿細管上皮細胞の癌。
循環器	**RCCP**【アールシーシーピー】	ライト コロナリ カスプ プロラプス right coronary cusp prolapse	右冠尖逸脱　大動脈弁にある3つの弁尖のひとつである右冠尖が逸脱した状態。
歯・口腔	**RCF**【アールシーエフ】	ルート カナル フィリング root canal filling	根管充塡　歯科における根管の治療で、根管の中に充塡材を詰めること。 同 RCT［根管治療］ ➡ P.303
循環器	**RCM**【アールシーエム】	リストリクティヴ カーディオマイオパシ restrictive cardiomyopathy	拘束型心筋症　心筋が拡張しにくくなり、心房内圧が上昇するタイプの心筋症。日本人にはまれなタイプ。
消化器	**RC sign**【アールシー サイン】	レド カラー サイン red color sign	発赤所見　形態、色調と並ぶ、内視鏡による(食道)静脈瘤所見のひとつ。RC2以上は破裂予防の治療が必要。

表-51 発赤所見の程度

RC（−）	発赤所見なし
RC（＋）	限局性に少数あり
RC（＋＋）	RC（＋）とRC（＋＋＋）の間
RC（＋＋＋）	全周性に多数あり

【RC】
- CRS（cherry red spot様）
- HCS（血マメ様）
- RWM（ミミズ腫れ様）

歯・口腔
RCT【アールシーティー】
root canal treatment
ルート カナル トリートメント
根管治療（こんかんちりょう）
同 RCF［根管充填］ ➡ P. 302

血液
RCU【アールシーユー】
red cell iron utilization
レド セル アイアーン ユーティリゼイション
赤血球鉄利用率（せっけっきゅうてつりようりつ）
同 %RCU［赤血球鉄利用率］ ➡ P. 2

呼吸器
RCU【アールシーユー】
respiratory care unit
レスピラトーリ ケア ユニット
呼吸疾患集中治療部（こきゅうしっかんしゅうちゅうちりょうぶ）
同 RICU［呼吸器疾患集中治療室］ ➡ P. 306

眼
RD【アールディー】
retinal detachment
レティナル ディタッチメント
網膜剥離（もうまくはくり） 網膜に裂孔が生じ、そこに液化した硝子体が入り込んで網膜がはがれた状態。重症の場合、失明することもある。

整形
RDC【アールディーシー】
rapidly destructive coxarthropathy
ラピドリ ディストラクティヴ カクサースロパシ
急速破壊性股関節症（きゅうそくはかいせいこかんせつしょう） 骨が急にもろくなり、股関節が壊れていく病気で、ひどい痛みを伴う。高齢者に多くみられるが、原因は不明。

消化器
RE【アールイー】
rectal examination
レクトル イグザミネイション
直腸診（ちょくちょうしん）
同 DRE［直腸(指)診］ ➡ P. 101

整形
ReA【アールイーエー】
reactive arthritis
リアクティヴ アースライティス
反応性関節炎（はんのうせいかんせつえん） 尿道炎、子宮管炎、下痢の後に起こる関節炎。ライター症候群ともいう。

一般
REE【リー】
resting energy expenditure
レスティング エナジー イクスペンディチャー
安静時エネルギー消費量（あんせいじエネルギーしょうひりょう） 基礎エネルギー消費量に、震えによらない熱産生とストレスによる代謝亢進を加えたもので、基礎エネルギー消費量×ストレス係数で表される。ベッド上安静時は約1.2倍となる。
同 RMR［安静時代謝量］ ➡ P. 307
類 BEE［基礎エネルギー消費量］ ➡ P. 43

脳・神経	**REM**【レム】 rapid eye movement	きゅうそくがんきゅううんどう	**急速眼球運動** 眠っているときに眼球が動いている状態をいう。この急速眼球運動を伴う睡眠をレム睡眠という。 表 NREM［ノンレム睡眠］ ➡ P. 243
皮膚	**REM**【レム】 reticular erythematous mucinosis (syndrome)		**網状紅斑性ムチン沈着症候群** 胸腹部や背中に網状やシート状の赤い斑点が現れる病気。REM症候群ともいう。
皮膚	**Re-PUVA therapy**【レプバ セラピー】 retinoid-psoralen ultraviolet A therapy		**レチノイド・ソラレン長波長紫外線療法** 乾癬の治療法のひとつで、レチノイドを内服しながらUVAを使用する。
一般	**RES**【レス】 reticuloendothelial system		**細網内皮系** 免疫系組織のこと。脾臓の静脈洞や肝臓の類洞が代表的。
血液	**Ret**【レット】 reticulocyte		**網状赤血球** いわゆる成熟赤血球になる前段階の若い赤血球のこと。造血能力を見る。
一般	**RF**【アールエフ】 radiofrequency		**ラジオ波** 電磁波の一種。医療で使われているのは周波数300kHz～6MHzの高周波。
腎泌尿器	**RF**【アールエフ】 renal failure		**腎不全** 腎機能が低下した状態。
アレルギー	**RF**【アールエフ】 rheumatic fever		**リウマチ熱** レンサ球菌感染症の合併症のひとつ。症状は関節と心臓に現れることが多い。
アレルギー	**RF**【アールエフ】 rheumatoid factor		**リウマトイド因子** リウマチ因子ともいう。RA試験やリウマトイド因子粒子凝集法によって検出するが、関節リウマチ以外でも陽性となる。 関 RA test［RA試験］ ➡ P. 301 関 RAPA［リウマトイド因子粒子凝集法］ ➡ P. 300
外	**RFA**【アールエフエー】 radiofrequency ablation		**ラジオ波焼却術** ラジオ波で患部を凝固壊死させる手術。肝癌、肺癌などの治療で行われる。 関 RF［ラジオ波］ ➡ P. 304

病理	**RFLP** 【アールエフエルピー】 restriction fragment length polymorphism	**制限酵素断片長多型**　遺伝子多型のひとつで、遺伝子診断に利用される。	

| 呼吸器 | **RFT** 【アールエフティー】
respiratory function test | **呼吸機能検査**　同 PFT［肺機能検査］ ➡P. 267 |

| 循環器 | **RHC** 【アールエイチシー】
right heart catheterization | **右心カテーテル**　心臓の検査や治療のため、右室、右心房、肺動脈を通すカテーテルを指す。 |

| 循環器 | **RHD** 【アールエイチディー】
rheumatic heart disease | **リウマチ性心疾患**　リウマチ熱に続いて起こる心臓病。 |

| 循環器 | **RHF** 【アールエイチエフ】
right-sided heart failure | **右心不全**　右室がうまく機能しなくなった状態。関 LHF［左心不全］ ➡P. 202 |

| 血液 | **Rh factor** 【アールエイチ ファクター】
Rhesus factor | **Rh因子**　血液型の決定に関わる因子。Rhは－と＋で評価され、日本人では圧倒的に＋が多い。 |

| 内分泌代謝 | **rhGH** 【アールエイチジーエイチ】
recombinant human growth hormone | **遺伝子組み換えヒト成長ホルモン**　成長ホルモン製剤で、原発性下垂体性小人症や二次性の成長障害に対して使用される。 |

| 放射線 | **RI** 【アールアイ】
radioisotope | **放射性同位元素**　同じ原子番号で質量が異なる同位元素のうち、放射能をもつものをいう。ラジオアイソトープともいう。診断や癌治療などに使われる。
同 RN［放射性核種］ ➡P. 307 |

| 呼吸器 | **RI** 【アールアイ】
respiratory index | **呼吸指数**　肺胞換気の機能を推定する。機能が低いと高値を示す。値が2以上は人工呼吸が必要とされる。 |

| 一般 | **RIA** 【リア】
radioimmunoassay | **放射免疫測定法**　放射性同位元素をマーカーとして、ホルモン、腫瘍マーカー、特殊蛋白などの微量生体成分の量を測定する。 |

	RICE【ライス】 レスト アイス コムプレション rest, ice, compression, エレヴェイション elevation	RICE処置(しょち) ケガの後の応急処置の４つの要素、安静、冷却、圧迫、挙上の頭文字からなる。
救急		

表-52 応急処置の手順

R	Rest	安静（患部を休ませる）
I	Ice	冷却（患部を氷で冷やす）
C	Compression	圧迫（テーピングパッドなどで圧迫、固定する）
E	Elevation	挙上（患部を心臓より高い位置に置く）

呼吸器	**RICU**【アールアイシーユー】 レスピラトリ インテンシヴ respiratory intensive ケアー ユーニット care unit	呼吸器疾患集中治療室(こきゅうき しっかんしゅうちゅうちりょうしつ) 呼吸器の状態が不安定な患者のモニタリングや呼吸の管理を集中して行う病棟。同 RCU［呼吸疾患集中治療部］ ➡ P. 303
一般	**RIP**【アールアイピー】 レストイミュノプリシピテイション アセイ radioimmunoprecipitation (assay)	放射免疫沈降反応(ほうしゃめんえきちんこうはんのう) 放射性同位元素を使用した、免疫沈降法による抗原の測定法。
一般	**RIST**【リスト】 レイディオイミュノソーベント radioimmunosorbent テスト test	固相放射免疫測定法(こそうほうしゃめんえきそくていほう) アレルギー検査のひとつ。IgEに対する抗血清を使用して血清中の総IgE量をはかる。
血液	**RIT**【リット】 レド セル アイアーン ターンオウヴァー レイト red cell iron turnover rate	赤血球鉄交替率(せっけっきゅうてつこうたいりつ) 血漿中の鉄が骨髄に移動し、ヘモグロビン生成に利用された量。
眼	**RK**【アールケー】 レイディアル ケラトトミ radial keratotomy	放射状角膜切開術(ほうしゃじょうかくまくせっかいじゅつ) 近視矯正手術のひとつ。角膜に放射線状に切り込みを入れる方法。現在はあまり行われていない。
小児	**RLF**【アールエルエフ】 レトロレントル ファイブロプレイジア retrolental fibroplasia	水晶体後線維増殖症(すいしょうたいこうせんい ぞうしょくしょう) 低体重で生まれた子どもに高頻度でみられる未熟児網膜症の合併症。同 ROP［未熟児網膜症］ ➡ P. 308
消化器	**RLH**【アールエルエイチ】 リアクティヴ リムフォリティキュラー ハイパープレイジア reactive lymphoreticular hyperplasia	反応性リンパ細網細胞増生(はんのうせい さいもうさいぼうぞうせい) 胃のリンパ濾胞が異常に増殖する病変。

呼吸器	**RLL**【アールエルエル】 right lower lobe (of lung)		右肺下葉　右肺の下葉部分を指す。 関LLL［左肺下葉］ ➡P. 203
消化器	**RLQ**【アールエルキュー】 right lower quadrant	ライト ロウアー クァドラント	右下腹部　右下の腹部。
脳・神経	**RLS**【アールエルエス】 restless legs syndrome	レストレス レグズ シンドロウム	レストレスレッグス症候群、むずむず脚症候群　睡眠中、脚にぴくつきや違和感を覚え、質のいい睡眠が得られない状態をいう。睡眠障害のひとつ。
呼吸器	**RML**【アールエムエル】 right middle lobe (of lung)	ライト ミドル ロウヴ オヴ ラング	右肺中葉　右肺の中葉部分を指す。
一般	**RMR**【アールエムアール】 relative metabolic rate	レラティヴ メタボリク レイト	エネルギー代謝率　活動の強度を示すものさし。活動時の総エネルギー量から安静時の総エネルギー量を引いた数値を基礎代謝量で割って算出。
一般	**RMR**【アールエムアール】 resting metabolic rate	レスティング メタボリク レイト	安静時代謝量　同REE［安静時エネルギー消費量］ ➡P. 303
放射線	**RN**【アールエヌ】 radionuclide	レイディオニュークライド	放射性核種　同RI［放射性同位元素］ ➡P. 305
腎・泌尿器	**RN**【アールエヌ】 reflux nephropathy	リーフラクス ネフロパシ	逆流性腎症　尿が膀胱から尿管へ逆流することによって起こる腎臓の障害を指す。
脳・神経	**RND**【アールエヌディー】 radical neck dissection	ラディカル ネク ディセクション	根治的全頸部郭清術　頭頸部の転移リンパ節が大きい場合などに、患部周辺のリンパ節や血管などの組織もあわせて切除する手術。
薬理	**RNP**【アールエヌピー】 ribonucleoprotein	ライボニュークリオプロウティーン	リボ核タンパク質　リボ核酸とタンパク質の複合体を指す。抗RNP抗体は、混合性結合組織病などにみられる。
一般	**R/O, RO**【ルールアウト】 rule out	ルール アウト	除外診断　診断にあたり、検査などで他の病気を除外していくことで、病名を特定していく診断方法。

| 腎・泌尿器 | **ROD**【ロッド】
リーナル アスティオディストロフィ
renal osteodystrophy | 腎性骨異栄養症（じんせいこついえいようしょう） 慢性腎臓病の影響で骨がもろくなったり弱くなったりする異常の総称。
連 CKD ［慢性腎臓病］ ➡ P. 69 |

| 一般 | **ROI**【ロイ】
リージョン オブ インタレスト
region of interest | 関心領域（かんしんりょういき） 画像検査の際、特に検査したい部分として指定する範囲。 |

| 整形 | **ROM**【ロム】
レインジ オブ モウション
range of motion | 関節可動域（かんせつかどういき） 関節の動く範囲。 |

| 整形 | **ROME**【ローム】
レインジ オブ モウション エクササイズ
range of motion exercise | 関節可動域訓練（かんせつかどういきくんれん） 関節可動域を維持したり広げたりするための訓練。 |

| 循環器 | **ROMI**【アールオーエムアイ】
ルール アウト マイオカーディアル インファークション
rule out myocardial infarction | 心筋梗塞疑い（しんきんこうそくうたがい） 検査結果や症状から心筋梗塞の疑いのある状態。 |

| 整形 | **ROMT**【ロムト】
レインジ オブ モウション テスト
range of motion test | 関節可動域テスト（かんせつかどういき） 関節可動域を測定する検査。 |

図-68 肩関節の可動域

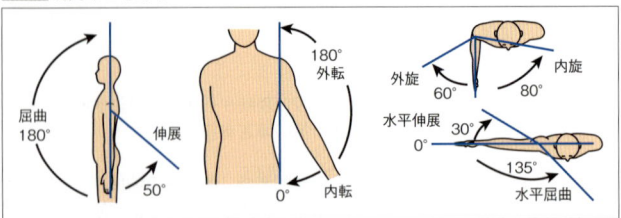

屈曲 180° / 伸展 50° / 180° 外転 / 0° 内転 / 外旋 60° / 内旋 80° / 水平伸展 30° / 0° / 水平屈曲 135°

| 循環器 | **R on T**【アール オンティー】
アール オンティー
R on T | R on T型心室期外収縮（がたしんしつきがいしゅうしゅく） 心室期外収縮のひとつで、心電図上で、先行心拍のT波上に期外収縮のR波が乗った状態。心室細動が起こりやすい。 |

| 小児 | **ROP**【ロップ】
レティノパシー オブ プリマチュリティー
retinopathy of prematurity | 未熟児網膜症（みじゅくじもうまくしょう） 同 RLF ［水晶体後線維増殖症］ ➡ P. 306 |

分類	略語	読み／原語	日本語	説明

Ror 【アールオーアール】
ローアシャクズ テスト
Rorschach's test
ロールシャッハテスト 左右対称のインクのシミが何に見えるかを聞く心理テスト。投影法に分類される。
（精神）

ROS 【ロス】
リヴュー オブ システムズ
review of systems
系統的レビュー（けいとうてき） 問診の際に、臓器系統ごとの症状や病歴を聞き取り、診察時に見落としがないようにする方法。チェックリストを使用する。
（一般）

ROSC 【アールオーエスシー】
リターン オブ スパンティニアス サーキュレイション
return of spontaneous circulation
心拍再開（しんぱくさいかい） いったん心肺停止状態に陥った後に、心拍が再開し脈拍が触れるようになること。
（救急）

ROT 【ロット】
ライト アクシピット トランスヴァース ポジション
right occiput transverse (position)
第2頭位（だいにとうい） 胎児の背中が母体の右側にある状態。 関連 LOT［第1頭位］ ➡P.205
（産・婦人）

RP 【アールピー】
ラディカル プロスタテクトミ
radical prostatectomy
根治的前立腺全摘除（こんちてきぜんりつせんぜんてきじょ） 限局性前立腺癌で、病巣付近にあるリンパ節や精巣などを一緒に切除する手術。
（腎・泌尿器）

RP 【アールピー】
レトログレイド パイエログラフィ
retrograde pyelography
逆行性腎盂造影（ぎゃっこうせいじんうぞうえい） 尿道口から膀胱鏡を入れ、カテーテルを通じて腎盂まで造影剤を注入し、X線で撮影する。尿管や腎盂、膀胱の異常を見つける検査。
（腎・泌尿器）

RPA 【アールピーエー】
ライト プルモナリ アーテリ
right pulmonary artery
右肺動脈（みぎはいどうみゃく） 右側の肺の動脈。 関連 LPA［左肺動脈］ ➡P.206
（循環器）

RPCF test 【アールピーシーエフ テスト】
ライター プロテイン カムプリメント フィクセイション テスト
Reiter protein complement fixation test
ライター株補体結合反応（かぶほたいけつごうはんのう） ライター株を使った梅毒の検査。最近はあまり使われていない。
（病理）

RPD 【アールピーディー】
レティナル ピグメント エピシーリアル ディタチメント
retinal pigment epithelial detachment
網膜色素上皮剥離（もうまくしきそじょうひはくり） 網膜色素上皮が脈絡膜からはがれた状態。視野の中心がぼやけて見える。
（眼）

RPE 【アールピーイー】
レティナル ピグメント エピシーリウム
retinal pigment epithelium
網膜色素上皮（もうまくしきそじょうひ） 網膜のうち最も外側にある膜。視細胞の新陳代謝に深く関わっている。
（眼）

分類	略語	読み/原語	日本語	説明
腎・泌尿器	**RPF**	【アールピーエフ】 リーナル プラズマ フロウ renal plasma flow	腎血漿流量(じんけっしょうりゅうりょう)	腎臓内を通過する血漿の量。
腎・泌尿器	**RPGN**	【アールピージーエヌ】 ラピドリ プログレシヴ グロメルロニフライティス rapidly progressive glomerulonephritis	急速進行性糸球体腎炎(きゅうそくしんこうせい しきゅうたいじんえん)	血尿や蛋白尿、貧血などがみられた後、急速に腎機能が低下し腎不全に至る病気。
外	**RPLND**	【アールピーエルエヌディー】 レトロペリトニーアル リムフ ノウド ディセクション retroperitoneal lymph node dissection	後腹膜リンパ節郭清(こうふくまく せつかくせい)	癌などで、病変部だけでなく周囲の骨盤リンパ節や大動脈周囲リンパ節も一緒に切除する手術。
脳・神経	**RPLS**	【アールピーエルエス】 リヴァーシブル パスティリアー ルーコエンセファロパシ シンドロウム reversible posterior leukoencephalopathy syndrome	可逆性後頭葉白質脳症(かぎゃくせいこうとうようはくしつのうしょう)	アルコール依存、肝障害、腎不全の人にみられる後頭葉皮質下白質の可逆性病変。MRI上で観察される。
腎・泌尿器	**RPP**	【アールピーピー】 ラディカル ペリニーアル プラステクトミ radical perineal prostatectomy	根治的経会陰式前立腺全摘除(こんちてきけいえいんしきぜんりつせんぜんてきじょ)	限局性前立腺癌の根治を目指し、肛門のすぐ前の部分を切開し、周辺のリンパ節や精嚢も摘出する手術。
腎・泌尿器	**RPP**	【アールピーピー】 レトロピュービク プラステクトミ retropubic prostatectomy	恥骨後式前立腺摘除(ちこつこうしきぜんりつせんてきじょ)	前立腺肥大症の治療として、下腹部を切開し、恥骨の後面から前立腺を摘出する。
呼吸器	**RQ**	【アールキュー】 レスピラトーリ クウォシェント respiratory quotient	呼吸商(こきゅうしょう)	二酸化炭素排出量を酸素消費量で割った数値。ガス交換比ともいう。 同 R[呼吸商] ➡P. 298
一般	**RR**	【アールアール】 リカヴァリ ルーム recovery room	回復室(かいふくしつ)	手術後や検査後に休養する部屋。医療施設によって運用が異なる。
呼吸器	**RR**	【アールアール】 レスピラトーリ レイト respiratory rate	呼吸数(こきゅうすう)	1分間の呼吸数を表す。
循環器	**RR**	【アールアール】 アールアール インターヴァル RR interval	RR間隔(かんかく)	心電図上で、R波から次のR波までの時間。 図 QRS[QRS波] ➡P. 297

内分泌代謝	**RRA**	[アールアールエー] radioreceptor assay	**放射受容体測定法** 受容体を使って、ソマトメジン、TSH、インスリンなどを測定する方法。
眼	**RRD**	[アールアールディー] rhegmatogenous retinal detachment	**裂孔原性網膜剥離** 網膜剥離のひとつ。網膜に裂孔が生じたことで、液化硝子体が網膜内に入り込んで剥離が起こったもの。
脳・神経	**RRF**	[アールアールエフ] ragged-red fibers	**赤色ぼろ線維** ミトコンドリア病のモリトリクローム変法(染色)の検査で赤くなる筋線維のこと。正常な筋線維でははっきりとした赤みは認められない。
脳・神経	**RRMS**	[アールアールエムエス] relapsing-remitting multiple sclerosis	**再発寛解型多発性硬化症** 脳や脊髄に脱髄病変ができる多発性硬化症で、寛解と再発を繰り返す病型。最終的には歩行困難になる。原因不明。
一般	**rRNA**	[アールアールエヌエー] ribosomal ribonucleic acid	**リボソームRNA** リボソームを構成するRNAのこと。
腎・泌尿器	**RRP**	[アールアールピー] radical retropubic prostatectomy	**根治的恥骨後式前立腺全摘除** 限局性前立腺癌の根治を目指し、恥骨上で下腹部を切開し、恥骨の裏側で病巣と周辺のリンパ節や精嚢を一緒に摘出する手術。
循環器	**RRPM**	[アールアールピーエム] rate responsive pacemaker	**心拍応答型ペースメーカー** 極端に激しい運動でなければ、身体の動きや心電図の波形、呼吸、体温などに反応し、脈拍数を調節できるペースメーカー。
腎・泌尿器	**RRT**	[アールアールティー] renal replacement therapy	**腎機能代替療法** 腎臓のはたらきが衰えた患者の血液を浄化する治療法。血液透析、腹膜透析がある。 関連 HD [血液透析] ➡ P.156 関連 PD [腹膜透析] ➡ P.263
消化器	**Rs**	[アールエス] rectosigmoid	**直腸S状部** 図A [上行結腸] ➡ P.3

アレルギー	**RS3PE**【アールエススリーピーイー】 リミティング シロネガティヴ **r**emitting **s**eronegative シメトリカル シノヴァイティス ウィズ **s**ymmetrical **s**ynovitis with ピティング イディーマ シンドロウム **p**itting **e**dema (syndrome)	**RS3PE症候群** 手足の関節痛やむくみ、痛みを症状とする対称性滑膜炎。
脳・神経	**RSD**【アールエスディー】 リーフレクス シンパセティック ディストロフィ **r**eflex **s**ympathetic **d**ystrophy	**反射性交感神経性ジストロフィー** 同**CRPS**［複合性局所疼痛症候群］　➡P.80
消化器	**RSST**【アールエスティー】 リペティティヴ サライヴァ スワロウイング テスト **r**epetitive **s**aliva **s**wallowing test	**反復唾液嚥下テスト** 嚥下運動を何度か繰り返し様子を観察する、嚥下障害の検査。

図-69 嚥下のしくみ

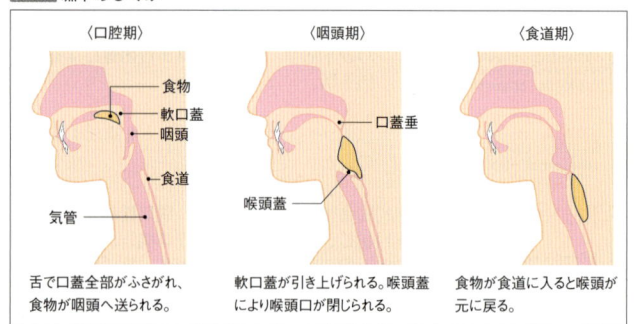

〈口腔期〉　　　　　　〈咽頭期〉　　　　　　〈食道期〉

食物／軟口蓋／咽頭／食道／気管　　　口蓋垂／喉頭蓋

舌で口蓋全部がふさがれ、食物が咽頭へ送られる。

軟口蓋が引き上げられる。喉頭蓋により喉頭口が閉じられる。

食物が食道に入ると喉頭が元に戻る。

呼吸器	**RSV**【アールエスブイ】 レスピラトリー シンシャル ヴァイラス **r**espiratory **s**yncytial **v**irus	**RSウイルス** 主に乳幼児に感染し、呼吸器を中心にかぜのような症状を引き起こす。
消化器	**RT**【アールティー】 レクトル テムペラチャー **r**ectal **t**emperature	**直腸温** 深部体温のひとつ。肛門に専用の体温計を挿入して測定。図**DBT**［深部体温］　➡P.89
腎・泌尿器	**RTA**【アールティーエー】 リーナル テュービュラー **r**enal **t**ubular アシドウシス **a**cidosis	**腎尿細管性アシドーシス** 尿細管の機能が支障をきたし血液中の酸が増えた状態。原因や症状によって1型、2型、4型の3つに分類される。

消化器	**RTBD**　【アールティービーディー】 レトログレイド トランスヘパティク retrograde transhepatic ビリエリ ドレイニジ biliary drainage	逆行性経肝胆道ドレナージ　胆汁のドレナージ法のひとつ。内視鏡を使い、胆管内から肝臓を通過し腹腔へチューブを通す。
薬理	**RTC**　【アールティーシー】 ラウンド ザ クラク round the clock セラピ (therapy)	ラウンド・ザ・クロック療法　長時間作用が続く薬品を使用することで、少ない投与回数で長時間効果を持続させる治療法。喘息などで用いる。
産・婦人	**RTH**　【アールティーエイチ】 ラディカル トウタル radical total ヒステレクトミ hysterectomy	広汎性子宮全摘出　子宮だけでなく膣の一部やリンパ節など子宮周辺も摘出すること。病状によっては卵巣、卵管なども摘出する。
病理	**RT-PCR**　【アールティーピーシーアール】 リヴァース トランスクリプテイス ポリメレイス reverse transcriptase-polymerase チェイン リアクション chain reaction	逆転写酵素ポリメラーゼ連鎖反応　逆転写酵素を使って遺伝子を増幅すること。特定の遺伝子を増やしたり、はたらいているかを見るために使用される。
放射線	**RTx**　【アールティーエクス】 レイディエイション セラピ radiation therapy	放射線治療　癌などで放射線を使用した治療法の総称。
腎・泌尿器	**RU**　【アールユー】 リズィデュアル ユリン residual urine	残尿量　同PVR［排尿後残尿］　→P. 295
腎・泌尿器	**RUG**　【アールユージー】 レトログレイド retrograde ユリーエログラフィ urethrography	逆行性尿道造影法　尿道から造影剤を注入して尿道の映像を撮影する検査。前立腺や尿道の病気の診断に使われる。
呼吸器	**RUL**　【アールユーエル】 ライト アパー ロウヴ オブ ラング right upper lobe (of lung)	右肺上葉　右の肺の上の部分。
呼吸器	**RUML**　【アールユーエムエル】 ライト アパー ミドル ロウペクトミ right upper-middle lobectomy	右上中葉切除　肺の右上中葉部を切除する手術。
消化器	**RUT**　【アールユーティー】 ラピド ユリエイスト テスト rapid urease test	迅速ウレアーゼテスト　ピロリ菌のウレアーゼ活性を利用し、胃粘膜組織を試薬に入れてピロリ菌の有無を調べる。

腎泌尿器	**RV**【アールブイ】 リーナル ヴェイン renal vein	腎静脈（じんじょうみゃく）	腎臓から大静脈へ血液を送るための静脈。
呼吸器	**RV**【アールブイ】 リズィジュアル ヴァリュム residual volume	残気量（ざんきりょう）	最大呼出後に肺に残っている空気の量。 図**IRV**［予備吸気量］ ➡ P.187
循環器	**RV**【アールブイ】 ライト ヴェントリクル right ventricle	右室（うしつ）	右心房から送られた静脈血を肺に送り出す。 図**LV**［左室］ ➡ P.209
循環器	**RVAD**【アールブイエーディー】 ライト ヴェントリキュラー アシスト デヴァイス right ventricular assist device	右室補助人工心臓（うしつほじょじんこうしんぞう）	右室の機能を補助する人工心臓。 同**RVAS**［右心補助人工心臓］ ➡ P.314
循環器	**RVAS**【アールブイエーエス】 ライト ヴェントリキュラー アシスト システム right ventricular assist system	右心補助人工心臓	同**RVAD**［右心補助人工心臓］ ➡ P.314
循環器	**RVEF**【アールブイイーエフ】 ライト ヴェントリキュラー イジェクション フラクション right ventricular ejection fraction	右室駆出率（うしつくしゅつりつ）	右室の機能を示す指標。
循環器	**RVET**【アールベット】 ライト ヴェントリキュラー イジェクション タイム right ventricular ejection time	右室駆出時間（うしつくしゅつじかん）	右室から血液が送り出される拍出期の時間。 類**LVET**［左室駆出時間］ ➡ P.210
循環器	**RVF**【アールブイエフ】 ライト ヴェントリキュラー フェイリャー right ventricular failure	右室不全（うしつふぜん）	右室がうまく機能しなくなった状態。 類**LVF**［左室不全］ ➡ P.210
循環器	**RVG**【アールブイジー】 ライト ヴェントリキュログラフィ right ventriculography	右室造影（うしつぞうえい）	カテーテル検査のひとつ。右室に造影剤を入れてX線で検査する。 類**LVG**［左室造影］ ➡ P.210
腎泌尿器	**RVH**【アールブイエイチ】 リーノヴァスキュラー ハイパーテンション renovascular hypertension	腎血管性高血圧（じんけっかんせいこうけつあつ）	腎動脈の狭窄が原因で起こっている高血圧。
循環器	**RVH**【アールブイエイチ】 ライト ヴェントリキュラー ハイパートロフィ right ventricular hypertrophy	右室肥大（うしつひだい）	右室が肥大した状態。 類**LVH**［左室肥大］ ➡ P.210

循環器	**RVOT**【アールボット】 ライト ヴェンティキュラー アウトフロウ トラクト right ventricular outflow tract	右室流出路 右室から肺動脈への出口部位の右室領域。 園**LVOT**［左室流出路］　➡ P. 211
腎・泌尿器	**RVRR**【アールブイアールアール】 リーナル ヴェイン リーニン レイショウ renal vein renin ratio	腎静脈血レニン比 左右の腎静脈中のレニンの比率。腎血管性高血圧の診断に使われる。
腎・泌尿器	**RVT**【アールブイティー】 リーナル ヴェイン スラムボウシス renal vein thrombosis	腎静脈血栓症 腎静脈内の血栓。
消化器	**RWM**【アールダブリューエム】 レドウェイル マーキング red wale marking	ミミズ腫れ様所見 内視鏡による食道静脈瘤の発赤所見のひとつ。静脈瘤がミミズ腫れのような様相を呈した状態。園**RC sign**［発赤所見］　➡ P. 302
消化器	**R-Y**【アールワイ】 ルーエンワイ アナストモウシス Roux-en-Y (anastomosis)	ルーワイ吻合術 胃の切除後の吻合術のひとつ。十二指腸側を閉じ、残りの胃と小腸をつなぐ。ルーワイ法ともいう。図**DPG**［幽門側部分胃切除術］　➡ P. 100

図-70 **胃切除後の再建法（ルーワイ法）**

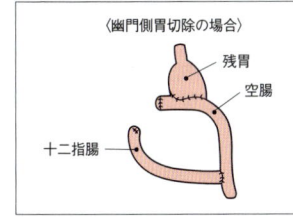

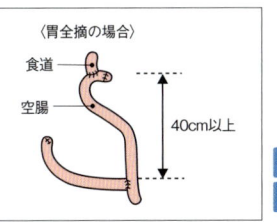

〈幽門側胃切除の場合〉　残胃／空腸／十二指腸

〈胃全摘の場合〉　食道／空腸／40cm以上

S

一般	**S**【エス】 シロウサ serosa	漿膜 胸膜、心膜、腹膜のように、内臓の表面を覆う半透明膜。摩擦を避けることで臓器を守っている。
脳・神経	**S**【エス】 サクラル ナーヴ sacral nerve	仙骨神経 脊髄神経31対のうち、尾骨神経の上にある5対の神経。
消化器	**S**【エス】 シグモイド コウロン sigmoid colon	S状結腸 下行結腸に続いている大腸の部分。 図**A**［上行結腸］　➡ P. 3

分類	略語	日本語	説明

一般 **S**【エス】 サブジェクティヴ データ subjective data
主観的情報 患者自身の訴え。
週O[客観的情報] ➡P. 247

循環器 **S1**【エス】 ファースト ハート サウンド first heart sound
第1心音 僧帽弁と三尖弁の閉鎖音。

消化器 **S1**【エス】 ヒールド ステイジ レド スキャー healed stage 1 (red scar)
胃潰瘍瘢痕1(赤色瘢痕) 胃潰瘍が回復する瘢痕期の分類。表H3[治癒期胃潰瘍3] ➡P. 150

消化器 **S2**【エス】 ヒールド ステイジ ホワイト スキャー healed stage 2 (white scar)
胃潰瘍瘢痕2(白色瘢痕) 胃潰瘍が回復する瘢痕期の分類。表H3[治癒期胃潰瘍3] ➡P. 150

循環器 **S2**【エス】 セカンド ハート サウンド second heart sound
第2心音 大動脈弁と肺動脈弁の閉鎖音。正常。

循環器 **S3**【エス】 サード ハート サウンド third heart sound
第3心音 心不全が疑われる心音。健康な若年者でも聞かれることがある。

循環器 **S4**【エス】 フォース ハート サウンド fourth heart sound
第4心音 前収縮期において、強い心房収縮によって起こる過剰心音。

産婦人 **SA**【エスエー】 スパンティニアス アボーション spontaneous abortion
自然流産 妊娠22週未満に自然分娩が起こること。受精卵の染色体異常が原因となることが多い。

呼吸器 **SAB**【サブ】 セレクティヴ selective アルヴィオロブランコグラフィ alveolobronchography
選択的肺動気管支造影 カテーテルを肺内に挿入し造影剤を噴霧して、末梢気管支や肺胞をX線で撮影する検査。

循環器 **SA block**【エスエー ブロック】 サイノエイトリアル ブロック sinoatrial block
洞房ブロック 洞結節から心房への信号が伝わらない状態。

整形 **SAC**【エスエーシー】 ショート アーム キャスト short arm cast
短上肢ギプス包帯 手部から前腕部にかけて装着し固定するギプス包帯。

循環器 **SACT**【サクト】 サイノエイトリアル カンダクション タイム sinoatrial conduction time
洞房伝導時間 心臓のペースメーカーである洞房結節からの刺激が心房に伝わるまでの時間をいう。

精神	**SAD** 【サッド】 シーズナル アフェクティヴ ディスオーダー seasonal affective disorder	**季節性気分障害**	季節によって現れる気分障害。冬季うつ病が代表的。
消化器	**SAH** 【ザー】 サブアキュート ヘパタイティス subacute hepatitis	**亜急性肝炎**	劇症肝炎の亜急性型の意味で使われることがある。
脳・神経	**SAH** 【ザー】 サバラクノイド ヘモリジ subarachnoid hemorrhage	**クモ膜下出血**	脳動脈瘤破裂その他の原因で生じるクモ膜下の出血。脳血管障害のひとつ。 表 ➡ CVD [脳血管疾患] ➡ P.85
皮膚	**SALT** 【エスエーエルティー】 スキンアソウシエイティド リムフォイド ティシュー skin-associated lymphoid tissue	**皮膚関連リンパ組織**	皮膚は1つの免疫臓器であるという概念。
循環器	**SAM** 【エスエーエム】 シストリック アンティリアー モウション systolic anterior motion	**収縮期前方運動**	肥大型閉塞性心筋症でみられる、収縮期に僧帽弁が前方へ移動する症状。
救急	**SAMPLE** 【サンプル】 シムプトム アラジ メディケイション symptom, allergy, medication, パスト ヒストリ ラスト ミール イヴェンツ past history, last meal, events	**サンプル（外傷者の情報）**	救急隊がケガをした患者から最初に聞き取るべき事項の頭文字を合わせたもの。

表-53 SAMPLEの内容

S	symptom	症状
A	allergy	アレルギーの有無
M	medication	服薬中の薬
P	past history	既往症
L	last meal	最後に摂った食事
E	events	出来事

消化器	**s-Amyl** 【エスアミル】 サリヴェリ グランド アミレイス salivary gland amylase	**唾液腺アミラーゼ**	デンプンなどを分解する消化酵素のうち、唾液腺から分泌されるもの。シェーグレン症候群や耳下腺炎で値が上がる。
循環器	**SAN** 【サン】 サイノエイトリアル ノウド sinoatrial node	**洞房結節**	心筋が収縮するための刺激を発する大本の部分。洞房結節から左右の心房に興奮が伝わり、心筋が収縮する。図 IVS [心室中隔] ➡ P.190

精神	**SANS**【エスエーエヌエス】 スケイル フォー ザ アセスメント オブ ネガティヴ シムプトムズ scale for the assessment of negative symptoms	陰性症状評価尺度　統合失調症の陰性症状の度合いを見るもの。
一般	**SaO₂**【エスエーオーツー】 アーテリアル オキシジェン サチュレイション arterial oxygen saturation	動脈血酸素飽和度　動脈の血液中のヘモグロビンが酸素と結合している割合。パルスオキシメーターや血液ガス検査で調べる。
腎・泌尿器	**SARN**【エスエーアールエヌ】 スーパーアンティジェンリレイティド ニフライティス superantigen-related nephritis	スーパー抗原関連性腎炎　悪性腫瘍の手術を受けたり体が弱っている人が、メチシリン耐性黄色ブドウ球菌に感染して発症する腎炎。
呼吸器	**SARS**【サーズ】 シヴィアー アキュート レスピラトーリ シンドローム severe acute respiratory syndrome	重症急性呼吸器症候群　SARSコロナウイルスによる感染症。
精神	**SAS**【サス】 セルフレイティング アングザイエティ スケイル self-rating anxiety scale	自己評価式不安尺度　イギリスで開発された20項目からなる不安の程度や特性をはかる尺度。
呼吸器	**SAS**【サス】 スリープ アプニア シンドローム sleep apnea syndrome	睡眠時無呼吸症候群　睡眠中に呼吸が停止する症状を繰り返すことで睡眠の質が低下し、QOLの低下や身体の不調をきたす症状。
内分泌・代謝	**SAT**【エスエーティー】 サブアキュート サイロイダイティス subacute thyroiditis	亜急性甲状腺炎　甲状腺が炎症を起こして甲状腺組織が破壊され、腫れて痛む病気。
血液	**SBB**【エスビービー】 スーダン ブラク ビー ステイン sudan black B stain	スダンブラックB染色　脂質を染色する検査用染色液。顆粒球系細胞のマーカーで、急性骨髄性白血病などの検査に使われる。
整形	**SBC**【エスビーシー】 サリテリ ボウン シスト solitary bone cyst	孤立性骨嚢腫　比較的若い人に発生する骨嚢腫のひとつ。上腕、踵、大腿骨に多くみられる。
循環器	**SBE**【エスビーイー】 サブアキュート バクテリアル エンドウカーディティス subacute bacterial endocarditis	亜急性細菌性心内膜炎　細菌による心内膜炎。主にレンサ球菌によって起こり、緩慢に進行する。

脳・神経	**SBMA**【エスビーエムエー】 スパイナル アンド バルバー マスキュラー アトロフィ Spinal and Bulbar Muscular Atrophy	球脊髄性筋萎縮症　脳や脊髄の運動神経細胞の障害により、嚥下や発語に使う筋肉や、手足の筋肉が萎縮する疾病。
消化器	**SBP**【エスビーピー】 スパンティニアス バクティリアル ペリトナイティス spontaneous bacterial peritonitis	特発性細菌性腹膜炎　明らかな原因を特定できない腹膜炎。
循環器	**SBP**【エスビーピー】 シスタリック ブラッド プレッシャー systolic blood pressure	収縮期血圧　最大血圧ともいう。心臓が収縮して全身に血液を送り出しているときの血圧。
消化器	**SBR**【エスビーアール】 スモール バウエル マッシヴ リセクション small bowel massive resection	小腸大量切除術　血行障害などに伴って壊死した腸を広範囲に切除する治療法。
耳鼻	**SBS**【エスビーエス】 サイノブランキアル シンドロウム sinobronchial syndrome	副鼻腔気管支症候群　慢性副鼻腔などの上気道の疾患と、慢性気管支炎、びまん性気管支拡張症などの下気道の疾患を同時に起こした状態。
消化器	**S-B tube**【エスビー チューブ】 センクスターケン アンド ブレイクモア チューブ Sengstaken-Blakemore tube	ゼングスターケン・ブレイクモアチューブ　バルーンが2つ付いたチューブ。食道静脈瘤破裂の出血を止めるために使われる。
一般	**SC**【エスシー】 シロコンヴァージョン seroconversion	セロコンバージョン　ウイルスなどに対して陰性であった抗体検査が陽性になること。
脳・神経	**SC**【エスシー】 スパイナル コード spinal cord	脊髄　脊柱管内に位置する中枢神経系。脊髄神経が出入りしている。
薬理	**SC**【サブキュート】 サブキュティニアス インジェクション subcutaneous injection	皮下注射　皮膚と筋肉層の間の皮下組織に薬剤を注入する注射。 関連 IM［筋肉注射］ ➡ P. 182

図-71 皮下注射の角度と部位

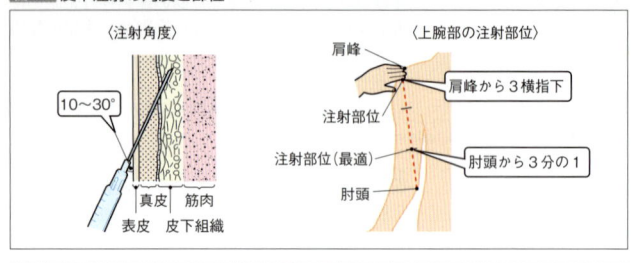

〈注射角度〉 10〜30° 表皮 真皮 皮下組織 筋肉

〈上腕部の注射部位〉 肩峰 注射部位 注射部位(最適) 肘頭 肩峰から3横指下 肘頭から3分の1

脳・神経	**SCA** 【エスカ】 スパイノセレベラー アタクシア spinocerebellar ataxia	**脊髄小脳失調症**（せきずいしょうのうしっちょうしょう） 同SCD ［脊髄小脳変性症］ ➡ P. 320
脳・神経	**SCA** 【エスカ】 スピリアー セレベラー アーテリー superior cerebellar artery	**上小脳動脈**（じょうしょうのうどうみゃく） 脳底動脈から分岐し、小脳を栄養する動脈のひとつ。図CAG ［頚動脈造影］ ➡ P. 56
病理	**SCC** 【エスシーシー】 スモール セル カーシノウマ small cell carcinoma	**小細胞癌**（しょうさいぼうがん） 肺癌を組織型で分類したときの1つの型。細胞が小さく進行が早い。発見が遅れがちだが、比較的化学療法の効果が期待できる。
病理	**SCC** 【エスシーシー】 スクウェイマス セル カーシノウマ squamous cell carcinoma	**扁平上皮癌**（へんぺいじょうひがん） 扁平上皮由来の悪性腫瘍。
薬理	**SCC** 【エスシーシー】 スクシニルコリーン クローライド succinylcholine chloride	**サクシニルコリン（筋弛緩剤）**（きんしかんざい） 筋弛緩薬のひとつ。麻酔前投与などで使われる。
整形	**SCCO** 【エスシーシーオー】 スキャー コントラクチャー scar contracture	**瘢痕拘縮**（はんこんこうしゅく） 手術などの治療でできた傷がひきつれてくること。
脳・神経	**SCD** 【エスシーディー】 スパイノセレベラー spinocerebellar ディジェネレイション degeneration	**脊髄小脳変性症**（せきずいしょうのうへんせいしょう） 脊髄、小脳、脳幹の神経細胞が萎縮して神経障害を起こしている状態。 同SCA ［脊髄小脳失調症］ ➡ P. 320
循環器	**SCD** 【エスシーディー】 サドゥン カーディアック デス sudden cardiac death	**心臓突然死**（しんぞうとつぜんし） 非事故性の予期しない急速な死。心室頻拍や心室細動などの致死的不整脈が主な原因。 同CSD ［心臓突然死］ ➡ P. 81

内分泌・代謝	**SCD**【エスシーディー】 シヌテミック カーニティーン ディフィシェンシ systemic carnitine deficiency	全身性カルニチン欠乏症　カルニチントランスポーターの先天的な異常によってカルニチンが不足し、脂肪肝や心不全などを引き起こすもの。
脳・神経	**SCI**【エスシーアイ】 スパイナル コード インジャリ spinal cord injury	脊髄損傷　交通事故や墜落などのケガで脊髄が損傷し、損傷部位に関連する神経が機能しなくなること。
アレルギー	**SCID**【スキッド】 シヴィアー コンバインド イミュノディフィシェンシ severe combined immunodeficiency	重症複合免疫不全　T細胞とB細胞の分化障害がもとで起こる高度の免疫不全。先天的な疾患で出生後すぐ発症する。10万人に1人の割合。
アレルギー	**SCIS**【エスシーアイエス】 シヴィアー コンバインド イミュノディフィシェンシ シンドローム severe combined immunodeficiency syndrome	重症複合免疫不全症候群　重症複合免疫不全をはじめとする、高度な免疫不全の症状を示す病気の総称。
産婦人科	**SCJ**【エスシージェイ】 スクウェイモコラムナー ジャンクション squamocolumnar junction	扁平円柱上皮境界　子宮頸部の円柱上皮と扁平上皮の境目をいう。癌のできやすい場所。
呼吸器	**SCLC**【エスシーエルシー】 スモール セル ラング カーシノウマ small cell lung carcinoma	小細胞肺癌　肺組織にできる癌で、細胞質の少ない小型腫瘍細胞がみられる。進行が早い。
皮膚	**SCLE**【エスシーエルイー】 サブアキュート キュテイニアス ループス エリテマトーデス subacute cutaneous lupus erythematosus	亜急性皮膚エリテマトーデス　頸部、胸部、背部に紅斑が現れる、全身性エリテマトーデスと円板状エリテマトーデスの間のような状態。予後は良好。 連**DLE**［円板状エリテマトーデス］➡P.96 連**SLE**［全身性エリテマトーデス］➡P.328
消化器	**SCN**【エスシーエヌ】 シラス システィック ニーオウプラズム serous cystic neoplasm	漿液性嚢胞腫瘍　膵臓にある薄い被膜で覆われた膿疱。良性のものが多い。
放射線	**SCNB**【エスシーエヌビー】 ステリオタクティック コアー ニードル バイアプシ stereotactic core needle biopsy	ステレオガイド下針生検　多方向からの撮影によって立体的に把握しながら、針によって生検を採取して検査すること。
腎・泌尿器	**SCr, Scr**【エスクレ】 シラム serum クリーアティニーン creatinine	血清クレアチニン　血液中の老廃物であるクレアチニンの値。腎機能が低下すると、血液中に蓄積されるので高値になる。

分類	略語	日本語	説明
脳・神経	**SCS**【エスシーエス】 スパイナル コード スティミュレイション spinal cord stimulation	脊髄刺激法（せきずい しげきほう）	難治性疼痛の治療法のひとつ。硬膜外腔に電極を挿入し、刺激を与えて痛みを緩和する。
脳・神経	**SCV**【エスシーブイ】 センソリ ナーヴ コンダクション ヴェラシティ sensory nerve conduction velocity	感覚神経伝導速度（かんかくしんけいでんどうそくど）	神経の機能をはかる目安。感覚神経を電気で直接刺激して求める。
消化器	**SD**【エスディー】 シグモイド ディセンディング ジャンクション sigmoid-descending junction	S状下行結腸移行部（じょうかこうけっちょういこうぶ）	S状結腸から下行結腸への移行部分。
病理	**SD**【エスディー】 ステイブル ディズィーズ stable disease	安定（あんてい）	癌の治療効果を評価するときの用語で、「変化がみられない」という意味。 表PD［進行］ ➡ P. 263
耳鼻	**SD**【エスディー】 サドゥン デフネス sudden deafness	突発性難聴（とっぱつせいなんちょう）	前触れもなく突然起こる原因不明の難聴。
脳・神経	**SDAT**【エスダット】 セナイル ディメンシャ オブ アルツハイマーズ タイプ senile dementia of Alzheimer's type	アルツハイマー型老年期認知症（がたろうねんきにんちしょう）	同ATSD［アルツハイマー型老年期認知症］ ➡ P. 35
皮膚	**SDB**【エスディービー】 スーパーフィシャル ダーマル バーン superficial dermal burn	浅達性Ⅱ度熱傷（せんたつせいにどねっしょう）	表皮から真皮の比較的浅い部分の損傷。水疱などができる。 表EB［Ⅰ度熱傷］ ➡ P. 105
薬理	**SDD**【エスディーディー】 セレクティヴ ダイジェスティヴ ディーコンタミネイション selective digestive decontamination	選択的消化管殺菌（せんたくてきしょうかかんさっきん）	非吸収性抗菌薬を消化管内に投与し、菌の増殖を抑えること。
脳・神経	**SDH**【エスディーエイチ】 サブデュラル ヒーマトゥマ subdural hematoma	硬膜下血腫（こうまくかけっしゅ）	硬膜下で出血し、血の塊ができた状態。進行の速度によって急性と慢性がある。
眼	**SDMD**【エスディーエムディー】 シーナイル ディシフォーム マキュラー ディジェネレイション senile disciform macular degeneration	老人性円板状黄斑変性症（ろうじんせいえんばんじょうおうはんへんせいしょう）	老化が原因の眼の病気で、黄斑の機能が低下して、物がぼけたりゆがんで見えたりする。

分類	略語	英語	日本語	説明

眼
SDR [エスディーアール]
シンプル ダイアベティック レティノパシ
simple diabetic retinopathy
単純糖尿病網膜症　糖尿病網膜症の初期段階で、まだ自覚症状はない。
関 DR [糖尿病網膜症] ➡ P.101

精神
SDS [エスディーエス]
セルフレイティング ディプレッション スケール
Self-rating Depression Scale
うつ病自己評価尺度　アメリカで開発されたうつ病の評価尺度。患者が20項目の質問に答え、うつ病かどうか評価する。

脳・神経
SDS [エスディーエス]
シャイド レイガー シンドロウム
Shy-Drager syndrome
シャイ・ドレーガー症候群　多系統萎縮症に分類される難病。自律神経の障害が目立つのが特徴。
表 MSA [多系統萎縮症] ➡ P.230

放射線
SE [エスイー]
スピン エコウ
spin echo
スピンエコー法　MRI検査で使用される撮影方法。

小児
SED [セッド]
スパンディロエピフィズィアル ディスプレイジア
spondyloepiphyseal dysplasia
脊椎骨端異形成症　脊椎の変形と骨端軟骨の障害によって、身長が伸びず体幹が短い低身長となる。身長は90〜130cm。

循環器
SEM [エスイーエム]
システォリク イジェクション マーマー
systolic ejection murmur
収縮期駆出性雑音　収縮期の中でも駆出期に聞こえる雑音で、心音図ではダイヤモンド型を示す。

循環器
SEMI [エスイーエムアイ]
サブエンドカーディアル マイオカーディアル インファークション
subendocardial myocardial infarction
心内膜下梗塞　心電図上で非Q波心筋梗塞を呈する。STの下降と陰性T波が示されても、異常Q波がみられない心筋梗塞。

消化器
SEMS [エスイーエムエス]
セルフイクスパンダブル メタリック ステント
self-expandable metallic stent
自己拡張型金属ステント　食道や胆道などの狭窄に対して使用する金属製のステントで、挿入後に自己拡張するタイプ。

消化器
SEP [エスイーピー]
スクリロウジング エンカプスレイティング ペリトナイティス
sclerosing encapsulating peritonitis
硬化性被嚢性腹膜炎　多くの場合、腹膜透析を長期間継続することにより生じる腹膜炎。イレウスの原因となる。

脳・神経
SEP [セップ]
ソウマトセンソリ イヴォウクト ポテンシャル
somatosensory evoked potential
体性感覚誘発電位　上肢や下肢の感覚神経に刺激を与えることで誘発される電位。末梢神経から大脳皮質までの感覚神経の機能を見る。

消化器	**SF** [エスエフ] スプレニック フレクシャー splenic flexure	脾彎曲部（ひわんきょくぶ）　脾臓近くで横行結腸から下行結腸にかけて走行がカーブした部分。
整形	**SF** [エスエフ] シノヴィアル フルーイド synovial fluid	滑液（関節液）（かつえき／かんせつえき）　関節包の中にある液体で、関節の動きをよくする潤滑油としてはたらく。

図-72 関節の構造

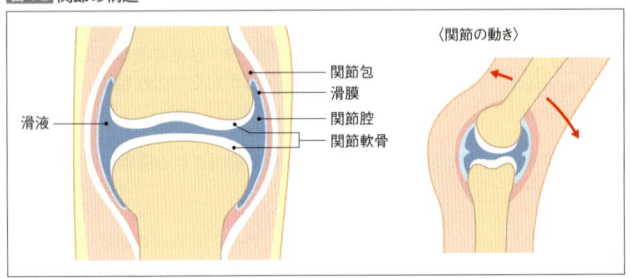

〈関節の動き〉

滑液／関節包／滑膜／関節腔／関節軟骨

産・婦人	**SFD** [エスエフディー] スモールフォーデイツ small-for-dates インファント (infant)	妊娠期間に比して小さい新生児（にんしんきかんひしてちいさいしんせいじ）　妊娠期間に比べて身長も体重も小さい新生児。胎盤機能不全による胎児の栄養失調の場合が多い。 同 SGA［妊娠期間に比して小さい新生児］ ➡ P. 324 表 HFD［不当重量児］ ➡ P. 159
血液	**SFMC** [エスエフエムシー] サリューブル ファイブリン soluble fibrin マノマー カムプレクス monomer complex	可溶性フィブリンモノマー複合体（かようせいフィブリンモノマーふくごうたい）　フィブリノゲンからフィブリンモノマーになり、他の物質と結合した複合体。
皮膚	**SG** [エスジー] スキン グラフト skin graft	皮膚移植（ひふいしょく）　他の部位の皮膚を採取して、欠損している部分に移植すること。
産・婦人	**SGA** [エスジーエー] スモールフォージェスティショナル エイジ small-for-gestational age	妊娠期間に比して小さい新生児（にんしんきかんひしてちいさいしんせいじ）　同 SFD［妊娠期間に比して小さい新生児］ ➡ P. 324
脳・神経	**SGB** [エスジービー] ステレイト ギャングリオン stellate ganglion ブロック block	星状神経節ブロック（ほしじょうしんけいせつブロック）　頚部にある星状神経節に少量の麻酔薬を注入することで、痛みやこりなどを改善させる治療法。

分類	略語	正式名称・解説
消化器	**SGOT, sGOT**【エスジーオーティー】 serum glutamic-oxaloacetic transaminase	血清グルタミン酸オキサロ酢酸トランスアミナーゼ 肝臓や心臓などでみられる酵素。肝機能に障害が起こると濃度が上がる。
消化器	**SGPT, sGPT**【エスジーピーティー】 serum glutamic-pyruvic transaminase	血清グルタミン酸ピルビン酸トランスアミナーゼ 肝臓などでみられる酵素。肝機能に障害が起こると濃度が上がる。
脳・神経	**SGS**【エスジーエス】 secondary generalized seizure	二次性全般化発作 てんかんの発作の種類。部分発作から始まり、興奮が脳全体に広がって意識障害を伴うもの。関Epi［てんかん］ ➡P.118
薬理	**SHBG**【エスエイチビージー】 sex hormone binding globulin	性ホルモン結合性グロブリン エストロゲンやアンドロゲンなど性ホルモンに結合し運搬する血清タンパク質。
アレルギー	**SHP**【エスエイチピー】 Schönlein-Henoch purpura*	シェーンライン・ヘノッホ紫斑病 同HSP［ヘノッホ・シェーンライン紫斑病］ ➡P.168
内分泌・代謝	**SHP**【エスエイチピー】 secondary hyperparathyroidism	二次性副甲状腺機能亢進症 腎臓や骨、関節が弱くなるなどの症状が現れる。人工透析を受けている人に多くみられる。
整形	**SHS**【エスエイチエス】 shoulder-hand syndrome	肩手症候群 肩の痛みと運動障害、手のむくみなどを症状とする病気。反射性交感神経性ジストロフィーの症状。
産・婦人	**SHS**【エスエイチエス】 supine hypotensive syndrome	仰臥位低血圧症候群 妊娠末期の妊婦が仰向けに寝たときに、大きくなった子宮が下大静脈を圧迫することで起こる低血圧。
呼吸器	**SHVS**【エスエイチブイエス】 sleep hypoventilation syndrome	睡眠時低換気症候群 寝ている間に肺胞低換気や低酸素血症の症状を起こす、睡眠関連呼吸障害のひとつ。

＊ドイツ語

分野	略語	正式名称	日本語・解説

病理 — **si** [エスアイ] serosa infiltrating
漿膜浸潤 癌の深達度を表す用語で、癌が漿膜面に浸潤した状態。

救急 — **SI** [エスアイ] shock index
ショックインデックス 脈拍を収縮期血圧で割った数値。通常は0.5前後で、高いほど危険な状態。

循環器 — **SI** [エスアイ] stroke index
1回心拍出量係数 1回拍出量を体表面積で割った値。同じ条件で1回拍出量を比較するときに使用される。同 SVI [1回拍出量係数] ➡ P. 339

内分泌・代謝 — **SIADH** [エスアイエーディーエイチ] syndrome of inappropriate secretion of antidiuretic hormone
抗利尿ホルモン不適合分泌症候群 抗利尿ホルモンが血漿浸透圧に対して過剰に作用することで起こる症状の総称。

外 — **SICU** [エスアイシーユー] surgical intensive care unit
外科系集中治療室 全身麻酔による外科手術の後、容体が安定するまで居る場所。これまでの「術後回復室」が高度化したもの。

小児 — **SIDS** [シッズ] sudden infant death syndrome
乳幼児突然死症候群 元気な乳幼児が前触れもなしに死に至る症候群。うつぶせ寝、家族の喫煙などが危険因子と指摘されているが、原因は不明。

消化器 — **sig** [シグ] sigmoidoscopy
S状結腸鏡検査 大腸内視鏡検査のうち、S状結腸鏡を使った肛門寄りの大腸の検査。

アレルギー — **sIL-2R** [エスアイエルツーアール] soluble interleukin-2 receptor
可溶性IL-2レセプター インターロイキン2レセプターで、悪性リンパ腫などで上昇するが特異性は低い。

呼吸器 — **SIMV** [エスアイエムブイ] synchronized intermittent mandatory ventilation
同期式間欠的強制換気 人工呼吸器の換気モードのひとつ。患者自身の呼吸に合わせて換気が行われる。人工呼吸器からの離脱の前に使われるモード。裏CMV [持続強制換気] ➡ P. 72

脳神経 — **SIP** [エスアイピー] sympathetically independent pain
交感神経非依存性疼痛 痛みの種類。交感神経の影響を受けないタイプ。

分類	略語	読み・正式名	日本語名	説明

病理 **SIRS**【サース】 シスミテック インフラマトーリ リスパンス シンドロウム systemic inflammatory response syndrome
全身性炎症反応症候群　炎症が全身に及び、発熱や心拍数増加、頻呼吸、血液中の白血球数の増加などの炎症反応が起きた状態。

腎・泌尿器 **SIT**【エスアイティー】 スパーム イモビリゼイション テスト sperm immobilization test
精子不動化試験　女性の血清を精子と混ぜ、精子のはたらきが阻害される度合いを調べる不妊治療のひとつ。抗精子抗体検査ともいう。

脳・神経 **SjO₂**【エスジェイオーツー】 アクシジェン サチュレイション オブ ジャギュラー ヴェイン oxygen saturation of jugular vein
内頸静脈酸素飽和度　内頸静脈内の酸素の量をはかること。脳循環と酸素代謝の需給バランスがわかる。

アレルギー **SjS**【エスジェイエス】 シェーグレンズ シンドロウム Sjögren's syndrome
シェーグレン症候群　自己免疫疾患のひとつ。眼や口、鼻腔の乾燥をはじめ、倦怠感、息切れ、関節痛など、多彩な症状が現れる難病。

皮膚 **SJS**【エスジェイエス】 スティーヴンスジョンソン シンドロウム Stevens-Johnson syndrome
スティーブンス・ジョンソン症候群　高熱や全身の皮膚、粘膜や眼に症状が出る深刻な疾患で、抗生物質や解熱剤による副作用として発症することが多い。
同 MCOS［粘膜皮膚眼症候群］　➡ P. 216

薬理 **SK**【エスケー】 ストレプトカイネイス streptokinase
ストレプトキナーゼ　化膿連鎖球菌（溶血性連鎖球菌）が分泌するタンパク質。

整形 **SKAO**【エスケーエーオー】 スープラ ニー アンクル オーソウシス supra knee ankle (orthosis)
膝・踵上部装具　同 LLB［長下肢装具］　➡ P. 203

眼 **s.l.**【エスエル】 センスス ルミニス sensus luminis *
光覚弁　同 LP［光覚弁］　➡ P. 205

整形 **SLAC wrist**【エスエルエーシー リスト】 スキャフォルーネイト アドヴァンスト コラプス scapholunate advanced collapse
変形性手関節症の型　手の指の付け根の舟状月状骨の回転性亜脱臼を原因とする骨関節症。

整形 **SLAP lesion**【エスエルエーピー リジョン】 スピリアー レブラム アンティリアー アンド パスティアー リージョン superior labrum anterior and posterior lesion
上前後関節唇損傷　投球動作などで肩を酷使することで、肩関節にある上方関節唇が傷ついた状態。

＊ラテン語

整形	**SLB**【エスエルビー】 ショート レグ ブレイス short leg brace	<ruby>短下肢装具<rt>たんかしそうぐ</rt></ruby> 両側に支柱の付いた、ふくらはぎから足の裏に用いる装具を指す。 同 AFO［踵・下肢整形］ ➡P.15
整形	**SLC**【エスエルシー】 ショート レグ キャスト short leg cast	<ruby>短下肢ギプス包帯<rt>たんかしぎぷすほうたい</rt></ruby> 膝下から足の底までに装着し、固定するギプス包帯。
アレルギー	**SLE**【エスエルイー】 システミック ループス エリテマトーデス systemic lupus erythematosus	<ruby>全身性エリテマトーデス<rt>ぜんしんせい</rt></ruby> 顔面に紅斑が現れ、発熱や倦怠感などの症状も伴う。免疫の異常が関わるとされるが原因は不明。
病理	**SLN**【エスエルエヌ】 センチネル リムフ ノウド sentinel lymph node	<ruby>センチネルリンパ節<rt>せつ</rt></ruby> 悪性腫瘍がリンパの流れに乗って最初に転移するといわれるリンパ節。
薬理	**SLO**【エスエルオー】 ストレプトライシン オー streptolysin O	ストレプトリジンO 溶血連鎖球菌が作る毒素。赤血球を溶血させ、白血球、血小板などに影響を及ぼす。
整形	**SLR**【エスエルアール】 ストレイト レグ レイジング テスト straight leg raising (test)	<ruby>下肢伸展挙上<rt>かししんてんきょじょう</rt></ruby> 仰向けに寝て膝を伸ばしたまま、医療者が足を持ち上げるテスト。

図-73 下肢伸展挙上テストの方法

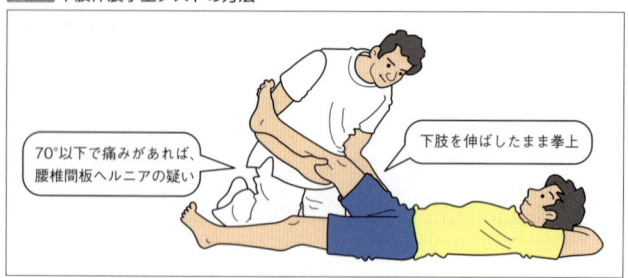

- 70°以下で痛みがあれば、腰椎椎間板ヘルニアの疑い
- 下肢を伸ばしたまま挙上

整形	**SLR exercise**【エスエルアール エクササイズ】 ストレイト レグ レイズィング エクササイズ straight leg raising exercise	<ruby>下肢伸展挙上訓練<rt>かししんてんきょじょうくんれん</rt></ruby> 足を伸ばしたまま上に挙げる動作をすることで大腿四頭筋を鍛える訓練。

分類	略語	読み・正式名	日本語名	説明

放射線 — **SLRS**【エスエルアールエス】 ステリオタクティック ライナック レイディオサージェリ stereotactic LINAC radiosurgery — 定位的ライナック放射線外科 同SMART［定位多軌道放射線治療］ ➡P.330

整形 — **SLS**【エスエルエス】 ショート レグ スプリント short leg splint — 短下肢副子 膝下から下の部分を支える副木。

脳・神経 — **SLTA**【エスエルティーエー】 スタンダード ラングウィジ テスト オブ アフェイジア Standard Language Test of Aphasia — 標準失語症検査 26項目の下位検査からなり、結果を6段階の評価で表す、代表的な失語症検査。

整形 — **SLWC**【エスエルダブリューシー】 ショート レグ ウォーキング キャスト short leg walking cast — 短下肢歩行用ギプス包帯 短下肢ギプス包帯のうち、歩行できるように工夫したもの。

病理 — **sm**【エスエム】 サブミューコウサ submucosa — 粘膜下組織 粘膜の直下にある結合組織。癌の深達度を示すのにも用いられる。

循環器 — **SM**【エスエム】 システリック マーマー systolic murmur — 収縮期雑音 心臓の収縮期に聞かれる雑音。

消化器 — **SMA**【エスエムエー】 スムーズ マスル アンティバディ smooth muscle antibody — 抗平滑筋抗体 平滑筋に対する抗体。自己免疫性肝炎で高値となる。

脳・神経 — **SMA**【エスエムエー】 スパイナル マスキュラー アトロフィ spinal muscular atrophy — 脊髄性筋萎縮症 脊髄にある運動神経細胞の異常により起こる筋萎縮症。狭義では小児期発症のもの。

消化器 — **SMA**【エスエムエー】 スピリアー メセンテリク アーテリ superior mesenteric artery — 上腸間膜動脈 大動脈から生じる動脈で、小腸、上行結腸、横行結腸、盲腸などに酸素を運ぶ。 図AIPD［前下膵十二指腸動脈］ ➡P.19

循環器 — **SMAO**【エスエムエーオー】 スピリアー メセンテリク アーテリ オクルージョン superior mesenteric artery occlusion — 上腸間膜動脈閉塞症 消化器に酸素や栄養を送っている上腸間膜動脈が詰まって消化管が壊死する病気。

分野	略語	正式名称	日本語訳	説明
放射線	**SMART** [エスエムアーァールティー] ステリオタクティク マルティプル アークレイディエイション セラピ stereotactic multiple arc radiation therapy		定位多軌道放射線治療（ていいたきどうほうしゃせんちりょう）	癌に対して行われる病巣に多方向から放射線を照射させる治療法のうち、ライナックを回転させながら照射させるもの。同 SLRS [定位的ライナック放射線外科] ➡ P.329
内分泌・代謝	**SMBG** [エスエムビージー] セルフマニタリング オブ ブラッド グルーコウス self-monitoring of blood glucose		血糖自己測定（けっとうじこそくてい）	患者が日常生活の中で、自ら血糖値を測定すること。より適正な血糖値管理に役立つ。
整形	**SMD** [エスエムディー] スパイナ マリーオラー ディスタンス spina malleolar distance		腸骨棘内果距離（ちょうこつきょくないかきょり）	上前腸骨棘から足関節内果までの長さ。
循環器	**SMI** [エスエムアイ] サイレント マイオカーディアル イスキーミア silent myocardial ischemia		無症候性心筋虚血（むしょうこうせいしんきんきょけつ）	痛みを伴わない心筋虚血。発見が遅れることで重症化することがある。
脳・神経	**SMON** [スモン] サブアキュート subacute マイエロプティコニューラパシ myelo-optico-neuropathy		スモン病、亜急性脊髄視神経症（びょう、あきゅうせいせきずいししんけいしょう）	キノホルムによる薬害。下痢や腹痛から始まり、しびれや脱力、歩行困難などさまざまな神経障害を症状とする難病。
脳・神経	**SMP** [エスエムピー] シムパセティカリ メインテインド ペイン sympathetically maintained pain		交感神経依存性疼痛（こうかんしんけいいぞんせいとうつう）	交感神経に影響を受ける痛み。
病理	**SMT** [エスエムティー] サブミューコウサル テューマー submucosal tumor		粘膜下腫瘍（ねんまくかしゅよう）	粘膜の下の層にできる腫瘍。
精神	**SMV** [エスエムベー] セルプストモルトフェルズーハ Selbstmordversuch *		自殺企図（じさつきと）	実際に自殺をしようと行動を起こすこと。
眼	**SN** [エスエヌ] スパンティニアス ニスタグマス spontaneous nystagmus		自発眼振（じはつがんしん）	眼球が無意識のうちに動くこと。めまいと深く関わる。
脳・神経	**SNAP** [エスエヌエーピー] センソリ ナーヴアクション ポテンシャル sensory nerve action potential		感覚神経活動電位（かんかくしんけいかつどうでんい）	感覚神経伝導検査における活動電位。

＊ドイツ語

SNB [エスエヌビー]

病理 sentinel node biopsy（センチネル ノウド バイオプシー）

センチネルリンパ節生検　センチネルリンパ節は癌細胞が最初に転移する部位。乳癌の場合には、摘出手術に先立ち生検を行うことで、切除範囲の決定などに役立てられる。 関 SLN［センチネルリンパ節］ ➡ P. 328

SND [エスエヌディー]

脳・神経 striatonigral degeneration（ストライエイトナイグラル ディジェネレイション）

線条体黒質変性症　多系統萎縮症に分類される難病。パーキンソン病に似た症状を示す。
表 MSA［多系統萎縮症］ ➡ P. 230

SNPs [スニップス]

一般 single nucleotide polymorphism（シングル ニュークリアタイド パリモーフィズム）

単一ヌクレオチド多型　一塩基多型ともいう。DNA塩基が1か所だけ異なっているケース。単数形でSNPと呼ぶこともある。

SNS [エスエヌエス]

脳・神経 sympathetic nervous system（シムパセティク ナーヴァス システム）

交感神経系　無意識のうちにはたらく自律神経のうち、身体を「活動」方向へ向かわせる神経。
関 PNS［副交感神経系］ ➡ P. 277

表-54　交感神経と副交感神経のはたらき

交感神経	器官	副交感神経
瞳孔の散大	眼	瞳孔の縮小
心拍数の増加	心臓	心拍数の減少
活動を促進	消化管	活動を抑制
気管支の拡張	肺	気管支の収縮
血液中グルコースの増加	肝臓	作用しない
尿量の減少	腎臓	作用しない
心臓や骨格筋への血流増加	血管	拡張

s/o [エスオー]

一般 suggestive of（サジェスティブ オブ）

疑い　「〜の疑い」という意味のカルテ上の記号。

S.O. [エスオー]

薬理 silicone oil（シリコウン オイル）

シリコンオイル　網膜剥離の手術などで充填物として使用する。半年後に取り除く。

SO₂ [エスオーツー]

一般 oxygen saturation（アクシジェン サチュレイション）

酸素飽和度　血液中のヘモグロビンが酸素と結合している割合。

分類	略語	読み・原語	意味
一般	**SOAP**【ソープ】 subjective (data), objective (data), assessment, and plan	サブジェクティヴ データ オブジェクティヴ データ アセスメント アンド プラン	ソープ（記録方式）「S：主観的情報」「O：客観的情報」「A：評価」「P：計画」の4項目からなるカルテの書式。
呼吸器	**SOB**【エスオービー】 shortness of breath	ショートネス オブ ブレス	息切れ　身体を動かし呼吸が苦しくなること。
薬理	**SOD**【エスオーディー】 superoxide dismutase	スーパーアクサイド ディスミューテイス	スーパーオキシドジスムターゼ（活性酸素除去酵素）　活性酸素を取り除く酵素。
歯・口腔	**SOHND**【エスオーエイチエヌディー】 supra-omohyoid neck dissection	スープラオウモヒオイド ネク ディセクション	上頸部郭清術　口腔癌などで悪性腫瘍を摘出する際に、周辺のリンパ節や筋肉や血管も一緒に切除する方法。
病理	**SOL**【ソル】 space occupying lesion	スペイス オキュパイング リージョン	占拠性病変　通常はない場所に、「ある一定の体積のもの」がみられること。いわゆる「腫瘤」。
耳鼻	**SOM**【エスオーエム】 secretory otitis media	シクリートリ オティティス ミーディア	滲出性中耳炎　中耳に滲出液が溜まることで起こる中耳炎。難聴を伴い、痛みはない。 同 **OME**［滲出性中耳炎］ ➡P.251
外	**Sp**【エスピー】 spinal anesthesia	スパイナル アニスシージア	脊椎麻酔　脊髄クモ膜下麻酔とも呼ばれる、いわゆる下半身麻酔。足や下腹部の手術に使用。腰部からクモ膜下腔を穿刺し、局所麻酔薬を注入する。
脳・神経	**Sp&W**【エスピーアンドダブリュー】 spike and wave complex	スパイク アンド ウェイヴ カムプレクス	棘波徐波結合　てんかんに特有の脳波で、とがった波と幅の広い波が結合した波形を示す。 連 **Epi**［てんかん］ ➡P.118
皮膚	**SPD**【エスピーディー】 subcorneal pustular dermatosis	サブコーニアル パスチュラー ダーマトウシス	角層下膿疱症　体幹や腋窩などにできる環状の膿疱。治りにくいが特に自覚症状がない。
血液	**SPE**【エスピーイー】 slow plasma exchange	スロウ プラズマ エクスチェインジ	緩徐血漿交換　通常の血漿交換より速度を遅くした血漿交換療法。

分類	略語	用語	説明
放射線	**SPECT**　[スペクト] シングル フォウトン イーミッション single-photon emission コンピューテッド トモグラフィ computed tomography	単光子放出コンピュータ断層	体内に放射性同位元素を入れ、CT撮影で放射性同位元素の分布状況を画像化する検査。
一般	**sph**　[エスピーエイチ] スフェリカル レンズ spherical lens	球面レンズ	表面が球面状のレンズ。
内分泌・代謝	**SPIDDM**　[エスピーアイディーディーエム] スロウリ プログレッシヴ インスリン slowly progressive insulin- ディペンディド ダイアビーティーズ メリタス depended diabetes mellitus	緩徐進行型インスリン依存性糖尿病	インスリン非依存症で、徐々にインスリン分泌機能が衰えてインスリン依存症となる糖尿病。 関 IDDM［インスリン依存性糖尿病］ ➡ P. 177
消化器	**SPIO**　[エスピーアイオー] スーパーパラマグネティック superparamagnetic アイアーン アクサイド パーティクルズ iron oxide (particles)	超常磁性酸化鉄粒子	MRI撮影時の静脈注射による造影剤。肝臓のクッパー細胞に取り込まれ、小さな病変の発見や鑑別に役立つ。
眼	**SPK**　[エスピーケー] スーパーフィシャル パンクテイト superficial punctate ケラトパシ keratopathy	点状表層角膜症	角膜上皮に多発性の点状欠損がある状態。コンタクトレンズの不適切な使用やドライアイによって起こる。
脳・神経	**SPMA**　[エスピーエムエー] スパイナル プログレッシヴ spinal progressive マスキュラー アトロフィ muscular atrophy	脊髄性進行性筋萎縮症	脊髄にある運動神経細胞の異常が原因で発症する筋萎縮症。脊髄性筋萎縮症のⅣ型にあたる。 同 PSMA［進行性脊髄性筋萎縮症］ ➡ P. 286 関 SMA［脊髄性筋萎縮症］ ➡ P. 329
脳・神経	**SPMS**　[エスピーエムエス] セカンダリ プログレッシヴ secondary progressive マルティプル スクリラウシス multiple sclerosis	二次進行型多発性硬化症	脳や脊髄に脱髄病変ができる多発性硬化症で、寛解と再発を繰り返すが、次第に寛解期が短くなりつつ進行する状態。
血液	**SpO₂**　[エスピーオーツー] サチュレイション オブ saturation of パーキュテイニアス アクシジェン percutaneous oxygen	経皮的酸素飽和度	動脈の血液中のヘモグロビンが酸素と結合している割合。パルスオキシメーターで調べる。
腎・泌尿器	**SPP**　[エスピーピー] スープラピュービック プロスタテクトミ suprapubic prostatectomy	恥骨上式前立腺摘除	前立腺肥大症の治療として、下腹部を切開し、前立腺を摘出する。

分野	略語	用語	説明
脳・神経	**SPS** 【エスピーエス】 simple partial seizure シンプル パーシャル シージャー	単純部分発作（たんじゅんぶぶんほっさ）	てんかんの発作の種類。短時間で終わり、意識障害を伴わない部分発作。 関 Epi ［てんかん］ ➡ P. 118
脳・神経	**S-P shunt** 【エスピー シャント】 subdural-peritoneal shunt サブデュラルペリトニーアル シャント	硬膜下・腹腔短絡術（こうまくか・ふくくうたんらくじゅつ）	硬膜下血腫で穿頭血腫除去術を行っても症状が改善しない場合や再発を繰り返す場合に行う、硬膜下と腹腔をつなぐ手術。
消化器	**SPV** 【エスピーブイ】 selective proximal vagotomy セレクティヴ プラクシマル ヴェイゴトミ	選択的近位迷走神経切離術（せんたくてきこんいめいそうしんけいせつりじゅつ）	難治性の十二指腸潰瘍の治療法のひとつで、胃酸分泌に関与する迷走神経を切除する手術。
循環器	**SR** 【エスアール】 sinus rhythm サイナス リズム	洞調律（どうちょうりつ）	心臓が正常なリズムで動いていること。
眼	**SRD** 【エスアールディー】 secondary retinal detachment セカンダリ リティナル デイタチメント	続発性網膜剝離（ぞくはつせいもうまくはくり）	ブドウ膜の炎症や眼の腫瘍など原因となる疾患があって起こる網膜剝離。 関 RD ［網膜剝離］ ➡ P. 303
呼吸器	**SRRD** 【エスアールアールディー】 sleep related respiratory disturbance スリープ リレイティド レスピラトリー ディスターバンス	睡眠関連呼吸障害（すいみんかんれんこきゅうしょうがい）	閉塞性睡眠時無呼吸、中枢性睡眠時無呼吸、睡眠低換気症候群など、睡眠時に起こる呼吸障害の総称。
放射線	**SRS** 【エスアールエス】 stereotactic radiosurgery ステリオタクティク レイディオウサージェリ	定位的放射線手術（ていいてきほうしゃせんしゅじゅつ）	腫瘍に対して行われる、病巣に多方向から放射線を照射させる治療法。 同 STRT ［定位的放射線療法］ ➡ P. 337
耳鼻	**SRT** 【エスアールティー】 speech reception threshold スピーチ リセプション スレショウルド	語音聴取閾値（ごおんちょうしゅいきち）	語音聴力検査の際、認識できる音の大きさ。
病理	**SS** 【エスエス】 subserosa サブシロウサ	漿膜下組織（しょうまくかそしき）	癌の深達度を表す用語で、癌が筋層を越えて漿膜下組織に浸潤した状態。
産婦人	**SS** 【エスエス】 Schwangerschaft シュヴァンゲルシャフト＊	妊娠（にんしん）	女性の胎内で胎児が発育している状態。

＊ドイツ語

皮膚	**SSc**	[エスエスシー] systemic sclerosis	全身性硬化症（強皮症）	皮膚や内臓が硬化する難病。
一般	**ssDNA**	[エスエスディーエヌエー] single-stranded DNA	一本鎖DNA	二重らせんではない一本鎖のDNA。
栄養	**SSF**	[エスエスエフ] subscapular skinfold thickness	肩甲骨下部皮下脂肪厚	栄養アセスメントの項目のひとつ。肩甲骨の下の部分をキャリパーではさんで脂肪の厚さを測定する。
外	**SSI**	[エスエスアイ] surgical site infection	手術創感染	手術を行った部位に起こる感染症。
皮膚	**SSM**	[エスエスエム] superficial spreading melanoma	表在拡大型黒色腫	悪性黒色腫のうち、表在性に病変が拡大していくタイプ。
脳・神経	**SSP**	[エスエスピー] spastic spinal paralysis	痙性脊髄麻痺	脊髄の障害による痙性麻痺。
小児	**SSPE**	[エスエスピーイー] subacute sclerosing panencephalitis	亜急性硬化性全脳炎	麻疹ウイルスによる脳炎で、麻疹罹患後、数年以上経過してから起こる。感染も遺伝もしない。
循環器	**SSS**	[スリーエス] sick sinus syndrome	洞(機能)不全症候群	洞房結節に異常をきたしたことで起こる不整脈。
循環器	**SSS**	[スリーエス] superior sagittal sinus	上矢状静脈洞	下矢状静脈洞と並ぶ硬膜静脈洞のひとつ。脳の上部にあり、太い。 図**CCF**［頸動脈海綿静脈洞瘻］ ➡ P.60
脳・神経	**SS shunt**	[エスエス シャント] syringo-subarachnoid shunt	空洞クモ膜下腔吻合術	脊髄空洞症の手術法のひとつ。脊髄の空洞になっている部分にチューブを入れ、クモ膜下に溜まった水を流す。
一般	**SSSS**	[フォーエス] staphylococcal scalded skin syndrome	(黄色)ブドウ球菌性熱傷様皮膚症候群	黄色ブドウ球菌の毒素によって、発熱や粘膜の発赤の後、全身に紅斑がみられる全身性の疾患。子どもに多い。

精神	**SST** 【エスエスティー】 ソウシャル スキル social skill トレイニング training	（社会）生活技能訓練　社会復帰に向けて、社会的技能や生活技能のスキルを磨くこと。認知行動療法のひとつ。
精神	**ST** 【エスティー】 センシティヴィティ トレイニング sensitivity training	感受性訓練　集団精神療法のひとつ。対人関係などの訓練によって防御機制を取り除く。
一般	**ST** 【エスティー】 スピーチ セラピ speech therapy, スピーチ セラピスト speech therapist	言語療法、言語療法士　言葉によるコミュニケーションや嚥下に問題がある人の治療や社会復帰をサポートすること、またはそれに関わる専門職。
循環器	**ST** 【エスティー】 エスティーセグメント ST-segment	ST部分　心電図上で、QRS波の最後からT波の最初の部分。全心室筋が興奮している状態。 図 QRS ［QRS波］ ➡ P.297
血液	**Stab** 【スタブ】 シュターブ バンド セル Stab, band cell ＊	桿状核好中球 同 band ［桿状核好中球］ ➡ P.40
精神	**STAI** 【スタイ】 ステイトトレイト アングザイエティ state-trait anxiety インヴェントーリ inventory	スタイ（状態・特性不安検査）　現在の個人の状態と特性から、不安のレベルを分けて評価する、質問紙を使ったテスト。
脳・神経	**STA-MCA anastomosis** 【エスティーエーエムシーエー アナストモシス】 スーパーフィシャル テムポラル アーテリミドル superficial temporal artery-middle セリーブラル アーテリ アナストモウシス cerebral artery anastomosis	浅側頭動脈・中大脳動脈吻合術　浅側頭動脈と中大脳動脈をつなぎ合わせる血行再建手術。
脳・神経	**STA-SCA anastomosis** 【エスティーエーエスシーエー アナストモシス】 スーパーフィシャル テムポラル アーテリスピリアー superficial temporal artery-superior セレベラー アーテリ アナストモウシス cerebellar artery anastomosis	浅側頭動脈・上小脳動脈吻合術　浅側頭動脈と上小脳動脈をつなぎ合わせる血行再建手術。
一般	**STD** 【エスティーディー】 セクシュアリトランスミティド sexually transmitted デイズィーズ disease	性（行為）感染症　性的な接触によって感染する病気。梅毒、淋病、鼠径リンパ肉芽腫などがある。 同 VD ［性病］ ➡ P.374

STG ～ SUI

皮膚 **STG**【エスティージー】
スプリット シクネス グラフト
split thickness graft
分層植皮術　表皮と真皮の一部分だけを切り取り移植する方法。同 STSG［分層植皮術］ ➡ P.337

表-55 全層植皮と分層植皮の特徴

	全層植皮	分層植皮
皮膚の厚さ	厚い（表皮と真皮）	薄い（表皮と真皮の一部）
皮膚の生着	生着しにくい	生着しやすい
採取後の皮膚	やや収縮する	上皮化する
整容面	あまり目立たない	目立つ
採取部位	余裕がある皮膚	大腿、体幹など

腎・泌尿器 **STGC**【エスティージーシー】
シンシティオトロフォブラスティック ジャイアント セル
syncytiotrophoblastic giant cell
合胞体性巨細胞　精巣胚細胞腫の亜型。核を複数含む合胞体様の巨細胞が出現する。

産婦人 **STH**【エスティーエイチ】
シンプル トウタル ヒステレクトミー
simple total hysterectomy
単純子宮全摘出　腹腔鏡を使わずに開腹または膣式によって子宮を全摘出する手術。

放射線 **STIR**【エスティーアイアール】
ショート タウティー インヴァージョン リカヴァリ
short tau[t] inversion recovery
STIR　MRI撮像法の一種で、反転時間を短く設定する撮影法。脂肪が低信号域になることで病変部が目立つようになる。

一般 **STPD**【エスティーピーディー】
スタンダード テムペラチャー アンド プレシャー ドライ
standard temperature and pressure, dry
標準状態　気体の環境条件が「標準温度0度」「標準圧力760mmHg」「湿度0％」の状態。

放射線 **STRT**【エスティーアールティー】
ステリオタクティク レイディオセラピ
stereotactic radiotherapy
定位的放射線療法　同 SRS［定位的放射線手術］ ➡ P.334

病理 **STS**【エスティーエス】
セロロジク テスト フォー シフィリス
serologic test for syphilis
梅毒血清反応　梅毒血清反応を利用した梅毒の検査。スクリーニングとして活用されている。

皮膚 **STSG**【エスティーエスジー】
スプリット シクネス スキン グラフト
split thickness skin graft
分層植皮術　同 STG［分層植皮術］ ➡ P.337

腎・泌尿器 **SUI**【スイ】
ストレス ユリナリ インカンティネンス
stress urinary incontinence
腹圧性尿失禁　急に腹圧がかかることによって起こる尿失禁。裏 UI［切迫性尿失禁］ ➡ P.366

分類	略語	読み・正式名	日本語訳	説明

一般 **sum.** [サム] スマト sumat* — 服用(ふくよう)させよ — 薬の服用形式を示す語。

薬理 **supp** [サップ] サポジトーリウム サポジトーリ suppositorium, suppository** — 坐剤(ざざい) — 直腸や膣に直接挿入するタイプの薬剤。鎮痛剤などが多い。

小児 **SV** [エスブイ] シングル ヴェントリクル single ventricle — 単心室(たんしんしつ) — 2つの心室の間の仕切りがうまく形成されなかったことによって、心臓が正常な動きができない状態。

循環器 **SV** [エスブイ] ストローク ヴォリューム stroke volume — 1回拍出量(かいはくしゅつりょう) — 1回の収縮で心臓が送り出す血液の量。

循環器 **SV** [エスブイ] スープラヴェントリキュラー supraventricular — 上室性(じょうしつせい) — 心室より上にある心房や房室結合部を示す形容詞。

循環器 **SVC** [エスブイシー] スピリアー ヴィーナ カーヴァ superior vena cava — 上大静脈(じょうだいじょうみゃく) — 頭部、頸部、両上肢、胸部の血液を集めて右心房に流れ込む静脈。
図 LCX［左回旋枝］ ➡ P.198

循環器 **SVCG** [エスブイシージー] スピリアー ヴィーナ カーヴォグラフィ superior vena cavography — 上大静脈造影(じょうだいじょうみゃくぞうえい) — 上大静脈に造影剤を注入して、X線で撮影する検査。上大静脈症候群の検査。

循環器 **SVCS** [エスブイシーエス] スピリアー ヴィーナ カーヴァ シンドロウム superior vena cava syndrome — 上大静脈症候群(じょうだいじょうみゃくしょうこうぐん) — 上大静脈が圧迫されたり閉塞したりすることで、上半身の静脈の流れが阻害されて、うっ血、腫脹している状態。

循環器 **SVD** [エスブイディー] シングル ヴェッセル ディズィーズ single vessel disease — 一枝病変(いっしびょうへん) — 冠動脈の1本だけに病変があるケース。

産婦人 **SVD** [エスブイディー] スポンティニアス ヴァジナル デリヴァリ spontaneous vaginal delivery — 自然経膣分娩(しぜんけいちつぶんべん) — 陣痛がくるのを待って、膣を通して分娩すること。

循環器 **SVG** [エスブイジー] サフィーナス ヴェイン グラフト saphenous vein graft — 大伏在静脈グラフト(だいふくざいじょうみゃく) — 冠動脈バイパス手術の際、バイパスグラフトとして足の静脈である大伏在静脈を使用すること。

338 ＊ラテン語 ＊＊ドイツ語

SVI 【エスブイアイ】 循環器 ストロウク ヴァリュム インデクス stroke volume index	1回拍出量係数 (かいはくしゅつりょうけいすう)	同 SI [1回心拍出量係数] ➡P. 326
SvO₂ 【エスブイオーツー】 血液 ミクスト ヴィーナス アクシジェン サチュレイション mixed venous oxygen saturation	混合静脈血酸素飽和度 (こんごうじょうみゃくけつさんそほうわど)	右室内と肺動脈の血液のヘモグロビンの酸素飽和度。心・肺、末梢循環不全の判断指標となる。 同 MvOS [混合静脈血酸素飽和度] ➡P. 232
SVPC 【エスブイピーシー】 循環器 スープラヴェントリキュラー プリマチュアー コントラクション supraventricular premature contraction	上室性期外収縮 (じょうしつせいきがいしゅうしゅく)	心室より上にある心房や房室結合部が原因で起こる不整脈。
SVR 【エスブイアール】 血液 システミック ヴァスキュラー リジスタンス systemic vascular resistance	体血管抵抗 (たいけっかんていこう)	心臓から血液が体内に流れ、心臓に戻ってくる体循環における血管抵抗。 同 TPR [全末梢血管抵抗] ➡P. 356
SVS 【エスブイエス】 脳・神経 スリット ヴェントリクル シンドロウム slit ventricle syndrome	スリット脳室症候群 (のうしつしょうこうぐん)	水頭症のシャント術によって脳室が狭くなり、スリット状になって閉じてしまうことによって引き起こされる症状を指す。
SVT 【エスブイティー】 循環器 スープラヴェントリキュラー タキカーディア supraventricular tachycardia	上室性頻拍 (じょうしつせいひんぱく)	心室より上にある心房や房室結合部が原因で起こる頻拍。
SWS 【エスダブリューエス】 脳・神経 スロウ ウェイヴ スリープ slow wave sleep	徐波睡眠 (じょはすいみん)	眠りについてから1時間後の深い眠りの部分。成長ホルモンなどが分泌されるタイミングでもある。
SWT 【エスダブリューティー】 一般 シャトル ウォーキング テスト shuttle walking test	シャトル・ウォーキング試験 (しけん)	合図によって速度を速めながら10mの距離を歩く。合図どおり歩けなくなった時点で終了し、歩行距離、血圧、心拍などをはかる運動能力検査。
SXA 【エスエクスエー】 整形 シングル エナジー エクスレイ アブソープティオメトリ single energy x-ray absorptiometry	単一エネルギーX線吸収法 (たんいつせんきゅうしゅうほう)	骨粗鬆症の検査のひとつ。単一波長のX線を照射して骨への吸収値を測定することで骨密度を計測する。
syr 【シロップ】 一般 シラプ syrup	シロップ	薬の形状を示す語。濃厚な蜜状の水溶液の状態。

分野	略語	読み・正式名	意味
薬理	**t1/2** 【ティー】 ハーフライフ half-life	**半減期（はんげんき）**	取り込まれた物質が体内で半分に減るまでの長さ。薬剤血中濃度が半分になるまでの期間をいうことが多い。
脳・神経	**T1WI** 【ティーワンダブリューアイ】 ティー ウェイティド イミジ T1-weighted image	**T1強調画像（きょうちょうがぞう）**	MRI画像のひとつで、T2WIと対で撮影し、診断に使用する。脳梗塞や脳浮腫は黒く示される。
脳・神経	**T2WI** 【ティーツーダブリューアイ】 ティー ウェイティド イミジ T2-weighted image	**T2強調画像（きょうちょうがぞう）**	MRI画像のひとつで、T1WIと対で撮影し、診断に使用する。脳梗塞や脳浮腫は白く示される。
内分泌・代謝	**T3** 【ティースリー】 トライアイオウドサイロニーン triiodothyronine	**トリヨードサイロニン**	甲状腺ホルモンのひとつ。活性型ホルモン。高値で甲状腺機能亢進症など、低値で甲状腺機能低下症などが考えられる。
内分泌・代謝	**T4** 【ティーフォー】 テトラアイオウドサイロニーン tetraiodothyronine サイラクシーン (thyroxine)	**テトラヨードサイロニン**	甲状腺ホルモンのひとつ。ホルモン前駆体。高値で甲状腺機能亢進症など、低値で甲状腺機能低下症などが考えられる。

表-56 甲状腺と副甲状腺のホルモン

甲状腺	トリヨードサイロニン（T3）	代謝を調節し、発育を促す
	テトラヨードサイロニン（T4）	
	カルシトニン	血中のカルシウム濃度を低下させる
副甲状腺	パラトルモン	血中のカルシウム濃度を上昇させる

分野	略語	読み・正式名	意味
アレルギー	**TA** 【ティーエー】 テムポラル アーテリアイティス temporal arteritis	**側頭動脈炎（そくとうどうみゃくえん）**	頸動脈と側頭動脈が炎症を起こし、頭痛などの症状を引き起こす病気。高齢者に多く、原因は不明である。
内分泌・代謝	**TA** 【ティーエー】 サイログロブリン アンティバディ thyroglobulin antibody	**抗サイログロブリン抗体（こうこうたい）** 同 **TgAb**［抗サイログロブリン抗体］ ➡ P.349	
整形	**TA** 【ティーエー】 ティビアリス アンティアリア tibialis anterior *	**前脛骨筋（ぜんけいこつきん）**	脛骨外側の上の部分から始まり、第1楔状骨、第1中足骨底の足底側までの筋肉。足裏のアーチの維持や足関節の動作に関わる。

循環器	**TAA** 【ティーエーエー】 ソラシック エオーティック アニュリズム thoracic aortic aneurysm	胸部大動脈瘤	胸部にできる大動脈瘤のこと。
病理	**TAA** 【ティーエーエー】 テューマーアソウシエイティド アンティジェン tumor-associated antigen	腫瘍関連抗原	腫瘍細胞に発現する抗原。
循環器	**TAAA** 【ティースリーエー】 ソラコアブドミナル エオーティック アニュリズム thoraco-abdominal aortic aneurysm	胸腹部大動脈瘤	胸部から腹部までにわたって動脈瘤ができている状態。
脳・神経	**TACT** 【ティーエーシーティー】 セラピューティック アンジオジェネシス バイ セル トランスプランテイション therapeutic angiogenesis by cell transplantation	自己骨髄単核球細胞移植	虚血性脳卒中などで、患者自身の骨髄単核球細胞を中大脳動脈に移植する治療法。
一般	**TAE** 【ティーエーイー】 トランスキャセター アーテリアル エムボリゼイション transcatheter arterial embolization	経カテーテル(肝)動脈塞栓術	カテーテルから塞栓物質を注入することで、癌に酸素を供給している動脈をふさぎ、癌細胞を壊死させる治療。
血液	**TA-GVHD** 【ティーエージーブイエイチディー】 トランスフュージョンアソウシエイティド グラフト ヴァーサス ホウスト ディジーズ transfusion-associated graft versus host disease	輸血関連移植片対宿主病	輸血後、体内で供血者のリンパ球が増殖し、受血者を攻撃すること。予防として輸血用血液への放射線照射がある。
一般	**TAI** 【ティーエーアイ】 トランスキャセター アーテリアル インフュージョン transcatheter arterial infusion	経カテーテル的肝動脈注入術	カテーテルの先から抗癌薬を血管内に注入する治療法。
血液	**TAO** 【タオ】 スランボアンジアイティス オブリテランス thromboangiitis obliterans＊	閉塞性血栓血管炎	ビュルガー病、バージャー病ともいう。原因不明の末梢血管の閉塞によって、組織が低酸素症状を起こしている状態。
循環器	**TAP** 【タップ】 トライカスピド アニュロプラスティ tricuspid annuloplasty	三尖弁輪形成術	三尖弁閉鎖不全に対して、三尖弁輪を縫って縮める手術。 連TR［三尖弁逆流症］ ➡P.356
外	**TAPP** 【ティーエーピーピー】 トランスアブドミヌル プリペリトニーアル リペアー transabdominal preperitoneal (repair)	タップ法腹腔鏡下鼠径ヘルニア修復術	腹腔鏡でヘルニアを確認した後、腹腔内からヘルニア門を閉鎖し、メッシュで固定する鼠径ヘルニアの手術。

＊ラテン語

循環器	**TAPVC**【ティーエーピーシー】 トウタル アナマラス total anomalous プルモネリ ヴィーナス pulmonary venous コネクション connection	総肺静脈還流異常　すべての肺静脈血が左心房に戻らず、右心房や他の体静脈に流れていってしまう先天性の病気。 同 **TAPVD**［総肺静脈還流異常］ ➡ P. 342 同 **TAPVR**［全肺静脈還流異常症］ ➡ P. 342
循環器	**TAPVD**【ティーエービーディー】 トウタル アナマラス プルモネリ total anomalous pulmonary ヴィーナス ドレイニジ venous drainage	総肺静脈還流異常 同 **TAPVC**［総肺静脈還流異常］ ➡ P. 342
循環器	**TAPVR**【ティーエービーアール】 トウタル アナマラス プルモネリ total anomalous pulmonary ヴィーナス リターン venous return	全肺静脈還流異常症 同 **TAPVC**［総肺静脈還流異常］ ➡ P. 342
整形	**TAR**【ティーエーアール】 トウタル アンクル リプレイスメント total ankle replacement	人工足関節置換術　足の関節を人工関節に交換する手術。
呼吸器	**TB**【テーベー】 テューバーキュロウシス tuberculosis	結核　結核菌による感染症。昭和20年代までは日本人の主な死因。その後減少したが、新規の患者は後を絶たず撲滅していない。
呼吸器	**TBAB**【ティーバブ】 トランスブランキアル transbronchial アスピレイション バイアプシ aspiration biopsy	経気管支針吸引生検 同 **TBNA**［経気管支吸引針生検］ ➡ P. 343
内分泌代謝	**TBG**【ティービージー】 サイラクシーン バインディング グラビュリン thyroxine-binding globulin	サイロキシン結合グロブリン　甲状腺ホルモン輸送蛋白のひとつ。
放射線	**TBI**【ティービーアイ】 トウタル バディ total body イレイディエイション irradiation	全身（放射線）照射　移植前に行う全身の放射線照射。病変の細胞を完全に消失させることと、他者の骨髄を受け入れやすくすることが目的。
内分泌代謝	**TBII**【ティービーアイアイ】 ティーエスエイチ バインディング TSH-binding インヒビトリー イミュノグラビュリン inhibitory immunoglobulin	TSH結合阻止免疫グロブリン 同 **TRAb**［甲状腺刺激ホルモン受容体抗体］ ➡ P. 356

T-Bil 【ティービル】
消化器
トウタル
total
ビリルビン
bilirubin

総ビリルビン　血液に含まれる黄色の色素で、直接ビリルビンと間接ビリルビンの和。
関 D-Bil ［直接型ビリルビン］ ➡ P.89
関 I-Bil ［間接型ビリルビン］ ➡ P.172

TBLB 【ティービーエルビー】
呼吸器
トランスブランキアル
transbronchial
ラング バイアプシ
lung biopsy

経気管支肺生検　気管支鏡による検査のひとつ。肺の奥の方の細胞を採取し、肺疾患の診断に用いる。
同 TBNAB ［経気管支肺針吸引生検］ ➡ P.343
同 TBNAC ［経気管支針細胞診］ ➡ P.343

TBMB 【ティービーエムビー】
腎・泌尿器
シン ベイスメント
thin basement
メムブレイン ディズィーズ
membrane disease

薄層基底膜病　常染色体優性遺伝性疾患で、家族性血尿を起こすが、予後は良好。

TBNA 【ティービーエヌエー】
呼吸器
トランスブランキアル ニードル
transbronchial needle
アスピレイション
aspiration

経気管支吸引針生検　気管支鏡による検査のひとつ。気管支鏡に専用の針をつけてリンパ節などの生検を吸引して採取する。
同 TBAB ［経気管支針吸引生検］ ➡ P.342

TBNAB 【ティービーエヌエービー】
呼吸器
トランスブランキアル ニードル
transbronchial needle
アスピレイション バイアプシ
aspiration biopsy

経気管支肺針吸引生検
同 TBLB ［経気管支肺生検］ ➡ P.343

TBNAC 【ティービーエヌエーシー】
呼吸器
トランスブランキアル ニードル
transbronchial needle
アスピレイション サイタロジ
aspiration cytology

経気管支針細胞診
同 TBLB ［経気管支肺生検］ ➡ P.343

Tc 【ティーシー】
一般
セル ペイスメント
cell cycle
タイム
time

細胞分裂時間　細胞分裂に必要な時間または細胞分裂から次の細胞分裂までの時間をいう。悪性腫瘍の場合、その期間は短くなる。

Tc 【ティーシー】
薬理
テクニーシアム
technetium

テクネチウム　人工放射性元素。骨や臓器のシンチグラムに使用されている。

TC 【ティーシー】
内分泌代謝
トウタル
total
コレステロール
cholesterol

総コレステロール　体内の脂質であるLDLコレステロール、HDLコレステロールなどの総和。
同 T-CHO ［総コレステロール］ ➡ P.344

表-57 総コレステロールの値

値	判定
300mg/dL以上	要治療
220〜299mg/dL	要検査
120〜219mg/dL	正常
119mg/dL以下	要検査

- 高値（220mg/dL以上）で考えられる病気
  糖尿病、脂肪肝、甲状腺機能低下など
- 低値（119mg/dL以下）で考えられる病気
  肝硬変、甲状腺機能亢進など

腎・泌尿器 **TC**【ティーシー】
トウタル システクトミ
total cystectomy
膀胱全摘除 膀胱癌などで膀胱を丸ごと摘出すること。

内分泌・代謝 **TCA cycle**【ティーシーエー サイクル】
トライカーバクシリク アシド サイクル
tricarboxylic acid cycle
トリカルボン酸回路 クエン酸回路とも呼ばれる、糖を酸化する代謝の経路。

腎・泌尿器 **TCC**【ティーシーシー】
トランジショナル セル カーシノウマ
transitional cell carcinoma
移行上皮癌 移行上皮部分にできる癌。膀胱や尿管など泌尿器に多い。

脳・神経 **TCD**【ティーシーディー】
トランスクレイニアル
transcranial
ドプラー
Doppler
経頭蓋ドプラ こめかみ付近に超音波を発信させる発信機をあて、頭蓋内の血流を見る検査。クモ膜下出血後の脳血管攣縮の発見に有用。

内分泌・代謝 **T-CHO**【ティーシーエイチオー】
トウタル コレステロール
total cholesterol
総コレステロール
同TC［総コレステロール］ ➡ P.343

薬理 **TCI**【ティーシーアイ】
ターゲト コントロウルド インフュージョン
target controlled infusion
標準濃度調節持続静注 あらかじめ設定した薬物の血中濃度を保つコンピュータ制御システム。主に麻酔で使用される。

腎・泌尿器 **TC-IC**【ティーシーアイシー】
トウタル シスデクトミ イリアル カンデュイット
total cystectomy-ileal conduit
膀胱全摘回腸導管 膀胱摘出後に、小腸の一部を使って尿を排出するための回腸導管を作る手術。

腎・泌尿器 **TC-NB**【ティーシーエヌビー】
トウタル シスデクトミ ニーオウブラダー
total cystectomy-neobladder
膀胱全摘新膀胱 膀胱摘出後に、小腸の一部を使って新しい膀胱を作る手術。

TCP 【ティーシーピー】 transcutaneous pacing
循環器
経皮的ペーシング 皮膚に貼った電極を通じて心筋に電気刺激を送る、ペーシング法のひとつ。

tcPO₂ 【ティーシーピーオーツー】 transcutaneous oxygen pressure
呼吸器
経皮的酸素分圧 皮膚を通じて測定する酸素分圧。

TCR 【ティーシーアール】 T cell receptor
血液
T細胞レセプター リンパ球にあるT細胞の表面上にある抗原受容体。

TCRV 【ティーシーアールブイ】 two chambered right ventricle
循環器
右室二腔症 右室内の心筋が異常に発達することによって、右室がくびれてしまった状態。

TCS 【ティーシーエス】 total colonoscopy
消化器
全大腸内視鏡検査 直径約11〜12mmの内視鏡スコープを肛門より挿入し盲腸までの全大腸について異常の有無を診断する。病変が見つかったときは生検も可能。

TD 【ティーディー】 tardive dyskinesia
精神
遅発性ジスキネジア 無意識のうちに体が動く症状のうち、長期間の抗精神病薬の副作用として起こるものを指す。症状は首から上に起こることが多い。

TDDS 【ティーディーディーエス】 transdermal drug delivery system
薬理
経皮薬物送達システム 皮膚に貼り付けた薬の成分が皮膚から吸収されて全身をめぐる、薬の効き方のしくみ。

TDE 【ティーディーイー】 total daily energy expenditure
一般
1日のエネルギー消費量
同TEE［必要エネルギー消費量］ ➡ P. 347

TDI 【ティーディーアイ】 tolerable daily intake
薬理
耐容1日摂取量 一生涯、毎日取り込んでも、有害な影響が現れないと判断される、1日当たり、体重1kg当たりの量。

薬理	**TDM**【ティーディーエム】 セラピューティク ドラグ マニタリング **t**herapeutic **d**rug **m**onitoring	血中薬物濃度モニタリング　血中薬物濃度を測定しながら、患者一人ひとりに適した薬物療法を行うこと。
循環器	**TdP**【ティーディーピー】 トルサード ドゥ ポアンツ **T**orsades **d**e **P**ointes＊	トルサード・ド・ポアンツ　心室の異常によって起こる重篤な心室頻拍。心室頻拍の特殊型で、QRS電気軸が連続して変化し、心電図上、QRSが上向きになったり下向きになったりして見える。
薬理	**TdT**【ティーディーティー】 ターミナル ディーアクシリニューリクロタイディル トランスファレス **t**erminal **d**eoxyribonucleotidyl **t**ransferase	終末デオキシリボヌクレオチド転換酵素　DNA修飾酵素のひとつ。分子生物学的手法に用いられる。
病理	**TDT**【ティーディーティー】 テューマー ダブリング タイム **t**umor **d**oubling **t**ime	腫瘍倍増時間　腫瘍の体積が2倍になるのに要する時間。予後の判定、治療効果の評価などの目安として活用される。
消化器	**Te**【ティーイー】 ソラシック イサファガス **t**horacic **e**sophagus	胸部食道　頸部食道と腹部食道にはさまれた食道部分。胸部上部食道、胸部中部食道、胸部下部食道で構成される。 圏 **Ut**［胸部上部食道］　⇒P. 369
一般	**TE**【ティーイー】 エコウ タイム echo time	エコー時間　MRI検査において、信号が発せられてから受信するまでの時間。
一般	**TE**【ティーイー】 ティランジエクテイジア **t**elangi**e**ctasia	毛細血管拡張　毛細血管が拡張した状態。
病理	**TE**【ティーイー】 テタナス **te**tanus	破傷風　破傷風菌による感染症。痙攣を起こし死に至る場合がある。
病理	**TE**【ティーイー】 テューマー エムボリズム **t**umor **e**mbolism	腫瘍塞栓症　腫瘍塊によって、血管が閉塞されること。
循環器	**TEA**【ティーイーエー】 スロムボエンドアーテレクトミ **t**hrombo**e**nd**a**rterectomy	血栓内膜摘除術　頸動脈にできた動脈硬化巣を除去する手術。

＊フランス語

外	**TEC**【ティーイーシー】 トランスルーミナル イクストラクション transluminal extraction キャセター セレクトミ catheter (atherectomy)	吸引性粥腫切除術	粥腫(動脈硬化の病巣)の切除術のひとつ。先端に円錐型の刃のついたカテーテルを回転させて切除。その後病変を吸引する手術。
一般	**TEE**【ティーイーイー】 トウタル エナジー total energy イクスペンディチャー expenditure	必要エネルギー消費量	基礎エネルギー消費量にストレス係数や活動の強度による係数を掛け合わせたもの。 同TDE[1日のエネルギー消費量] ➡P.345 関BEE[基礎エネルギー消費量] ➡P.43
循環器	**TEE**【ティーイーイー】 トランスイサファジーアル transesophageal エコウカーディオグラフィ echocardiography	経食道心エコー法	心臓の機能を検査する超音波検査。口から食道に入れた内視鏡を通じて、心臓の状態を知ることができる。
消化器	**TEF**【テフ】 トレイキオサファジーアル tracheoesophageal フィスチュラ fistula	気管食道瘻	食道と気管が異常につながっている状態をいう。先天奇形の場合には、食道閉鎖症を合併していることが多い。
消化器	**TEM**【ティーイーエム】 トランスアナル エンドスカピク transanal endoscopic マイクロサージェリ microsurgery	経肛門的内視鏡下マイクロサージェリー	肛門から直腸鏡を直腸内腔に挿入し、内視鏡下で病変部を切除した後、欠損部を縫合閉鎖する。直腸腺腫や直腸癌の手術。
皮膚	**TEN**【テン】 タクシク エピダーマル toxic epidermal ネクロリシス necrolysis	中毒性表皮壊死(融解)症	スチーブンス・ジョンソン症候群より症状が重い薬疹で、粘膜症状が強い。 関SJS[スティーブンス・ジョンソン症候群] ➡P.327
脳・神経	**TENS**【テンス】 トランスキュティニアス イレクトリカル transcutaneous electrical ナーヴ スティミュレイション nerve stimulation	経皮的電気神経刺激	皮膚の上から直接低周波の電気刺激を与えることで、痛みの緩和を図る治療法。 同TNS[経皮的神経刺激] ➡P.354
外	**TEPP**【ティーイーピーピー】 トウタリ エクストラペリトニアル totally extraperitoneal プレペリトニーアル リペアー preperitoneal repair	腹膜外腔アプローチで行う腹腔鏡下鼠径ヘルニア修復術	腹膜外腔から腹腔鏡下で行う鼠径ヘルニア手術。

脳・神経

TES【ティーイーエス】
セラピューティク イレクトリカル
therapeutic electrical
スティミュレイション
stimulation

ちりょうてきでんきしげき
治療的電気刺激 目的に合わせた周波数の電流を筋肉や神経に流すことで、運動機能の回復を図る治療法。

腎・泌尿器

TESE【ティーイーエスイー】
テスティキュラー スパーム
testicular sperm
イクストラクション
extraction

せいそうないせいしさいしゅじゅつ
精巣内精子採取術 顕微授精を目的とした精子採取の方法。精巣を切開しその組織から精子を採取する。

循環器

TET【ティーイーティー】
トレドミル エクササイズ
treadmill exercise
テスト
test

うんどうふかしけん
トレッドミル運動負荷試験 運動で心臓に負荷をかける前後に心電図や血圧などを測定し、心臓の機能を見る検査。

整形

TEV【テブ】
タリピーズ エクィノヴァラス
talipes equinovarus

ないはんそく
内反足 足首から下の部分が内側に反っている状態。ほとんどが先天性で男子に多い。

図-74 先天性内反足

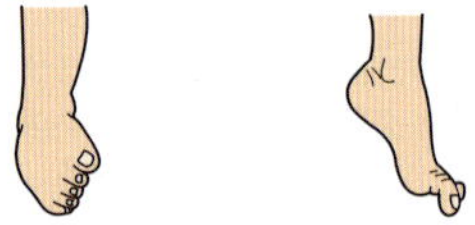

〈内反足〉
足首が内側へ
曲がった状態
〈尖足〉
足首が下がった
まま拘縮

皮膚

TEWL【ティーイーダブリューエル】
トランスエピダーマル ウォーター ロース
transepidermal water loss

けいひょうひすいぶんそうしつ
経表皮水分喪失 皮膚の角層から失われる水分量。

薬理

Tf【ティーエフ】
トランスフェリン
transferrin

トランスフェリン 血中で鉄を運搬する糖蛋白。肝臓で合成される。

小児

TF【ティーエフ】
テトラロジ オブ ファロー
tetralogy of Fallot

しちょうしょう
ファロー四徴症
同TOF［ファロー四徴症］➡P. 354

整形

TFCC【ティーエフシーシー】
トライアンギュラー ファイブロカーティリジ
triangular fibrocartilage
カムプレクス
complex

さんかくせんいなんこつふくごうたい
三角線維軟骨複合体 手関節尺側に位置する、三角線維軟骨とメニスカス類似体と尺側側副靱帯の複合体。周辺組織を安定させたり、衝撃をやわらげたりする。

分野	略語	読み/原語	日本語・解説
内分泌・代謝	**Tg**	[ティージー] サイログラビュリン thyroglobulin	**サイログロブリン** T4になる前の物質。血中のサイログロブリン値は、甲状腺の腫瘍マーカーとして利用される。運**T4**［テトラヨードサイロニン］ ➡ P.340
外	**TG**	[ティージー] テンドン グラフト tendon graft	**腱移植** 腱の損傷で、他の部位の腱を採取して移植する治療。
内分泌・代謝	**TG**	[ティージー] トライグリセライド triglyceride	**トリグリセリド** 中性脂肪のこと。脂質や糖質、アルコールなどを摂りすぎたり肝臓の障害や糖尿病があると高値になる。
脳・神経	**TGA**	[ティージーエー] トランジェント グロウバル アムニージア transient global amnesia	**一過性全健忘** ある一定期間、記憶を失うこと。一定期間後、回復する傾向がある。
循環器	**TGA**	[ティージーエー] トランスポジション オブ グレイト アーテリーズ transposition of great arteries	**完全大血管転位症** 本来、右室から肺動脈が、左室から大動脈がそれぞれ出ているが、それが逆転した状態。命に関わるため手術が必要。
内分泌・代謝	**TgAb**	[ティージーエービー] アンティサイログラビュリン アンティバディ antithyroglobulin antibody	**抗サイログロブリン抗体** サイログロブリンに対する自己抗体で、橋本病の検査に利用される。同**TA**［抗サイログロブリン抗体］ ➡ P.340
薬理	**TGF**	[ティージーエフ] トランスフォーミング グロウス ファクター transforming growth factor	**トランスフォーミング増殖因子β** 線維芽細胞の形質転換に関わる因子として発見され、その後増殖抑制因子であると判明。細胞の分化、接着にも関わる。
アレルギー	**Th1**	[ティーエイチ] タイプ ヘルパー ティー セル type I helper T cell	**I型ヘルパーT細胞** 免疫反応の調節をするヘルパーT細胞のひとつで、細胞性免疫に関与。
アレルギー	**Th2**	[ティーエイチ] タイプ ヘルパー ティー セル type II helper T cell	**II型ヘルパーT細胞** 免疫反応の調節をするヘルパーT細胞のひとつ。Th2から産生するIL-4はアレルギー疾患を誘発するといわれる。
整形	**THA**	[ティーエイチエー] トウタル ヒプ アースロプラスティ total hip arthroplasty	**人工股関節全置換術** 股関節を人工股関節に交換する手術。同**THR**［人工股関節全置換術］ ➡ P.350

図-75 人工股関節の設置

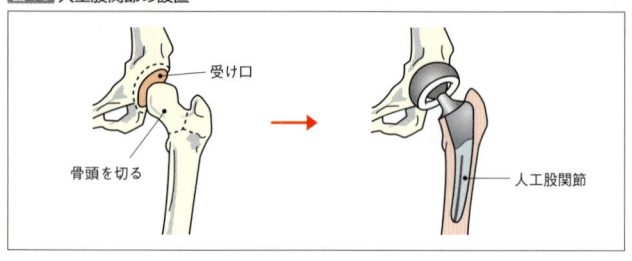

受け口 / 骨頭を切る / 人工股関節

一般	**THP**【ティーエイチピー】 トウタル ヘルス プロモウション total health promotion plan	**トータルヘルスプロモーション** 厚生労働省が「心とからだの健康づくり」をスローガンに推進している、はたらく人のための健康保持増進措置。
整形	**THR**【ティーエイチアール】 トウタル ヒプ リプレイスメント total hip replacement	**人工股関節全置換術** 同 THA［人工股関節全置換術］ ➡ P.349
呼吸器	**TI**【ティーアイ】 インスパイラトーリ タイム inspiratory time	**吸気時間** 1回の吸気に要する時間をいう。
循環器	**TI**【ティーアイ】 トウライカスピド インサフィシャンシ tricuspid insufficiency	**三尖弁閉鎖不全症** 同 TR［三尖弁逆流症］ ➡ P.356
脳・神経	**TIA**【ティア】 トランセント イスキーミク アタク transient ischemic attack	**一過性脳虚血発作** 一時的に言葉が出にくくなったり手足が思うように動かないなど、一過性の虚血による神経症状を呈する。脳梗塞の前兆ともいわれる発作。 表 CVD［脳血管疾患］ ➡ P.85
血液	**TIBC**【ティーアイビーシー】 トウタル アイアーン バインディング キャパシティ total iron binding capacity	**総鉄結合能** 血清中にあるトランスフェリンと結合できる鉄の量を意味する。 連 Tf［トランスフェリン］ ➡ P.348
薬理	**TIG**【ティグ】 テタヌス イミュノグラビュリン tetanus immunoglobulin	**破傷風免疫グロブリン** 破傷風菌の毒素をすばやく中和し、発症を予防したり、発症しても重症化を防ぐはたらきをする製剤。

腎・泌尿器	**TIN**【ティン】	チューブロインタースティシアル ニフライティス tubulointerstitial nephritis	尿細管間質性腎炎　尿細管と尿細管の間に異常をきたし、尿細管の機能が低下した状態。急性と慢性がある。
腎・泌尿器	**TINU**【ティーアイエヌユー】	チューブロインタースティシアル ニフライティス アンド ユーヴィアイティス シンドローム tubulointerstitial nephritis and uveitis (syndrome)	TINU症候群　急性尿細管間質性腎炎にブドウ膜炎を併発した状態。間質性腎炎ブドウ膜炎症候群ともいう。
外	**TIPS**【ティップス】	トランスジャギュラー イントラヒパティク transjugular intrahepatic ポートシステミク シャント portosystemic shunt	経頸静脈的肝内門脈静脈シャント術　経皮的に肝内で門脈と肝静脈の間に短絡路を作成する、門脈圧亢進症の治療。関PHT［門脈圧亢進症］→P. 269
薬理	**TIVA**【ティーアイブイエー】	トータル イントラヴィーナス アニスシージア total intravenous anesthesia	全静脈麻酔　静脈注射のみで行う全身麻酔。
整形	**TKA**【ティーケーエー】	トータル ニー アースロプラスティ total knee arthroplasty	人工膝関節全置換術　膝関節を人工膝関節に置換する手術。同TKR［人工膝関節全置換術］→P. 351
整形	**TKR**【ティーケーアール】	トータル ニー リプレイスメント total knee replacement	人工膝関節全置換術　同TKA［人工膝関節全置換術］→P. 351
呼吸器	**TLC**【ティーエルシー】	トータル ラング キャパシティ total lung capacity	全肺気量　1回換気量、予備吸気量、予備呼気量、残気量の合計で、最大吸気の後の肺内の空気量。図IRV［予備吸気量］→P. 187
放射線	**TLD**【ティーエルディー】	サーモルーミネスント ドウメーター thermoluminescent dosimeter	熱蛍光線量計　熱蛍光の原理を活用して放射線量を測定する線量計。
産婦人	**TLH**【ティーエルエイチ】	トータル ラパロスコピク ヒステレクトミー total laparoscopic hysterectomy	腹腔鏡下全子宮摘出術　すべての過程を腹腔鏡で行う子宮摘出手術。
血液	**TLI**【ティーエルアイ】	トータル リムフ ノウド イレイディエイション total lymph node irradiation	全(身)リンパ節照射　全身のリンパ節に放射線を照射する治療法。
産婦人	**TLM**【ティーエルエム】	トータル ラパロスコピク マイオメクトミ total laparoscopic myomectomy	(全工程)腹腔鏡下子宮筋腫摘出術　すべての過程を腹腔鏡で行う子宮筋腫摘出手術。

眼	**TLO**【ティーエルオー】 トラベキュロトミ trabeculotomy	トラベクロトミー 緑内障の手術のひとつで、線維柱帯切開術とも呼ばれる。房水がシュレム管を流れるように、線維柱帯を切開する。
病理	**TLS**【ティーエルエス】 テューマー ライシス tumor lysis シンドローム syndrome	しゅようほうかいしょうこうぐん 腫瘍崩壊症候群 悪性腫瘍の治療の結果、腫瘍が急速に死滅したときに起こる、高尿酸血症、腎不全、呼吸不全などの症候群。
腎・泌尿器	**Tm**【ティーエム】 テューピュラー トランスポート マキシマム tubular transport maximum	にょうさいかんさいだい ゆ そうりょう 尿細管最大輸送量 尿細管で再吸収される最大量。
整形	**TM**【ティーエム】 ターソメタターサル tarsometatarsal ジョイント (joint)	そっこんちゅうそくかんせつ 足根中足関節 遠位列の足根骨と中足骨底の間にある関節。リスフラン関節ともいう。親指の付け根の関節以外はあまり動かない。

図-76 足の関節

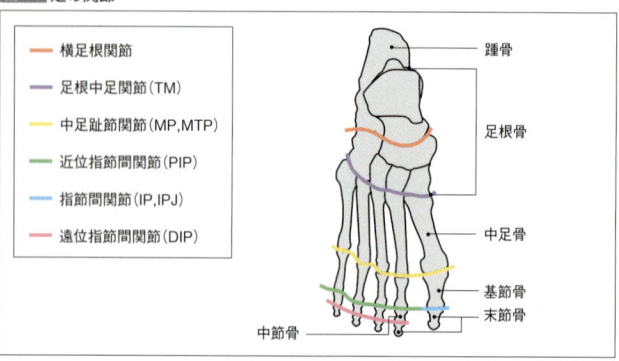

- 横足根関節
- 足根中足関節(TM)
- 中足趾節関節(MP, MTP)
- 近位指節間関節(PIP)
- 指節間関節(IP, IPJ)
- 遠位指節間関節(DIP)

踵骨 / 足根骨 / 中足骨 / 基節骨 / 末節骨 / 中節骨

歯・口腔	**TM**【ティーエム】 テムポロマンディビュラー ジョイント temporomandibular joint	がくかんせつ 顎関節 同 TMJ［顎関節］ ➡ P. 353
血液	**TM**【ティーエム】 スロンボモジュリン thrombomodulin	トロンボモジュリン 血管内皮細胞で作られ、血中に現れるトロンビンと複合体となって血液が固まるのを防ぐはたらきをする。

TMA〜TNM

血液
TMA【ティーエムエー】
スロンボティック
thrombotic
マイクロアンジオパシ
microangiopathy

血栓性微小血管障害　臓器の微小血管に血栓ができる病気の総称。溶血性尿毒症症候群、血栓性血小板減少性紫斑病が含まれる。
関 HUS［溶血性尿毒症症候群］ ➡P. 170
関 TTP［血栓性血小板減少性紫斑病］ ➡P. 359

腎・泌尿器
TmG【ティーエムジー】
テューピューラー トランスポート
tubular transport
マクシマム フォー グルーコウス
maximum for glucose

ブドウ糖尿細管最大輸送量　本来糸球体によって濾過されるブドウ糖が尿細管で再吸収される最大値。これが低下すると腎性糖尿となる。

歯・口腔
TMJ【ティーエムジェイ】
テムポロマンディビュラー ジョイント
temporomandibular joint

顎関節　口を開閉するときに動く左右の顎の関節。同 TM［顎関節］ ➡P. 352

脳・神経
TMS【ティーエムエス】
トランスクレイニアル マグネティク
transcranial magnetic
スティミュレイション
stimulation

経頭蓋磁気刺激　頭部に磁気による刺激を与える治療法。脳卒中後遺症の改善やうつなどの治療に使用される。保険は未適用。

病理
TNF【ティーエヌエフ】
テューマー ネクロウシス
tumor necrosis
ファクター
factor

腫瘍壊死因子　サイトカインのグループに属するタンパク質で，固形癌を壊死に導いたり，アポトーシスに導く活性をもつ。αとβがある。

病理
TNM【ティーエヌエム】
テューマー ノウド
tumor-node-
メタスタシス
metastasis
クラシフィケイション
(classification)

悪性腫瘍の進度分類　T（腫瘍の大きさや浸潤の程度）を5段階で、N（リンパ節転移）を4段階で、M（遠隔転移）を転移の有無で、それぞれ分類すること。

表-58 悪性腫瘍の進展度分類

T	tumor（原発腫瘍）	T0	なし
		T1〜T4	あり（腫瘍の大きさと浸潤の程度により分類※）
N	lymph nodes（リンパ節転移）	N0	なし
		N1〜N3	あり（転移の程度により分類※）
M	metastasis（遠隔転移）	M0	なし
		M1	あり

※臓器により異なる。

分類	略語	読み・原語	日本語・説明

脳・神経 — **TNR**【ティーエヌアール】
tonic neck reflex（トニックネックリフレクス）
緊張性頸反射（きんちょうせいけいはんしゃ） 原始反射のひとつ。顔の向いている方の手足を伸ばす反応で、生後4か月くらいまでみられる。

脳・神経 — **TNS**【ティーエヌエス】
transcutaneous neural stimulation（トランスキュテイニアス ニューラル スティミュレイション）
経皮的神経刺激（けいひてきしんけいしげき） 同TENS［経皮的電気神経刺激］ ➡P. 347

眼 — **Tod**【トッド】
tonus oculi dextri（トーヌス オクリ デクストリ）*
右眼眼圧（うがんがんあつ） 右眼の眼圧。眼圧が高すぎると緑内障などが、低すぎると網膜剥離などが疑われる。
運Tos［左眼眼圧］ ➡P. 354

小児 — **TOF**【トフ】
tetralogy of Fallot（テトラロジ オブ ファロー）
ファロー四徴症（しちょうしょう） チアノーゼを伴う先天的な心臓の病気。同TF［ファロー四徴症］ ➡P. 348

脳・神経 — **TOFR**【ティーオーエフアール】
train of four ratio（トレイン オブ フォー レイショウ）
4連反応比（れんはんのうひ） 4回刺激を与えた中で、4回目の刺激に対する反応と1回目の刺激に対する反応の比。筋弛緩剤のモニタリングに使用される。

放射線 — **tomo**【トモ】
tomography（トモグラフィ）
断層撮影（だんそうさつえい） 特定部位の断面をX線撮影する手法。

産・婦人 — **TORCH**【トーチ】
toxoplasmosis, others, rubella, cytomegalovirus, and herpes simplex（タクソプラズモシス アザーズ ルーベラ サイトメガロヴァイラス アンド ハーピーズ シムプレクス）
トーチ症候群（しょうこうぐん） 妊婦が感染すると胎児に重篤な影響が出る可能性のある感染症の総称。トキソプラズマ、風疹、サイトメガロウイルス、単純ヘルペスウイルスなどが含まれる。

眼 — **Tos**【トス】
tonus oculi sinistri（トーヌス オクリ シニストリ）*
左眼眼圧（さがんがんあつ） 左眼の眼圧。眼圧が高すぎると緑内障などが、低すぎると網膜剥離などが疑われる。
運Tod［右眼眼圧］ ➡P. 354

一般 — **TP**【ティーピー】
thrombophlebitis（スロムボフリバイティス）
血栓性静脈炎（けっせんせいじょうみゃくえん） 血栓を伴う静脈の炎症。特に体の表面の静脈の炎症を指す。

整形 — **TP**【ティーピー】
tibialis posterior（ティビアリス パスティリアー）*
後脛骨筋（こうけいこつきん） 脛骨の後面、腓骨の後面から始まり、足底の内側、舟状骨と第1〜第3中足骨の底面へとつながる腱。足関節を曲げる動作に関わる。

*ラテン語

薬理	**TP**【ティーピー】 トウタル プロティーン total protein	総蛋白	血清中に含まれるタンパク質の合計。肝機能低下やネフローゼ症候群で数値が下がる。
病理	**TP**【ティーピー】 トレポニーマ パリダム *Treponema pallidum*＊	梅毒トレポネーマ	梅毒を発症させる病原菌。
血液	**t-PA**【ティーピーエー】 ティシュー プラスミノジン アクティヴェイター tissue plasminogen activator	組織プラスミノゲンアクチベータ	血管内皮細胞で産生される物質で、血栓を溶かす作用をもつ。脳梗塞などの治療薬としても利用されている。
脳・神経	**TPD**【ティーピーディー】 ツーポイント ディスクリミネイション two-point discrimination	二点識別覚	皮膚の2点を刺激し、2点だと識別できる能力。
脳・神経	**TPD test**【ティーピーディー テスト】 ツーポイント ディスクリミネイション テスト two-point discrimination test	二点識別テスト	皮膚の2点を刺激し、2点の距離を変えて繰り返しながら、2点だと識別できる最小距離を測定する。感覚障害の検査に用いられる。
血液	**TPE**【ティーピーイー】 セラピューティク プラズマ イクスチェインジ therapeutic plasma exchange	治療的血漿交換	特定の症状を緩和するために、血液分離装置を使い血液から一部の物質を除去する治療法。
病理	**TPHA**【ティーピーエイチエー】 トレポニーマ パリダム ヒーマグルーティネイション アセイ *Treponema pallidum* hemagglutination assay＊	梅毒トレポネーマ血球凝集テスト	梅毒トレポネーマを用いて行う梅毒の検査。
栄養	**TPN**【ティーピーエヌ】 トウタル パレンテラル ニュートリション total parenteral nutrition	完全静脈栄養	消化管を通さずに栄養を摂る方法の総称。

表-59 **完全静脈栄養の種類**

中心静脈栄養法	カテーテルを用いて、頸静脈、鎖骨下静脈、大腿静脈などから栄養剤を注入する
経腸栄養法(EN)	チューブを用いて、鼻、口腔などから胃、小腸へ流動物を注入する

血液	**TPO**【ティーピーオー】 スロムボポイエチン thrombopoietin	トロンボポエチン	サイトカインのひとつで、血球の分化と血小板の産生に関わる。

＊ラテン語

内分泌・代謝	**TPO**	[ティーピーオー] サイロイド ペルオキシデイス thyroid peroxidase	甲状腺ペルオキシダーゼ　甲状腺ホルモンが生成されるときに重要な役割を果たす酵素物質。
内分泌・代謝	**TPOAb**	[ティーピーオーエービー] サイロイド ペルオキシデイス thyroid peroxidase アンティバディ antibody	甲状腺ペルオキシダーゼ抗体　ペルオキシダーゼに対する自己抗体。橋本病の検査に利用される。
呼吸器	**TPPV**	[ティーピーピーブイ] トレイキオストミ インターミテント tracheostomy intermittent パジティヴ プレッシャー ヴェンティレイション positive pressure ventilation	気管切開下陽圧換気　気管切開をして人工換気を行うこと。
一般	**TPR**	[ティーピーアール] テムペラチュアー パルス アンド レスピレイション temperature, pulse and respiration	体温、脈拍、呼吸　体温、脈拍、呼吸の頭文字をとった略語。
血液	**TPR**	[ティーピーアール] トウタル ペリフェラル レジスタンス total peripheral resistance	全末梢血管抵抗　同SVR［体血管抵抗］ ➡ P.339
循環器	**TR**	[ティーアール] トライカスピド tricuspid リガージテイション regurgitation	三尖弁逆流症　右心房と右室の間にある三尖弁が閉じにくくなった状態。右心房と右室の間の血流が逆流している状態。 同TI［三尖弁閉鎖不全症］ ➡ P.350　図ECD［心内膜床欠損症］ ➡ P.106
内分泌・代謝	**TRAb**	[ティーアールエービー] ティーエスエイチ リセプター TSH receptor アンティバディ antibody	甲状腺刺激ホルモン受容体抗体　TSH受容体抗体ともいい、甲状腺ホルモンの分泌を刺激する作用を有する。バセドウ病で陽性となる。 同TBII［TSH結合阻止免疫グロブリン］ ➡ P.342
呼吸器	**TRALI**	[ティーアールエーエルアイ] トランスフュージョンリレイティド アキュート transfusion-related acute ラング インジャリ lung injury	輸血関連急性肺障害　輸血による副作用のこと。輸血後数時間以内に起こる肺水腫による呼吸困難などが代表的。
眼	**TRD**	[ティーアールディー] トラクション レティナル ディタチメント traction retinal detachment	牽引性網膜剥離　網膜上にできた膜によって網膜が引っ張られて、網膜がはがれてしまった状態。

内分泌・代謝	**TRH** [ティーアールエイチ] サイロトロウピンリリーシング ホアーモウン thyrotropin-releasing hormone	TSH放出ホルモン（ほうしゅつ）　甲状腺ホルモンが不足したときに視床下部より分泌され、甲状腺刺激ホルモンの分泌を促す。
内分泌・代謝	**TRP** [ティーアールピー] テュービュラー リアブソープション オブ ファスフェイト tubular reabsorption of phosphate	尿細管リン再吸収試験（にょうさいかん さいきゅうし けん）　尿細管でのリン再吸収率を測定することで、副甲状腺の病気の有無を見る。
腎・泌尿器	**TRUS** [ティーアールユーエス] トランスレクトル アルトラソノグラフィ transrectal ultrasonography	経直腸的超音波診断法（けいちょくちょうてきちょうおんぱしんだんほう）　肛門から挿入したプローブから超音波を出し、前立腺や精嚢の輪切りの画像を得る検査。
循環器	**TS** [ティーエス] トライカスピド スティノウシス tricuspid stenosis	三尖弁狭窄症（さんせんべんきょうさくしょう）　右心房と右室の間にある三尖弁が狭くなってしまった状態。右心房と右室の間の血流が障害される。
病理	**TSA** [ティーエスエー] テューマー スペシフィク アンティジェン tumor specific antigen	腫瘍特異抗原（しゅようとく いこうげん）　腫瘍細胞に特有の抗原。
内分泌・代謝	**TSAb** [ティーエスエービー] サイロイド スティミュレイティング アンティバディ thyroid-stimulating antibody	甲状腺刺激抗体（こうじょうせん しげきこうたい）　TSH刺激性レセプター抗体ともいい、甲状腺刺激抗体のひとつ。
内分泌・代謝	**TSBAb** [ティーエスビーエービー] サイロイド スティミュレイション ブラッキング アンティバディ thyroid stimulation blocking antibody	甲状腺刺激阻止抗体（こうじょうせん しげき そ しこうたい）　TSHレセプター抗体のうち、TSH拮抗作用を有し、甲状腺機能を低下させる抗体。
一般	**TSF** [ティーエスエフ] トライセプス スキンフォウルド シクネス triceps skinfold thickness	上腕三頭筋皮下脂肪厚（じょうわんさんとうきんひ か しぼうあつ）　栄養アセスメントの項目のひとつ。上腕三頭筋の下の部分をキャリパーではさんで脂肪の厚さを測定する。
内分泌・代謝	**TSH** [ティーエスエイチ] サイロイド スティミュレイティング ホアーモウン thyroid-stimulating hormone	甲状腺刺激ホルモン（こうじょうせん しげき）　下垂体前葉から分泌されるホルモン。 表**GH**［成長ホルモン］ ➡ P. 143
内分泌・代謝	**TSI** [ティーエスアイ] サイロイド スティミュレイティング イミュノグロビュリン thyroid-stimulating immunoglobulin	甲状腺刺激性免疫グロブリン（こうじょうせん しげきせいめんえき）　TSH受容体抗体のうち、TSH受容体刺激活性を有するもの。

救急	**TSLS** 【ティーエスエルス】 タクシク シャクライク シンドロウム toxic shock-like syndrome	**トキシックショック様症候群**	ブドウ球菌による毒素性ショック症候群と類似の症状を示す疾患。溶連菌が毒素により発生し、急速に進行し、適切な対応がないと死に至る。
整形	**TSR** 【ティーエスアール】 トウタル ショウルダー リプレイスメント total shoulder replacement	**人工肩関節全置換術**	肩関節を人工肩関節に交換する手術。
救急	**TSS** 【ティーエスエス】 タクシク シャク シンドロウム toxic shock syndrome	**トキシックショック症候群**	黄色ブドウ球菌により産生される、TSSトキシン-1などの毒素が原因の疾患。外傷やタンポンなどで菌が増殖し、高熱、低血圧、発疹などを引き起こす。重症は死に至る。
脳・神経	**TSS** 【ティーエスエス】 トランススフィーノイドル サージェリ transsphenoidal surgery	**経蝶形骨洞下垂体手術**	副鼻腔の一部で下垂体の前に位置する蝶形骨洞を経由して行う脳下垂体の手術。
血液	**TT** 【ティーティー】 スラムビン タイム thrombin time	**トロンビン時間**	血漿にトロンビンを加え、フィブリンが形成される時間をはかる。低フィブリノゲン血症やフィブリノゲン異常症の検査に有用。
血液	**TT** 【ティーティー】 スラムボ テスト thrombo test	**トロンボテスト**	経口抗凝血薬の効果を調べる検査。ビタミンK依存性凝固因子活性を総体的に測定する。
呼吸器	**TTA** 【ティーティーエー】 トランストレイキアル アスピレイション transtracheal aspiration	**経気管吸引**	カテーテルを喉から気管内へ挿入し、分泌物を取り出すこと。
産・婦人	**TTD** 【ティーティーディー】 トランスヴァース トランク ダイアメター transverse trunk diameter	**軀幹横径**	超音波で見える胎児の腹部の断面の横径。胎児の体重を推定するのに用いられる。妊娠中期以降可能。 表EFBW [推定胎児体重] → P.110
循環器	**TTE** 【ティーティーイー】 トランスソラシク エコウカーディオグラフィ transthoracic echocardiography	**経胸壁心エコー法**	心臓の機能を検査する超音波検査。胸壁を通じて、左室、左房、大動脈、僧帽弁、大動脈弁の様子を知ることができる。

産・婦人	**TTN**	[ティーティーエヌ] transient tachypnea of the newborn	新生児一過性多呼吸	出産時に排出されるはずの肺内の水が残っていることで生じる、新生児の呼吸障害。
呼吸器	**TTO**	[ティーティーオー] transtracheal oxygen therapy	経気管酸素療法	喉からカテーテルを気管内へ挿入し、酸素を吸入する治療法。
血液	**TTP**	[ティーティーピー] thrombotic thrombocytopenic purpura	血栓性血小板減少性紫斑病	血小板血栓によって末梢の細血管が詰まることで、血小板減少や溶血性貧血などの症状が現れる全身性の病気。
脳・神経	**TTR**	[ティーティーアール] triceps tendon reflex	上腕三頭筋反射	腱反射のひとつ。肘頭を後ろに持ち上げ三頭筋腱を叩くと肘関節が伸びる反応のこと。
耳鼻	**TTS**	[ティーティーエス] temporary threshold shift	一過性閾値上昇	大きな音を聞いた後、一時的に聴力が低下すること。
薬理	**TTS**	[ティーティーエス] transdermal therapeutic system	経皮吸収治療システム	皮膚に貼り付けた薬の成分が皮膚から吸収されるしくみ。貼付部分だけに効果のあるものと、薬効成分が全身をめぐるものがある。
消化器	**TTS balloon**	[ティーティーエス バルーン] through-the-scope balloon	経内視鏡的バルーン	内視鏡を通じてバルーンを腸管に挿入し膨らます、狭窄に対する治療法。
薬理	**TTT**	[スリーティー] thymol turbidity test	チモール混濁試験	肝機能検査のひとつ。血清にチモール飽和バルビタール緩衝液を混ぜ、膠質反応を見る。IgMが増加すると値も上がる。
産・婦人	**TTTS**	[スリーティーエス] twin to twin transfusion syndrome	双胎間輸血症候群	胎盤を共有している一卵性双生児間で双胎間の血管吻合を介して、一方の胎児からもう一方の胎児へと血流が流れ、両方の胎児ともに状態が悪くなること。
病理	**tub**	[タブ] tubular adenocarcinoma	管状腺癌	組織所見において腺管状の構造がみられる癌。胃癌や膵臓癌に多い。

腎・泌尿器	**TUC**【タック】 トランスユリースラル transurethral イレクトロコウアギュレイション electrocoagulation	**経尿道的電気凝固** 尿道から挿入した膀胱鏡下で、膀胱腫瘍などの出血部分を電気で固めること。
腎・泌尿器	**TU-cutting**【ティーユーカティング】 トランスユリースラルカティング transurethral-cutting	**経尿道的尿道切開** 尿道から内視鏡を挿入し、尿道の狭窄部を切開する方法。 同TUI［経尿道的切開術］ ➡P. 360
腎・泌尿器	**TUI**【ティーユーアイ】 トランスユリースラル インシジョン transurethral incision	**経尿道的切開術** 同TU-cutting［経尿道的尿道切開］ ➡P. 360
腎・泌尿器	**TUI-BN**【ティーユーアイビーエヌ】 トランスユリースラル インシジョン オブ transurethral incision of ブラダー ネク bladder neck	**経尿道的膀胱頸部切開術** 尿道から内視鏡を挿入し、膀胱頸部を切開する方法。
腎・泌尿器	**TUL**【ティーユーエル】 トランスユリースラル transurethral ユリテロリトリプシ ureterolithotripsy	**経尿道的尿管砕石** 尿道から挿入した尿管鏡下で、レーザーなどを用いて結石を破砕して取り除く。
腎・泌尿器	**TULIP**【チューリップ】 トランスユリースラル アルトラサウンドガイデッド transurethral ultrasound-guided レイザーインデュースト プラスタテクトミ laser-induced prostatectomy	**経尿道的超音波ガイド下レーザー前立腺切除** 超音波で観察しながら、尿道からレーザーなどを照射し、前立腺を切除する。
腎・泌尿器	**TUMT**【ティーユーエムティー】 トランスユリースラル マイクロウェイヴ transurethral microwave サーモセラピ thermotherapy	**経尿道的マイクロ波高温度治療** アンテナを内蔵したカテーテルを使ってマイクロウエイブで該当組織を凝固壊死させる治療。
腎・泌尿器	**TUNA**【ティーユーエヌエー】 トランスユリースラル ニードル transurethral needle アブレイション オブ ザ プラステイト ablation (of the prostate)	**経尿道的前立腺針焼灼術** 膀胱尿道鏡下で尿道から前立腺に電極となる針を刺して、ラジオ波で該当組織を凝固壊死させる方法。
腎・泌尿器	**TUR**【ティーユーアール】 トランスユリースラル リセクション transurethral resection	**経尿道的切除** 尿道から挿入した膀胱尿道鏡下で、膀胱の腫瘍などを切除する。
腎・泌尿器	**TURBT**【ティーユーアールビーティー】 トランスユリースラル リセクション オブ transurethral resection of ブラダー チューマー bladder tumor	**経尿道的膀胱腫瘍切除** 尿道から挿入した膀胱尿道鏡下で、電気メスやレーザーを使って腫瘍を切除する。

TURP 【ティーユーアールピー】
腎・泌尿器
transurethral resection of prostate
トランスユリースラル リセクション オブ プラステイト

経尿道的前立腺摘(切)除　尿道から挿入した膀胱尿道鏡下で、前立腺を切除する。

図-77 経尿道的前立腺切除の方法

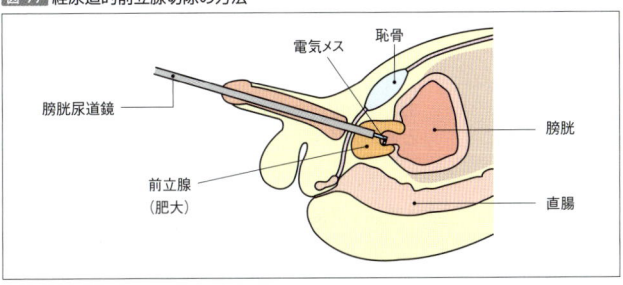

膀胱尿道鏡／電気メス／恥骨／膀胱／前立腺（肥大）／直腸

TUVP 【ティーユーブイピー】
腎・泌尿器
transurethral electrovaporization of (the) prostate
トランスユリースラル イレクトロヴェイポリゼイション オブ ザ プラステイト

経尿道的前立腺電気蒸散　尿道から挿入した膀胱尿道鏡下で、前立腺を電流で蒸散凝固させる。
同 TVP [経尿道的前立腺蒸散術] ⇒P.361

TV 【ティーブイ】
呼吸器
tidal volume
タイドル ヴァリューム

1回換気量　1回の呼吸で出入りするガス量。
同 VT [1回換気量] ⇒P.380　図 IRV [予備吸気量] ⇒P.187

TV 【ティーブイ】
循環器
tricuspid valve
トライカスピド ヴァルヴ

三尖弁　右心房と右室の間にある、3つの尖頭をもつ弁。
図 AV [大動脈弁] ⇒P.36

TVD 【ティーブイディー】
循環器
triple vessel disease
トリプル ヴェッセル ディズィーズ

三枝病変　右冠動脈、左前下行枝、左回旋枝の3つの冠動脈すべてに異常がある状態。

TVH 【ティーブイエイチ】
産・婦人
total vaginal hysterectomy
トウタル ヴァジャイナル ヒステレクトミ

腟式子宮全摘術　腹腔鏡を使わずに腟式によって子宮を全摘出する手術。

TVP 【ティーブイピー】
腎・泌尿器
transurethral vaporization of prostate
トランスユリースラル ヴェイポリゼイション オブ プラステイト

経尿道的前立腺蒸散術
同 TUVP [経尿道的前立腺電気蒸散] ⇒P.361

分野	略語	読み／英語	意味
循環器	**TVP**【ティーブイピー】 トライカスピッド ヴァルヴ プラスティ tricuspid valve plasty	三尖弁形成術（さんせんべんけいせいじゅつ）	三尖弁閉鎖不全に対して、三尖弁を縫うなどして修復する手術。 関**TR**［三尖弁逆流症］ ➡ P.356
循環器	**TVR**【ティーブイアール】 トライカスピッド ヴァルヴ リプレイスメント tricuspid valve replacement	三尖弁置換術（さんせんべんちかんじゅつ）	三尖弁閉鎖不全に対して、三尖弁を人工弁と交換する手術。
腎・泌尿器	**TVT**【ティーブイティー】 テンションフリー ヴァジャイナル テイプ tension-free vaginal tape	TVT手術（しゅじゅつ）	腹圧性尿失禁の手術のひとつ。テープ状のもので尿道を支え補強することで、腹圧をかけたときの失禁を防ぐ。 関**SUI**［腹圧性尿失禁］ ➡ P.337
一般	**Tx**【ティーエクス】 トリートメント treatment	治療（ちりょう）	疾病や外傷を治すための処置を行うこと。
整形	**TX**【ティーエクス】 トラクション traction	牽引（けんいん）	骨折で患部が変形したとき、牽引力を加えることで矯正を図ること。
血液	**TXA₂**【ティーエクスエーツー】 スロムボクセイン エー thromboxane A₂	トロンボキサンA₂	血管収縮や血小板凝集作用などを有する生体内物質。
耳鼻	**Tym**【ティム】 ティムパノグラム tympanogram	ティンパノグラム	聴力検査のひとつ。鼓膜の震動で聞こえやすさを調べる。
腎・泌尿器	**TZ**【ティーズィー】 トランジション ゾウン transition zone	（前立腺）移行領域（ぜんりつせんいこうりょういき）	前立腺の内部の内腺のうち、尿道に接している部分。図**PZ**［（前立腺）辺縁領域］ ➡ P.296

U

分野	略語	読み／英語	意味
消化器	**U**【ユー】 アッパー サード オブ ザ スタマク upper third of the stomach	胃上部（いじょうぶ）	噴門部より下の胃の上部3分の1を指す。

図-78 胃の区分

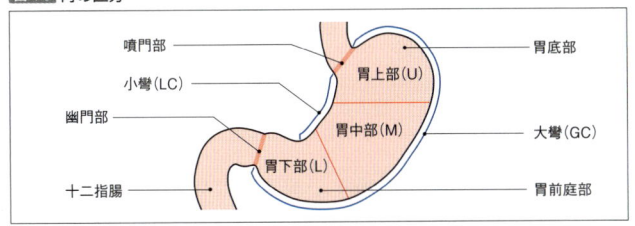

- 噴門部
- 小彎(LC)
- 幽門部
- 十二指腸
- 胃上部(U)
- 胃中部(M)
- 胃下部(L)
- 胃底部
- 大彎(GC)
- 胃前庭部

| 腎・泌尿器 | **UA** [ユーエー]
ユリク アシド
uric acid | 尿酸（にょうさん） プリン体から作られる代謝産物。数値が高いと高尿酸血症といわれ、痛風発作を引き起こす。 |

| 整形 | **UAB** [ユーエービー]
アンダー アーム ブレイス
under arm brace | アンダーアームブレース 特発性側弯症治療に使われるプラスチック製コルセット。
週MB [ミルウォーキーブレース] ➡ P.214 |

図-79 アンダーアームブレース

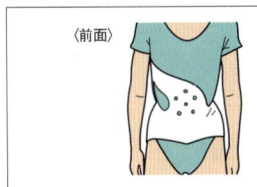

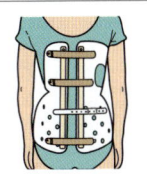

〈前面〉　〈後面〉

| 産・婦人 | **UAE** [ユーエーイー]
ユーテライン アーテリ エムボリゼイション
uterine artery embolization | 子宮動脈塞栓術（しきゅうどうみゃくそくせんじゅつ） 子宮からの大量出血に際して、カテーテルを使用して子宮動脈を塞栓して、出血を止める方法。 |

| 循環器 | **UAP** [ユーエーピー]
アンステイブル アンジャイナ ペクトリス
unstable angina pectoris | 不安定狭心症（ふあんていきょうしんしょう） 症状の程度が強くなる、頻度が多くなる、持続時間が長くなるなどの症状の変化がみられる狭心症。心筋梗塞に移行しやすい。 |

| 腎・泌尿器 | **UB** [ユービー]
ユリネリ ブラダー
urinary bladder | 膀胱（ぼうこう） 尿を溜めておく場所。 |

分野	略語	読み / 原語	日本語	説明
血液	**UBI**	[ユービーアイ] ウルトラヴァイオリット ブラッド イレィディエイション ultraviolet blood irradiation	紫外線血液照射法	輸血後GVHD予防のために、血液製剤に紫外線を照射すること。 関 GVHD［移植片対宿主病］ ➡ P.150
眼	**UBM**	[ユービーエム] アルトラサウンド バイオマイクロスコープ ultrasound biomicroscopy	超音波生体顕微鏡	超音波を使った、眼の検査に使われる高解像度の顕微鏡。
消化器	**UC**	[ユーシー] アルセレイティブ コライティス ulcerative colitis	潰瘍性大腸炎	大腸の粘膜にびらんや潰瘍ができる原因不明の病気。血便、下痢などがみられる。
産婦人	**UC**	[ユーシー] ユーテライン コントラクション uterine contraction	子宮収縮	子宮筋が収縮すること。
循環器	**UCG**	[ユーシージー] アルトラソニック カーディオグラフィ ultrasonic cardiography	心臓超音波検査	高周波数の超音波を利用して心臓の動きや血流を画像として見る検査。 同 UCG［心エコー法］ ➡ P.364
循環器	**UCG**	[ユーシージー] アルトラサウンド カーディオグラフィ ultrasound cardiography	心エコー法	同 UCG［心臓超音波検査］ ➡ P.364
腎・泌尿器	**UCG**	[ユーシージー] ユリスロシストグラフィ urethrocystography	尿道膀胱撮影	造影剤を使用しながら、尿道や膀胱をX線で撮影する検査。
腎・泌尿器	**UCPmax**	[ユーシーピーマックス] マクシマム ユリスラル クロウジャー プレッシャー maximum urethral closure pressure	最高尿道閉鎖圧	同 MUCP［最高尿道閉鎖圧］ ➡ P.232
腎・泌尿器	**UCPP**	[ユーシーピーピー] ユリスラル クロウジャー プレッシャー プロウファイル urethral closure pressure profile	尿道閉鎖圧曲線	尿道内圧から膀胱内圧を引いた数値を表した曲線。
循環器	**UCT**	[ユーシーティー] アルトラソニック カーディオトゥモグラム ultrasonic cardiotomogram	心断層エコー図	高周波数の超音波を利用して心臓の断面図を画像として見る検査。
病理	**ud**	[ユーディー] アンディファレンシエイティド カーシノウマ undifferentiated carcinoma	未分化癌	癌のうち、分化成熟の度合いが低い細胞からなるものをいう。
消化器	**UD**	[ユーディー] ウルクス デュオデーニ ulcus duodeni	十二指腸潰瘍	同 DU［十二指腸潰瘍］ ➡ P.103

薬理	**UDCA**　[ユーディーシーエー] アーソデオキシコーリク アシド ursodeoxycholic acid		ウルソデオキシコール酸	胆汁酸のひとつ。胆石溶解薬として用いるほか、胆汁うっ滞性疾患にも用いられる。
腎・泌尿器	**UDS**　[ユーディーエス] ユロダイナミク スタディ urodynamic study		尿流動態検査	排尿機能の検査。尿流、膀胱内圧、外尿道括約筋などを測定する。
腎・泌尿器	**UDT**　[ユーディーティー] アンディセンディド テスティクル undescended testicle		停留精巣	本来は出生までに陰嚢まで下りてくる精巣が、完全に下りきっていない状態。
消化器	**UES**　[ユーイーエス] アパー イサファジーアル スフィンクター upper esophageal sphincter		上部食道括約筋	食道の入口にある輪状の筋肉。図LES［下部食道括約筋］ ➡ P.200
腎・泌尿器	**UF**　[ユーエフ] アルトラフィルトレイション ultrafiltration		限外濾過	細かな穴をもつ膜で微細なコロイドを濾過除去すること。人工透析などで用いられる。
内分泌代謝	**UFC**　[ユーエフシー] ユリネリ フリー コーティゾル urinary free cortisol		尿中遊離コルチゾール	副腎から分泌されたコルチゾールの一部が尿中に排出されたもの。
腎・泌尿器	**UFM**　[ユーエフエム] ユロフロウメトリ uroflowmetry		尿流測定	時間当たりの排尿量。下部尿路の機能検査。
腎・泌尿器	**UFR**　[ユーエフアール] アルトラフィルトレイション レイト ultrafiltration rate		限外濾過率	限外濾過において、水を通す割合。 関連UF［限外濾過］ ➡ P.365
腎・泌尿器	**UG**　[ユージー] ユリースログラフィ urethrography		尿道造影	外尿道口から造影剤を注入し、尿道をX線で撮影する検査。前立腺や尿道の疾患を対象に行われる。
消化器	**UGI**　[ユージーアイ] アパー ギャストロインテスティナル トラクト upper gastrointestinal tract		上部消化管	十二指腸より上にある消化管（食道、胃、十二指腸）の総称。
小児	**UH**　[ユーエイチ] アムビリナル ハーニア umbilical hernia		臍ヘルニア	臍輪が不完全な状態で生まれてきた子どもが、おなかに力を入れることで起きるヘルニア。

整形	**UHMWPE**【ユーエイチエムダブリューピーイー】 アルトラハイ モレキュラー ウェイトポリエチレン ultra-high molecular weight polyethylene	超高分子量ポリエチレン　耐久性と可変性がすぐれていることから人工関節などの材料として使われている、分子量100万以上のポリエチレン。
整形	**UHR**【ユーエイチアール】 ユニヴァーサル ヒプ リプレイスメント universal hip replacement	人工骨頭置換術　大腿の付け根の骨頭が骨折した際に、人工の骨頭に置きかえる手術。 関連 THA［人工股関節全置換術］ ➡ P. 349
腎・泌尿器	**UI**【ユーアイ】 アージェント インコンティネンス urgent incontinence	切迫性尿失禁　急な尿意が起こり、我慢できずに尿が漏れてしまうこと。

表-60 尿失禁の種類と関連疾患

失禁の種類	関連疾患
切迫性尿失禁（UI）	脳血管障害、尿路感染、パーキンソン病など
腹圧性尿失禁（SUI）	先天性骨盤底形成異常、萎縮性尿道炎など
反射性尿失禁	高位脊髄損傷など
溢流性尿失禁	前立腺肥大症、尿道狭窄、腰部椎間板ヘルニアなど
機能性尿失禁	認知症など

血液	**UIBC**【ユーアイビーシー】 アンサチュレイティド アイアーン バインディング キャパシティ unsaturated iron-binding capacity	不飽和鉄結合能　トランスフェリンに結合できる鉄の量。高いと鉄欠乏性貧血が疑われる。 関連 Tf［トランスフェリン］ ➡ P. 348
腎・泌尿器	**UIC**【ユーアイシー】 アンインヒビティド コントラクション uninhibited contraction	無抑制収縮　膀胱が無意識のうちに収縮してしまうこと。尿失禁の原因。
呼吸器	**UIP**【ユーアイピー】 ユージュアル インタースティシャル ニューモウニア usual interstitial pneumonia	通常型間質性肺炎　特発性肺線維症でみられる病理組織型。 関連 IPF［特発性肺線維症］ ➡ P. 185
歯・口腔	**UKK**【ユーケーケー】 ウンターキーファークレブス Unterkieferkrebs	下顎癌　下顎部分にできる癌。
整形	**ULSB**【ユーエルエスビー】 アパー レフト スターナル ボーダー upper left sternal border	胸骨上部左縁　胸骨左側の上方部分（頭側）。 関連 URSB［胸骨上部右縁］ ➡ P. 368

脳・神経	**UMN**【ユーエムエヌ】 アパー モウター ニューロン upper motor neuron	上位運動ニューロン（じょうい うんどう）　脊髄の中にあって、脳からきた運動情報を下位運動ニューロンに伝える。
腎・泌尿器	**UN**【ユーエヌ】 ユリーア ナイトロジェン urea nitrogen	尿素窒素（にょうそちっそ）　同BUN［血液尿素窒素］　➡ P. 53
腎・泌尿器	**U/O**【ユーオー】 ユリネリ アウトプット urinary output	尿量（にょうりょう）　同Vv［排尿量］　➡ P. 380
腎・泌尿器	**UP**【ユーピー】 ユリネリ プロウティーン urinary protein	尿蛋白（にょうたんぱく）　尿に含まれるタンパク質。陽性であれば、腎臓や尿管の病気が疑われる。
薬理	**u-PA**【ユーピーエー】 ユロカイネイス タイプ urokinase-type プラズミノジェン アクティヴェーター plasminogen activator	ウロキナーゼ型（がた）プラスミノゲンアクチベーター　プラスミノゲンを活性化するタンパク質分解酵素のひとつ。
薬理	**UPD**【ユーピーディー】 ユロポーフィリノジェン uroporphyrinogen ディーカパクシレイス decarboxylase	ウロポルフィリノーゲンデカルボキシラーゼ　不活性化すると晩発性皮膚ポルフィリン症の原因のひとつとなる酵素。
産・婦人	**UPI**【ユーピーアイ】 ユーテロプラセントル インサフィシェンシ uteroplacental insufficiency	子宮胎盤機能不全（しきゅうたいばんきのうふぜん）　胎盤の機能が低下し、母体から胎児へ流れる血液が滞り、胎児の健康が悪化すること。
腎・泌尿器	**UPJ**【ユーピージェイ】 ユーリテロペルヴィク ジャンクション ureteropelvic junction	腎盂尿管移行部（じんうにょうかんいこうぶ）　腎盂から尿管にかけての部位。
腎・泌尿器	**Upmax**【ユーピーマックス】 マクシマム ユーリスラル プレッシャー maximum urethral pressure	最高尿道内圧（さいこうにょうどうないあつ）　同MUP［最高尿道内圧］　➡ P. 232
腎・泌尿器	**UPP**【ユーピーピー】 ユーリスラル プレッシャー プロウファイル urethral pressure profile	尿道内圧曲線（にょうどうないあつきょくせん）　尿道の部位別の内圧を表すグラフ。尿失禁や前立腺の異常を発見するために使われる。

図-80 尿道内圧曲線（男女）

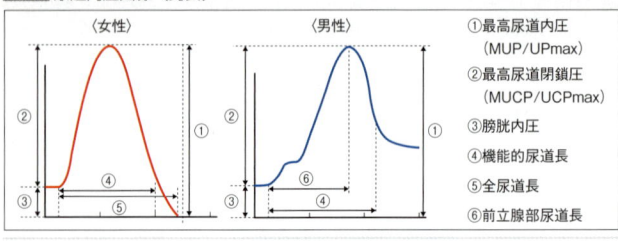

〈女性〉 〈男性〉
① 最高尿道内圧（MUP/UPmax）
② 最高尿道閉鎖圧（MUCP/UCPmax）
③ 膀胱内圧
④ 機能的尿道長
⑤ 全尿道長
⑥ 前立腺部尿道長

UPPP 【ユーピーピーピー】
ユーヴュロパラトファリンゴプラスティ
uvulopalatopharyngoplasty
〔歯・口腔〕

（口蓋垂）軟口蓋咽頭形成術　睡眠時無呼吸症候群の治療として行われる、気道を広げる手術。

Ur 【ユーアール】
ユリン
urine
〔腎・泌尿器〕

尿　腎臓で作られ体外へ排出される液体。

URI 【ユーアールアイ】
アパー レスピラトリー インフェクション
upper respiratory infection
〔呼吸器〕

上気道感染　ウイルスなどが鼻腔、咽頭、喉頭など上気道部に感染すること。これによって出る鼻水やくしゃみなどの症状をかぜ症候群という。

Uro 【ウロ】
ユロロジー
urology
〔腎・泌尿器〕

泌尿器科　泌尿器及び男性生殖器の疾患を扱う診療科目。

URSB 【ユーアールエスビー】
アパー ライト スターナル ボーダー
upper right sternal border
〔整形〕

胸骨上部右縁　胸骨右側の上方部分。聴診の際に使われる。 関 ULSB［胸骨上部左縁］ ▶P.366

US 【ユーエス】
アルトラソノグラフィ
ultrasonography
〔一般〕

超音波検査　超音波の反響を画像化して見る検査。エコー検査ともいう。

US 【ユーエス】
ユリク シュガー
uric sugar
〔内分泌代謝〕

尿糖　尿内にある糖のこと。尿検査で陽性のときは糖尿病が疑われる。

US-FNAB 【ユーエスエフエヌエービー】
アルトラソノグラフィガイデッド ファイン ニードル アスピレイション バイアプシ
ultrasonography-guided fine needle aspiration biopsy
〔一般〕

エコーガイド下穿刺吸引生検　超音波画像で確認しながら、病変部に針を刺して採取した検体を検査すること。癌の検査などで行われる。

腎・泌尿器	**USL** 【ユーエスエル】 ウルトラソニック リソトリプシ ultrasonic lithotripsy	超音波砕石術	結石に超音波を当てて砕く治療法。
呼吸器	**USN** 【ユーエスエヌ】 アルトラソニック ネビュライザー ultrasonic nebulizer	超音波ネブライザー	超音波を使って喀痰を促したり、気道内に水分や薬剤を噴霧する方法。
消化器	**Ut** 【ユーティー】 アパー ソラシック upper thoracic	胸部上部食道	食道の中でも胸骨上縁から気管分岐部下縁部分を指す。

図-81 食道の区分

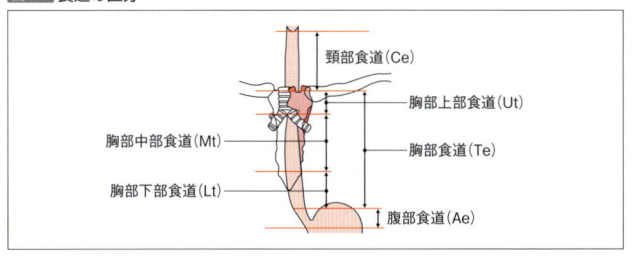

頸部食道(Ce)
胸部上部食道(Ut)
胸部中部食道(Mt)
胸部食道(Te)
胸部下部食道(Lt)
腹部食道(Ae)

腎・泌尿器	**UTI** 【ユーティーアイ】 ユリネリトラクト インフェクション urinary tract infection	尿路感染症	尿道口から細菌が侵入して起こる、腎盂、尿管、膀胱、尿道の病気の総称。
腎・泌尿器	**UTS** 【ユーティーエス】 ユロリサイアシス urolithiasis	尿路結石	尿に含まれているカリウムやリン酸、シュウ酸などが結晶して、尿路で結石となった状態。
消化器	**UV** 【ユーブイ】 ウルクス ヴェントリクリ ulcus ventriculi*	胃潰瘍 同 **GU**［胃潰瘍］ ➡ P. 150	
放射線	**UVI** 【ユーブイアイ】 アルトラヴァイオリット イレイディエイション ultraviolet irradiation	紫外線照射	殺菌の目的で紫外線を照射すること。
腎・泌尿器	**UVJ** 【ユーブイジェイ】 ユリテロヴェシカル ジャンクション ureterovesical junction	尿管膀胱移行部	尿管から膀胱にかけての部位。

＊ラテン語

V

循環器 | **V** [ブイ] ヴェーン vein | 静脈 血液を心臓に戻すための役割を果たしている血管。
連a [動脈] ➡P.3

消化器 | **V** [ブイ] ヴァーミフォーム アペンディクス vermiform appendix | 虫垂 盲腸の隣にある小さな突起。
図A [上行結腸] ➡P.3

呼吸器 | **V̇A** [ブイエー] アルヴィーオーラー ヴェンティレイション パー ミニト alveolar ventilation (per minute) | 分時肺胞換気量 1分間当たりの肺胞換気量。肺胞換気量に1分間の呼吸回数を掛けた値。

脳・神経 | **VA** [ブイエー] ヴァーティーブラル アーテリ vertebral artery | 椎骨動脈 大動脈と並ぶ、脳の重要栄養血管のひとつ。
図CAG [頸動脈造影] ➡P.56

眼 | **VA** [ブイエー] ヴィジュアル アキューイティ visual acuity | 視力 C型の輪（ランドルト環）で測定される。

循環器 | **VAD** [バッド] ヴェントリキュラー アシスト ディヴァイス ventricular assist device | 心室補助人工心臓 心臓のポンプ機能に不調をきたした際、ポンプの機能を一時的に代行する装置。同VAS [心室補助人工心臓] ➡P.371

脳・神経 | **VAG** [バグ] ヴァーティーブラル アンジオグラフィ vertebral angiography | 椎骨動脈撮影 椎骨動脈に造影剤を注入して動脈をX線で撮影する検査。脳血管の状態を見る。

血液 | **VAHS** [ブイエーエイチエス] ヴァイラスアソウシエイティド ヒーモファゴシティク シンドローム virus-associated hemophagocytic syndrome | ウイルス感染性血球貪食症候群 ウイルス感染によって骨髄とリンパ節が異常をきたし、血球を貪食していく状態。

呼吸器 | **VALI** [ブイエーエルアイ] ヴェンティレイター アソウシエイティド ラング インジャリ ventilator associated lung injury | 人工呼吸器関連肺損傷 人工呼吸によって肺胞が引き伸ばされるなど、肺に障害が起きること。

循環器 | **VAP** [バップ] ヴェアリアント アンジャイナ ペクトリス variant angina pectoris | 異型狭心症 安静時に、冠動脈の攣縮により発作が起こるタイプの狭心症。冠攣縮性狭心症ともいう。

呼吸器	**VAP**　[バップ] ヴェンティレイター アソウシエイティド **v**entilator **a**ssociated ニューモウニア **p**neumonia	じんこう こきゅうき かんれんはいえん **人工呼吸器関連肺炎**	人工呼吸開始48時間以降に発症する肺炎。原因として分泌物の誤飲や人工呼吸器に付着した細菌が挙げられる。
循環器	**VA-PICA**　[ブイエーパイカ] ヴァーティブラル アーテリパスティアリー インフィリアー **v**ertebral **a**rtery-**p**osterior **i**nferior セレベラー アーテリ アニュリズム **c**erebellar **a**rtery **a**neurysm	ついこつ こうかしょうのうどうみゃくぶんきぶどうみゃくりゅう **椎骨・後下小脳動脈分岐部動脈瘤**	動脈硬化が原因で椎骨動脈後下小脳動脈分岐部に瘤ができた状態。
呼吸器	**VAPS**　[ブイエーピーエス] ヴァリュム アシュアード **v**olume **a**ssured プレシャー サポート **p**ressure **s**upport	りょう ほしょう し じ かんき **量保証支持換気**	人工呼吸下で、一定の圧より下がらないように自動調整する換気方式のモード。
呼吸器	**V̇A/Q̇**　[ブイエーキュー] ヴェンティレイション パーフュージョン **v**entilation **p**erfusion クォウシェント レイショウ **q**uotient (**r**atio)	かんき・けつりゅうひ **換気・血流比**	肺を循環する血流の量に対する換気量の割合。1に近いほど理想的。
循環器	**VAS**　[バス] ヴェントリキュラー アシスト システム **v**entricular **a**ssist **s**ystem	しんしつ ほ じょじんこうしんぞう **心室補助人工心臓** 同VAD［心室補助人工心臓］　→P.370	
一般	**VAS**　[バス] ヴィジュアル アナローグ スケイル **v**isual **a**nalogue **s**cale	しかくてきひょうかしゃくど **視覚的評価尺度**	1本の線上に、患者自身が痛みの強さを示す評価法。ペインスケールのひとつ。

表-61　ペインスケール

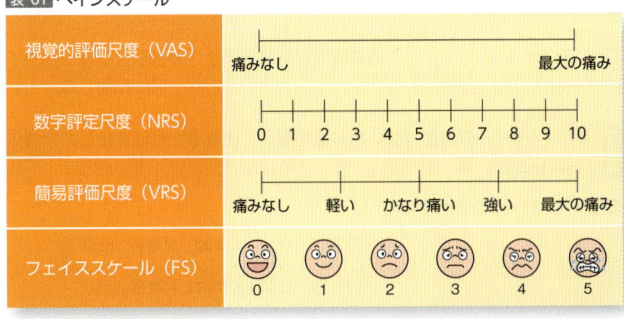

視覚的評価尺度（VAS）	痛みなし ———————————————— 最大の痛み
数字評定尺度（NRS）	0　1　2　3　4　5　6　7　8　9　10
簡易評価尺度（VRS）	痛みなし　軽い　かなり痛い　強い　最大の痛み
フェイススケール（FS）	0　1　2　3　4　5

分野	略語	読み / 正式名称	日本語訳	説明
脳・神経	**V-A shunt**	[ブイエー シャント] ヴェントリキュロエイトリアル シャント ventriculoatrial shunt	脳室・心房短絡術	水頭症の手術法。脳と心臓をカテーテルでつなぎ、脳内の髄液を心房に排出させる。図 V-P shunt［脳室・腹腔短絡術］ ➡P.378
循環器	**VAT**	[バット] ヴェントリキュラー アクティヴェイション タイム ventricular activation time	心室興奮時間	心室筋の興奮の始まりから終わりまでの時間。QRS間隔。 図 QRS［QRS波］ ➡P.297
循環器	**VAT**	[ブイエーティー] ヴェントリキュラー ペイシング、 ventricular pacing, エイトリアル センシング トリガード モウド atrial sensing, triggered mode	心房同期型心室ペーシング	心室で行われるペーシングの一種。心房の自己興奮を感知したときに、ペーシングが同期される。 表 AAI［心房抑制型心房ペーシング］ ➡P.5
呼吸器	**VATS**	[バッツ] ヴィデオアシスティド video-assisted ソラシック サージェリ thoracic surgery	ビデオ補助下胸部手術	胸腔鏡とビデオシステムを連動させて、画像を見ながら行う胸腔鏡下手術。
呼吸器	**VAV**	[ブイエーブイ] ヴォリューム アシスト ヴェンティレイション volume assist ventilation	従量式補助換気	患者の吐く力に合わせて設定した換気量を送る、人工呼吸器の換気方式。
産・婦人	**VBAC**	[ブイバック] ヴァジナル バース アフター vaginal birth after シゼリアン セクション cesarean section	帝王切開後経腟分娩	帝王切開分娩による出産をした妊婦が、経過を観察しつつ次の分娩で経腟分娩を試みること。
脳・神経	**VBI**	[ブイビーアイ] ヴァーテブロバジラー インサフィシャンシ vertebrobasilar insufficiency	椎骨脳底動脈循環不全	椎骨脳底動脈の血流不全によってめまいなどが一時的に起こること。
呼吸器	**VC**	[ブイシー] ヴァイトル キャパシティ vital capacity	肺活量	思い切り息を吸い、出せるだけ吐き出した呼吸気量。図 IRV［予備吸気量］ ➡P.187

表-62 標準肺活量の求め方（mL）

成人男性	（27.63 − 0.112×年齢）×身長（cm）
成人女性	（21.78 − 0.101×年齢）×身長（cm）

分野	略語	読み / 正式名称	日本語訳	説明
一般	**VCA**	[ブイシーエー] ヴァイラル キャプシド アンティジェン viral capsid antigen	ウイルスカプシド抗原	ウイルスを取り囲むタンパク質のこと。

血液	**VCAM**　【ブイシーエーエム】 ヴァスキュラー セル vascular cell アドヒージョン マリキュール adhesion molecule	**血管細胞接着分子**　接着分子のひとつ。細胞間接着分子とともに細胞の接着に関わり、炎症の重症化に影響を与えるとされている。	
腎・泌尿器	**VCD**　【ブイシーディー】 ヴァキュウム コンストリクション ディヴァイス vacuum constriction device	**陰圧式勃起補助具**　陰茎に陰圧をかけて勃起状態を作り出した後、リングで根元を締めて勃起状態を継続させる器具。	
腎・泌尿器	**VCG**　【ブイシージー】 ヴォイディング voiding シストユーレソグラフィ cystourethrography	**排尿時膀胱尿道造影**　膀胱に造影剤を注入し、造影剤を排出するときにX線で撮影する検査。 同 MCU ［排尿時膀胱尿道造影］ ➡P. 217 同 VCUG ［排尿時膀胱尿道造影］ ➡P. 373	
脳・神経	**vCJD**　【ブイシージェイディー】 ヴェアリアント クロイツフェルトジェイコブ variant Creutzfeldt-Jakob ディジーズ disease	**変異型クロイツフェルト・ヤコブ病**　クロイツフェルト・ヤコブ病の変異型。牛の海綿状脳症（BSE）が人間に感染したものとされる。	
呼吸器	**V̇CO₂**　【ブイシーオーツー】 カーボン ダイオクサイド プロダクション carbon dioxide production	**二酸化炭素排出量**　1分間に代謝のために排出する二酸化炭素の量。肺のガス交換効率の目安。	
腎・泌尿器	**VCUG**　【ブイシーユージー】 ヴォイディング シストユーリスログラフィ voiding cystourethrography	**排尿時膀胱尿道造影** 同 VCG ［排尿時膀胱尿道造影］ ➡P. 373	
呼吸器	**VCV**　【ブイシーブイ】 ヴァリューム コントロウル volume control ヴェンティレイション ventilation	**量調節換気**　定量の換気量が設定されている人工呼吸器のモード。以前は重量式調節換気と呼ばれていた。 裏 CMV ［持続強制換気］ ➡P. 72	
眼	**v.d.**　【ブイディー】 ヴィスス デクストリ visus dextri*	**右眼視力**　右眼の視力。 連 v.s. ［左眼視力］ ➡P. 379	
薬理	**Vd**　【ブイディー】 ヴァリューム オブ ディストリビューション volume of distribution	**分布容量**　薬が体内のどこまで広がったかを示す値。	
呼吸器	**V̇D**　【ブイディー】 レスピラトリー デド スペイス ヴァリューム respiratory dead space volume	**呼吸死腔**　気道の中でガス交換に関わらない部分、またはその量。	

＊ラテン語

脳・神経

VD【ブイディー】
ヴァスキューラー デメンシャ
vascular dementia

血管性認知症　脳出血や脳梗塞によって起こる認知症。アルツハイマー型認知症について多いとされる。
表 CVD［脳血管疾患］　➡ P. 85
週 ATSD［アルツハイマー型老年期認知症］　➡ P. 35

一般

VD【ブイディー】
ヴェニリアル ディズィーズ
venereal disease

性病
同 STD［性（行為）感染症］　➡ P. 336

循環器

VDD【ブイディーディー】
ヴェントリクルダブル ダブル ペイシング
ventricle-double-double (pacing)

心室抑制心房同期型心室ペーシング　心室で行われるペーシングの一種。心房心室の自己興奮を感知したときは、ペーシングが抑制と同期のはたらきをする。
表 AAI［心房抑制型心房ペーシング］　➡ P. 5

循環器

VDH【ブイディーエイチ】
ヴァルヴュラー ディズィーズ オブ ザ ハート
valvular disease of the heart

心臓弁膜症　心臓の弁に障害が生じる病気。4つの弁のうち、大動脈弁と僧帽弁に起こることが多い。

病理

VDRL【ブイディーアールエル】
ヴェニリアル ディズィーズ リサーチ ラボラトリ テスト
Venereal Disease Research Laboratory (test)

米国性病研究所テスト（梅毒検査）
リン脂質を利用した梅毒検査。

眼

VDT syndrome【ブイディーティー シンドローム】
ヴィジュアル ディスプレイ ターミナル シンドロウム
visual display terminal syndrome

ビジュアルディスプレイターミナル症候群　テレビやパソコンなど、長時間ディスプレイを見ている人に起こる眼や体の不調。

呼吸器

VD/VT【ブイディーブイティー】
デド スペイス ギャス ヴァリュム トー タイドル ヴァリュム レイショウ
dead-space gas volume to tidal volume ratio

死腔換気率　1回の換気量のうち、ガス交換に関わらない換気量の割合。

呼吸器

V̇E【ブイイー】
イクスパイラトリー ミニット ヴァリューム
expiratory minute volume

呼気分時換気量　1回換気量×換気回数で表される1分間の換気量。
同 MV［分時換気量］　➡ P. 232

産婦人

VE【ブイイー】
ヴァキューム イクストラクション
vacuum extraction

吸引分娩　吸引器につながったカップを胎児の頭部に付けて娩出する方法。

血液	**VEGF**【ブイイージーエフ】 ヴァスキュラー エンドウシリアル グロウス ファクター vascular endothelial growth factor	血管内皮細胞増殖因子	血管内皮細胞を増殖させ、血管新生に関わる因子。
耳鼻	**VEMP**【ブイイーエムピー】 ヴェスティビュラー イヴォウクト vestibular evoked マイオジェニック ポテンシャル myogenic potential	前庭誘発筋電位	音の刺激を与えたときの筋反射から、球形嚢の機能を見る検査。めまいなどの検査に使用される。
眼	**VEP**【ベップ】 ヴィジュアル イヴォウクト ポテンシャル visual evoked potential	視覚誘発電位	網膜に光の刺激を与えて脳波を観察する検査。網膜や視神経の異常などを見つける。
循環器	**VF**【ブイエフ】 ヴェントリキュラー ファイブリレイション ventricular fibrillation	心室細動	不整脈の一種。心室筋の各部位が無秩序に収縮してしまって血液が心臓から押し出されない重篤な状態。

表-63 心室細動と心室頻拍

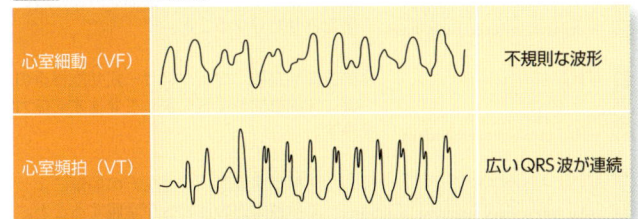

心室細動（VF）	（波形）	不規則な波形
心室頻拍（VT）	（波形）	広いQRS波が連続

消化器	**VF**【ブイエフ】 ヴィディオウフルオログラフィ videofluorography	嚥下造影	造影剤を含んだものを飲み込んで、X線透視下で嚥下状態を観察する検査。誤嚥の発見や食道の機能検査のために実施。
眼	**VF**【ブイエフ】 ヴィジュアル フィールド visual field	視野	ある1点を見ている状態で見える範囲。
眼	**VFP**【ブイエフピー】 ヴィトリアス フルオロフォトメトリ vitreous fluorophotometry	硝子体蛍光測定	血液網膜柵の機能を調べる検査。
脳神経	**VG**【ブイジー】 ヴェントリキュログラフィ ventriculography	脳室造影	脳質内に造影剤を注入して脳の状態を見る検査。最近ではほとんど行われない。

分野	略語	読み / 正式名称	日本語名	説明

- **脳・神経** — **VGCC** [ブイジーシーシー] ヴォルティジゲイティド キャルシウム チャネル voltage-gated calcium channel
  - 電位依存性カルシウムチャネル　カルシウムイオンを通過させるイオンチャネルのひとつ。神経伝達や心筋の収縮などに関わるとされる。

- **薬理** — **VHD** [ブイエイチディー] ヴァルヴュラー ハート ディズィーズ valvular heart disease
  - 心弁膜疾患　心臓の弁に障害が生じて機能が果たせない状態。

- **内分泌・代謝** — **VHDL** [ブイエイチディーエル] ヴェリ ハイ デンシティ リポプロティーン very high density lipoprotein
  - 超高密度リポ蛋白　血漿中のリポ蛋白のうち、特に高密度なもの。

- **呼吸器** — **VI** [ブイアイ] インスパイアード ヴォリウム inspired volume
  - 毎分吸気量　1分間に吸うガスの量。

- **呼吸器** — **VILI** [ブイアイエルアイ] ヴェンティレイター インデュースト ラング インジュリ ventilator-induced lung injury
  - 人工呼吸器誘発肺損傷　弱った状態の肺に過度の圧をかけることで損傷を与えたり、悪化させたりすること。

- **精神** — **VIQ** [ブイアイキュー] ヴァーバル インテリジェンス クウォシェント verbal intelligence quotient
  - 言語性知能指数　ウェクスラー式知能検査の一部。知的機能や学習によって発達する能力を表す。

- **整形** — **VISI** [ブイアイエスアイ] ヴォラー インターカレリ セグメント インスタビリティ volar intercalary segment instability
  - 手根掌屈変形　ケガなどの損傷によって手首周辺の月状骨が掌屈すること。

- **一般** — **Vit** [ビット] ヴァイタミン vitamin
  - ビタミン　生物に必要な有機物だが生体内では生成できない。脂溶性と水溶性がある。

- **眼** — **Vit** [ビット] ヴィトレクトミ vitrectomy
  - 硝子体切除術　網膜の異常出血やブドウ膜の炎症で硝子体が濁ったとき、手術で血液や濁りをとること。

- **腎・泌尿器** — **VLAP** [ブイラップ] ヴィジュアル レイザー アブレイション オブ ザ プロステート visual laser ablation of the prostate
  - 直視下レーザー前立腺焼灼　膀胱尿道鏡で観察しながら前立腺にレーザーを当てる治療。良性の前立腺肥大に伴う排尿障害に適用。

- **小児** — **VLBW** [ブイエルビーダブリュー] ヴェリ ロウ バース ウェイト インファント very low birth weight (infant)
  - 極低出生体重児　出生時の体重が1500g未満の新生児。裏ELBW［超低出生体重児］ ➡ P.113

栄養	**VLCD** 【ブイエルシーディー】 ヴェリロウ キャロリ ダイエット very low calorie diet	超低カロリーダイエット	1日の摂取カロリーを極端に制限する治療法。高度な肥満の人が対象となる。
内分泌・代謝	**VLDL** 【ブイエルディーエル】 ヴェリロウ デンシティ リポウプロティーン very low density lipoprotein	超低比重リポ蛋白	血漿中のリポ蛋白のうち特に低密度なもの。 対 HDL [高密度リポ蛋白] ➡P.157
皮膚	**VLG** 【ブイエルジー】 ヴェニリアル リンフォグラニュロウマ venereal lymphogranuloma	性病性リンパ肉芽腫	クラミジア・トラコマチスによって引き起こされる性感染症。
薬理	**VMA** 【ブイエムエー】 ヴァニリルマンデリック アシッド vanillylmandelic acid	バニリルマンデル酸	尿中に排泄されるカテコールアミンの最終代謝産物。褐色細胞腫や神経芽細胞腫では、高い値が出る。
呼吸器	**Vmax** 【ブイマックス】 マキシマム イクスパイラトリ フロウ maximum expiratory flow	最大呼気速度	たくさん吸い込んで早く吐いたときの呼気の速度。
脳・神経	**VMH** 【ブイエムエイチ】 ヴェントロミーディアル ハイポサラミック ニュークリアス ventromedial hypothalamic nucleus	視床下部腹内側核	この部位が破壊されると、食欲が増して食べすぎるようになる。満腹中枢とも呼ばれる。
呼吸器	**V̇O₂** 【ブイオーツー】 アクシジェン コンサンプション oxygen consumption	酸素消費量	1分間に消費される酸素の量。肺のガス交換効率を知る目安となる。
一般	**VOD** 【ボッド】 ヴィーノ オクルーシヴ ディジーズ veno-occlusive disease	静脈閉塞性疾患	静脈の一部が詰まってしまう状態。
眼	**VOR** 【ブイオーアール】 ヴェスティビュロアキュラー リーフレクス vestibularo-ocular reflex	前庭眼反射	平衡反射のひとつで、頭部の動きと反対に眼球が動くこと。視界のぶれを防ぐためのしくみ。
循環器	**VP** 【ブイピー】 ヴァルヴェロプラスティ valvuloplasty	弁輪形成術	心臓弁膜症の手術。弁輪を拡大したり締めたりして弁の機能を修復させる。

皮膚	**VP**【ブイピー】 ヴェアリエゲイト ポアーフィリア variegate porphyria	異型ポルフィリン症　肝性ポルフィリン症1型のこと。プロトポルフィリノーゲンオキシダーゼの活性低下によるもので、常染色体優性遺伝。
循環器	**VPC**【ブイピーシー】 ヴェントリキュラー プリマチュアー コントラクション ventricular premature contraction	心室性期外収縮 同 PVC［心室性期外収縮］ ➡ P.293
脳・神経	**VPL**【ブイピーエル】 ヴェントラル パステロラテラル ニュークリアス ventral posterolateral nucleus	(視床)後外側核　感覚電動路の終点。体の温度や痛みを中継。
脳・神経	**VPM**【ブイピーエム】 ヴェントラル パステロミーディアル ニュークリアス ventral posteromedial nucleus	(視床)後内側核　感覚電動路の終点。顔面からの温度や痛みを中継。
脳・神経	**V-P shunt**【ブイピー シャント】 ヴェントリキュロペリトニーアル シャント ventriculoperitoneal shunt	脳室・腹腔短絡術　水頭症の手術の方法。体内にカテーテルを埋め込み、脳内の髄液を腹腔へと排出させる。

図-82 水頭症の治療法

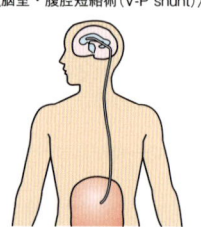

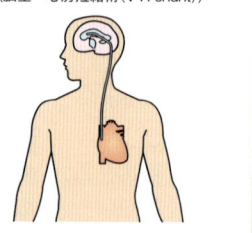

〈脳室・腹腔短絡術(V-P shunt)〉　〈脳室・心房短絡術(V-A shunt)〉

呼吸器	**V̇/Q̇**【ブイキュー】 ヴェンティレイションパーフュージョン レイショウ ventilation-perfusion ratio	換気血流比　肺でのガス交換時の換気と肺血流の比率。
病理	**VRE**【ブイアールイー】 ヴァンコマイシンレジスタント エンテロカクシ vancomycin-resistant enterococci	バンコマイシン耐性腸球菌　腸球菌のうち、バイコマイシンに耐性のあるもの。院内感染の原因となることが多い。

呼吸器	**VRS**【ブイアールエス】 ヴァリューム リダクション サージェリ volume reduction surgery	容量減少手術（ようりょうげんしょうしゅじゅつ） 同 LVRS［肺容量減少術］ ➡ P. 211	
病理	**VRSA**【ブイアールエスエー】 ヴァンコマイシンリズィスタント スタフィロカカス オーリアス vancomycin-resistant *Staphylococcus aureus*	バンコマイシン耐性黄色ブドウ球菌（たいせいおうしょくきゅうきん）　バンコマイシン耐性遺伝子を獲得した多剤耐性黄色ブドウ球菌。	
眼	**v.s.**【ブイエス】 ヴィスス シニスター visus sinister *	左眼視力（さがんしりょく）　左眼の視力。 運 v.d.［右眼視力］ ➡ P. 373	
一般	**VS**【ブイエス】 ヴァスキュラー スパイダー vascular spider	クモ状血管拡張　毛細血管が、顔、胸、上腕、背部に放射状に広がった状態。肝硬変に関連して起こる。	
眼	**VS**【ブイエス】 ヴィジュアル サプレション visual suppression	視性抑制（しせいよくせい）　無意識な眼球の動きが固視で抑制されること。刺激を与えて眼振を起こした後に光を当てる検査を指すこともある。	
一般	**VS**【ブイエス】 ヴァイトル サイン vital sign	バイタルサイン　体温、脈拍、呼吸数、血圧などのこと。	
循環器	**VSA**【ブイエスエー】 ヴァソスパスティク アンジャイナ vasospastic angina	血管攣縮性狭心症（けっかんれんしゅくせいきょうしんしょう）　安静時に発作が起こるタイプの狭心症。	
循環器	**VSD**【ブイエスディー】 ヴェントリキュラー セプタル ディフェクト ventricular septal defect	心室中隔欠損症（しんしつちゅうかくけっそんしょう）　心室中隔の一部が欠け、左室と右室間が通じている状態を指す。先天性。 図 ECD［心内膜床欠損症］ ➡ P. 106	
循環器	**VSP**【ブイエスピー】 ヴェントリキュラー セプタル パーフォレイション ventricular septal perforation	心室中隔穿孔（しんしつちゅうかくせんこう）　心筋梗塞で心筋が壊死したことで左室と右室間に穴があいている危険な状態。	
循環器	**VSR**【ブイエスアール】 ヴェントリキュラー セプタル ラプチャー ventricular septal rupture	心室中隔破裂（しんしつちゅうかくはれつ）　心筋梗塞の重篤な合併症で、心室が壊死し、圧力で左室と右室の間の壁が破裂した状態。	

＊ラテン語

呼吸器	**VSV**【ブイエスブイ】 ヴァリウム サポート ヴェンティレイション volume support ventilation	量支持換気(りょうしじかんき)　人工呼吸器の換気方式のひとつ。患者の吐く能力に応じて、あらかじめ設定した換気量を送る。
循環器	**VT**【ブイティー】 ヴェントリキュラー タキカーディア ventricular tachycardia	心室頻拍(しんしつひんぱく)　不整脈の一種。心室の不具合が原因で起こる頻脈を指す。心電図では幅広いQRS波がみられる。表VF［心室細動］ ➡P. 375
呼吸器	**V̇T**【ブイティー】 タイドル ヴァリウム tidal volume	1回換気量(かいかんきりょう)　同TV［1回換気量］ ➡P. 361
病理	**VTEC**【ブイテック】 ヴェロウタクシンプロデューシング verotoxin-producing エシェリキア コウリ Escherichia coli	ベロ毒素産生大腸菌(どくそさんせいだいちょうきん)　ベロ毒素を作る大腸菌で、出血性大腸炎を引き起こす腸管出血性大腸菌の一種。
産婦人	**VTH**【ブイティーエイチ】 ヴァジナル トウタル ヒステレクトミ vaginal total hysterectomy	腟式全子宮摘出術(ちつしきぜんしきゅうてきしゅつじゅつ)　開腹せずに腟から子宮を摘出する手術。
腎・泌尿器	**VUR**【ブイユーアール】 ヴェシコユリテラル リーフラクス vesicoureteral reflux	膀胱尿管逆流症(ぼうこうにょうかんぎゃくりゅうしょう)　膀胱の尿が尿管や腎盂に逆流する状態。子どもに多く、ほとんどが先天性。成人の場合は後天性がほとんど。
腎・泌尿器	**Vv**【ブイブイ】 ヴォイディド ヴァリウム voided volume	排尿量(はいにょうりょう)　尿道から排出される尿の量。同U/O［尿量］ ➡P. 367

表-64　尿量の異常

100mL以下／日	500mL以下／日	1～1.5L／日	2L以上／日
無尿	乏尿	正常	多尿

腎・泌尿器	**Vves**【ブイベス】 ブラダー キャパシティ bladder capacity	膀胱容量(ぼうこうようりょう)　膀胱に残っている量と排尿された量の和。
腎・泌尿器	**Vves max**【ブイベス マックス】 マキシマム ブラダー キャパシティ maximum bladder capacity	最大膀胱容量(さいだいぼうこうようりょう)　尿意を最大限に我慢したときの膀胱内の容量。膀胱内圧測定を使って正確に測定できる。

略語	読み	正式名称	意味

VVI【ブイブイアイ】
循環器
ventricular inhibited
ヴェントリキュラー インヒビテッド

心室抑制型心室ペーシング（しんしつよくせいがたしんしつ） 心室で行われるペーシングの一種。心室の自己興奮を感知したときは、ペーシングが抑制される。

対 AAI［心房抑制型心房ペーシング］ ➡P.5

VVR【ブイブイアール】
循環器
vasovagal reaction
ヴァゾヴェイガル リアクション

血管迷走神経反応（けっかんめいそうしんけいはんのう） 採血時の不安や針を刺すことに迷走神経が反応し、血圧や脳血流を低下させること。ひどいときは痙攣したり意識を失うこともある。

VW【ブイダブリュー】
血液
von Willebrand disease
フォン ウィルブランド ディズィーズ

フォンヴィレブランド病（びょう） フォンヴィレブランド因子の異常によって、出血しやすい体質のこと。常染色体優性遺伝性疾患。

VWF【ブイダブリューエフ】
血液
von Willebrand factor
フォン ウィルブランド ファクター

フォンヴィレブランド因子（いんし） 血漿中にある因子。高分子量の糖蛋白で、血小板を粘着させたり血栓形成を促したりなどの止血作用がある。

VZV【ブイズィーブイ】
病理
varicella-zoster virus
ヴァリセラヴォスター ヴァイラス

水痘・帯状疱疹ウイルス（すいとう・たいじょうほうしん） 同HZV［水痘・帯状疱疹ウイルス］ ➡P.171

W

WAB【ダブリューエービー】
脳・神経
Western Aphasia Battery
ウェスタン アフェイジア バテリ

WAB失語症検査（しつごしょうけんさ） 失語症の検査のひとつ。日本では日本標準失語症検査と並んで多く用いられている。おおまかな失語症の分類ができる。

WAIS【ウェイス】
精神
Wechsler Adult Intelligence Scale
ウェクスラー アダルト インテリジェンス スケイル

ウェクスラー成人知能検査（せいじんちのうけんさ） アメリカのウェクスラー博士による成人用の知能検査。対象は16～64歳。適応障害などの診断の補助としても使われる。

WAIS-R【ウェイスアール】
精神
Wechsler Adult Intelligence Scale-Revised
ウェクスラー アダルト インテリジェンス スケイルリヴァイズド

ウェクスラー成人知能検査改訂版（せいじんちのうけんさかいていばん） WAISの改訂版で、英語版は1981年より、日本版は1990年より。対象は16～74歳。

WaR【ダブリューエーアール】
一般
Wassermann's reaction
ヴァッセルマンズ リアクション

ワッセルマン反応（はんのう） 梅毒の血清反応のひとつ。

| 整形 | **W/B**【ダブリュービー】ウェイト ベアリング weight bearing | 荷重 | 負荷のこと。整形外科では特に体重を指すことが多い。 |

| 血液 | **WB**【ダブリュービー】ホウル ブラド whole blood | 全血液 | 血液製剤の一種で、一般の輸血適応症に用いられる。大部分の白血球が除去されたもの。 |

表-65 血液製剤の種類

分類	製剤名	適応
全血製剤	全血液（WB）	一般の輸血適応症
赤血球製剤	赤血球濃厚液（RCC／MAP）	血中の赤血球不足
	洗浄赤血球浮遊液（WRC）	血漿成分などの副作用予防
	白血球除去赤血球浮遊液（LPRC）	抗白血球抗体の副作用予防
	解凍赤血球濃厚液（FTRC）	赤血球の機能低下
	合成血（BET）	ABO血液型不適合の新生児溶血性疾患
血漿製剤	新鮮凍結血漿（FFP）	血液凝固因子の補充、循環血漿量維持
血小板製剤	血小板濃厚液（PC）	血小板減少症

| 血液 | **WBC**【ダブリュービーシー】ホワイト ブラド セル white blood cell | 白血球（数） | 体内に入った細菌や、異物を攻撃し体を守るはたらきをする血球。 |

| 皮膚 | **WBF**【ダブリュービーエフ】ウォーター バリアー ファンクション water barrier function | 水分透過性バリア機能 | 表皮角層細胞間脂質層がバリアとして機能し、皮膚内の水分が蒸発したり、外界から水分などの異物が侵入するのを防ぐこと。 |

| 皮膚 | **WBP**【ダブリュービーピー】ウーンド ベド プレパレイション wound bed preparation | 創底管理 | 褥瘡などの傷の治癒を助けるために、細菌の感染をコントロールしたり壊死部分を切除したり滲出液を管理したりすること。 |

| 一般 | **W/C**【ダブリューシー】ホウィール チェアー wheel chair | 車いす | 歩行困難な人が座ったまま移動するためのもの。電動と手動がある。 |

| 脳・神経 | **WCST**【ダブリューシーエスティー】ウィスコンシン カードソーティング テスト Wisconsin card-sorting test | ウィスコンシンカード分類検査 | 前頭葉の機能を調べる検査。カードを使って分類する作業を繰り返す。 |

消化器	**WDHA** [ダブリューディーエイチエー] ウォータリ ダイアリーア ハイポカリーミア watery diarrhea, hypokalemia, アンド エイクロールハイドリア シンドロウム and achlorhydria syndrome	WDHA症候群　水様下痢(便)低カリウム無酸症候群。VIP(血管作動性腸管ポリペプチド)によって水溶性の下痢が起こり、低カリウム血症や無酸症になる。
脳・神経	**WDRN** [ダブリューディーアールエヌ] ワイド ダイナミク レインジ ニューラン wide dynamic range neuron	広作動域ニューロン　脊髄後角の侵害受容神経細胞のひとつ。触刺激、圧刺激、侵害刺激に反応する。
薬理	**WDS** [ダブリューディーエス] ウィズドローアル シンドロウム withdrawal syndrome	離脱症候群　依存症の人が依存対象の物質・薬物を断ったときに引き起こされる禁断症状。
病理	**WG** [ダブリュージー] ウェゲナーズ グラニュロウマトシス Wegener's granulomatosis	ウェゲナー肉芽腫症　気道、耳、眼、肺の肉芽腫で、全身の血管炎や腎臓の炎症を伴う。
脳・神経	**WH** [ダブリューエイチ] ウェルドニッヒホフマン ディズィーズ Werdnig-Hoffmann disease	ウェルドニッヒ・ホフマン病　脊髄性筋萎縮症の1型に分類。SMN遺伝子の異常によるもので、生後半年までに発症する。
一般	**WHO** [ダブリューエイチオー] ワールド ヘルス オーガニゼイション World Health Organization	世界保健機関　世界保健憲章のもとにできた国連の専門機関。保健衛生分野に関わる。
精神	**WISC** [ウィスク] ウェクスラー インテリジェンス Wechsler intelligence スケイル フォー チルドレン scale for children	ウェクスラー児童用知能検査　アメリカのウェクスラー博士による児童用の知能検査。対象は5～16歳。発達障害などの診断の補助としても使われる。
小児	**WMS** [ダブリューエムエス] ウィルソンミキティ シンドロウム Wilson-Mikity syndrome	ウィルソン・ミキティ症候群　肺の異常によって新生児に起こる呼吸障害。
精神	**WMS-R** [ダブリューエムエスアール] ウェクスラー メモリ Wechsler Memory スケイルリヴァイズド Scale-Revised	ウェクスラー記憶尺度改訂版　アメリカのウェクスラー博士によって開発された記憶の程度をはかる検査の改訂版。記憶障害などの診断の補助として使われる。
一般	**WNL** [ダブリューエヌエル] ウィズイン ノーマル リミッツ within normal limits	正常範囲内　検査の結果の数値が基準値の範囲内であること。

| 皮膚 | **W/O** 【ダブリューオー】
ウォーター イン オイル
water in oil | 油中水（ゆちゅうすい） 油分の中に水滴が分散している状態。 |

| 一般 | **WOC nurse** 【ウォックナース】
ウーンド オストミー カンティネンス ナース
wound ostomy continence nurse | ウォックナース 創傷、ストーマ、失禁ケア分野の専門的知識と技術をもつ認定看護師。 |

| 循環器 | **WPW** 【ダブリューピーダブリュー】
ウォルフパーキンソンホワイト
Wolff-Parkinson-White
(syndrome) | ウォルフ・パーキンソン・ホワイト症候群（しょうこうぐん） 心房と心室の間に通常の刺激伝導路以外に副伝導路があることで、発作性上室性頻拍や心房細動が起こる。 |

| 血液 | **WRC** 【ダブリューアールシー】
ウォッシュレド セルズ
washed red cells | 洗浄赤血球（せんじょうせっけっきゅう） 血液製剤の一種で、赤血球を生理食塩液で洗浄した後、生理食塩液に溶いたもの。
表WB［全血液］ ➡P.382 |

| 一般 | **Wt** 【ダブリューティー】
ウェイト
weight | 体重（たいじゅう）
同BW［体重］ ➡P.54 |

| 小児 | **WT** 【ダブリューティー】
ウィルムス テューマー
Wilms' tumor | ウィルムス腫瘍（しゅよう） 子どもの腎臓にできる癌。ほとんどが5歳までに発症。 |

X

| 病理 | **XD** 【エクスディー】
エクスリンクト ダミナント
X-linked dominant | 伴性優性遺伝（ばんせいゆうせいいでん） X染色体の遺伝子のどちらかに変異があれば発病する遺伝形式。 |

| 整形 | **XIP** 【エクスアイピー】
エクスレイ イン プラスター
X-ray in plaster | ギプス固定での X線撮影（こてい・せんさつえい） ギプス固定した状態でX線撮影すること。 |

| 皮膚 | **XLI** 【エクスエルアイ】
エクスリンクト イクシオウシス
X-linked ichthyosis | 伴性遺伝性魚鱗癬（ばんせいいでんせいぎょりんせん） ステロイドスルファターゼの異常によって皮膚が硬くなったり、はがれたりする病気。伴性劣性遺伝で男子にのみ発症。 |

| 整形 | **XOP** 【エクスオーピー】
エクスレイ アウト オブ プラスター
X-ray out of plaster | ギプスを外した状態での X線撮影（はず・じょうたい・せんさつえい） ギプスを外した状態でX線撮影すること。 |

| 放射線 | **X-P** 【エクスピー】
エクスレイ フォトグラフ
X-ray photograph | X線写真（せんしゃしん） X線によって臓器や骨を撮影した写真。レントゲン写真ともいう。 |

皮膚	**XP** [エクスピー] ズィーロダーマ ピグメントスム xeroderma pigmentosum*	**色素性乾皮症** 遺伝性の皮膚疾患。紫外線によるDNA損傷が修復されないため、日光曝露により、皮膚症状が発現する。
放射線	**XR** [エクスアール] ズィーロレディオグラフィ xeroradiography	**ゼロラジオグラフィ装置** X線の画像をセレン感光板に記録する機器。
病理	**XR** [エクスアール] エクスリンクト リセシヴ X-linked recessive	**伴性劣性遺伝** X染色体の遺伝子の一方に変異があってももう一方が正常なら発病しないという遺伝形式。男性はX染色体が1つであるため発症する。

図-83 伴性劣性遺伝のしくみ

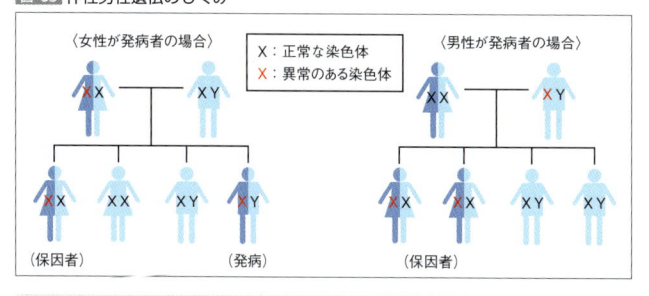

〈女性が発病者の場合〉　X：正常な染色体　X：異常のある染色体　〈男性が発病者の場合〉

XX — XY　　　　　　　　　　　　　　　　　　　　　　　XX — XY

XX　　XX　　XY　　XY　　　　　　　　　　　　XX　　XX　　XY　　XY

（保因者）　　　（発病）　　　　　　　　　　　　　　（保因者）

眼	**XT** [エクスティー] エクソトロウピア exotropia	**外斜視** 片眼が正常な状態のとき、もう一方の眼の位置が外向きになり同じ方向を見ることができない状態。

Y

一般	**YAG** [ヤグ] イトリウム アルーミナム ガーニト レイザー yttrium aluminum garnet laser	**ヤグレーザー** 眼科や皮膚科、歯科などの治療に使用される医療用のレーザー。
精神	**Y-G test** [ワイジーテスト] ヤタベギルフォード Yatabe-Guilford パーソナリティ テスト personality test	**矢田部・ギルフォードテスト** パーソナリティ検査のひとつ。ギルフォード検査を矢田部博士が日本人向けに改良。12の尺度と120の項目からなる。

＊ラテン語

表-66 矢田部・ギルフォードテスト　12の尺度

1	抑うつ性	5	客観性	9	のんきさ
2	気分の変化	6	協調性	10	思考性（内向・外向）
3	劣等感	7	攻撃性	11	支配性
4	神経質	8	活動性	12	社会性（内向・外向）

Z

ZDS [ジーディーエス]
ズィンク ディフィシェンシ シンドロウム
zinc deficiency syndrome
栄養

亜鉛欠乏症候群　微量金属のひとつである亜鉛が体内で不足することで起こる。症状としては、味覚異常、皮膚炎などがある。
連 Zn［亜鉛］ ➡ P.386

ZEEP [ズィープ]
ズィーロウ エンドイクスパイラトリー プレシャー
zero end-expiratory pressure
呼吸器

呼気終末平圧　呼気の終末時に気道に圧をかけずに気道内圧をゼロにすること。人工呼吸器のモードのひとつ。

ZIFT [ジフト]
ザイゴウト イントラフロウビアン トランスファー
zygote intrafallopian transfer
産・婦人

接合子卵管内移植
同 PROST［前核期胚卵管内移植］ ➡ P.284

ZK [ズィーケー]
ツェルフィクスクレープス
Zervixkrebs*
産・婦人

子宮頸癌　子宮の頸部にできる悪性腫瘍。

ZK [ズィーケー]
ツンゲンクレープス
Zungenkrebs*
歯・口腔

舌癌　舌部にできる悪性腫瘍。

Zn [ズィーエヌ]
ズィンク
zinc
栄養

亜鉛　体内で作用する多くの酵素に関わっている。

Zp [ズィーピー]
ツェプヒェン
Zäpfchen*
一般

坐薬　直腸や膣、尿道に直接挿入する薬。直腸坐薬では主に便通や鎮痛のために使用。

Z-P [ズィーピー]
ズィー プラスティ
Z plasty
皮膚

Z形成術　ジグザグに切れ目を入れて縫い、手術痕を目立たなくする皮膚形成法。形成外科分野や美容整形でよく使われる。

＊ドイツ語

ZS 【ズィーエス】
一般 zinksalbe*

亜鉛華軟膏　皮膚の収斂、消炎、保護の目的で外傷、熱傷、接触皮膚炎に使用。形状としては軟膏薬と貼付薬がある。

ZTT 【ズィーティーティー】
一般 zinc sulfate turbidity test

硫酸亜鉛混濁試験　肝機能検査のひとつ。血清に硫酸亜鉛バルビタール緩衝液を混ぜ、膠質反応を見る。IgGが増加すると値も上がる。

ギリシア文字

β-LP 【ベータエルピー】
薬理 β-lipoprotein

β-リポ蛋白　血液中でリン脂質や中性脂肪、コレステロールと結合しているタンパク質。

γ-GT, γ-GTP 【ガンマジーティー ガンマジーティーピー】
薬理 γ-glutamyltranspeptidase

γ-グルタミルトランスフェラーゼ　肝臓の解毒作用に関与する酵素。肝臓細胞が壊れると血液中に増えるため、肝臓障害の指標として利用される。同 GGT［γ-グルタミルトランスペプチダーゼ］ ➡ P. 143

γ-Sm 【ガンマエスエム】
腎泌尿器 γ-seminoprotein

ガンマセミノプロテイン　前立腺癌腫瘍マーカーのひとつ。

表-67 前立腺腫瘍マーカーの種類

ガンマセミノプロテイン（γ-Sm）	前立腺癌の検査に使われる
前立腺性酸性ホスファターゼ（PAP）	現在はあまり使用されない
前立腺性特異抗原（PSA）	前立腺癌の検査によく使われる

＊ドイツ語

全身の骨

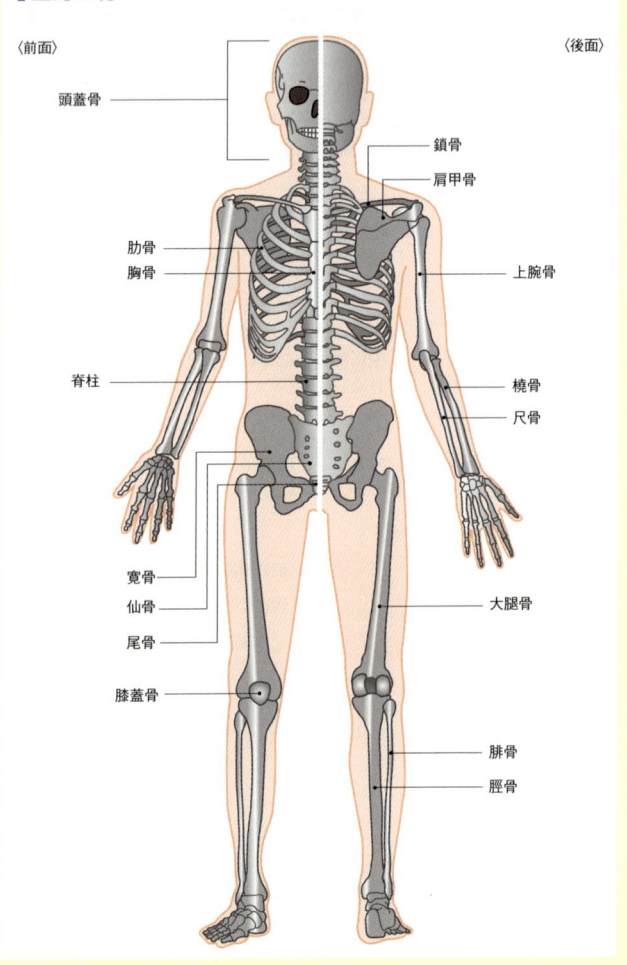

〈前面〉 〈後面〉

- 頭蓋骨
- 鎖骨
- 肩甲骨
- 肋骨
- 胸骨
- 上腕骨
- 脊柱
- 橈骨
- 尺骨
- 寛骨
- 仙骨
- 尾骨
- 大腿骨
- 膝蓋骨
- 腓骨
- 脛骨

●人体図

全身の筋肉

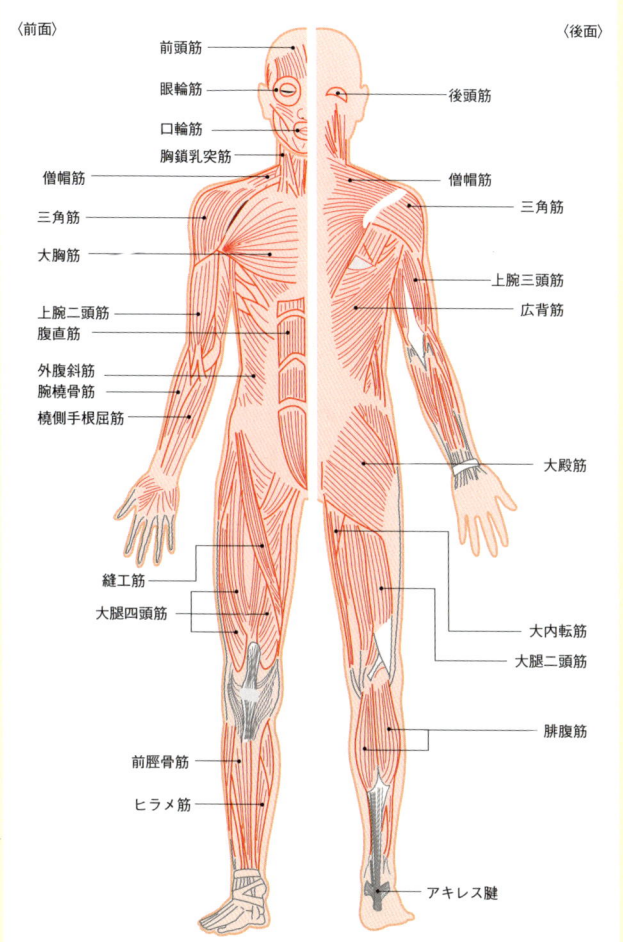

〈前面〉 〈後面〉

- 前頭筋
- 眼輪筋
- 口輪筋
- 胸鎖乳突筋
- 僧帽筋
- 三角筋
- 大胸筋
- 上腕二頭筋
- 腹直筋
- 外腹斜筋
- 腕橈骨筋
- 橈側手根屈筋
- 縫工筋
- 大腿四頭筋
- 前脛骨筋
- ヒラメ筋

- 後頭筋
- 僧帽筋
- 三角筋
- 上腕三頭筋
- 広背筋
- 大殿筋
- 大内転筋
- 大腿二頭筋
- 腓腹筋
- アキレス腱

全身の血管（動脈）

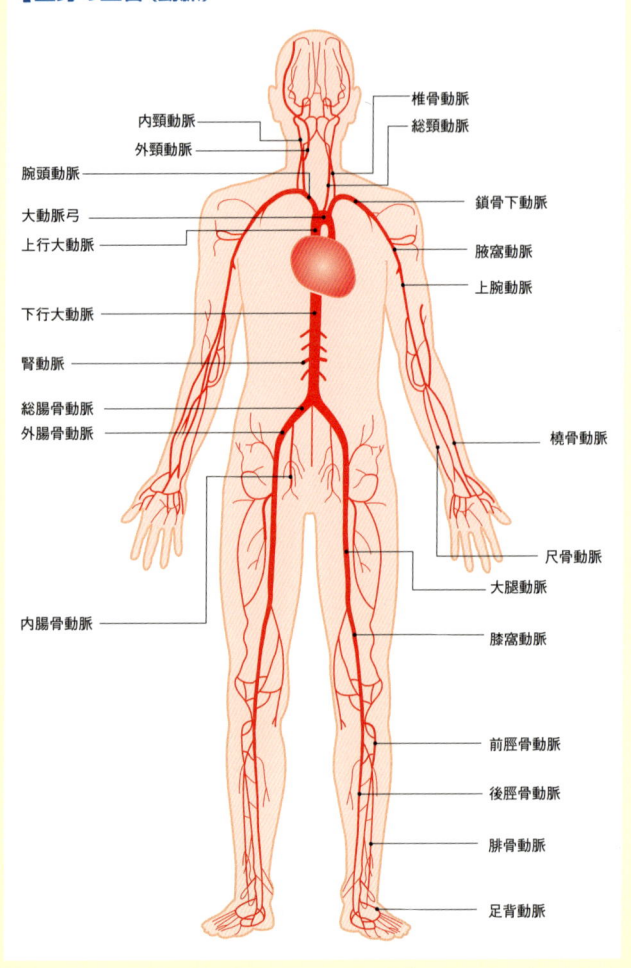

- 内頸動脈
- 外頸動脈
- 腕頭動脈
- 大動脈弓
- 上行大動脈
- 下行大動脈
- 腎動脈
- 総腸骨動脈
- 外腸骨動脈
- 内腸骨動脈
- 椎骨動脈
- 総頸動脈
- 鎖骨下動脈
- 腋窩動脈
- 上腕動脈
- 橈骨動脈
- 尺骨動脈
- 大腿動脈
- 膝窩動脈
- 前脛骨動脈
- 後脛骨動脈
- 腓骨動脈
- 足背動脈

●人体図

全身の血管（静脈）

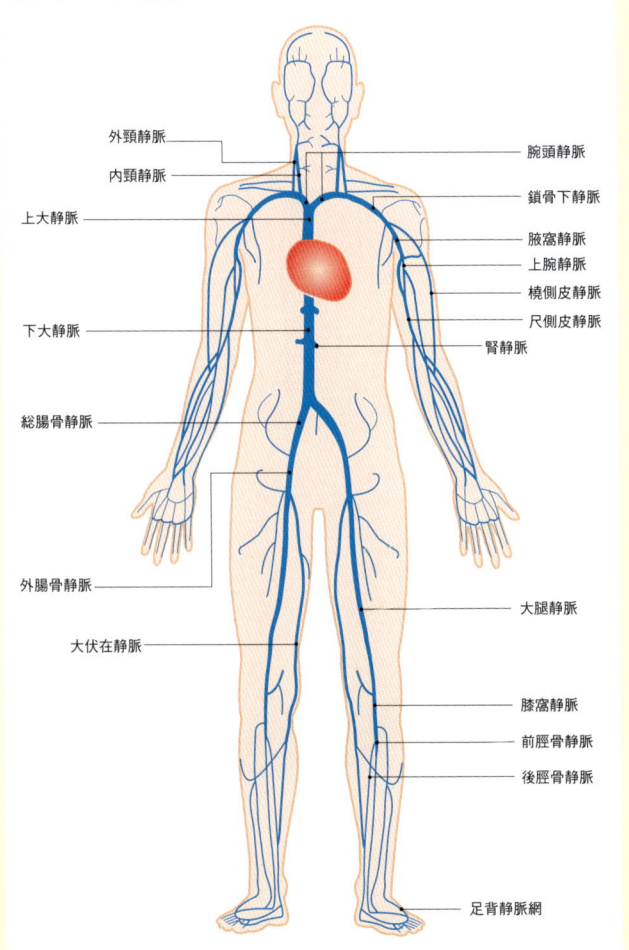

- 外頸静脈
- 内頸静脈
- 上大静脈
- 下大静脈
- 総腸骨静脈
- 外腸骨静脈
- 大伏在静脈
- 腕頭静脈
- 鎖骨下静脈
- 腋窩静脈
- 上腕静脈
- 橈側皮静脈
- 尺側皮静脈
- 腎静脈
- 大腿静脈
- 膝窩静脈
- 前脛骨静脈
- 後脛骨静脈
- 足背静脈網

全身のリンパ

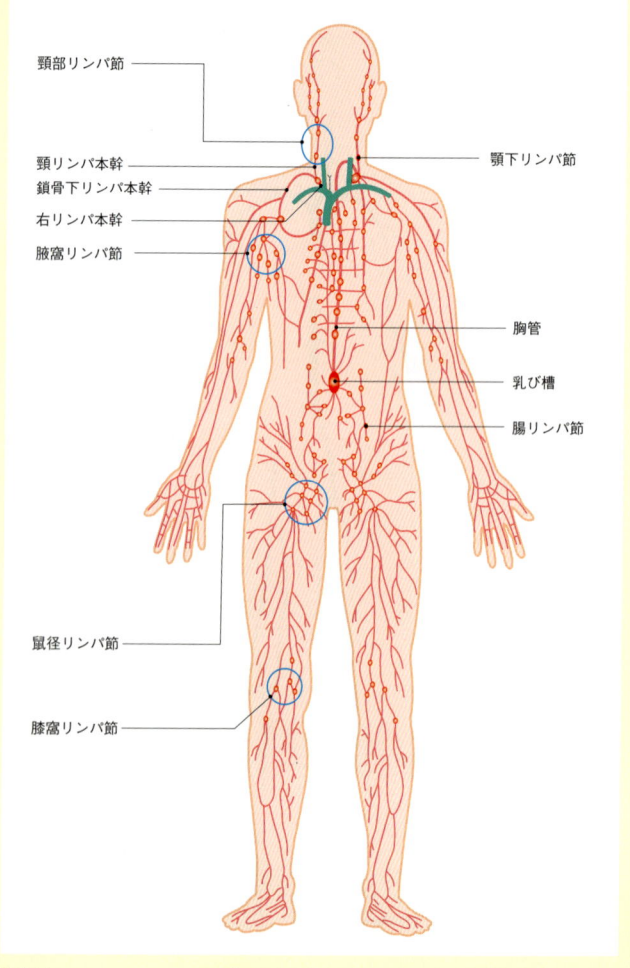

- 頸部リンパ節
- 頸リンパ本幹
- 鎖骨下リンパ本幹
- 右リンパ本幹
- 腋窩リンパ節
- 顎下リンパ節
- 胸管
- 乳び槽
- 腸リンパ節
- 鼠径リンパ節
- 膝窩リンパ節

脊髄神経

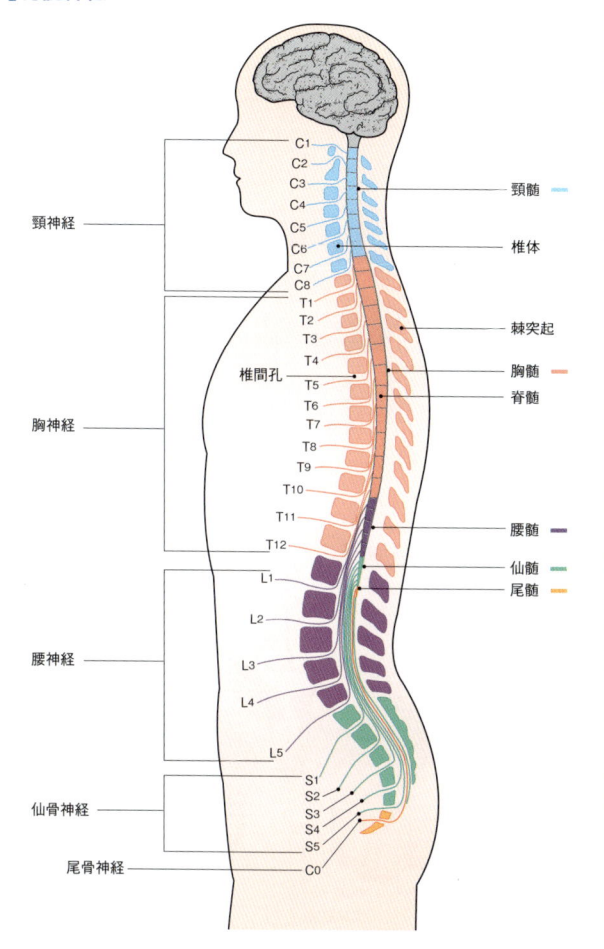

●人体図

- 頸神経: C1, C2, C3, C4, C5, C6, C7, C8
- 胸神経: T1–T12
- 腰神経: L1–L5
- 仙骨神経: S1–S5
- 尾骨神経: C0

椎間孔

凡例:
- 頸髄
- 椎体
- 棘突起
- 胸髄
- 脊髄
- 腰髄
- 仙髄
- 尾髄

脳（矢状断）

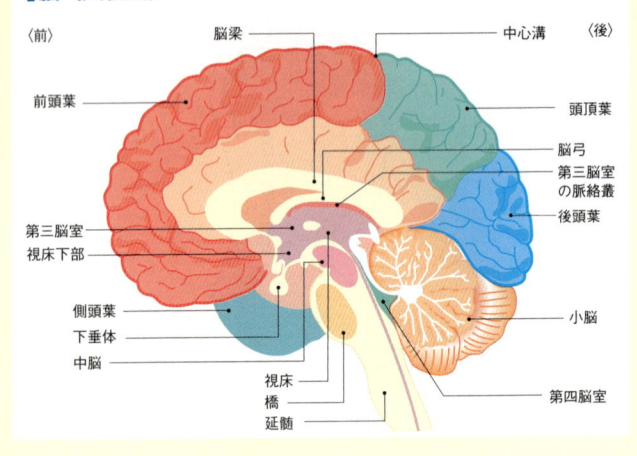

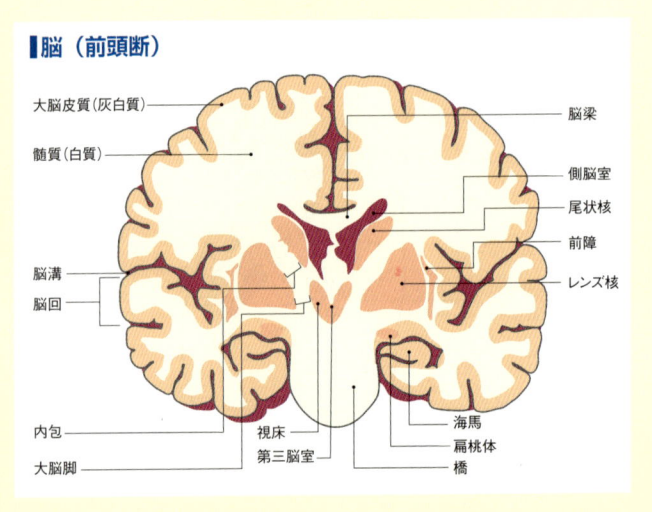

〈前〉　脳梁　　　　　　　　　　　中心溝　〈後〉
前頭葉　　　　　　　　　　　　　　　　頭頂葉
　　　　　　　　　　　　　　　　　　　脳弓
　　　　　　　　　　　　　　　　　　　第三脳室の脈絡叢
第三脳室　　　　　　　　　　　　　　　後頭葉
視床下部
　側頭葉
　下垂体　　　　　　　　　　　　　　　小脳
　中脳
　　　　視床
　　　　橋　　　　　　　　　　　　　　第四脳室
　　　　延髄

脳（前頭断）

大脳皮質（灰白質）　　　　　　　　　　脳梁
髄質（白質）　　　　　　　　　　　　　側脳室
　　　　　　　　　　　　　　　　　　　尾状核
　　　　　　　　　　　　　　　　　　　前障
脳溝　　　　　　　　　　　　　　　　　レンズ核
脳回

　　　　　　　　　　　　　　　　　　　海馬
内包　　　　　　　　　　　　　　　　　扁桃体
大脳脚　　視床　　　　　　　　　　　　橋
　　　　　第三脳室

●人体図

全身の器官（前面）

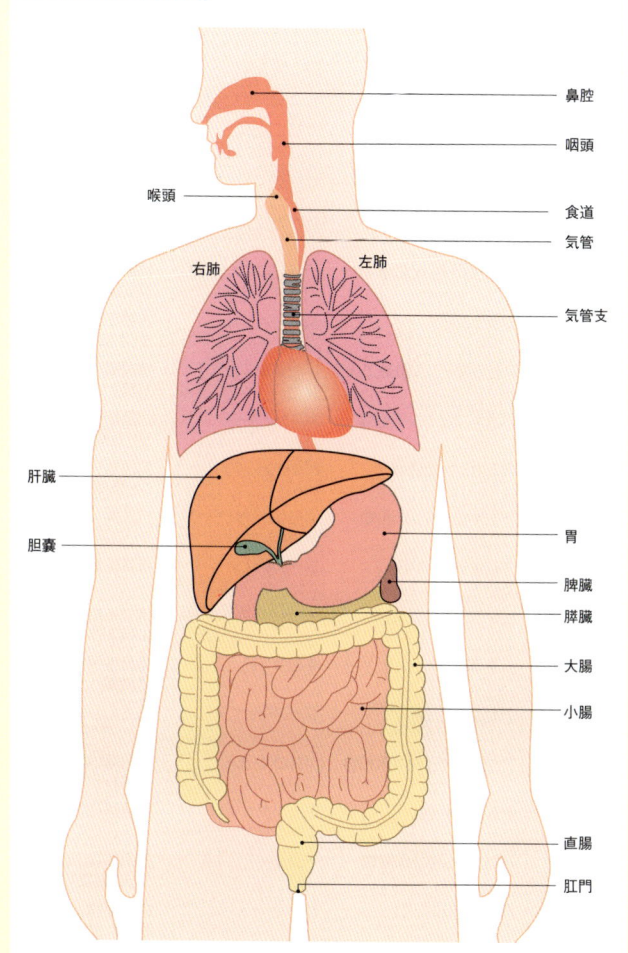

- 鼻腔
- 咽頭
- 喉頭
- 食道
- 気管
- 右肺
- 左肺
- 気管支
- 肝臓
- 胆嚢
- 胃
- 脾臓
- 膵臓
- 大腸
- 小腸
- 直腸
- 肛門

人体図

395

薬の略語

略語	一般名	主な製品名	適応
5'-DFUR	ドキシフルリジン	フルツロン	抗悪性腫瘍薬(代謝拮抗薬)
5-FC	フルシトシン	アンコチル	抗真菌薬
5-FU	フルオロウラシル	5-FU	抗悪性腫瘍薬(代謝拮抗薬)
6-MP	メルカプトプリン水和物	ロイケリン	抗悪性腫瘍薬(代謝拮抗薬)
ABK	アルベカシン硫酸塩	ハベカシン	抗菌薬(アミノグリコシド系薬)
ABPC	アンピシリン水和物	ビクシリン、ソルシリン	抗菌薬(広範囲ペニシリン系薬)
ACPC	シクラシリン	パストシリン	抗菌薬(広範囲ペニシリン系薬)
ACSPM/SPM	スピラマイシン酢酸エステル	アセチルスピラマイシン	抗菌薬(マクロライド系薬)
AKM	ベカナマイシン硫酸塩	カネンドマイシン	抗菌薬(アミノグリコシド系薬)
AMK	アミカシン硫酸塩	ビクリン	抗菌薬(アミノグリコシド系薬)
AMPC	アモキシシリン水和物	アモリン、サワシリン、パセトシン	抗菌薬(広範囲ペニシリン系薬)
AMPH-B	アムホテリシンB	ファンギゾン	抗真菌薬
Ara-A	ビダラビン	アラセナ-A	抗ウイルス薬(抗ヘルペスウイルス薬)
Ara-C	シタラビン	キロサイド	抗悪性腫瘍薬(代謝拮抗薬)
AZA	アセタゾラミド	ダイアモックス	抗てんかん薬(スルフォンアミド系薬)
AZM	アジスロマイシン水和物	ジスロマック	抗菌薬(マクロライド系薬)
AZT	アズトレオナム	アザクタム	抗菌薬(抗HIV薬)
BAPC	バカンピシリン塩酸塩	ペングッド	抗菌薬(広範囲ペニシリン系薬)
BC	バシトラシン	バラマイシン	抗菌薬(ポリペプチド系薬)

●薬の略語

略語	一般名	主な製品名	適応
BIPM	ビアペネム	オメガシン	抗菌薬（カルバペネム系薬）
BLM	ブレオマイシン塩酸塩	ブレオ	抗悪性腫瘍薬（抗生物質）
CAM	クラリスロマイシン	クラリス、クラリシッド、クラロイシン	抗菌薬（マクロライド系薬）
CAZ	セフタジジム水和物	モダシン、セパダシン	抗菌薬（注射用第3世代セフェム系薬）
CBDCA	カルボプラチン	パラプラチン、カルボプラチン	抗悪性腫瘍薬（白金製剤）
CBZ	カルバマゼピン	テグレトール	抗てんかん薬（イミノスチルベン系薬）
CCL	セファクロル	ケフラール	抗菌薬（経口第1世代セフェム系薬）
CDCA	ケノデオキシコール酸	チノ	胆道疾患治療薬
CDDP	シスプラチン	ランダ、ブリプラチン、アイエーコール	抗悪性腫瘍薬（白金製剤）
CDTR-PI	セフジトレンピボキシル	メイアクトMS	抗菌薬（経口第3世代セフェム系薬）
CDX	セファドロキシル	ドルセファン	抗菌薬（経口第1世代セフェム系薬）
CDZM	セフォジジムナトリウム	ノイセフ、ケニセフ	抗菌薬（注射用第3世代セフェム系薬）
CET	セファロチンナトリウム	コアキシン	抗菌薬（注射用第1世代セフェム系薬）
CETB	セフチブテン水和物	セフテム	抗菌薬（経口第3世代セフェム系薬）
CEX	セファレキシン	ケフレックス	抗菌薬（経口第1世代セフェム系薬）
CEZ	セファゾリンナトリウム	セファメジンα	抗菌薬（注射用第1世代セフェム系薬）
CFDN	セフジニル	セフゾン	抗菌薬（経口第3世代セフェム系薬）
CFIX	セフィキシム	セフスパン	抗菌薬（経口第3世代セフェム系薬）
CFPM	セフェピム塩酸塩水和物	マキシピーム	抗菌薬（注射用第4世代セフェム系薬）

略語	一般名	主な製品名	適応
CFPN-PI	セフカペンピボキシル塩酸塩水和物	フロモックス	抗菌薬(経口第3世代セフェム系薬)
CFTM-PI	セフテラムピボキシル	トミロン	抗菌薬(経口第3世代セフェム系薬)
CLB	クロバザム	マイスタン	抗てんかん薬(ベンゾジアゼピン系薬)
CLDM	クリンダマイシン塩酸塩	ダラシン	抗菌薬(リンコマイシン系薬)
CMNX	セフミノクスナトリウム水和物	メイセリン	抗菌薬(注射用第2世代セフェム系薬)
CMX	セフメノキシム塩酸塩	ベストコール	抗菌薬(注射用第3世代セフェム系薬)
CMZ	セフメタゾールナトリウム	セフメタゾン, リリアジン	抗菌薬(注射用第2世代セフェム系薬)
CP	クロラムフェニコール	クロロマイセチン	抗菌薬(クロラルフェニコール系薬)
CPDX-PR	セフポドキシムプロキセチル	バナン	抗菌薬(経口第3世代セフェム系薬)
CPFX	塩酸シプロフロキサシン	シプロキサン, ジスプロチン	抗菌薬(ニューキノロン系薬)
CPR	セフピロム硫酸塩	ブロアクト, ケイテン	抗菌薬(注射用第3世代セフェム系薬)
CPZ	セフォペラゾンナトリウム	セフォペラジン, セフォビッド	抗菌薬(注射用第3世代セフェム系薬)
CRMN	カルモナムナトリウム	アマスリン	抗菌薬(モノバクタム系薬)
CS	サイクロセリン	サイクロセリン	抗結核薬
CTM	セフォチアム塩酸塩	パンスポリン, ハロスポア	抗菌薬(注射用第2世代セフェム系薬)
CTM-HE	セフォチアムヘキセチル塩酸塩	パンスポリンT	抗菌薬(経口第2世代セフェム系薬)
CTRX	セフトリアキソンナトリウム水和物	ロセフィン	抗菌薬(注射用第3世代セフェム系薬)
CTX	セフォタキシムナトリウム	クラフォラン, セフォタックス	抗菌薬(注射用第3世代セフェム系薬)
CVA/AMPC	クラブラン酸カリウム・アモキシシリン水和物	クラバモックス	抗菌薬(β-ラクタマーゼ阻害薬配合剤)

●薬の略語

略語	一般名	主な製品名	適応
CXD	セフロキサジン水和物	オラスポア	抗菌薬（経口第1世代セフェム系薬）
CXM-AX	セフロキシムアキセチル	オラセフ	抗菌薬（経口第2世代セフェム系薬）
CyA	シクロスポリン	サンディミュン、ネオーラル	免疫抑制薬
CZOP	セフォゾプラン塩酸塩	ファーストシン	抗菌薬（注射用第3世代セフェム系薬）
CZX	セフチゾキシムナトリウム	エポセリン	抗菌薬（注射用第3世代セフェム系薬）
DBECPCG	ベンジルペニシリンベンザチン水和物	バイシリンG	抗菌薬（ペニシリン系薬）
DKB	ジベカシン硫酸塩	パニマイシン	抗菌薬（アミノグリコシド系薬）
DMCTC	デメチルクロルテトラサイクリン塩酸塩	レダマイシン	抗菌薬（テトラサイクリン系薬）
DOC/TXT	ドセタキセル	タキソテール	抗悪性腫瘍薬（微小管阻害薬）
DOXY	ドキシサイクリン塩酸塩水和物	ビブラマイシン	抗菌薬（テトラサイクリン系薬）
DRPM	ドリペネム水和物	フィニバックス	抗菌薬（カルバペネム系薬）
EB	エタンブトール塩酸塩	エサンブトール、エブトール	抗菌薬、抗結核薬
EM	エリスロマイシン	エリスロシン	抗菌薬（マクロライド系薬）
ENX	エノキサシン水和物	フルマーク	抗菌薬（ニューキノロン系薬）
FAD	フラビンアデニンジヌクレオチドナトリウム	フラビタン	ビタミン製剤
FK506	タクロリムス水和物	プログラフ、グラセプター	免疫抑制薬
FLCZ	フルコナゾール	ジフルカン	抗真菌薬
FMOX	フロモキセフナトリウム	フルマリン	抗菌薬（第2世代セフェム系薬）
FOM	ホスホマイシンナトリウム	ホスミシンS	抗菌薬（ホスホマイシン系薬）

略語	一般名	主な製品名	適応
FRM	フラジオマイシン硫酸塩	ソフラチュール	抗菌薬(アミノグリコシド系薬)
FRPM	ファロペネムナトリウム水和物	ファロム	抗菌薬(ペネム系薬)
GEM	ゲムシタビン塩酸塩	ジェムザール、ゲムシタビン	抗悪性腫瘍薬(代謝拮抗薬)
GFLX	ガチフロキサシン水和物	ガチフロ	抗菌薬(眼科用)
GM	ゲンタマイシン硫酸塩	ゲンタシン	抗菌薬(アミノグリコシド系薬)
GRNX	メシル酸ガレノキサシン水和物	ジェニナック	抗菌薬(ニューキノロン系薬)
HU	ヒドロキシカルバミド	ハイドレア	抗悪性腫瘍薬(代謝拮抗薬)
IDR	イダルビシン	イダマイシン	抗悪性腫瘍薬(抗生物質)
IFM	イホスファミド	イホマイド	抗悪性腫瘍薬(アルキル化薬)
INH	イソニアジド	イスコチン	抗結核薬
IPM/CS	イミペネム・シラスタチンナトリウム	チエナム	抗菌薬(注射用カルバペネム系薬)
ISP	イセパマイシン硫酸塩	イセパシン、エクサシン	抗菌薬(アミノグリコシド系薬)
ITCZ	イトラコナゾール	イトリゾール	抗真菌薬
JM	ジョサマイシン	ジョサマイシン、ジョサマイ	抗菌薬(マクロライド系薬)
KM	カナマイシン一硫酸塩	カナマイシン	抗菌薬(アミノグリコシド系薬)
L-ASP	L-アスパラギナーゼ	ロイナーゼ	抗悪性腫瘍薬(代謝拮抗薬)
L-PAM	メルファラン	アルケラン	抗悪性腫瘍薬(アルキル化薬)
LCM	リンコマイシン塩酸塩水和物	リンコシン、ペランコシン	抗菌薬(リンコマイシン系薬)
LFLX	ロメフロキサシン塩酸塩	ロメバクト、バレオン	抗菌薬(ニューキノロン系薬)

●薬の略語

略語	一般名	主な製品名	適応
LMOX	ラタモキセフナトリウム	シオマリン	抗菌薬
LVFX	レボフロキサシン水和物	クラビット	抗菌薬(ニューキノロン系薬)
LZD	リネゾリド	ザイボックス	抗菌薬(オキサゾリジノン系薬)
MCFG	ミカファンギンナトリウム	ファンガード	抗真菌薬
MCZ	ミコナゾール	フロリード	抗真菌薬
MDM	ミデカマイシン	メデマイシン	抗菌薬(マクロライド系薬)
MEPM	メロペネム水和物	メロペン	抗菌薬(注射用カルバペネム系薬)
MFLX	モキシフロキサシン塩酸塩	アベロックス	抗菌薬(キノロン系薬)
MINO	ミノサイクリン塩酸塩	ミノマイシン	抗菌薬(テトラサイクリン系薬)
MMC	マイトマイシンC	マイトマイシン	抗悪性腫瘍薬(抗生物質)
MMF	ミコフェノール酸モフェチル	セルセプト	免疫抑制薬
MMI	チアマゾール	メルカゾール	甲状腺疾患治療薬(抗甲状腺薬)
MTX	メトトレキサート	メソトレキセート	抗悪性腫瘍薬(代謝拮抗薬)
NA	ナリジクス酸	ウイントマイロン	抗菌薬(キノロン系薬)
NFLX	ノルフロキサシン	バクシダール	抗菌薬(ニューキノロン系薬)
OFLX	オフロキサシン	タリビッド	抗菌薬(ニューキノロン系薬)
OK-432	抗悪性腫瘍溶連菌製剤	ピシバニール	抗悪性腫瘍薬(非特異的免疫賦活薬)
OTC	オキシテトラサイクリン塩酸塩	テラマイシン	抗菌薬(テトラサイクリン系薬)
PA	ピロミド酸	パナシッド	抗菌薬(キノロン系薬)

略語	一般名	主な製品名	適応
PAPM/BP	パニペネム・ベタミプロン	カルベニン	抗菌薬(注射用カルバペネム系薬)
PCG	ベンジルペニシリンカリウム	ペニシリンGカリウム	抗菌薬(ペニシリン系薬)
PCZ	プロカルバジン塩酸塩	塩酸プロカルバジン	抗悪性腫瘍薬(アルキル化薬)
PEP	ペプロマイシン硫酸塩	ペプレオ	抗悪性腫瘍薬(抗生物質)
PHT	フェニトイン	アレビアチン、ヒダントール	抗てんかん薬(ヒダントイン系薬)
PIPC	ピペラシリンナトリウム	ペントシリン	抗菌薬(広範囲ペニシリン系薬)
PL-B	ポリミキシンB硫酸塩	硫酸ポリミキシンB	抗菌薬(ポリペプチド系薬)
PMPC	ピブメシリナム塩酸塩	メリシン	抗菌薬(広範囲ペニシリン系薬)
PPA	ピペミド酸水和物	ドルコール	抗菌薬(キノロン系薬)
PRM	パロモマイシン	フマチン	抗寄生虫薬
PTX	パクリタキセル	タキソール	抗悪性腫瘍薬(微小管阻害薬)
PUFX	プルリフロキサシン	スオード	抗菌薬(ニューキノロン系薬)
PZA	ピラジナミド	ピラマイド	抗結核薬
PZFX	パズフロキサシンメシル酸塩	パシル、パズクロス	抗菌薬(ニューキノロン系薬)
QPR	キヌプリスチン	シナシッド	抗菌薬(ストレプトグラミン系薬)
RFP	リファンピシン	リファジン、リマクタン	抗結核薬
RKM	ロキタマイシン	リカマイシン	抗菌薬(マクロライド系薬)
RSM	リボスタマイシン硫酸塩	ビスタマイシン	抗菌薬(アミノグリコシド系薬)
RXM	ロキシスロマイシン	ルリッド	抗菌薬(マイロライド系薬)

●薬の略語

略語	一般名	主な製品名	適応
SBT/CPZ	スルバクタム・セフォペラゾンナトリウム	スルペラゾン	抗菌薬（β-ラクタマーゼ阻害薬配合剤）
SBTPC	スルタミシリントシル酸塩水和物	ユナシン	抗菌薬（広範囲ペニシリン系薬）
SM	ストレプトマイシン硫酸塩	硫酸ストレプトマイシン	抗菌薬（アミノグリコシド系薬）
SNP	ニトロプルシドナトリウム水和物	ニトプロ	降圧薬（硝酸薬）
SPAC	シタラビンオクホスファート水和物	スタラシド	抗悪性腫瘍薬（代謝拮抗薬）
SPCM	スペクチノマイシン塩酸塩水和物	トロビシン	抗菌薬（アミノグリコシド系薬）
SPFX	スパルフロキサシン	スパラ	抗菌薬（ニューキノロン系薬）
STFX	シタフロキサシン水和物	グレースビット	抗菌薬（ニューキノロン系薬）
TAM	タモキシフェン	ノルバデックス, タスオミン	抗悪性腫瘍薬（ホルモン）
TAZ/PIPC	タゾバクタム・ピペラシリン水和物	ゾシン	抗菌薬（ペニシリン系薬＋β-ラクタマーゼ阻害薬）
TC	テトラサイクリン塩酸塩	アクロマイシン	抗菌薬（テトラサイクリン系薬）
TEIC	テイコプラニン	タゴシッド	抗菌薬
TEL	テリスロマイシン	ケテック	抗菌薬（ケトライド系薬）
TFLX	トスフロキサシントシル酸塩水和物	オゼックス, トスキサシン	抗菌薬（ニューキノロン系薬）
THP	塩酸ピラルビシン	テラルビシン, ピノルビン	抗悪性腫瘍薬（抗生物質）
TOB	トブラマイシン	トブラシン	抗菌薬（アミノグリコシド系薬）
TS-1	テガフール・ギメラシル・オテラシルカリウム	ティーエスワン	抗悪性腫瘍薬（代謝拮抗薬）
UFT	テガフール・ウラシル	ユーエフティ	抗悪性腫瘍薬（代謝拮抗薬）
UK	ウロキナーゼ	ウロキナーゼ, ウロナーゼ	抗血栓薬（血栓溶解薬）

略語	一般名	主な製品名	適応
VACV	バラシクロビル塩酸塩	バルトレックス	抗ウイルス薬(抗ヘルペスウイルス薬)
VB	ベクロニウム臭化物	マスキュラックス	筋弛緩剤(末梢性筋弛緩薬)
VCM	バンコマイシン	塩酸バンコマイシン	抗菌薬(グリコペプチド系薬)
VCR	ビンクリスチン硫酸塩	オンコビン	抗悪性腫瘍薬(微小管阻害薬)
VDS	ビンデシン硫酸塩	フィルデシン	抗悪性腫瘍薬(微小管阻害薬)
VLB	ビンブラスチン硫酸塩	エクザール	抗悪性腫瘍薬(微小管阻害薬)
VNR	ビノレルビン酒石酸塩	ナベルビン	抗悪性腫瘍薬(微小管阻害薬)
VP	バソプレシン	ピトレシン	ホルモン製剤(下垂体後葉ホルモン)
VP-16	エトポシド	ラステット、ペプシド	抗悪性腫瘍薬(トポイソメラーゼ阻害薬)
VPA/DPA	バルプロ酸ナトリウム	デパケン、セレニカ	抗てんかん薬(分枝脂肪酸系薬)
ZNS	ゾニサミド	エクセグラン	抗てんかん薬(ベンズイソキサゾール系薬)

● 薬剤の製品名には代表的なものを採用していますが、病態や各医療機関によって使用する製品が異なる場合があります。
● 本書の記載内容は変更になる場合があります。最新のガイドラインや薬剤個々の添付文書などをご確認のうえご使用ください。

和文項目名索引

【記号・数字】

項目	ページ
%肺活量	2
1秒率	129
1秒量	129
4連反応比	354
6分間歩行試験	3
15分停滞率	298
24時間自動血圧測定	7
50%致死量	199
50%有効量	108
Ⅰ型ヘルパーT細胞	349
Ⅱ度熱傷	105
Ⅲ度熱傷	88

【A～Z】

項目	ページ
ABCDEアプローチ	6
ABO血液型	7
AMPLEヒストリー	23
A型肝炎	151
B型肝炎	152
B群溶血性連鎖球菌	140
CT血管造影法	83
C型肝炎	154
C型肝炎ウイルス	156
C型慢性肝炎	65
C反応性蛋白	79
DESIGN褥瘡状態評価法	91
D型肝炎ウイルス	157
EBウイルス関連核抗原	105
E型肝炎ウイルス	159
FAB分類	125
HCG-βサブユニット	155
HELLP症候群	158
IgA腎症	179
NCI-CTC分類	237
N-メチル-D-アスパラギン酸受容体	240
PQ時間	282
PR間隔	283
QRS波	297
QT延長症候群	207
QT間隔	298
Rh因子	305
RICE処置	306
R on T型心室期外収縮	308
RR間隔	310
RS3PE症候群	312
RSウイルス	312
STIR	337
ST部分	336
S状結腸	315
T1強調画像	340
TINU症候群	351
TSH放出ホルモン	357
TVT手術	362
WAB失語症検査	381
WDHA症候群	383
X線写真	384

【あ】

項目	ページ
亜鉛欠乏症候群	386
亜急性肝炎	317
亜急性硬化性全脳炎	335
亜急性甲状腺炎	318
亜急性細菌性心内膜炎	318
亜急性皮膚エリテマトーデス	321
アキレス腱反射	35
悪性	211
悪性関節リウマチ	228
悪性高熱症	221
悪性黒子黒色腫	204
悪性黒色腫	223
悪性腫瘍随伴性高カルシウム血症	212
悪性腫瘍に伴う高Ca血症	161
悪性腫瘍の進展度分類	353
悪性症候群	241
悪性リンパ腫	222
悪性リンパ腫研究グループ分類	208
アスパラギン酸アミノトランスフェラーゼ	33
アセスメント	4
アセチルコリン	9
アダムス・ストークス症候群	33
圧支持換気	287
圧力尿流試験	267
アデノシン三リン酸	34
アデノシン二リン酸	13
アトピー性皮膚炎	11
アドレナリン	11

405

アパッシェ重症度評価基準	26
アプガースコア	25
アポ蛋白	28
アミノ酸	4
アミラーゼ	24
アミラーゼクレアチニンクリアランス比	8
アミロイドアンジオパチー	5
アミロイド沈着を伴う遺伝性脳出血	155
アラニンアミノトランスフェラーゼ	22
アルギニンバソプレシン	38
アルコール性肝障害	21
アルコール脱水素酵素	12
アルツハイマー型認知症	88
アルツハイマー型老年期認知症	35
アルツハイマー病	11
アルドステロン	21
アルブミン	20
アルブミン・グロブリン比	16
アレルギー性気管支肺アスペルギルス症	7
アレルギー性接触皮膚炎	8
アレルギー性肉芽腫性血管炎	16
アンジオテンシン変換酵素	8
安静時エネルギー消費量	303
アンダーアームブレース	363
安定	322
アンドロゲン受容体	29
アンモニア	239

【い】

胃潰瘍	150
胃潰瘍瘢痕1（赤色瘢痕）	316
胃癌	222
息切れ	332
異型狭心症	370
異型上皮	34
異形成母斑症候群	98
医原病	99
移行型芽球増加型不応性貧血	299
移行上皮癌	344
胃酸分泌抑制ポリペプチド	145
胃十二指腸動脈	142
異常なし	242
胃上部	362
移植片対宿主病	150

移植片対白血病効果	150
異染性白質ジストロフィー	223
イソフルラン	187
痛みの問診項目	282
一次救命処置	45
一次進行型多発性硬化症	281
胃腸	144
胃腸管出血	145
胃腸吻合	144
1回換気量	361
1回心拍出量係数	326
1回拍出量	338
一過性閾値上昇	359
一過性全健忘	349
一過性脳虚血発作	350
一酸化炭素ヘモグロビン	153
一酸化窒素	242
一酸化窒素合成酵素	242
一枝病変	338
一般医、家庭医	148
一般目標	145
一般用医薬品	253
遺伝子組み換えヒト成長ホルモン	305
遺伝性圧迫性ニューロパチー	164
遺伝性球状赤血球症	168
遺伝性痙性対麻痺	168
遺伝性楕円赤血球症	157
遺伝性皮質性小脳萎縮症	155
移動CCU	215
胃透視	217
胃ファイバースコープ	143
医薬品情報	94
医薬品情報担当者	228
医用工学	219
医療事故防止	229
医療ソーシャルワーカー	231
胃瘻	142
胃瘻造設術	149
陰圧式勃起補助具	373
陰イオンギャップ	16
咽喉頭逆流症	206
インスリノジェニックインデックス	181
インスリン依存性糖尿病	177
インスリン自己抗体	171

和文項目名索引

- インスリンショック療法 … 188
- インスリン非依存性糖尿病 … 181
- インスリン負荷試験 … 188
- インスリン様成長因子 … 179
- 陰性症状評価尺度 … 318
- インターフェロン … 178
- 咽頭結膜熱 … 261
- インドシアニングリーン … 175
- インフォームドコンセント … 173
- インフルエンザ … 133

【う】

- ウィスコンシンカード分類検査 … 382
- ウイルス感染性血球貪食症候群 … 370
- ウィルソン・ミキティ症候群 … 383
- ウィルムス腫瘍 … 384
- ウェクスラー児童用知能検査 … 383
- ウェクスラー成人知能検査 … 381
- ウェゲナー肉芽腫症 … 383
- 植え込み型除細動器 … 174
- ウェルドニッヒ・ホフマン病 … 383
- ウォッチナース … 2
- ウォルフ・パーキンソン・ホワイト症候群 … 384
- 右眼 … 249
- 右冠尖逸脱 … 302
- 右脚ブロック … 301
- ウシ海綿状脳症 … 51
- 右軸偏位 … 299
- 右室 … 314
- 右室二腔症 … 345
- 右室肥大 … 314
- 右室不全 … 314
- 右手増高単極肢誘導 … 38
- 右心カテーテル … 305
- 右心不全 … 305
- 右心房 … 298
- 右心補助人工心臓 … 314
- 疑い … 331
- うっ血型心筋症 … 61
- うっ血性心不全 … 66
- うつ病自己評価尺度 … 323
- 右房肥大 … 299
- 運動時呼吸困難 … 99
- 運動神経伝導速度 … 217
- 運動制限 … 205
- 運動ニューロン疾患 … 225
- 運動負荷試験 … 123

【え】

- エイコサペンタエン酸 … 117
- エイズ(後天性免疫不全症候群) … 18
- エイズ関連症候群 … 29
- 栄養学的手術危険指数 … 244
- 栄養サポートチーム … 245
- 栄養評価指数 … 235
- 栄養不良関連糖尿病 … 229
- エーブインパルス … 37
- 腋窩・大腿動脈バイパス … 15
- エコー時間 … 346
- 壊死性血管炎 … 234
- 壊死性半月体形成性糸球体腎炎 … 236
- エストラジオール … 104
- エストロゲン受容体 … 119
- エストロゲン補充療法 … 121
- 壊疽性膿皮症 … 267
- エチレンオキサイドガス … 117
- エチレンジアミン四酢酸 … 109
- エネルギー代謝率 … 307
- エビデンスに基づく看護 … 105
- エプスタイン・バー・ウイルス … 106
- エリスロポエチン … 118
- 遠隔操作後装填法 … 299
- 塩基過剰 … 42
- 塩基欠乏 … 42
- 塩基性胎児蛋白 … 43
- 嚥下造影 … 375
- 遠視 … 170
- 炎症性腸疾患 … 172
- 円板状エリテマトーデス … 96

【お】

- 黄色靱帯骨化症 … 253
- 黄体化ホルモン … 202
- 黄体形成ホルモン放出ホルモン … 202
- 悪心・嘔吐 … 234
- オリーブ橋小脳萎縮症 … 251
- 音声振盪 … 135
- 音声評価検査 … 148

【か】

項目	頁
加圧式定量噴霧吸入器	217
外眼筋運動	117
外斜視	385
外傷時緊急超音波検査	127
外傷重症度スコア	187
外直筋	207
外転	6
解凍赤血球濃厚液	138
外反母趾	170
回復室	310
開腹術	195
開腹胆嚢摘出術	248
海綿体注射	175
潰瘍性大腸炎	364
解離性胸部大動脈瘤	103
解離性大動脈瘤	88
下咽頭腫瘍	166
下顎前突症	284
過活動膀胱	247
過換気症候群	170
可逆性後頭葉白質脳症	310
芽球増加型不応性貧血	299
顎関節	353
拡散強調画像	104
核磁気共鳴	241
学習障害	199
角層下膿疱症	332
拡張型心筋症	90
拡張期血圧	89
拡張期雑音	97
拡張終期圧	109
拡張末期容量	110
角膜後面沈着物	193
下肢伸展挙上	328
下斜筋	184
荷重	382
下垂体後葉ホルモン	281
家族性アミロイド多発ニューロパシー	126
家族性アルツハイマー病	126
家族性筋萎縮性側索硬化症	126
家族性高コレステロール血症	131
家族性滲出性硝子体網膜症	129
家族性前頭側頭型認知症	137
(家族性)大腸腺腫症	27
家族性低身長	136
家族性低リン血症性くる病	131
家族歴	131
下大静脈	189
下直筋	186
滑液(関節液)	324
褐色細胞腫	259
活性化凝固時間	11
活性化部分トロンボプラスチン時間	29
カテーテル関連血流感染	79
カテーテル敗血症	80
カテコールアミン	54
過敏性腸症候群	172
下部消化管	201
下部食道括約筋	200
下部直腸	301
下部尿路症状	209
カポジ肉腫	193
カリウム部分排泄率	128
顆粒球コロニー刺激因子	141
顆粒細胞腫	141
カルシウム結合蛋白	55
カルメット・ゲラン桿菌(BCGワクチン)	42
加齢黄斑変性	23
川崎病	192
癌	54
眼圧	184
簡易精神状態検査	224
簡易知能検査	224
眼咽頭遠位型ミオパチー	252
眼咽頭型筋ジストロフィー	252
陥凹乳頭比	62
眼窩外耳道線	251
換気・血流比	371
眼球電図	117
間欠的強制換気	183
間欠的空気圧迫装置	185
間欠的陽圧換気	186
肝血流量	153
肝硬変	197
看護成果分類	242
寛骨臼回転骨切り術	300

和文項目名索引

肝細胞癌	155
肝細胞増殖因子	160
肝左葉切除術	202
冠疾患集中治療室	61
間質細胞刺激ホルモン	176
間質性肺炎	184
間質性膀胱炎	173
患者	288
患者制御鎮痛法	260
感受性訓練	336
桿状核好中球	40
冠(状)静脈洞	80
管状腺癌	359
眼振	246
肝腎症候群	167
関心領域	308
乾性角結膜炎	192
関節可動域	308
関節可動域テスト	308
間接クームス試験	177
間接赤血球凝集反応	180
関節リウマチ凝集試験	299
完全右脚ブロック	79
完全寛解	78
感染管理看護師	175
完全左脚ブロック	69
完全床上安静	59
完全静脈栄養	355
完全心ブロック	65
感染制御チーム	176
感染性心内膜炎	178
完全奏功	78
完全大血管転位症	349
感染対策実践家	175
乾燥体重	104
癌胎児性抗原	62
環椎歯突起間距離	12
眼底血管造影	247
肝動注薬物療法	151
冠動脈	54
冠動脈血行再建	59
冠動脈性心疾患	65
冠動脈造影	56
冠動脈内血栓溶解療法	176
冠動脈バイパス術	55
眼内異物	184
肝内門脈高血圧	181
眼内レンズ	184
鑑別診断	91
ガンマセミノプロテイン	387
顔面・肩甲・上腕型筋ジストロフィー	136
灌流／吸引	171
灌流強調画像	295
緩和ケア病棟	263

【き】

既住歴	268
気管支関連リンパ組織	40
気管支鏡検査	50
気管支喘息	39
気管支動脈造影	40
気管支動脈塞栓術	39
気管支内視鏡検査	43
気管支肺異形成症	49
気管支肺胞洗浄	40
気管支ファイバースコープ検査	127
気管食道瘻	347
気管切開下陽圧換気	356
気胸	292
器質化肺炎	251
器質性精神疾患	251
器質性脳症候群	248
偽性副甲状腺機能低下症	269
季節性気分障害	317
基礎インスリンレベル	44
基礎酸分泌量	40
基礎体温	41
基礎代謝率	46
基底細胞癌	41
気道圧開放換気	28
気道確保・人工呼吸・胸骨圧迫心マッサージ	6
気道抵抗	301
気道内圧	258
機能的残気量	135
機能的自立度評価法	131
偽膜性腸炎	274
脚ブロック	41
逆流性腎症	307

客観的情報	247
客観的包括的アセスメント	249
客観的臨床能力試験	253
逆行性腎盂造影	309
逆行性尿道造影法	313
吸引分娩	374
吸気気道内陽圧	185
吸気時間	350
吸気終末休止	112
救急医学	61
救急医療サービス	115
救急救命士	113
救急隊	115
救急治療室	119
急性胃粘膜病変	16
急性炎症性脱髄性多発根神経炎	18
急性灰白髄炎	279
急性間欠性ポルフィリン症	19
急性間質性腎炎	19
急性間質性肺炎	19
急性冠症候群	11
急性好酸球性肺炎	14
急性硬膜外血腫	14
急性硬膜下血腫	14
急性呼吸窮迫症候群	29
急性呼吸不全	30
急性骨髄性白血病	23
急性骨髄単球性白血病	23
急性細菌性心内膜炎	6
急性細菌性前立腺炎	7
急性散在性脳脊髄炎	12
急性糸球体腎炎	16
急性出血性結膜炎	16
急性出血性膵炎	17
急性腎盂腎炎	28
急性心筋梗塞	23
急性腎障害	20
急性心不全	17
急性腎不全	30
急性前骨髄球性白血病	27
急性中耳炎	25
急性尿細管壊死	34
急性尿閉	35
急性肺塞栓症	27
急性肺損傷	21
急性皮膚エリテマトーデス	10
急性皮膚粘膜リンパ節症候群	216
急性閉塞隅角縁内障	4
急性閉塞性化膿性胆管炎	25
急性網膜壊死	30
急性リウマチ熱	30
急性リンパ性白血病	21
球脊髄性筋萎縮症	319
急速眼球運動	304
急速進行性糸球体腎炎	310
急速破壊性股関節症	303
吸入気酸素濃度	132
教育指数	119
仰臥位低血圧症候群	325
胸骨下部左縁	204
胸三角筋皮弁	99
狭心症	26
矯正不能	236
強制分時換気	225
強迫性障害	248
強迫性パーソナリティ障害	249
胸腹部大動脈瘤	341
胸部上部食道	369
胸部食道	346
胸部大動脈瘤	341
寄与危険度割合	30
局所脳血流量	302
極低出生体重児	376
棘波徐波結合	332
虚血性心疾患	180
巨細胞腫	141
巨細胞性間質性肺炎	145
巨細胞性血管炎(側頭動脈炎)	140
巨赤芽球性貧血	211
ギラン・バレー症候群	140
起立性調節障害	249
起立性低血圧症	250
筋萎縮性側索硬化症	22
筋強直性ジストロフィー	97
筋緊張性ジストロフィー	233
近視	233
近赤外線スペクトロスコピー	239
緊張性頸反射	354

●和文項目名索引

筋肉注射 ……………………………… 182
筋皮弁 ………………………………… 215
筋膜皮弁 ……………………………… 127

【く】

空洞クモ膜下腔吻合術 ……………… 335
偶発性蛋白尿 ………………………… 75
空腹時血糖 …………………………… 127
躯幹横径 ……………………………… 358
クモ状血管拡張 ……………………… 379
クモ膜下出血 ………………………… 317
グラスゴーアウトカムスケール …… 147
グラスゴーコーマスケール ………… 141
グラム陰性桿菌 ……………………… 146
グラム陽性桿菌 ……………………… 148
グリセリン浣腸 ……………………… 142
グルタミン酸脱炭酸酵素 …………… 139
車いす ………………………………… 382
クレアチニン ………………………… 78
クレアチニンクリアランス ………… 61
クレアチンキナーゼ ………………… 69
クレスト症候群 ……………………… 79
クロイツフェルト・ヤコブ病 ……… 68
クロージングキャパシティ ………… 59
クローン病 …………………………… 61

【け】

経過観察 ……………………………… 138
経気管吸引 …………………………… 358
経気管酸素療法 ……………………… 359
経気管支吸引針生検 ………………… 343
経気管支肺生検 ……………………… 343
経胸壁心エコー法 …………………… 358
経血量 ………………………………… 214
経口 …………………………………… 278
蛍光眼底造影 ………………………… 126
蛍光抗体法 …………………………… 178
経口ブドウ糖負荷試験 ……………… 249
憩室 …………………………………… 95
頸静脈圧 ……………………………… 192
経静脈的ブドウ糖負荷試験 ………… 180
経食道心エコー法 …………………… 347
痙性脊髄麻痺 ………………………… 335
経中心静脈高カロリー輸液 ………… 190
経腸栄養法 …………………………… 115
経腸高カロリー栄養 ………………… 112
経直腸的超音波診断法 ……………… 357
頸椎症 ………………………………… 80
頸椎症性神経根症 …………………… 82
経頭蓋ドプラ ………………………… 344
系統的レビュー ……………………… 309
頸動脈海綿静脈洞瘻 ………………… 60
頸動脈造影 …………………………… 56
頸動脈洞症候群 ……………………… 83
軽度認知障害 ………………………… 216
経尿道的前立腺摘(切)除 …………… 361
経尿道的前立腺電気蒸散 …………… 361
経尿道的電気凝固 …………………… 360
経尿道的尿管砕石 …………………… 360
経尿道的尿道切開 …………………… 360
経皮エタノール注入療法 …………… 266
経皮吸収治療システム ……………… 359
経皮経管冠動脈形成術 ……………… 289
経皮経肝胆道ドレナージ …………… 288
経鼻的胃チューブ …………………… 238
経皮的冠動脈インターベンション … 261
経皮的経管血管形成術 ……………… 288
経皮的経肝門脈塞栓術 ……………… 291
経皮的腎結石除去術 ………………… 277
経皮的心肺補助装置 ………………… 262
経皮的腎瘻造設術 …………………… 277
経皮的電気神経刺激 ………………… 347
経皮的内視鏡胃瘻造設術 …………… 265
経皮的内視鏡腸瘻造設術 …………… 266
経皮的膿瘍ドレナージ ……………… 255
経皮的ペーシング …………………… 345
経皮薬物送達システム ……………… 345
経表皮水分喪失 ……………………… 348
外科系集中治療室 …………………… 326
劇症肝不全 …………………………… 131
血圧 …………………………………… 48
血液ガス分析 ………………………… 44
血液灌流 ……………………………… 165
血液透析 ……………………………… 156
血液尿素窒素 ………………………… 53
血液脳関門 …………………………… 41
血液流量 ……………………………… 297
血液濾過 ……………………………… 159

結核	342
血管筋脂肪腫	23
血管新生緑内障	246
血管性認知症	374
血管造影	16
血管内皮細胞増殖因子	375
血管迷走神経反応	381
血球凝集阻止反応	151
血球のCD分類	61
月経前症候群	275
結合組織病	84
血漿アルドステロン濃度	254
結晶化フラグメント	127
血漿灌流	279
血漿交換	265
血漿消失率	192
血小板	273
血小板関連IgG	256
血小板凝集因子	255
血小板第4因子	266
血小板濃厚液	259
血小板ペルオキシダーゼ	281
血小板由来成長因子	264
血漿レニン活性	283
血漿レニン濃度	283
血清クレアチニン	321
結節性黒色腫	240
結節性多発性動脈炎	256
血栓性静脈炎	354
血栓性微小血管障害	353
血栓内膜摘除術	346
血中濃度曲線下面積	35
血中薬物濃度モニタリング	346
血糖	51
血糖自己測定	330
血糖指数	144
血流感染	51
腱移植	349
牽引	362
牽引性網膜剥離	356
限界フリッカー値	63
健康危険度評価	167
肩甲骨下部皮下脂肪厚	335
言語療法、言語療法士	336
検査室	194
肩手症候群	325
原発性開放隅角緑内障	278
原発性肝癌	269
原発性硬化性胆管炎	285
原発性心筋症	274
原発性胆汁性肝硬変	259
原発性肺高血圧症	281
原発性肺胞低換気症候群	256
原発性非定型性肺炎	257
原発性副甲状腺機能亢進症	269
原発性閉塞隅角緑内障	254
現病歴	269

【こ】

高圧酸素療法	154
高位脛骨骨切り術	169
好塩基球	40
抗核抗体	24
光覚なし	240
光覚弁	205
硬化性萎縮性苔癬	208
硬化性被囊性腹膜炎	323
高感情表出	158
交感神経依存性疼痛	330
交感神経系	331
交感神経非依存性疼痛	326
高感度前立腺特異抗原	169
抗胸腺細胞グロブリン	34
口腔ケア、口腔清拭	215
高血圧	169
高血圧性心血管疾患	156
高血圧性心疾患	161
高血圧性脳内出血	162
高血糖高浸透圧症候群	161
抗原	16
抗原結合フラグメント	125
抗好中球細胞質抗体	24
虹彩角膜内皮症候群	174
抗サイログロブリン抗体	349
好酸球	116
好酸球増多症候群	158
抗酸菌	15
後十字靱帯	261

項目	ページ
後縦靱帯	273
後縦靱帯骨化症	252
甲状腺刺激抗体	357
甲状腺刺激性免疫グロブリン	357
甲状腺刺激ホルモン	357
甲状腺刺激ホルモン受容体抗体	356
甲状腺ペルオキシダーゼ	356
高信号域	162
抗ストレプトキナーゼ	32
高性能微粒子エアフィルター	158
光線力学的療法	264
高線量率	157
高速スピンエコー	136
抗体	5
好中球	237
好中球アルカリホスファターゼ	235
高張乳酸加ナトリウム液	163
強直性脊椎炎	31
後天性嚢胞性腎疾患	8
高度治療部	156
後嚢混濁	262
高倍率視野	165
広汎性子宮全摘出	313
高頻度換気	160
高頻度ジェット換気	159
高頻度振動換気	160
高頻度陽圧換気	160
後部硝子体剥離	294
後部尿道弁	293
高分解能コンピュータ断層撮影	167
後房レンズ	261
硬膜外血腫	109
硬膜下血腫	322
硬膜穿刺後頭痛	264
高密度リポ蛋白	157
抗利尿ホルモン	12
高リポ蛋白血症	163
高レニン本態性高血圧症	167
語音聴取閾値	334
呼気気道陽圧	117
呼気終末二酸化炭素	123
呼気終末肺容量	110
呼気終末平圧	386
呼気終末陽圧	265
呼気分時換気量	374
呼吸	298
呼吸器疾患集中治療室	306
呼吸細気管支炎を伴う間質性肺炎	302
呼吸死腔	373
呼吸指数	305
呼吸商	310
呼吸数	310
国際生活機能分類	174
国際正常化指数	184
国際前立腺症状スコア	186
国際単位	188
国際勃起機能スコア	181
固視反射テスト	136
個人防護具	280
骨壊死	251
骨形成因子	46
骨形成不全症	249
骨髄	45
骨髄異形成症候群	218
骨髄移植	47
骨髄線維化を伴う骨髄硬化症	224
骨髄球系芽球系細胞比	218
骨髄線維症	220
骨髄転移	213
骨折	139
骨導聴力検査	41
骨盤位	43
骨盤動脈造影	255
骨盤内炎症性疾患	270
骨盤内血管造影	255
骨密度	46
骨ミネラル含有量	45
ゴナドトロピン	146
誤薬を避ける原則	3
固有筋層	226
孤立性骨髄腫	318
コリンエステラーゼ	66
コルポスコピー正常所見	236
コレステロール	66
コレステロールエステル転送蛋白	63
コロニー形成単位	64
根管充填	302
混合型睡眠時無呼吸症候群	230

項目	ページ
混合型白血病	223
混合静脈血酸素分圧	294
混合静脈血酸素飽和度	339
混合静脈血二酸化炭素含量	85
混合静脈血二酸化炭素分圧	294
混合静脈血酸素含量	86
混合性結合組織病	216
根治の全頸部郭清術	307
根治の前立腺全摘除	309
根治の恥骨後式前立腺全摘除	311
コンピュータ断層撮影	83
コンピュータ断層撮影法	58

[さ]

項目	ページ
災害派遣医療チーム	97
細菌性膣症	53
細血管障害性溶血性貧血	212
最高圧	274
最高気道内圧	257
最高血中濃度	70
最高酸濃度	212
最高尿道内圧	232
最高尿道閉鎖圧	232
最終月経期	204
最少紅斑量	219
最小殺菌濃度	214
最小致死量	220
最小発育阻止濃度	222
最小麻酔濃度	212
最小有効量	219
再生不良性貧血	28
最大アンドロゲン遮断療法	212
最大換気量	222
最大吸気圧	222
最大吸気速度	270
臍帯血幹細胞移植	59
最大呼気圧	219
最大呼気速度	377
最大酸素消費量	225
最大酸分泌量	213
最大心拍数	167
最大尿意	218
最大膀胱容量	380
最大明瞭度	213
在宅経腸栄養	158
在宅酸素療法	165
在宅静脈栄養	166
在宅人工呼吸療法	164
在宅注入療法	162
サイトメガロウイルス	72
臍ヘルニア	365
細胞外液	107
細胞傷害性Tリンパ球	84
細胞内液	175
細胞分裂時間	343
サイログロブリン	349
左眼視力	379
左脚後枝ブロック	206
左脚前枝ブロック	194
左脚ブロック	196
作業療法、作業療法士	253
サクシニルコリン（筋弛緩剤）	320
左軸偏位	194
左室	209
左室1回仕事量	211
左室拡張終期圧	210
左室収縮終期圧	210
左室肥大	210
左室不全	210
左手増高単極肢誘導	37
左心カテーテル法	202
左心形成不全症候群	163
左心不全	202
左心房	194
左心補助人工心臓	209
左足増高単極肢誘導	36
挫滅症候群	81
産科・婦人科	248
残気量	314
三次元CT	2
三枝病変	361
酸性ホスファターゼ	11
三尖弁	361
三尖弁逆流症	356
三尖弁狭窄症	357
三尖弁形成術	362
三尖弁置換術	362
三尖弁輪形成術	341

和文項目名索引

- 酸素供給量 ... 98
- 酸素消費量 ... 377
- 酸素分圧 ... 278
- 酸素ヘモグロビン ... 154
- 酸素飽和度 ... 331
- サンプル（外傷者の情報）... 317

【し】

- 視運動性眼振 ... 250
- シェーグレン症候群 ... 327
- ジオプトリー ... 87
- 耳音響反射 ... 247
- 紫外線血液照射法 ... 364
- 紫外線照射 ... 369
- 視覚の評価尺度 ... 371
- 視覚誘発電位 ... 375
- 自家骨髄移植 ... 7
- 自家末梢血幹細胞移植 ... 8
- 磁気共鳴撮影 ... 229
- 色素性乾皮症 ... 385
- 色素性絨毛結節性滑膜炎 ... 295
- 子宮外妊娠 ... 123
- 子宮癌 ... 386
- 子宮頸管粘液検査 ... 72
- 子宮頸部上皮内腫瘍 ... 68
- 子宮収縮 ... 364
- 子宮体癌 ... 192
- 糸球体基底膜 ... 140
- 糸球体腎炎 ... 146
- 子宮胎盤機能不全 ... 367
- 糸球体濾過率 ... 143
- 子宮動脈塞栓術 ... 363
- 子宮内胎児死亡 ... 189
- 子宮内発育遅滞 ... 189
- 子宮内避妊器具 ... 188
- 子宮内容除去術 ... 87
- 子宮卵管造影法 ... 168
- 死腔換気率 ... 374
- 刺激伝導系 ... 176
- 自己骨髄単核球細胞移植 ... 341
- 自己評価式不安尺度 ... 318
- 自己弁心内膜炎 ... 237
- 自己免疫性肝炎 ... 18
- 自己免疫性甲状腺疾患 ... 20
- 自己免疫性溶血性貧血 ... 18
- 自殺企図 ... 330
- 四肢の切断術 ... 23
- 歯周炎 ... 266
- 視床下部・下垂体系 ... 161
- 視床下部・下垂体・甲状腺系 ... 166
- 視床下部・下垂体・性腺系 ... 165
- 視床下部・下垂体・副腎系 ... 165
- 趾床間距離 ... 130
- 視神経脊髄炎 ... 241
- 歯髄炎 ... 293
- 指数弁 ... 63
- 指節間関節 ... 185
- 自然経腟分娩 ... 338
- 自然流産 ... 316
- 持続温熱腹膜灌流 ... 67
- 持続緩徐式血液透析 ... 65
- 持続気道内陽圧呼吸 ... 75
- 持続強制換気 ... 72
- 持続携行式腹膜透析 ... 57
- 持続静脈内インスリン注入法 ... 86
- 持続静脈内インスリン注入療法 ... 68
- 持続性甲状腺刺激物質 ... 196
- 持続的血液濾過 ... 66
- 持続的血漿交換 ... 76
- 持続的腎機能代替療法 ... 80
- 持続脳室ドレナージ ... 86
- 持続皮下インスリン注入法 ... 82
- 持続陽圧換気 ... 77
- 肢帯型筋ジストロフィー ... 201
- 膝蓋腱支持 ... 288
- 膝蓋腱反射 ... 291
- 膝関節内障 ... 177
- 湿疹 ... 124
- 膝前部痛 ... 20
- 指摘 ... 277
- 児頭骨盤不均衡 ... 76
- 自動周期呼吸法 ... 8
- 自動体外除細動器 ... 14
- 自動腹膜透析 ... 27
- 視能訓練士 ... 252
- 自発眼振 ... 330
- 耳鼻咽喉科 ... 116
- ジヒドロテストステロン ... 93

415

項目	ページ
ジフテリア、破傷風	102
ジフテリア、百日咳、破傷風	100
脂肪肝	132
脂肪親和性ホルモン	206
市民による除細動	255
視野	375
斜位	248
シャイ・ドレーガー症候群	323
(社会)生活技能訓練	336
若年型糖尿病	191
若年性関節リウマチ	192
シャトル・ウォーキング試験	339
ジャパンコーマスケール	191
周期性四肢麻痺	279
収縮期血圧	319
収縮ストレステスト	83
周術期急性期ケア病棟	254
周術期心筋梗塞	275
重症急性呼吸器症候群	318
重症筋無力症	220
重症複合免疫不全症候群	321
修正大血管転位症	84
集中治療室	176
十二指腸温存膵頭切除術	100
十二指腸潰瘍	103
十二指腸ファイバースコープ	128
絨毛性性腺刺激ホルモン	64
従量式補助換気	372
主観的情報	316
手根管症候群	84
手根中手骨間(関節)	70
手術後	278
手術室	254
手術創感染	335
主膵管	226
主訴	59
手段的日常生活動作	171
出血時間	52
術後悪心嘔吐	279
術後日数	278
出産歴	253
出生身長	44
術前化学療法	176
術中胆道造影	249
術中放射線療法	184
受動喫煙	123
手動弁	164
主肺動脈	226
腫瘍壊死因子	353
主要塩基性蛋白	214
腫瘍関連抗原	341
腫瘍塞栓症	346
腫瘍特異抗原	357
腫瘍倍増時間	346
腫瘍崩壊症候群	352
純型肺動脈閉鎖	279
純粋無動症	254
漿液性嚢胞腫瘍	321
消化管	145
消化性潰瘍	293
笑気	234
笑気イソフルラン麻酔	147
上気道感染	368
上頸部郭清術	332
条件詮索反応聴力検査	74
上行結腸	3
小細胞癌	320
小細胞肺癌	321
小指外転筋	13
硝子体切除術	376
上室性期外収縮	339
上室性頻拍	339
掌蹠角化症	281
掌蹠爪下黒色腫	282
常染色体優性遺伝	11
常染色体劣性遺伝	29
上前腸骨棘	32
上大静脈	338
上腸間膜動脈閉塞症	329
小腸ファイバースコープ	132
小児成人型糖尿病	225
上皮内癌	68
上皮内腺癌	20
上部消化管	365
上部消化管内視鏡検査	111
上部消化管ファイバースコープ	144
上部食道括約筋	365
上部直腸	298

小発作	274	心筋症	69
漿膜	315	神経	233
漿膜下組織	334	神経因性膀胱	238
漿膜浸潤	326	神経芽(細胞)腫	235
静脈	370	神経筋単位	241
静脈性腎盂造影	190	神経血管圧迫	246
静脈注射	189	神経血管減圧術	246
静脈閉塞性疾患	377	神経原線維変化	238
静脈瘤なし	125	神経興奮性検査	237
上腕筋周囲長	22	神経集中治療	239
上腕三頭筋反射	359	神経鞘腫	242
上腕三頭筋皮下脂肪厚	357	心係数	67
上腕動脈造影	39	神経性過食症	47
除外診断	307	神経成長因子	238
食事性タンパク質摂取	100	神経線維腫症	238
褥瘡状態判定用具	287	神経線維層欠損	238
食道胃接合部	111	神経調節性失神	241
食道癌	106	神経伝導速度	237
食道静脈瘤	124	神経病集中監視部	237
食道閉鎖式エアウェイ	117	心血管疾患	85
除細動器	92	腎血管性高血圧	314
除脂肪体重	196	心血管造影	9
ショックインデックス	326	腎血漿流量	310
ショックの徴候	3	腎血流(量)	301
ショックパンツ	214	進行	263
徐波睡眠	339	人工肩関節全置換術	358
初発尿意	128	人工股関節全置換術	349
処方	298	人工呼吸器関連肺炎	371
処方・処置してください	98	人工呼吸器関連肺損傷	370
徐脈	50	人工呼吸器誘発肺損傷	376
徐脈頻脈症候群	53	人工骨頭置換術	366
シリコンオイル	331	人工膝関節全置換術	351
視力	370	人工心肺	75
シロップ	339	進行性外眼筋麻痺	266
腎盂腎炎	276	進行性核上性麻痺	286
心音	168	進行性筋ジストロフィー	274
腎機能代替療法	311	進行性骨化性線維異形成症	134
心胸郭比	84	進行性指掌角皮症	193
心筋血流イメージング	227	進行性多巣性白質脳症	275
心筋梗塞	221	進行性麻痺	148
心筋梗塞疑い	308	進行性ミオクローヌスてんかん	275
心筋梗塞後症候群	275	進行性網膜外層壊死	279
心筋コントラストエコー法	215	人工足関節置換術	342
心筋酸素消費量	232	腎細胞癌	302

417

心雑音	164
心室興奮時間	372
心室細動	375
心室性期外収縮	293
心室中隔	190
心室中隔欠損症	379
心室頻拍	380
心室補助人工心臓	370
心室抑制型心室ペーシング	381
心室抑制型房室順次ペーシング	103
心室抑制心房同期型心室ペーシング	374
侵襲性肺アスペルギルス症	185
滲出性中耳炎	332
浸潤癌	173
尋常性乾癬	286
尋常性天疱瘡	293
腎静脈	314
腎静脈血栓症	315
腎静脈血レニン比	315
心身医学	286
心身症	286
腎性骨異栄養症	308
新生児一過性多呼吸	359
新生児エリテマトーデス	240
新生児行動評価	235
新生児呼吸窮迫症候群	186
新生児持続性肺高血圧症	281
新生児室	236
新生児集中治療室	239
新生児出血性疾患	157
真性多血症	293
新生物	243
新鮮凍結血漿	130
心尖拍動図	9
心尖部肥大型心筋症	27
心臓再同期療法	80
心臓超音波検査	364
心臓突然死	320
心臓弁膜症	374
迅速ウレアーゼテスト	313
身体検査	265
身体作業能力	295
深達性Ⅱ度熱傷	90
診断	104
心断層エコー図	364
身長	169
心的外傷後ストレス性障害	292
心電図	107
腎動脈狭窄	300
腎動脈造影	299
腎毒性腎炎	245
心内膜下梗塞	323
心内膜床欠損症	106
心内膜心筋線維症	114
腎尿管膀胱部単純撮影	194
腎尿細管性アシドーシス	312
心肺運動負荷（試験）	78
心肺蘇生	77
心肺停止	75
心肺脳蘇生	76
心拍応答型ペースメーカー	311
心拍再開	309
心拍出量	73
心拍数	167
心拍数／分	50
深部静脈血栓症	103
腎不全	304
深部組織損傷	103
深部体温	89
人物描写テスト	88
深部脳刺激法	89
深部表層角膜移植	96
心弁膜疾患	376
心房細動	14
心房性期外収縮	26
心房性ナトリウム利尿ペプチド	24
心房粗動	14
心房中隔	172
心房中隔欠損症	32
心房同期型心室ペーシング	372
心房抑制型心房ペーシング	5

【す】

髄液流体無信号徴候	64
膵癌	271
膵癌胎児性抗原	278
膵管胆道合流異常	26
膵管内乳頭粘液性腫瘍	185

項目	頁
膵局所動注療法	78
水晶体後線維増殖症	306
水晶体超音波乳化吸引術	265
水晶体囊外摘出術	106
水晶体囊内摘出術	173
錐体外路症状	118
推定胎児体重	110
膵島細胞抗体	173
膵島細胞膜抗体	176
膵頭十二指腸切除術	263
水痘・帯状疱疹ウイルス	171
膵頭部癌	271
膵分泌性トリプシンインヒビタ	287
睡眠関連呼吸障害	334
睡眠時低換気症候群	325
睡眠時無呼吸症候群	318
睡眠ポリグラフィ	286
数字評定尺度	244
スーパー抗原関連性腎炎	318
スタイ(状態・特性不安検査)	336
スティーブンス・ジョンソン症候群	327
ステレオガイド下針生検	321
ステント内再狭窄	187
ストレプトリジンO	328
スピンエコー法	323
スリット脳室症候群	339

【せ】

項目	頁
生活の質	297
清潔間欠導尿	67
生検	54
性(行為)感染症	336
正視	113
正常圧水頭症	243
正常眼圧緑内障	245
正常灌流圧突破	243
正常自然満期産	244
正常洞調律	245
正常範囲内	383
生殖補助技術	31
成人T細胞白血病	34
精神科	288
精神科集中管理室	270
成人型糖尿病	225
精神遅滞	228
精神病後うつ病	280
精神保健福祉士	287
精製ツベルクリン	280
精巣内精子採取術	348
生体肝移植術	200
生体物質隔離	52
成長ホルモン	143
成長ホルモン分泌不全症	143
成長ホルモン放出因子	148
成長ホルモン放出ホルモン	143
性的視聴覚刺激	38
性同一性障害	144
静脈コンプライアンス	83
性病性リンパ肉芽腫	377
成分栄養	108
性ホルモン結合性グロブリン	325
生理食塩液	244
世界保健機関	383
脊髄	319
脊髄刺激法	322
脊髄小脳変性症	320
脊髄性筋萎縮症	329
脊髄性進行性筋萎縮症	333
脊髄造影法	223
脊髄損傷	321
脊椎骨端異形成症	323
脊椎麻酔	332
切開排膿	171
舌癌	386
赤血球凝集抑制試験	161
赤血球(数)	301
赤血球沈降速度	121
赤血球鉄利用率	2
赤血球濃厚液	302
接合部型表皮水疱症	191
絶食	243
接触皮膚炎	61
絶対危険度減少率	31
切迫性尿失禁	366
セロコンバージョン	319
線維筋形成不全	133
線維筋痛症	133
前核期胚卵管内移植	284

全荷重	139
前下膵十二指腸動脈	19
前期破水	284
占拠性病変	332
ゼングスターケン・ブレイクモアチューブ	319
潜血	248
全血液	382
全血球算定	58
前後撮影	25
仙骨神経	315
穿刺吸引細胞診	133
前十字靱帯	9
前縦靱帯骨化症	247
洗浄赤血球	384
線条体黒質変性症	331
全静脈麻酔	351
全身性エリテマトーデス	328
全身性炎症反応症候群	327
全身性カルニチン欠乏症	321
全身性硬化症(強皮症)	335
全身性進行性硬化症	287
全身(放射線)照射	342
全(身)リンパ節照射	351
全層角膜移植	272
前増殖糖尿病網膜症	280
全層植皮術	138
全大腸内視鏡検査	345
前大脳動脈	9
選択的消化管殺菌	322
浅達性Ⅱ度熱傷	322
前庭眼反射	377
前庭誘発筋電位	375
先天奇形	70
先天性筋ジストロフィー	71
先天性股関節脱臼	197
先天性心疾患	65
先天性多囊胞性腎	71
先天性胆道拡張症	58
先天性胆道閉鎖症	58
先天性風疹症候群	80
全トランス型レチノイン酸	35
全肺気量	351
全般性強直間代発作	149
前部虚血性視神経症	19
(前立腺)移行領域	362
前立腺癌	57
前立腺上皮内腫瘍	270
前立腺性酸性ホスファターゼ	257
(前立腺)中心領域	87
前立腺特異抗原	285
前立腺肥大症	49
(前立腺)辺縁領域	296
前リンパ球性白血病	273

【そ】

総肝動脈	65
早期胃癌	111
早期破水	120
双極性障害	48
総頸動脈	59
造血幹細胞移植	168
総コレステロール	343
巣状糸球体硬化症	130
巣状糸球体腎炎	130
巣状皮膚形成不全症	128
巣状分節性糸球体硬化症	136
増殖硝子体網膜症	295
増殖性糸球体腎炎	268
増殖糖尿病網膜症	264
双胎間輸血症候群	359
相対的入力瞳孔反射異常	300
総胆管	58
総胆管・空腸吻合	68
総蛋白	355
創底管理	382
総肺静脈還流異常	342
早発閉経	278
総ビリルビン	343
僧帽弁	232
僧帽弁逸脱	233
僧帽弁開放音	252
僧帽弁逆流症	228
僧帽弁狭窄兼逆流症	231
僧帽弁狭窄症	230
僧帽弁置換術	233
僧帽弁閉鎖症	212
ソープ(記録方式)	332
足関節／上腕血圧比	6

即時型喘息反応	172
側頭動脈炎	340
続発性網膜剝離	334
蘇生適応除外	98
足根中足関節	352
ソラレン紫外線療法	293

【た】

第1心音	316
第1頭位	205
第2頭位	309
退院	116
大横径	49
体温	52
体温・脈拍・呼吸	356
体外式限外濾過法	108
体外式心肺補助	107
体外受精	189
体外循環	106
体外衝撃波砕石術	122
体外照射放射線治療	106
体格指数	46
大気圧	258
大胸筋皮弁	275
体血管抵抗	339
大後頭三叉神経症候群	148
対光反射	207
胎児躯幹横断面積	137
胎児心音	131
胎児心電図	128
胎児心拍	131
胎児心拍数	131
胎児心拍数モニタリング	84
胎児頭殿長	79
胎児ヘモグロビン	153
胎児モニタリング	111
代謝当量	220
体重	54
帯状疱疹	170
帯状発疹後神経痛	269
大腿脛骨角	137
大腿骨長	132
大腿骨頭無腐性壊死	24
大腿・膝窩動脈バイパス	135

大腿神経伸展テスト	134
大腿・大腿動脈バイパス	129
大腸菌	108
大腸内視鏡検査	81
胎動	133
耐糖能障害	179
大動脈	24
大動脈弓症候群	5
大動脈弓離断症	171
大動脈縮窄	73
大動脈弁	36
大動脈弁狭窄兼閉鎖不全症	33
大動脈弁狭窄症	31
大動脈弁形成術	38
大動脈弁置換術	38
大動脈弁閉鎖不全症	17
(大動脈)脈波速度	295
胎囊	149
大脳皮質基底核変性症	58
胎盤機能不全症候群	264
胎盤部トロホブラスト腫瘍	287
体表面積	51
胎便吸引症候群	214
耐容1日摂取量	345
唾液腺アミラーゼ	317
多価不飽和脂肪酸	293
多形核白血球	275
多形性神経膠芽腫	140
多系統萎縮症	230
多系統臓器不全	231
多剤耐性	218
多臓器機能不全症候群	225
多臓器不全	226
多囊胞腎	261
多囊胞性卵巣症候群	262
多発梗塞性認知症	222
多発性筋炎	274
多発性硬化症	230
多発性梗塞性認知症	97
多発性骨髄腫	223
多発性骨端異形成症	219
多発性内分泌腺腫症	219
ダブルプロダクト	285
ダブルルーメンカテーテル	96

ダメージコントロールサージェリー	90
段階的患者管理	280
短下肢ギプス包帯	328
短下肢装具	328
短下肢副子	329
短下肢歩行用ギプス包帯	329
胆管細胞癌	60
単球	226
単純子宮全摘出	337
単純糖尿病網膜症	323
単純部分発作	334
単純ヘルペス	168
短上肢ギプス包帯	316
単心室	338
弾性ストッキング	121
男性ホルモン遮断療法	13
胆石	149
断層撮影	354
胆嚢	140
胆嚢摘出後症候群	263
蛋白エネルギー低栄養	262
蛋白漏出性胃腸症	272

【ち】

チアノーゼ性先天性心疾患	60
チェーンストークス呼吸	81
遅延型過敏反応	103
遅延型皮膚過敏症	90
治験コーディネーター	79
恥骨後式前立腺摘除	310
恥骨上式前立腺摘除	333
致死量	199
腟式子宮全摘術	361
腟式全子宮摘出術	380
知能指数	186
遅発性ジスキネジア	345
遅発性脳虚血発作	94
遅発性溶血性輸血副作用	93
チモール混濁試験	359
着床前診断	268
注意欠陥多動性障害	12
中央高エコー領域	62
中央材料室	82
中間密度リポ蛋白	177

中空糸型人工腎臓	159
中硬膜動脈	223
中鎖中性脂肪	216
中耳炎	250
注射	183
中手指節関節	226
中心静脈	84
中心静脈圧	86
中心静脈栄養法	86
中心静脈カテーテル	85
中心性漿液性網脈絡膜症	81
中枢型睡眠時無呼吸症候群	81
中枢神経系	73
中枢神経系原発リンパ腫	262
中枢伝導時間	61
中性脂肪	238
中足趾節関節	226
中毒性表皮壊死（融解）症	347
治癒期胃潰瘍1	150
超音波検査	368
超音波砕石術	369
超音波診断	107
超音波生体顕微鏡	364
超音波内視鏡ガイド下穿刺吸引術	123
超音波内視鏡検査	123
超音波ネブライザー	369
超音波腹腔鏡	209
長下肢ギプス包帯	203
長下肢装具	203
長下肢副子	203
腸管出血性大腸菌	112, 247
腸管付着性大腸菌	104
長期救命装置	273
長期酸素療法	208
長鎖脂肪酸	198
腸雑音	51
聴性行動反応聴力検査	48
超低カロリーダイエット	377
超低出生体重児	113
超低比重リポ蛋白	377
直視下服薬監視療法	99
直視下レーザー前立腺焼灼	376
直接クームス試験	90
直線加速器	203

和文項目名索引

直腸温	312
直腸(指)診	101
直流除細動	89
治療	362
治療の血漿交換	355
治療の電気刺激	348
治療必要人数	242
陳旧性心筋梗塞	251

【つ】

椎間板ヘルニア	161
椎骨動脈	370
椎骨脳底動脈循環不全	372
通常型間質性肺炎	366

【て】

手足症候群	160
定位多軌道放射線治療	330
定位的放射線手術	334
帝王切開	81
帝王切開後経膣分娩	372
低出生体重児	196
低信号域	202
低侵襲手術	222
低心拍出量症候群	205
低線量率	200
低濃度領域	199
低分化腺癌	279
低密度リポ蛋白	199
停留精巣	365
ティンパノグラム	362
デオキシリボ核酸	98
デジタル透視法	92
デシベル	88
鉄	128
鉄芽球性貧血	300
鉄欠乏性貧血	177
テトラヨードサイロニン	340
デヒドロエピアンドロステロン	93
てんかん	118
電気痙攣療法	108
電気ショック療法	122
デング出血熱	93
点状表層角膜症	333
伝染性紅斑	112
伝染性単核球症	182
点滴静注血栓溶解療法	191
点滴静注腎盂造影	95
点滴静注胆嚢造影	94
点滴静脈注射	95
伝令リボ核酸,メッセンジャーリボ核酸	229

【と】

頭位変換眼球反射	249
頭蓋外・内バイパス術	107
頭蓋形成術	76
頭蓋内圧	175
頭蓋内圧亢進	181
頭蓋内血腫	175
同期式間欠的強制換気	326
洞(機能)不全症候群	335
糖鎖抗原125	55
動静脈奇形	37
動静脈吻合	36
動静脈瘻	37
透析アミロイドーシス	101
到着時(来院時)死亡	98
洞調律	334
糖尿病	97
糖尿病脂肪類壊死症	240
糖尿病性ケトアシドーシス	95
糖尿病性糸球体硬化症	93
糖尿病性神経障害	98
糖尿病性足病変	92
糖尿病多発神経障害	100
糖尿病母胎児	177
糖尿病網膜症	101
糖尿病療養指導士	61
頭部外傷	161
洞結節	317
洞房伝導時間	316
洞房ブロック	316
動脈	3
動脈圧	7
動脈血酸素含量	57
動脈血酸素分圧	256
動脈血酸素飽和度	318
動脈血二酸化炭素含量	55

423

動脈血二酸化炭素分圧	254
動脈硬化性心血管病	31
動脈硬化性心疾患	32
動脈・静脈シャント	38
動脈閉塞性疾患	25
透明帯切開	296
トーチ症候群	354
ドーパミン	87
トキシックショック症候群	358
毒素原性大腸菌	123
特発性間質性肺炎	182
特発性器質化(間質性)肺炎	74
特発性血小板減少性紫斑病	188
特発性好酸球増多症候群	181
特発性細菌性腹膜炎	319
特発性心筋症	175
特発性大腿骨頭壊死	184
特発性肺線維症	185
特発性肥大型大動脈弁下狭窄症	181
特発性副甲状腺機能低下症	181
特発性門脈圧亢進症	185
突発性難聴	322
突発性発疹	121
ドナーリンパ球輸注	96
トラベクロトミー	352
トランスフェリン	348
トリグリセリド	349
トリヨードサイロニン	340
努力吸気肺活量	132
努力性呼気量	129
努力肺活量	138
トルサード・ド・ポアンツ	346
トレッドミル運動負荷試験	348
トロンビン時間	358
トロンボテスト	358

【な】

ナースプラクティショナー	242
内頚動脈	173
内視鏡的逆行性膵胆管造影法	119
内視鏡的逆行性胆嚢胆管ドレナージ	120
内視鏡的経鼻胆道ドレナージ	115
内視鏡的硬化療法	112
内視鏡的乳頭括約筋切開術	122
内視鏡的粘膜切除術	114
内側縦束症候群	223
内直筋	228
内転	12
内反足	348
内分泌攪乱物質	109
内分泌腫瘍	116
内膜・中膜肥厚度	183
内有毛細胞	180
ナチュラルキラー細胞	240
ナトリウム部分排泄率	128
軟膏	250

【に】

二酸化炭素排出量	373
二酸化炭素分圧	262
二次救命処置	10
二次進行型多発性硬化症	333
二次性全般化発作	325
二重エネルギーX線吸収法	92
二重盲検試験	89
二相性陽圧呼吸	44
日常生活関連動作	27
日常生活動作	12
二点識別覚	355
ニトログリセリン	245
ニトロブルーテトラゾリウム試験	236
二弁置換術	103
二本鎖 DNA	102
入院	11
乳癌	224
乳管上皮内癌	90
乳酸脱水素酵素	199
乳腺撮影法	224
乳腺刺激ホルモン	231
乳頭腫	257
乳頭上血管新生	246
乳房自己検査法	51
乳幼児突然死症候群	326
乳幼児突発性危急事態	22
ニューヨーク心臓協会心疾患機能分類	246
尿流率	296
ニューロレプト麻酔	240
ニューロン特異的エノラーゼ	244

和文項目名索引

尿	368
尿管膀胱移行部	369
尿細管間質性腎炎	351
尿細管最大輸送量	352
尿細管リン再吸収試験	357
尿酸	363
尿蛋白	367
尿中遊離コルチゾール	365
尿糖	368
尿道造影	365
尿道内圧曲線	367
尿道膀胱撮影	364
尿崩症	94
尿流測定	365
尿流動態検査	365
尿路感染症	369
尿路結石	369
妊娠	334
妊娠期間に比して大きい新生児	201
妊娠期間に比して小さい新生児	324
妊娠週数	139
妊娠性疱疹因子	160
妊娠中毒症指数	144
妊娠糖尿病	142
妊娠歴	139
認知行動療法	59
認知行動・心理症状	50
認知症を伴う筋萎縮性側索硬化症	22
認定看護師	63

【ね】

ネーザルシーパップ	235
熱蛍光線量計	351
熱傷指数	44
熱傷予後指数	259
熱ショック蛋白	168
熱性痙攣	127
ネフローゼ症候群	244
粘液癌	232
粘膜下腫瘍	330
粘膜下組織	329
粘膜関連リンパ組織	212
粘液性囊胞腫瘍	216
粘膜層	211

【の】

脳幹聴覚誘発電位	39
脳幹部損傷	52
脳幹誘発電位	51
脳灌流圧	77
脳血管疾患	85
脳血管造影	56
脳血管抵抗	87
脳血流量	59
脳梗塞	67
脳硬膜血管吻合術	109
脳死	42
脳室周囲白質軟化症	294
脳室・心房短絡術	372
脳室造影	375
脳室ドレナージ	124
脳室・腹腔短絡術	378
濃縮赤血球	283
脳腫瘍	53
脳神経伝達物質	47
脳性麻痺	75
脳脊髄液	82
脳卒中	28
脳代謝率	71
脳内出血	175
脳脳室比	86
脳波	110
脳誘発電位	43
ノルアドレナリン	234
ノンストレステスト	245
ノンレム睡眠	243

【は】

パーキンソニズム	272
パーキンソン病	263
バーセルインデックス	44
肺活量	372
肺癌	203
肺機能検査	267
肺胸郭コンプライアンス	208
配偶者間人工授精	18
配偶者卵管内移植	144
肺血流量	259

肺好酸球浸潤症候群	270
肺梗塞	269
肺静脈還流異常	29
胚性幹細胞	121
肺塞栓	265
肺・体血流比	297
バイタルサイン	379
肺動脈	254
肺動脈カテーテル	254
肺動脈造影	255
肺動脈弁逆流症	283
肺動脈弁狭窄症	285
肺動脈弁閉鎖不全	269
梅毒血清反応	337
梅毒トレポネーマ	355
肺内シャント率	297
排尿筋圧	264
排尿筋括約筋協調運動不全	102
排尿後残尿	295
排尿時膀胱尿道造影	373
排尿量	380
肺胞気酸素濃度	126
肺胞気酸素分圧	257
肺胞気腫	87
肺胞気・動脈血酸素分圧較差	4
肺胞気二酸化炭素濃度	126
肺胞気二酸化炭素分圧	254
肺胞蛋白症	257
肺毛細血管	260
肺毛細血管楔入圧	263
肺容量減少術	211
白色静脈瘤	87
白内障吸引灌流装置	18
剥離型間質性肺炎	94
破傷風	346
破傷風免疫グロブリン	350
バズ染色	258
長谷川式認知症スケール	157
発育性股関節形成不全	91
バッグバルブマスク	54
白血球除去赤血球浮遊液	206
白血球除去療法	197
白血球(数)	382
白血球破砕性血管炎	198
抜歯、摘出	124

発達指数	100
発熱性非溶血性輸血反応	134
パパニコロー試験	258
ハミルトンうつ病評価尺度	167
バリウム	39
バリウム注腸造影	42
バルーン式心房中隔開口術	40
半減期	340
バンコマイシン耐性黄色ブドウ球菌	379
バンコマイシン耐性腸球菌	378
瘢痕拘縮	320
半消化態栄養	92
半身照射	153
伴性優性遺伝	384
伴性劣性遺伝	385
反応性関節炎	303
反応性リンパ細網細胞増生	306
晩発性小脳皮質萎縮症	197
反復唾液嚥下テスト	312
汎網膜光凝固	284

【ひ】

非アルコール性脂肪肝	234
非アルコール性脂肪性肝炎	235
ピーク呼気フロー	265
比1秒量	2
鼻咽頭癌	242
非潰瘍性消化管症状	246
皮下注射	319
光凝固	259
被虐待児症候群	42
非結核性抗酸菌	245
非細菌性血栓性心内膜炎	236
ビジュアルディスプレイターミナル症候群	374
微小血管減圧術	232
微小血管症性溶血性貧血	221
微小浸潤癌	221
微小変化型ネフローゼ症候群	216
非侵襲的陽圧換気	239
ヒス束心電図	153
非接触型眼圧計	237
肥大型心筋症	155
非対称性心室中隔肥大	32
左回旋枝	198

項目	ページ
左冠動脈	197
左冠動脈主幹部	204
左上大静脈遺残	273
左前斜位	195
左肺動脈	206
非チアノーゼ性先天性心疾患	236
必須アミノ酸	104
必要エネルギー消費量	347
ヒトT細胞白血病ウイルス	169
ヒトT細胞白血病ウイルス1型関連脊髄症	152
ヒト下垂体性ゴナドトロピン	165
非特異型間質性肺炎	245
ヒト絨毛性ゴナドトロピン	155
ヒト心臓由来脂肪酸結合蛋白	159
ヒト心房性ナトリウム利尿ペプチド	152
ヒト成長ホルモン	160
ヒト胎盤性ラクトゲン	166
ヒト乳頭腫ウイルス	167
ヒト白血球抗原	163
ヒトプロラクチン	166
ヒト閉経期ゴナドトロピン	166
ヒトヘルペスウイルス	161
ヒト免疫不全ウイルス	162
皮内注射	177
非内分泌性低身長	237
泌尿器科	368
非配偶者間人工授精	18
非びらん胃食道逆流症	237
皮膚T細胞リンパ腫	83
皮膚移植	324
皮膚関連リンパ組織	317
皮膚筋炎	97
皮膚結節性多発性動脈炎	276
皮膚電気抵抗	121
皮膚粘膜リンパ節関節炎	216
びまん性糸球体腎炎	93
びまん性軸索損傷	88
びまん性増殖性ループス腎炎	100
びまん性特発性骨増殖症	95
びまん性脳損傷	88
びまん性肺胞出血	88
びまん性肺胞障害	88
びまん性汎細気管支炎	99
びまん性表層角膜炎	193
びまん性リンパ腫	95
肥満低換気症候群	250
ヒュージョーンズ分類	162
表在拡大型黒色腫	335
標準失語症検査	329
標準状態	337
標準体重	173
表層角膜移植	203
表層点状角膜炎	193
表皮水疱症	105
病理検査	258
病歴	170
微粒子凝集法	253
ビリルビン	44
ビルロートⅠ法	38

【ふ】

項目	ページ
ファロー四徴症	354
不安尺度	213
不安定狭心症	363
不安・抑うつ測定尺度	151
フィブリノゲン	127
フィブリノゲン分解産物	130
フェイススケール	136
フェニルケトン尿症	272
不応性貧血	298
フォンヴィレブランド病	381
不完全右脚ブロック	186
不完全左脚ブロック	182
吹き抜け骨折	48
腹圧性尿失禁	337
腹会陰式直腸切除術	28
腹腔鏡下胃全摘術	196
腹腔鏡下エタノール注入療法	200
腹腔鏡下子宮筋腫摘出術	204
腹腔鏡下子宮摘出術	201
腹腔鏡下手術	195
腹腔鏡下全子宮摘出術	351
腹腔鏡下胆嚢摘出術	195
副交感神経系	277
副甲状腺摘出術	292
副甲状腺ホルモン	290
副甲状腺ホルモン関連蛋白	290

項目	ページ
複合性局所疼痛症候群	80
腹腔内注射	185
複雑部分発作	78
腹式子宮全摘出	34
副腎性器症候群	16
副腎脳白質ジストロフィー	21
副腎皮質	12
副腎皮質機能不全	9
副腎皮質刺激ホルモン	11
副腎皮質刺激ホルモン放出ホルモン	79
副腎皮質ホルモン	9
副鼻腔気管支症候群	319
腹部食道	14
腹部大動脈瘤	4
腹膜透析	263
服用させよ	338
婦人科	150
不随意運動	190
不整脈源性右室心筋症	31
防ぎ得る外傷死	290
不適合溶血性輸血	180
不当軽量児	201
不当重量児	159
ブドウ糖	145
ブドウ糖・インスリン・カリウム療法	145
ブドウ糖・インスリン療法	144
ブドウ糖液	104
ブドウ糖酸化酵素	147
ブドウ糖尿細管最大輸送量	353
ブドウ糖負荷試験	141
ブドウ糖・フルクトース・キシリトール液	143
部分荷重	295
部分的脾動脈塞栓術	286
部分トロンボプラスチン時間	292
部分有効	283
不明熱	138
プラーク形成細胞	267
プライマリケア	260
プラスミン	272
ブラゼルトン新生児行動評価尺度	47
フローボリューム曲線	138
プロテインC	260
プロトロンビン時間	288
プロトロンビン時間国際標準化比	291
プロラクチン放出因子	284
分岐鎖アミノ酸	41
分時肺胞換気量	370
分層植皮術	337
分布容量	373
分娩後出血	281

【へ】

項目	ページ
平均気道内圧	213
平均赤血球ヘモグロビン濃度	215
平均赤血球容積	217
平均動脈圧	213
平均肺動脈圧	226
米国疾病管理センター	61
閉鎖密封療法	249
ヘイスト（患者監視装置）	152
閉塞型睡眠時無呼吸症候群	253
閉塞性血栓血管炎	341
閉塞性細気管支炎	48
閉塞性肥大型心筋症	165
ペースメーカー	274
ベッカー型筋ジストロフィー症	45
ベックうつ病特性尺度	42
ペニシリン感受性肺炎球菌	287
ペニシリン低感受性肺炎球菌	271
ヘノッホ・シェーンライン紫斑病	168
ヘノッホ・シェーンライン紫斑病腎炎	169
ヘパプラスチンテスト	166
ヘマトクリット	169
ヘモグロビン	152
ヘリコバクター・ピロリ	165
ベロ毒素産生大腸菌	380
変異型クロイツフェルト・ヤコブ病	373
変形性関節症	247
便潜血	134
便通	45
扁平上皮癌	320
片麻痺	158
弁輪形成術	377

【ほ】

項目	ページ
乏血小板血漿	282
膀胱	363
膀胱頸部拘縮	47

項目	ページ
膀胱腫瘍	52
膀胱全摘除	344
膀胱造影	64
膀胱内圧測定	71
膀胱尿管逆流症	380
膀胱尿道造影	84
膀胱壁(部分)切除術	259
膀胱容量	380
房室結節	37
房室接合部性期外収縮	191
房室ブロック	36
放射状角膜切開術	306
放射性アレルゲン吸着試験	301
放射性同位元素	305
放射性ヨード摂取試験	299
放射線治療	313
疱疹状皮膚炎	93
乏突起膠腫	250
傍脳室高信号	294
ポエムス症候群	278
ボールマン1,2,3,4型	38
補酵素A	73
発作性寒冷ヘモグロビン尿症	261
発作性上室頻拍	287
発作性心室頻拍	295
発作性心房頻拍	258
発作性夜間血色素尿症	277
発作性夜間呼吸困難	276
発赤所見	302
ポリメラーゼ連鎖反応	262
ホルモン補充療法	168
本態性不応性鉄芽球性貧血	187

【ま】

項目	ページ
マイコプラズマ肺炎	227
毎分呼吸量	230
膜型人工肺	108
膜性糸球体腎炎	221
膜性腎症	225
膜性増殖性糸球体腎炎	227
マクバーニー圧痛点	215
マクロファージ	233
麻疹・風疹	228
麻疹・流行性耳下炎・風疹混合ワクチン	224
麻酔回復室	255
末期腎疾患	121
末梢血幹細胞移植	259
末梢静脈圧	294
末梢静脈栄養	281
末梢神経系	277
末梢神経障害	277
末梢性肺動脈狭窄	282
末梢挿入中心静脈カテーテル	270
末梢動脈疾患	255
満期正常分娩	138
慢性炎症性脱髄性多発神経炎	67
慢性円板状エリテマトーデス	62
慢性活動性肝炎	56
慢性化膿性中耳炎	251
慢性肝炎	64
慢性肝炎脳症	66
慢性肝疾患	69
(慢性)関節リウマチ	298
慢性冠動脈完全閉塞	84
慢性好酸球性肺炎	63
慢性好中球性白血病	73
慢性硬膜下血腫	81
慢性呼吸器疾患	79
慢性呼吸不全	79
慢性骨髄性白血病	71
慢性糸球体腎炎	64
慢性腎臓病	69
慢性心不全	66
慢性腎不全	79
慢性遷延性肝炎	76
慢性中耳炎	73
慢性特発性腸管仮性閉塞症	68
慢性肉芽腫症	64
慢性肺気腫	76
慢性肺血栓塞栓症	78
慢性肺疾患	69
慢性非活動性肝炎	67
慢性皮膚エリテマトーデス	60
慢性皮膚粘膜カンジダ症	70
慢性疲労症候群	64
慢性閉塞隅角緑内障	55
慢性閉塞性肺疾患	74
慢性リンパ性白血病	69

【み】

ミエロペルオキシダーゼ……227
右冠動脈……302
右肺動脈……309
未熟児……269
未熟児慢性肺機能不全……76
ミネソタ多面人格テスト……224
未分化癌……364
ミミズ腫れ様所見……315
脈圧……279
脈拍数……283
脈絡膜血管新生……73
ミルウォーキーブレース……214

【む】

無害性心雑音……183
無呼吸・低換気指数……17
無酢酸透析……14
無症候性キャリア……31
無症候性心筋虚血……330
無抑制収縮……366
ムントセラピー……231

【め】

メサンギウム増殖性糸球体腎炎……220
メチシリン耐性黄色ブドウ球菌……229
メチシリン耐性表皮ブドウ球菌……229
メトヘモグロビン……220
メニエール症候群……230
メラニン細胞刺激ホルモン……230
免疫学的便潜血検査……178
免疫グロブリン……178
免疫反応性インスリン……186
免疫複合体……173
免荷……246

【も】

毛細血管拡張……346
毛細血管拡張性失調症……33
網状赤血球……304
網膜色素上皮……309
網膜上膜……120
網膜中心静脈閉塞症……80
網膜中心動脈閉塞症……78
網膜電図……120
網膜動脈分枝閉塞……50
網膜剥離……303
モズリー性格検査……227
モヤモヤ病……223
問題志向型診察記録……279
門脈……293
門脈圧……294
門脈圧亢進症……269
門脈血栓症……295
門脈内腫瘍栓……295

【や】

夜間腹膜透析……242
薬剤誘発リンパ球刺激試験……96
薬物送達システム……91
薬物有害反応……13
ヤグレーザー……385
矢田部・ギルフォードテスト……385

【ゆ】

有核細胞数……236
有効腎血漿流量……120
融合性内分水界梗塞……68
誘発筋電図……110
誘発反応聴力検査……119
幽門側部分胃切除術……100
幽門輪……284
幽門輪温存胃切除術……281
遊離脂肪酸……129
輸血……53
輸血関連移植片対宿主病……341
輸血関連急性肺障害……356
輸血後肝炎……290
ユニバーサルペーシング……91

【よ】

溶血性尿毒素症症候群……170
羊水量……15
腰椎穿刺……205
腰椎穿刺後頭痛……273
腰椎椎間板ヘルニア……199
腰部脊柱管狭窄症……208

●和文項目名索引

溶連菌感染後糸球体腎炎 285
翼状片 290
予後栄養指数 277
予備吸気量 187
予防的全頭蓋照射 261

【ら】

裸眼視力 246
ラテックス凝集阻止反応 194
ラテックス凝集反応 196
ラテックス粒子凝集試験 206
ラリンジアルマスク 204
卵円孔開存 267
卵管采癒着 267
ランゲルハンス細胞組織球症 198
乱視矯正角膜切開術 20
卵巣過剰刺激症候群 250
ランバート・イートン筋無力症候群 200
卵胞刺激ホルモン 136
卵胞刺激ホルモン放出ホルモン 135

【り】

リウマチ性心疾患 305
リウマチ性多発筋痛症 275
リウマチ熱 304
理学療法、理学療法士 288
離脱症候群 383
離断性骨軟骨症 248
リピオドール動脈塞栓術 207
リボ核タンパク質 307
リボソームRNA 311
リポ蛋白 205
リポ蛋白分解酵素 206
流行性角結膜炎 113
流行性出血性結膜炎 112
両脚ブロック 41
量支持換気 380
両室肥大 54
両心室補助人工心臓 54
良性M蛋白血症 221
良性前立腺腫大 49
良性前立腺閉塞 50
良性発作性頭位めまい 50
両側肺門リンパ節腫脹 44

両側卵管結紮 53
両側卵管卵巣摘出術 52
両大血管右室起始症 99
臨床工学(技士) 62
輪状後部 260
臨床病理カンファレンス 75
リンパ管平滑筋腫症 195
リンパ球除去療法 198
リンパ球浸潤胃癌 140
リンパ球性間質性肺炎 203
リンパ節 205

【る】

涙膜破壊時間 53
ルーワイ吻合術 315

【れ】

レーザー屈折矯正角膜切除 284
レーザー虹彩切開術 202
レーザー線維柱帯形成術 208
レギュラーベベル 301
レシチン／スフィンゴミエリン比 207
レストレスレッグス症候群、
 むずむず脚症候群 307
レチノール結合蛋白 302
裂孔原性網膜剥離 311
レニン・アンジオテンシン系 301
レビー小体病 96

【ろ】

老視 283
老人性円板状黄斑変性症 322
ロータブレーター 289
ロールシャッハテスト 309
ローン・ギャノング・レヴァイン症候群 201

【わ】

ワッセルマン反応 381

【ギリシャ】

α-フェトプロテイン 15
β-リポ蛋白 387
γ-アミノ酪酸 139
γ-グルタミルトランスフェラーゼ 387

【監修者紹介】

間宮 均人（まみや なおと）
独立行政法人 国立病院機構 東名古屋病院 総合内科医長。
1986年名古屋大学医学部卒業。
2010年9月より現職。主な専門領域は一般内科、HIV感染症。

執筆協力	クロスロード
デザイン	M2
イラスト	モリアート、M2
編集協力	株式会社エディット

本書に関する正誤等の最新情報は下記のURLでご確認下さい。
http://www.seibidoshuppan.co.jp/support

※上記URLに記載されていない箇所で正誤についてお気づきの場合は、書名・発行日・質問事項（ページ数等）・氏名・郵便番号・住所・FAX番号を明記の上、郵送かFAXで成美堂出版までお問い合わせ下さい。※電話でのお問い合わせはお受けできません。
※ご質問到着確認後10日前後に回答を普通郵便またはFAXで発送いたします。

パッと引けてしっかり使える 看護&医療略語ポケット辞典

2014年2月20日発行

監　修	間宮均人（まみや なおと）
発行者	風早健史
発行所	成美堂出版
	〒162-8445　東京都新宿区新小川町1-7
	電話（03）5206-8151　FAX（03）5206-8159
印　刷	株式会社フクイン

©SEIBIDO SHUPPAN　2013　PRINTED IN JAPAN
ISBN978-4-415-31476-1
落丁・乱丁などの不良本はお取り替えします
定価は表紙に表示してあります

・本書および本書の付属物を無断で複写、複製（コピー）、引用することは著作権法上での例外を除き禁じられています。また代行業者等の第三者に依頼してスキャンやデジタル化することは、たとえ個人や家庭内の利用であっても一切認められておりません。